The Respiratory Diseases Volume

Interpretation
of Clinical Pathway
and Therapeutic Drugs

2022年版

临床路径治疗药物释义

INTERPRETATION OF CLINICAL PATHWAY AND THERAPEUTIC DRUGS

呼吸疾病分册

《临床路径治疗药物释义》专家组 编

中国协和医科大学出版社
北 京

图书在版编目（CIP）数据

临床路径治疗药物释义·呼吸疾病分册/《临床路径治疗药物释义》专家组编. —北京：中国协和医科大学出版社，2022.7
ISBN 978-7-5679-1981-5

Ⅰ. ①临… Ⅱ. ①临… Ⅲ. ①呼吸系统疾病-用药法 Ⅳ. ①R452

中国版本图书馆 CIP 数据核字（2022）第 077686 号

临床路径治疗药物释义·呼吸疾病分册

编　　者：《临床路径治疗药物释义》专家组
责任编辑：王朝霞　许进力
丛书总策划：张晶晶　冯佳佳
本书策划：张晶晶　刘　雪

出版发行：**中国协和医科大学出版社**
（北京市东城区东单三条 9 号　邮编 100730　电话 010-65260431）
网　　址：www.pumcp.com
经　　销：新华书店总店北京发行所
印　　刷：北京天恒嘉业印刷有限公司

开　　本：787mm×1092mm　1/16 开
印　　张：32.5
字　　数：860 千字
版　　次：2022 年 6 月第 1 版
版　　次：2022 年 6 月第 1 次印刷
定　　价：188.00 元

ISBN 978-7-5679-1981-5

呼吸疾病临床路径及相关释义编审专家名单

（按姓氏笔画排序）

王　平　中国人民解放军总医院第一医学中心
王　辰　中国医学科学院北京协和医学院
王　臻　首都医科大学附属北京朝阳医院
王一民　中日友好医院
王孟昭　中国医学科学院北京协和医院
叶　俏　首都医科大学附属北京朝阳医院
代华平　中日友好医院
任雁宏　中日友好医院
刘爱民　中国医学科学院北京协和医院
孙　兵　首都医科大学附属北京朝阳医院
孙雪峰　中国医学科学院北京协和医院
苏　楠　中日友好医院
杨　汀　中日友好医院
杨媛华　首都医科大学附属北京朝阳医院
肖　毅　中国医学科学院北京协和医院
吴韫宏　广西医科大学附属第二医院
张　静　上海中山医院
陈良安　中国人民解放军总医院第一医学中心
陈俊健　广西医科大学第二附属医院
林英翔　首都医科大学附属北京朝阳医院
罗金梅　中国医学科学院北京协和医院
柳　涛　中国医学科学院北京协和医院
施举红　中国医学科学院北京协和医院
姚婉贞　北京大学第三医院
秦安京　首都医科大学附属复兴医院
莫艳红　柳州市人民医院
曹　彬　中日友好医院
谢万木　中日友好医院
蔡柏蔷　中国医学科学院北京协和医院
雒志明　首都医科大学宣武医院

《临床路径治疗药物释义》编审专家名单

编写指导专家

金有豫　首都医科大学
孙忠实　中国人民解放军总医院第六医学中心
李大魁　中国医学科学院北京协和医院
王汝龙　首都医科大学附属北京友谊医院
孙春华　北京医院
贡联兵　中国人民解放军第 305 医院
李玉珍　北京大学人民医院
王育琴　首都医科大学宣武医院
汤致强　中国医学科学院肿瘤医院
郭代红　中国人民解放军总医院第一医学中心
胡　欣　北京医院
史录文　北京大学医学部
翟所迪　北京大学第三医院
赵志刚　首都医科大学附属北京天坛医院
梅　丹　中国医学科学院北京协和医院
崔一民　北京大学第一医院

编　委（按姓氏笔画排序）

丁玉峰　华中科技大学同济医学院附属同济医院
卜书红　南方医科大学南方医院
马满玲　哈尔滨医科大学附属第一医院
王伟兰　中国人民解放军总医院第一医学中心
王咏梅　首都医科大学附属北京佑安医院
王晓玲　首都医科大学附属北京儿童医院
方建国　华中科技大学同济医学院附属同济医院
史亦丽　中国医学科学院北京协和医院
吕迁洲　复旦大学附属中山医院
朱　珠　中国医学科学院北京协和医院
朱　曼　中国人民解放军总医院第一医学中心
刘丽宏　中日友好医院
刘丽萍　中国人民解放军总医院第五医学中心
刘皋林　上海交通大学附属第一人民医院
孙路路　首都医科大学附属北京世纪坛医院

杜　光　华中科技大学同济医学院附属同济医院
杜广清　首都医科大学附属北京康复医院
李　静　煤炭总医院
李国辉　中国医学科学院肿瘤医院
李雪宁　复旦大学附属中山医院
杨会霞　清华大学第二附属医院
杨莉萍　北京医院
吴建龙　深圳市第二人民医院
沈　素　首都医科大学附属北京友谊医院
张　渊　上海交通大学附属第六人民医院
张相林　中日友好医院
张艳华　北京大学肿瘤医院
陆奇志　广西壮族自治区江滨医院
陆瑶华　上海交通大学附属第六人民医院
陈瑞玲　首都医科大学附属北京天坛医院
林　阳　首都医科大学附属北京安贞医院
周　颖　北京大学第一医院
屈　建　安徽省立医院
侯　宁　山东省立医院
侯连兵　南方医科大学南方医院
徐小薇　中国医学科学院北京协和医院
郭海飞　北京大学第六医院
陶　玲　中山大学附属第三医院
蔡　芸　中国人民解放军总医院第一医学中心

《临床路径治疗药物释义·呼吸疾病分册》参编专家名单

（按姓氏笔画排序）

丁玉峰　卜书红　马满玲　王　辰　王　臻　王一民　王伟兰　王汝龙
王咏梅　王育琴　王孟昭　王晓玲　方建国　叶　俏　史亦丽　史录文
代华平　吕迁洲　朱　珠　朱　曼　任雁宏　刘丽宏　刘丽萍　刘皋林
刘爱民　汤致强　孙　兵　孙忠实　孙春华　孙雪峰　孙路路　贡联兵
苏　楠　杜　光　杜广清　李　静　李大魁　李玉珍　李国辉　李雪宁
杨　汀　杨会霞　杨莉萍　杨媛华　肖　毅　吴建龙　吴韫宏　沈　素
张　渊　张　静　张相林　张艳华　陆奇志　陆瑶华　陈良安　陈俊健
陈瑞玲　林　阳　林英翔　罗金梅　金有豫　周　颖　屈　建　赵志刚
胡　欣　柳　涛　侯　宁　侯连兵　施举红　姚婉贞　秦安京　莫艳红
徐小薇　郭代红　郭海飞　陶　玲　梅　丹　曹　彬　崔一民　谢万木
蔡　芸　蔡柏蔷　翟所迪　雒志明

序言

呼吸系统疾病是一种常见病、多发病，其死亡率在城市居第3位，而在农村则居首位。近年来，由于大气污染、吸烟、人口老龄化及其他因素，使国内外的慢性阻塞性肺病（简称慢阻肺，通常包括慢性支气管炎、肺气肿及所致肺心病）、支气管哮喘、弥漫性肺间质纤维化以及肺部感染等疾病的发病率、死亡率有增无减。

面对如此高的发病率及愈发严峻的发病形势，规范医疗行为、建立较好的医疗措施组合、减少医医护人员文书作业、节省成本，减少人为疏失、提高医疗质量等问题迫在眉睫，至为重要。

研究与实践证明，临床路径管理是通过循证医学研究建立医师共识，以共识规范医疗行为，从而达到整合优化资源、避免不必要检查与药物应用、减轻疾病负担、减少人为疏失、提高医疗质量等目标。实施临床路径管理是医疗质量管理的重要工作，在医药卫生体制改革中扮演着重要角色。

迄今临床路径试点工作已进行一段时间，为进一步帮助各级医疗机构开展临床路径管理保证临床路径试点工作顺利进行，受国家卫生健康委员会（原卫计委）委托，中国医学科学院承担了组织编写《临床路径释义》的工作。中国协和医科大学出版社在组织专家编写《临床路径释义》过程中，根据临床合理用药原则，结合《临床路径》及《临床路径释义》内容，又组织国内临床药学、药理理专家共同编写了《临床路径治疗药物释义》，就临床路径及释义的“治疗方案选择”“选择用药方案”中所涉及的药物相关信息做了补充说明。这本《临床路径治疗药物释义·呼吸疾病分册》就是该丛书中的重要一册，希能够对界内同仁更好地理解并开展临床路径管理工作、规范医疗行为、提高医疗质量有所帮助。

王　辰
中国工程院　院士
中国医师协会呼吸医师分会　会长
中国医学科学院北京协和医学院　院校长
国家呼吸医学中心　主任

前言

临床路径是由医院管理人员、医师、护师、药师、医技师等多学科专家共同参与，针对特定病种或病例组合的诊疗流程，整合检查、检验、诊断、治疗和护理等多种诊疗措施而制定的标准化、表格化的诊疗规范。开展临床路径工作是实现医疗保健优化、系统化、标准化和全程质量管理的重要途径。

为更好地贯彻国务院办公厅医药卫生体制改革的有关精神，帮助各级医疗机构开展临床路径管理，保证临床路径工作顺利开展，受国家卫生和计划生育委员会委托，中国医学科学院承担了组织编写《临床路径释义》的工作。在此基础上，中国协和医科大学出版社组织国内临床药学、药理学等领域的专家共同编写了《临床路径治疗药物释义》，就临床路径及相关释义中涉及药物的部分进行了补充释义和拓展阅读。

参加本书编写的专家大多数亲身经历了医院临床路径试点工作。他们根据临床路径各病种的具体特点，设计了便于临床医师在诊疗过程中查阅的药品表单，对药物信息进行了系统、简明阐述。本书为2015年12月出版的《临床路径治疗药物释义·呼吸系统分册》的再版图书。全书涵盖了药品的政策和学术来源，并在临床路径及相关释义中，对“治疗方案选择”“选择用药方案”“术前、术中、术后用药”“医师表单医嘱用药”等项下涉及的相关药物信息进行了归纳整理。根据最新公布的《医疗机构抗菌药物管理办法》，编者在每个学科分册中附加编写了“手术预防用抗菌药物”和“治疗用抗菌药物”表单在适应证的基础上增加了抗菌药物的抗菌谱，这将便于临床医生合理选择抗菌药物。

随着医药科技的不断进步，临床路径将根据循证医学的原则动态修正；与此同时，不同地域的不同医疗机构也应根据自身情况，合理制定适合本地区、本院实际情况的临床路径。因时间和条件限制，书中的不足之处在所难免，欢迎同行诸君批评指正。

编　者

2022年4月

目 录

第一篇

呼吸疾病

临床路径及相关释义

Interpretation of Clinical Pathway

第一章

慢性支气管炎临床路径释义

一、慢性支气管炎编码

1. 原编码：

疾病名称及编码：慢性支气管炎（ICD-10：J42. x02）

2. 修改编码：

疾病名称及编码：单纯性和黏液脓性慢性支气管炎（ICD-10：J41）

慢性支气管炎（ICD-10：J42）

二、临床路径检索方法

J41/J42

三、国家医疗保障疾病诊断相关分组（CHS-DRG）

MDCE　呼吸系统疾病及功能障碍

ES2　呼吸系统感染/炎症

四、慢性支气管炎临床路径标准住院流程

（一）适用对象

第一诊断为慢性支气管炎（ICD-10：J42. x02）。

本临床路径仅适合于无基础疾病的慢性支气管炎。

（二）诊断依据

根据《临床诊疗指南·呼吸病学分册》（中华医学会编著，人民卫生出版社，2009）。

1. 慢性或反复咳嗽、咳痰或伴有喘息，每年发病至少3个月，并连续2年或以上者。

2. 如每年发病持续不足3个月，而有明确的客观检查依据（如X线胸片、肺功能等）亦可诊断。

3. 排除其他心、肺疾患（如肺结核、肺尘埃沉着病、支气管哮喘、支气管扩张、肺癌、心脏病、心功能不全、慢性鼻炎、慢性咽炎等）引起的咳嗽、咳痰或伴有喘息等。

释义

■根据《内科学第9版》（葛均波，徐永健，王辰. 人民卫生出版社，2018），《实用内科学第15版》（林果为，王吉耀，葛均波. 人民卫生出版社，2017），《慢性阻塞性肺疾病诊治指南（2013年修订版）》（中华结核和呼吸杂志，中华医学会呼吸病学分会慢性阻塞性肺疾病学组）。

■根据临床表现慢性或反复咳嗽、咳痰或伴有喘息，每年发病至少3个月，并连续2年或以上者。如每年发病持续不足3个月，而有明确的客观检查依据（如X线胸片、肺功能等）亦可诊断。需排除其他心、肺疾患（如肺结核、肺尘埃沉着病、支气管哮喘、支气管扩张、肺癌、心脏病、心功能不全、慢性鼻炎等）引起的咳嗽、咳痰或伴有喘息等。

（三）选择治疗方案的依据

根据《临床诊疗指南·呼吸病学分册》（中华医学会编著，人民卫生出版社，2009）。

1. 预防措施：戒烟和避免烟雾刺激，增强体质，提高免疫力。

2. 控制感染。

3. 祛痰、镇咳。

4. 解痉、平喘。

释义

■ 根据《内科学第9版》（葛均波，徐永健，王辰. 人民卫生出版社，2018），《实用内科学第15版》（林果为，王吉耀，葛均波. 人民卫生出版社，2017），《慢性阻塞性肺疾病诊治指南（2013年修订版）》（中华结核和呼吸杂志，中华医学会呼吸病学分会慢性阻塞性肺疾病学组）。

（四）标准住院日为7~14天

释义

■ 如果患者条件允许，住院时间可以少于上述住院天数。

（五）进入路径标准

1. 第一诊断必须符合ICD-10：J42. x02慢性支气管炎疾病编码。

2. 当患者同时具有其他疾病诊断，但在住院期间不需要特殊处理，也不影响第一诊断的临床路径流程实施时，可以进入路径。

（六）住院期间的检查项目

1. 必需的检查项目：

（1）血常规、尿常规、便常规。

（2）肝功能、肾功能、电解质、红细胞沉降率、C反应蛋白（CRP）、凝血功能、感染性疾病筛查（乙型肝炎、丙型肝炎、梅毒、艾滋病等）。

（3）病原学检查及药敏试验。

（4）胸部正侧位X线片。

（5）心电图。

（6）肺功能。

2. 根据患者情况可选择的检查项目：血气分析、胸部CT、支气管镜等检查。

释义

■ 一般情况下结合病史，行胸部影像学和肺功能检查即可明确诊断。

■ 如果通过上述检查排除了慢性支气管炎则患者退出本临床路径。

（七）选择用药

1. 抗感染治疗。
2. 祛痰、镇咳药物。
3. 解痉、平喘药物。

释义

■ 如确定感染，应尽早开始抗菌药物经验治疗。可选用复方磺胺甲噁唑(SMZ)、青霉素类抗菌药物或头孢菌素类抗菌药物，亦可选择大环内酯类抗菌药物、氟喹诺酮类抗菌药物。严重感染时，可选用联合静脉滴注给药。

■ 常用者有氨溴索（盐酸溴环己胺醇）、羧甲司坦（羧甲基半胱氨酸）、溴己新等。如痰液黏稠不易咳出者，可用生理盐水或2%碳酸氢钠、糜蛋白酶或N-乙酰半胱氨酸经雾化器雾化吸入祛痰药和抗氧化剂（如福多司坦、氨溴索等）：未经吸入糖皮质激素治疗的患者应用祛痰药和抗氧化剂可能减少急性加重，改善健康状态。咳剧而痰黏时可选用复方氢溴酸右美沙芬糖浆等。

■ 慢性支气管炎伴有干咳、顽固性咳嗽时，或慢性支气管炎急性发作时，可选用强效中枢性镇咳药，如复方福尔可定糖浆等。喘息型支气管炎常选择解痉、平喘药物，如氨茶碱、丙卡特罗、特布他林、复方氯丙那林溴己新片。慢性支气管炎有可逆性气流受限者可以常规应用支气管舒张剂，如异丙托溴铵、沙丁胺醇等吸入治疗。反复呼吸道感染者可选用免疫调节剂或中药治疗。免疫调节剂如脾多肽注射液、胸腺五肽注射液等，对机体免疫功能有双向调节作用，可触发和增强机体对感染的抵抗力、增强患者体力和耐寒力、改善人体细胞免疫功能。

（八）出院标准

1. 症状明显缓解。
2. 没有需要住院治疗的合并症和/或并发症。

释义

■ 如果出现合并症和/或并发症，是否需要继续住院处理，由主管医师具体决定。

（九）变异及原因分析

1. 治疗无效或者病情进展，需复查病原学检查并调整抗菌药物，导致住院时间延长。
2. 伴有影响本病治疗效果的合并症和并发症，需要进行相关检查及治疗，导致住院时间延长。

释义

■ 变异分为微小变异和重大变异两大类，前者是不出路径、偏离预定轨迹的病例，后者是需要退出本路径或进入其他路径的病例。

■ 微小变异

感染控制不佳，需要复查病原学并更改抗菌药物，导致住院时间延长。

医院原因：因医院检验项目的及时性，不能按照要求完成检查；因节假日不能按照要求完成检查。

个人原因：患者不愿配合完成相应检查，短期不愿按照要求出院随诊。

■ 重大变异

并发症：严重感染合并呼吸衰竭，严重感染合并其他脏器损害，合并真菌感染等。

医院原因：与患者或家属发生医疗纠纷。

个人原因：患者要求离院或转院；患者不愿按照要求出院随诊而导致入院时间明显延长。

五、慢性支气管炎给药方案

（一）用药选择

1. 抗感染治疗：

(1) 在未获取病原学结果之前，一旦确定感染存在，应尽早开始抗菌药物经验治疗。可选用复方磺胺甲噁唑（SMZ）每次2片，每日2次；阿莫西林2~4g/d，分3~4次口服；氨苄西林2~4g/d，分4次口服；头孢氨苄2~4g/d或头孢拉定1~2g/d，分4次口服；头孢呋辛1g/d或头孢克洛0.5~1.0g/d，分2~3次口服。亦可选择大环内酯类抗菌药物如罗红霉素0.3g/d，分2次口服。抗菌治疗疗程一般7~10天，反复感染病例可适当延长。经治疗3天后，病情未见好转者，应根据痰细菌培养药敏试验的结果，选择抗菌药物。严重感染时，可选用磺苄西林、氨苄西林、环丙沙星、左氧氟沙星、莫西沙星、阿米卡星（丁胺卡那霉素）、奈替米星（乙基西梭霉素）或头孢菌素类联合静脉滴注给药。也可以中西医联合用药，有研究证明中药痰热清与抗生素联用治疗慢性支气管炎，具有协同增效作用，药物经济性更高。

(2) 轻症患者可口服用药；重症患者选用静脉给药，待临床表现显著改善并能口服时改用口服药序贯治疗。

(3) 反复呼吸道感染者可选用免疫调节剂或中药治疗。免疫调节剂如脾多肽注射液、胸腺五肽注射液等，对机体免疫机能有双向调节作用，可触发和增强机体对感染的抵抗力、增强患者体力和耐寒力、改善人体细胞免疫功能。

2. 祛痰、镇咳：予以盐酸溴环己胺醇30mg或羧甲基半胱氨酸500mg，每日3次口服。溴己新、氯化铵等均有一定祛痰作用。当痰黏稠不易咳出时，应用雾化吸入，以稀释气道内分泌物。慢性支气管炎刺激性干咳时，可予以镇咳药，如复方福尔可定糖浆，10~15毫升/次，每日3次口服，同时具有平喘、祛痰作用。如痰液黏稠不易咳出者，可用生理盐水或2%碳酸氢钠、糜蛋白酶或N-乙酰半胱氨酸经雾化器雾化吸入，以湿化气道有利排痰。可联合使用具有祛痰镇咳作用、安全性好的中药，如清肺消炎丸等，提高治疗效果。

3. 解痉、平喘：喘息型支气管炎常选择解痉平喘药物，如氨茶碱0.1~0.2g，每日3次口服；多索茶碱注射液，成人每次200mg，12小时1次，以25%葡萄糖注射液稀释至40ml缓慢静脉注射，时间应在20分钟以上，5~10日为一个疗程或遵医嘱；也可将多索茶碱注射液300mg加入5%葡萄糖注射液或生理盐水注射液100ml中，缓慢静脉滴注；丙卡特罗50μg，每日2次口服；特布他林2.5mg，每日2~3次口服；复方氯丙那林溴己新片1片，每日3次口服。慢性支气管炎有可逆性气流受限者可以常规应用支气管舒张剂，如异丙托溴铵、沙丁胺醇等吸入治疗。阵发性咳嗽常伴有不同程度的支气管痉挛，采用支气管舒张剂后可改善症状，有利于痰的清除。

（二）药学提示和注意事项

1. 大环内酯类静脉给药可引起血栓性静脉炎，故红霉素静滴时药物浓度不宜超过 1mg/ml；此类药物与甲泼尼龙、茶碱、卡马西平、华法林等药物有相互作用。

2. 喹诺酮类大部分以原形经肾脏排泄，在体内代谢甚少，故肾功能不全者应根据肌酐清除率减量或延长给药时间。

3. 应用支气管舒张剂，如拟肾上腺素类药物 β_2受体激动剂，少数人可见恶心、头痛、头晕、心悸、手指震颤等不良反应。剂量过大时，可见心动过速和血压波动。一般减量即恢复，严重时应停药。对其他肾上腺素受体激动剂过敏者可能对本品呈交叉过敏。长期用药亦可形成耐受性，使疗效降低。茶碱类药物不良反应与血药浓度的关联性很高，当血药浓度小于 10mg/L 时极少出现不良反应。所以，大剂量给药时最好测定血药浓度，以便指导安全用药。最常见的不良反应是恶心、呕吐、头痛，这些现象与磷酸二酯酶抑制有关。腺苷受体阻断可导致利尿、心悸，剂量更高的情况下可出现心律失常、癫痫发作甚至死亡。突然停用茶碱类药物，可能导致哮喘恶化。有多种干扰茶碱代谢的药理及病理生理过程，包括可能增加茶碱血药浓度的情况（红霉素、环丙沙星、别嘌呤醇、西咪替丁、扎鲁司特、老年、高碳水化合物饮食、充血性心力衰竭、肺炎、肝病、病毒感染等）和可能降低茶碱血药浓度的情况（利福平、苯巴比妥、乙醇、吸烟、吸食大麻、儿童、高蛋白低碳水化合物饮食）。存在上述因素时，应增加茶碱血药浓度监测的频率。

六、慢性支气管炎护理规范

1. 出现发热、气促、剧咳者，嘱其适当卧床休息。

2. 劝导戒烟，避免烟尘和有害气体。预防冷空气刺激及伤风感冒。

3. 保持呼吸道通畅。鼓励患者咳嗽，帮助患者排痰，护理者轻轻拍其胸部、背部，使痰液松动；多饮水，使痰液稀释；雾化吸入可使气管内分泌物湿化，易于咳出。

4. 参加力所能及的体育锻炼，增强机体免疫力和主动排痰能力。

5. 长期大量咳痰者，蛋白质消耗较多，宜给予高蛋白、高热量、多维生素、易消化食物，避免刺激性食物。

6. 如发现患者有明显气促、发绀，甚至出现嗜睡现象，应考虑病情变化，迅速送医。

七、慢性支气管炎营养治疗规范

1. 补充蛋白质和维生素。慢性支气管炎反复发作，易出现痰量增多，导致失去较多蛋白质，因此，饮食中宜合理补充蛋白质，以满足身体需求和改善身体状况。

2. 适当补充水分，有助于稀释痰液，保持呼吸道通畅。

3. 患病期间，饮食宜清淡，忌食生冷、肥甘、厚腻食物。

八、慢性支气管炎患者健康宣教

1. 对于吸烟患者，首先劝导戒烟。

2. 反复呼吸道感染患者建议接种流感疫苗和肺炎疫苗。

3. 一些患者需要长期规律用药，以减轻症状，延缓疾病进展，应督促其规律用药。

4. 鼓励患者进行适当的运动锻炼，提高身体抗病能力。

5. 加强营养支持，优选富含蛋白质以及维生素的食物。

九、推荐表单

（一）医师表单

慢性支气管炎临床路径医师表单

适用对象：第一诊断为慢性支气管炎（ICD-10：J42. x02）

患者姓名：	性别：　　年龄：　　门诊号：	住院号：
住院日期：　　年　月　日	出院日期：　　年　月　日	标准住院日：7~14 天

时间	住院第 1~3 天	住院期间
主要诊疗工作	□ 询问病史及体格检查 □ 进行病情初步评估 □ 上级医师查房 □ 明确诊断，决定诊治方案 □ 完善入院检查 □ 完成病历书写	□ 上级医师查房 □ 评估辅助检查的结果 □ 注意观察咳嗽、痰量的变化 □ 病情评估，根据患者病情变化调整治疗方案 □ 观察药物不良反应 □ 住院医师书写病程记录
重点医嘱	**长期医嘱：** □ 呼吸内科护理常规 □ 一级/二级/三级护理常规（根据病情） □ 抗菌药物 □ 祛痰剂 □ 支气管舒张剂（必要时） □ 镇咳药（必要时） **临时医嘱：** □ 血常规、尿常规、便常规 □ 肝功能、肾功能、电解质、红细胞沉降率、C 反应蛋白（CRP）、凝血功能、感染性疾病筛查 □ 痰病原学检查及药敏试验 □ 胸部正侧位 X 线片、心电图、肺功能 □ 血气分析、胸部 CT（必要时）	**长期医嘱：** □ 呼吸内科护理常规 □ 一级/二级/三级护理常规（根据病情） □ 根据病情调整抗菌药物 □ 祛痰剂 □ 支气管舒张剂（必要时） □ 镇咳药（必要时） **临时医嘱：** □ 复查血常规 □ 复查 X 线胸片（必要时） □ 异常指标复查 □ 病原学检查（必要时） □ 有创性检查（必要时）
主要护理工作	□ 介绍病房环境、设施和设备 □ 入院护理评估，护理计划 □ 观察患者情况 □ 静脉取血，用药指导 □ 指导正确留取痰标本，协助患者完成实验室检查及辅助检查 □ 进行戒烟、戒酒的建议和教育	□ 观察患者一般情况及病情变化 □ 注意痰液变化 □ 观察药物疗效及不良反应 □ 指导患者有效的咳嗽排痰方法，指导陪护人员协助患者拍背排痰方法 □ 疾病相关健康教育
病情变异记录	□ 无　□ 有，原因： 1. 2	□ 无　□ 有，原因： 1. 2.
医师签名		

时间	出院前 1~3 天	住院第 7~14 天 （出院日）
主要诊疗工作	□ 上级医师查房 □ 评价治疗效果 □ 确定出院后治疗方案 □ 完成上级医师查房记录	□ 完成出院小结 □ 向患者交代出院后注意事项 □ 预约复诊日期
重点医嘱	**长期医嘱：** □ 呼吸内科护理常规 □ 二级/三级护理常规（根据病情） □ 根据病情调整抗菌药物 □ 祛痰剂 □ 支气管舒张剂（必要时） □ 镇咳药（必要时） □ 根据病情调整用药 **临时医嘱：** □ 血常规、X 线胸片检查（必要时） □ 根据需要，复查有关检查	**出院医嘱：** □ 出院带药 □ 门诊随诊
主要护理工作	□ 观察患者一般情况 □ 注意痰液的色、质、量变化 □ 观察疗效、各种药物作用和不良反应 □ 恢复期生活和心理护理 □ 出院准备指导	□ 帮助患者办理出院手续 □ 出院指导
病情变异记录	□ 无　□ 有，原因： 1. 2.	□ 无　□ 有，原因： 1. 2.
护士签名		
医师签名		

（二）护士表单

慢性支气管炎临床路径护士表单

适用对象：第一诊断为慢性支气管炎（ICD-10：J42. x02）

患者姓名：	性别：　　年龄：　　门诊号：	住院号：
住院日期：　　年　月　日	出院日期：　　年　月　日	标准住院日：7~10天

时间	住院第1天	住院第2~6天	住院第7~14天 （出院日）
健康宣教	□ 入院宣教 介绍主管医师、护士 介绍环境、设施 介绍住院注意事项 □ 向患者宣教戒烟、戒酒的重要性 □ 介绍疾病知识	□ 主管护士与患者沟通，了解并指导心理应对 □ 宣教疾病知识 □ 使用药物宣教 □ 正确留取标本及各种检查注意事项宣教 □ 给予患者及家属心理支持 □ 指导患者活动 □ 恢复期生活护理	□ 出院宣教 复查时间 服药方法 活动休息 指导饮食 □ 指导办理出院手续
护理处置	□ 核对患者，佩戴腕带 □ 建立入院护理病历 □ 卫生处置：剪指甲、沐浴、更换病号服	□ 随时观察患者病情变化 □ 遵医嘱氧疗 □ 遵医嘱完成用药 □ 协助医师完成各项检查	□ 办理出院手续 □ 书写出院小结
基础护理	□ 二级护理 □ 流质饮食或普通饮食 □ 晨晚间护理 □ 卧床 □ 患者安全管理 □ 心理护理	□ 二级护理 □ 半流质饮食或普通饮食 □ 晨晚间护理 □ 床上或床旁活动 □ 患者安全管理 □ 心理护理	□ 三级护理 □ 普通饮食 □ 晨晚间护理 □ 床旁、室内室外活动 □ 患者安全管理
专科护理	□ 护理查体 □ 呼吸频率、血氧饱和度监测 □ 需要时填写跌倒及压疮防范表 □ 需要时请家属陪伴 □ 心理护理	□ 呼吸频率、血氧饱和度监测 □ 遵医嘱完成相关检查 □ 随时观察患者病情变化及药物疗效 □ 必要时吸氧 □ 遵医嘱正确给药 □ 观察患者药物不良反应，有无出凝血征象 □ 提供并发症征象的依据 □ 心理护理	□ 病情观察 评估患者生命体征，特别是呼吸频率及血氧饱和度 □ 心理护理
重点医嘱	□ 详见医嘱执行单	□ 详见医嘱执行单	□ 详见医嘱执行单

续　表

时间	住院第 1 天	住院第 2~6 天	住院第 7~14 天 （出院日）
病情变异记录	□ 无　□ 有，原因： 1. 2.	□ 无　□ 有，原因： 1. 2.	□ 无　□ 有，原因： 1. 2.
护士签名			

（三）患者表单

慢性支气管炎临床路径患者表单

适用对象：第一诊断为慢性支气管炎（ICD-10：J42. x02）

患者姓名：	性别： 年龄： 门诊号：	住院号：
住院日期： 年 月 日	出院日期： 年 月 日	标准住院日：7~10 天

时间	入院当日	住院第 2~6 天	住院第 7~14 天 （出院日）
医患配合	□ 配合询问病史、收集资料，请务必详细告知既往史、用药史、过敏史 □ 配合进行体格检查 □ 有任何不适告知医师	□ 配合完善相关检查，如采血、留尿、心电图、X 线胸片等 □ 医师向患者及家属介绍病情，如有异常检查结果需进一步检查 □ 配合医师调整用药 □ 有任何不适告知医师	□ 接受出院前指导 □ 知道复查程序 □ 获取出院诊断书
护患配合	□ 配合测量体温、脉搏、呼吸、血压、血氧饱和度、体重 □ 配合完成入院护理评估单（简单询问病史、过敏史、用药史） □ 接受入院宣教（环境介绍、病室规定、订餐制度、贵重物品保管等）及疾病知识相关教育 □ 有任何不适告知护士	□ 正确留取标本，配合检查 □ 配合用药及治疗 □ 配合定时测量生命体征，每日询问大便 □ 接受输液、服药治疗，并告知用药后效果 □ 注意活动安全，避免坠床或跌倒 □ 配合执行探视及陪伴	□ 接受出院宣教 □ 办理出院手续 □ 获取出院带药 □ 知道服药方法、作用、注意事项 □ 知道复印病历方法及复诊时间
饮食	□ 正常饮食 □ 遵医嘱饮食 □ 低脂饮食	□ 正常饮食 □ 遵医嘱饮食 □ 低脂饮食	□ 正常饮食 □ 遵医嘱饮食
排泄	□ 正常排尿便 □ 避免便秘	□ 正常排尿便 □ 避免便秘	□ 正常排尿便 □ 避免便秘
活动	□ 卧床休息	□ 卧床休息 □ 遵医嘱适量活动	□ 正常适度活动，避免疲劳

附：原表单（2011 年版）

慢性支气管炎临床路径表单

适用对象：第一诊断为慢性支气管炎（ICD-10：J42. x02）

患者姓名：	**性别：　　年龄：　　门诊号：**	**住院号：**
住院日期：　　年　月　日	**出院日期：**　　年　月　日	**标准住院日：**7~14 天

时间	住院第 1~3 天	住院期间
主要诊疗工作	□ 询问病史及体格检查 □ 进行病情初步评估 □ 上级医师查房 □ 明确诊断，决定诊治方案 □ 完善入院检查 □ 完成病历书写	□ 上级医师查房 □ 评估辅助检查的结果 □ 注意观察咳嗽、痰量的变化 □ 病情评估，根据患者病情变化调整治疗方案 □ 观察药物不良反应 □ 住院医师书写病程记录
重点医嘱	**长期医嘱：** □ 呼吸内科护理常规 □ 一级/二级/三级护理常规（根据病情） □ 抗菌药物 □ 祛痰剂 □ 支气管舒张剂（必要时） □ 镇咳药（必要时） **临时医嘱：** □ 血常规、尿常规、便常规 □ 肝功能、肾功能、电解质、红细胞沉降率、C 反应蛋白（CRP）、凝血功能、感染性疾病筛查 □ 痰病原学检查及药敏试验 □ 胸部正侧位 X 线片、心电图、肺功能 □ 血气分析、胸部 CT（必要时）	**长期医嘱：** □ 呼吸内科护理常规 □ 一级/二级/三级护理常规（根据病情） □ 根据病情调整抗菌药物 □ 祛痰剂 □ 支气管舒张剂（必要时） □ 镇咳药（必要时） **临时医嘱：** □ 复查血常规 □ 复查 X 线胸片（必要时） □ 异常指标复查 □ 病原学检查（必要时） □ 有创性检查（必要时）
主要护理工作	□ 介绍病房环境、设施和设备 □ 入院护理评估，护理计划 □ 观察患者情况 □ 静脉取血，用药指导 □ 指导正确留取痰标本，协助患者完成实验室检查及辅助检查 □ 进行戒烟、戒酒的建议和教育	□ 观察患者一般情况及病情变化 □ 注意痰液变化 □ 观察药物疗效及不良反应 □ 指导患者有效的咳嗽排痰方法，指导陪护人员协助患者拍背排痰方法 □ 疾病相关健康教育
病情变异记录	□ 无　□ 有，原因： 1. 2	□ 无　□ 有，原因： 1. 2.
护士签名		
医师签名		

时间	出院前 1~3 天	出院日
主要诊疗工作	□ 上级医师查房 □ 评价治疗效果 □ 确定出院后治疗方案 □ 完成上级医师查房记录	□ 完成出院小结 □ 向患者交代出院后注意事项 □ 预约复诊日期
重点医嘱	**长期医嘱：** □ 呼吸内科护理常规 □ 二级/三级护理常规（根据病情） □ 根据病情调整抗菌药物 □ 祛痰剂 □ 支气管舒张剂（必要时） □ 镇咳药（必要时） □ 根据病情调整用药 **临时医嘱：** □ 血常规、X 线胸片检查（必要时） □ 根据需要，复查有关检查	**出院医嘱：** □ 出院带药 □ 门诊随诊
主要护理工作	□ 观察患者一般情况 □ 注意痰液的色、质、量变化 □ 观察疗效、各种药物作用和不良反应 □ 恢复期生活和心理护理 □ 出院准备指导	□ 帮助患者办理出院手续 □ 出院指导
病情变异记录	□ 无 □ 有，原因： 1. 2.	□ 无 □ 有，原因： 1. 2.
护士签名		
医师签名		

第二章

慢性阻塞性肺疾病临床路径释义

一、慢性阻塞性肺疾病急性加重期编码

1. 原编码：

疾病名称及编码：慢性阻塞性肺疾病急性加重期（ICD-10：J44. 001 或 J44. 101）

2. 修改编码：

疾病名称及编码：慢性阻塞性肺病伴有急性下呼吸道感染（ICD-10：J44. 0）

慢性阻塞性肺病伴有急性加重（ICD-10：J44. 1）

二、临床路径检索方法

J44. 0 /J44. 1

三、国家医疗保障疾病诊断相关分组（CHS-DRG）

MDCE　呼吸系统疾病及功能障碍

ET2　慢性气道阻塞病

四、慢性阻塞性肺疾病临床路径标准住院流程

（一）适用对象

第一诊断为慢性阻塞性肺疾病急性加重期（ICD-10：J44. 001 或 J44. 101）。

（二）诊断依据

根据《慢性阻塞性肺疾病诊治指南（2021 年修订版）》（中华医学会呼吸病学分会慢性阻塞性肺疾病学组）。

1. 有慢性阻塞性肺疾病（慢阻肺，COPD）病史。
2. 出现超越日常状况的持续恶化，并需改变基础慢阻肺的常规用药者。
3. 通常在疾病过程中，患者短期内咳嗽、咳痰、气短和/或喘息加重，痰量增多，呈脓性或黏脓性，可伴发热等炎症明显加重的表现。

释义

■ 目前肺功能检查是诊断慢性阻塞性肺疾病并监测疾病进展的金标准。慢性阻塞性肺疾病的确诊需有肺功能检查的结果，即使用支气管舒张剂后 $FEV_1/FVC < 70\%$。

（三）治疗方案的选择

根据《慢性阻塞性肺疾病诊治指南（2021 年修订版）》（中华医学会呼吸病学分会慢性阻塞性肺疾病学组）。

1. 一般治疗：吸氧，休息。
2. 对症：镇咳祛痰、平喘。

3. 抗菌药物。
4. 呼吸支持。

释义

■ 呼吸支持：可通过无创或有创方式实施机械通气，首选无创通气。需要气管插管和机械通气的患者不进入本临床路径。

（四）标准住院日为 10~22 天

释义

■ 如果患者条件允许，住院时间可以少于上述住院天数。

（五）进入路径标准

1. 第一诊断必须符合慢性阻塞性肺疾病编码（ICD-10：J44.101 或 ICD-10：J44.001）。
2. 当患者同时具有其他疾病诊断时，但在住院期间不需要特殊处理也不影响第一诊断的临床路径流程实施时，可以进入路径。

释义

■ 患者同时具有其他疾病影响第一诊断的临床路径流程实施时不适合进入本临床路径。

■ 慢性阻塞性肺疾病急性加重期合并重症肺炎、呼吸衰竭需要机械通气等情况时不进入本临床路径。

（六）入院 1~3 天检查项目

1. 必需的检查项目：
（1）血常规、尿常规、便常规。
（2）肝功能、肾功能、电解质、血气分析、凝血功能、D-二聚体（D-dimer）、红细胞沉降率、C 反应蛋白（CRP）；术前免疫 8 项。
（3）痰涂片找细菌、真菌及抗酸杆菌，痰培养+药敏试验，支原体抗体，衣原体抗体，结核抗体，军团菌抗体。
（4）胸部正侧位 X 线片、心电图、肺功能（包括支气管舒张试验）、脉搏氧饱和度（SpO_2）监测。
2. 根据患者病情选择的检查项目：
（1）超声心动图。
（2）胸部 CT（高分辨率 CT）。
（3）腹部超声。
（4）下肢静脉超声。

释义

■ 部分检查可以在门诊完成。根据患者病情和所在医疗机构条件，部分检查可以不进行。

■ 血气分析如 PaO_2＜60mmHg 和/或 $PaCO_2$＞50mmHg，提示呼吸衰竭。若 PaO_2＜50mmHg，$PaCO_2$＞70mmHg，pH＜7.30 提示病情严重，需进行严密监护或入住 ICU 行无创或有创机械通气治疗。

■ 病原学检查根据情况，标本来源不限于痰液，可包括血液、胸腔积液、咽拭子、气管内吸取分泌物及支气管肺泡灌洗液等，可进行涂片、培养、药敏试验。也可包括血清抗体检测、尿抗原检测等。

■ 肺功能检查应在病情稳定后进行。急性加重期间不推荐进行肺功能检查，因为患者无法配合且检查结果不够准确。

■ 如果进行了胸部 CT 检查可以不进行胸部 X 线正侧位片。

（七）治疗方案

1. 评估病情严重程度。
2. 控制性氧疗。
3. 抗菌药物、支气管舒张剂、糖皮质激素治疗。
4. 机械通气（病情需要时）。
5. 其他治疗措施。

释义

■ 慢性阻塞性肺疾病急性加重严重程度评价，见表 2-1。

表 2-1　慢性阻塞性肺疾病急性加重的严重性评估

病史	体征
FEV_1	辅助呼吸肌参与呼吸运动
病情加重或新症状出现的时间	胸腹矛盾运动
既往加重次数（急性加重，住院）	进行性加重或新出现的中心性发绀
合并症	外周水肿
目前稳定期的治疗方案	血流动力学不稳定
既往应用机械通气的资料	左/右心力衰竭征象 反应迟钝

■ 控制性氧疗：氧疗是治疗慢性阻塞性肺疾病急性加重的一个重要部分，氧流量调节以改善患者的低氧血症、保证 88%~92%氧饱和度为目标，氧疗达到目标范围后后应及时进行动脉血气分析，以确定氧合满意且无二氧化碳潴留和/或呼吸性

酸中毒（进一步加重），文丘里面罩较鼻导管能够更精确地调节吸入氧浓度且基本无 CO_2 的重复吸入。

■ 支气管舒张剂：单一吸入短效 β_2 受体激动剂或短效 β_2 受体激动剂和短效抗胆碱能药物联合吸入通常是优先选择的支气管扩张剂。这些药物可以改善临床症状和肺功能，应用雾化吸入疗法吸入短效支气管扩张剂可能更适合于慢性阻塞性肺疾病急性加重的患者。

■ 糖皮质激素：糖皮质激素口服或静脉治疗以加快患者的恢复，并改善肺功能和低氧血症，减少早期复发，降低治疗失败率，缩短住院时间。推荐使用甲泼尼龙 40mg，疗程 5~7 天。也可以雾化吸入布地奈德替代口服激素治疗，雾化吸入布地奈德 4~8mg/d 与静脉应用甲泼尼龙 40mg/d 疗效相当。

■ 抗菌药物治疗的指征：①以下 3 个症状同时出现：呼吸困难加重、痰量增加和脓性痰；②出现 3 个症状中的 2 个症状，包括脓性痰；③需要有创或无创机械通气治疗。抗菌药物的选择要根据当地细菌耐药情况，对于反复发生急性加重、严重气流受限和/或需要机械通气的患者应进行痰培养，因为此时可能存在革兰阴性杆菌感染并出现抗菌药物耐药。抗菌药物的推荐治疗疗程为 5~7 天，特殊情况可以适当延长抗菌药物的应用时间。

■ 无创机械通气的应用指征：①呼吸性酸中毒（$PaCO_2 \geq 45$ mmHg 且动脉 pH≤7.35）；②严重呼吸困难且具有呼吸肌疲劳或呼吸功增加的临床征象，或二者皆存在，如辅助呼吸肌的使用、腹部矛盾运动或肋间凹陷；③应用氧疗后仍存在持续性低氧血症。

■ 慢性阻塞性肺疾病患者的气道内产生大量黏液分泌物，可能促使其继发感染，并影响气道通畅，应用祛痰药有利于气道引流通畅，改善通气功能，可雾化使用湿化气道。常用药物有糜蛋白酶、胰蛋白酶、N-乙酰半胱氨酸等。

（八）出院标准

1. 吸入支气管舒张剂不超过 4 小时 1 次。
2. 患者能进食和睡眠，睡眠不因呼吸困难而唤醒。
3. 患者能在室内活动。
4. 低氧血症稳定，高碳酸血症得到改善或稳定，动脉血气稳定 12~24 小时。
5. 患者临床稳定 12~24 小时。
6. 患者能理解吸入药物的规范使用。

释义

■ 导致急性加重的诱发因素得到有效控制。急性加重的相关病情明显改善，临床稳定 12~24 小时。临床稳定是指咳嗽和咳痰的症状明显减轻，肺部哮鸣音基本消失，呼吸困难或活动耐力基本恢复到疾病加重前水平。

■ 出院时评估患者是否需要长期家庭氧疗（LTOT）。LTOT 指征：①$PaO_2 <$ 55 mmHg，或 $SaO_2 < 88\%$，伴或不伴有在 3 周左右 2 次存在高碳酸血症；②PaO_2 55~60 mmHg，或 SaO_2 为 88%，患者出现肺动脉高压，外周水肿（有充血性心力衰竭迹象），或红细胞增多症（血细胞比容＞55%）。临床评估适合家庭氧疗的，吸入短效 β_2 受体激动剂应小于 1 次/4 小时。

■ 患者治疗方案转变为长期维持治疗方案。

■ 如果出现并发症，是否需要继续住院处理，由主管医师酌情决定。

（九）有无变异及原因分析

1. 存在并发症，需要进行相关的诊断和治疗，考虑为变异因素，如并发症严重需要专科治疗则退出路径。

2. 出现治疗不良反应，需要进行相关诊断和治疗。

3. 病情加重，达到需要呼吸支持标准，需要退出临床路径。

4. 当患者同时具有其他疾病诊断，住院期间病情发生变化，需要特殊处理，影响第一诊断的临床路径流程实施时，需要退出临床路径。

5. 患者达到出院标准，但因为患者原因拒绝出院者退出路径。

释义

■ 微小变异：因医院检验项目的某些原因，不能按照要求完成检查；因节假日不能按照要求完成检查；患者不愿配合完成相应检查，短期不愿按照要求出院随诊。

■ 重大变异：因基础疾病需要进一步诊断和治疗；因各种原因需要其他治疗措施；医院与患者或家属发生医疗纠纷，患者要求离院或转院；患者不愿按照要求出院随诊而导致住院时间明显延长。

五、慢性阻塞性肺疾病给药方案

1. 慢性阻塞性肺疾病稳定期起始治疗给药方案（表 2-2）。

表 2-2 慢性阻塞性肺疾病稳定期药物起始治疗方案

组别	首选方案	支气管舒张剂	替代方案
A 组	SAMA（需要时）或 SABA（需要时）	LAMA 或 LABA 或 SAMA 和 SABA	茶碱
B 组	LAMA 或 LABA	LAMA 和 LABA	SAMA 和/或 SABA 茶碱
C 组	ICS/LABA 或 LAMA	LAMA 和 LABA	PDE-4 抑制剂 SAMA 和/或 SABA 茶碱
D 组	ICS/LABA 或 LAMA 或 LAMA+LABA 或 ICS+LAMA+LABA	ICS/LABA 和 LAMA ICS/LABA 和 PDE-4 抑制剂 LAMA 和 LABA LAMA 和 PDE-4 抑制剂	羧甲司坦 SABA 和/或 SAMA 茶碱

注：①若 CAT > 20 分，推荐首选双支气管舒张剂联合治疗。

②对于血嗜酸性粒细胞计数≥300 个/μl 或合并哮喘的患者首先推荐含 ICS 的联合治疗。

2. 慢性阻塞性肺疾病急性加重期药物治疗方案：慢性阻塞性肺疾病急性加重期治疗药物主要包括抗菌药物、支气管扩张剂、糖皮质激素。
（1）抗菌药物：应根据患者病情的严重程度和临床状况是否稳定选择使用口服或静脉用药，静脉用药 3 天以上，如病情稳定可以改为口服。抗菌药物的推荐治疗疗程为 5~10 天。临床上选择抗菌药物要考虑有无铜绿假单胞菌感染的危险因素：①近三个月内住院史；②经常（＞4 次/年）或近期（近 3 个月内）抗菌药物静脉应用史；③极重度慢阻肺（FEV_1占预计值%＜30%）；④应用口服类固醇激素（近 2 周服用泼尼松＞10mg/d）。
（2）支气管舒张剂：短效支气管舒张剂雾化吸入治疗较适用于慢性阻塞性肺疾病急性加重期的治疗，对于病情较严重者可考虑静脉滴注茶碱类药物，监测血清茶碱浓度对评估疗效和避免发生不良反应都有一定意义。由于 β_2受体激动剂、抗胆碱能药物及茶碱类药物的作用机制及药代动力学特点不同，且分别作用于不同级别的气道，所以联合用药的支气管舒张作用更强。
（3）糖皮质激素：在应用支气管舒张剂基础上，口服或静脉滴注激素，激素剂量要权衡疗效及安全性，疗程 5 天。

（一）用药选择

1. 抗菌药物：对无铜绿假单胞菌危险因素者，主要依据急性加重严重程度、当地耐药状况、费用和潜在的依从性选择药物，病情较轻者推荐使用青霉素、阿莫西林加或不加用克拉维酸、大环内酯类、氟喹诺酮类、第一代或第二代头孢菌素类抗菌药物，一般可口服给药，病情较重者可用 β-内酰胺类/酶抑制剂、第二代头孢菌素类、氟喹诺酮类和第三代头孢菌素类。
有铜绿假单胞菌危险因素者如能口服，则可选用环丙沙星，需要静脉用药时可选择环丙沙星、抗铜绿假单胞菌的 β-内酰胺类，不加或加用酶抑制剂，同时可加用氨基糖苷类药物。
2. 支气管舒张剂：支气管舒张剂是控制慢性阻塞性肺疾病症状的主要药物，与口服药物相比，吸入剂不良反应少，规律应用长效支气管舒张剂效果较好。慢性阻塞性肺疾病常用支气管舒张剂的类型和剂量如下。
（1）β_2受体激动剂：β_2受体激动剂主要是通过激动呼吸道的 β_2受体，松弛支气管平滑肌。与吸入剂相比，口服制剂起效慢，不良反应多。吸入 β_2受体激动剂起效相对较快。短效 β_2受体激动剂药效通常可维持 4~6 小时。长效 β_2受体激动剂（如沙美特罗与福莫特罗）持续时间可达 12 小时以上，规律使用不会出现效应减低。
不良反应：β_2受体激动剂刺激 β_2受体后可引起心动过速。某些易感患者有时可诱发心律失常。但使用吸入剂型时很少见。某些老年患者，应用大剂量 β_2受体激动剂，无论是吸入还是口服，都可引起骨骼肌震颤。
（2）抗胆碱药：抗胆碱药主要是通过阻断乙酰胆碱和 M_3受体的结合而发挥效应。长效噻托溴铵选择性作用于 M_3和 M_1受体。吸入短效抗胆碱药一般可维持 8 小时以上。吸入长效抗胆碱药，如噻托溴铵，药效可持续 24 小时以上。
不良反应：抗胆碱药物，如异丙托溴铵及噻托溴铵，由于吸收少，全身不良反应很少见，未发现心血管并发症的危险性。主要不良反应是口干。
（3）甲基黄嘌呤类：甲基黄嘌呤是磷酸二酯酶的抑制剂，除支气管舒张作用外，还有其他一些作用。给予茶碱治疗后，可改变患者吸气肌功能。
不良反应：不良反应与剂量相关。甲基黄嘌呤类药物的治疗浓度很窄，较严重的不良反应：房性或室性心律失常、癫痫大发作。其他不良反应有头痛、失眠、胃灼热等。与其他支气管舒张剂不同，甲基黄嘌呤类用药剂量过大可致中毒。
（4）支气管舒张剂的联合应用：联合应用不同药理机制和不同作用时间的支气管舒张剂可以增加支气管舒张的程度，并可以减少药物不良反应。与各自单用相比，联合应用短效 β_2受体激动剂和抗胆碱药可使肺功能 FEV_1 获得更大、更持久的改善。联合应用 β_2 受体激动剂、抗胆碱药和/或茶碱类可进一步改善肺功能和生活质量。

3. 糖皮质激素：慢性阻塞性肺疾病加重期住院患者宜在应用支气管舒张剂基础上，口服或静脉滴注糖皮质激素，激素的剂量要权衡疗效及安全性，建议静脉甲泼尼龙 40mg/d，连续5天。也可以雾化吸入布地奈德替代口服激素治疗，雾化吸入布地奈德 4~8mg/d 与全身应用甲泼尼龙 40mg/d 疗效相当。

糖皮质激素在慢性阻塞性肺疾病稳定期的应用仅限于部分有适应证的患者。由于长期口服糖皮质激素不良反应众多，因此不推荐长期口服糖皮质激素治疗慢性阻塞性肺疾病。长期规律吸入糖皮质激素适合于 $FEV_1 < 50\%$ 预计值（Ⅲ级和Ⅳ级慢性阻塞性肺疾病患者）并且有临床症状以及反复加重的患者；可减少急性加重的频率，改善生活质量。联合吸入激素和长效 β_2 受体激动剂比各自单用效果更好，可有效地改善肺功能和健康状况，并减少急性加重的发生。

4. 其他药物治疗：

（1）疫苗：慢性阻塞性肺疾病患者建议接种流感疫苗；年龄≥60 岁或合并有明显慢性心肺疾病的慢性阻塞性肺疾病患者建议接种肺炎球菌多糖疫苗，可以减少慢性阻塞性肺疾病患者社区获得性肺炎的发生率。

（2）抗菌药物：慢性阻塞性肺疾病稳定期不推荐常规应用抗菌药物治疗。

（3）祛痰药和抗氧化剂（如福多司坦、氨溴索、糜蛋白酶、胰蛋白酶、N-乙酰半胱氨酸等）：未经吸入糖皮质激素治疗的患者应用祛痰药和抗氧化剂可能减少急性加重，改善健康状态。

（4）镇咳药：不推荐应用镇咳药物。

（5）白三烯调节剂：目前，尚不推荐作为慢性阻塞性肺疾病的常规治疗。

（6）中成药：对慢性阻塞性肺疾病患者也应根据辨证施治的中医治疗原则，循证医学证据显示，金水宝、蛹虫草菌粉可改善稳定期患者的肺功能和运动耐力，提高治疗总有效率。痰热清注射液联合常规治疗能改善慢性阻塞性肺疾病和呼吸衰竭患者的氧分压、二氧化碳压和肺功能，提高总临床有效率。

（二）药学提示

茶碱血浓度监测对估计疗效和不良反应有一定意义。血茶碱浓度 > 5mg/L 即有治疗作用；> 15mg/L 时不良反应明显增加。吸烟、饮酒、服用抗惊厥药、利福平等可引起肝脏酶受损并缩短茶碱半衰期；老人、持续发热、心力衰竭和肝功能明显障碍者，同时应用西咪替丁、大环内酯类药物（红霉素等）、氟喹诺酮类药物（环丙沙星等）和口服避孕药等都可能使茶碱血药浓度增加。

六、慢性阻塞性肺疾病护理规范

（一）护理诊断

1. 气体交换障碍：与气道阻塞、通气不足、呼吸肌疲劳、分泌物过多和肺泡呼吸面积减少有关。
2. 清理呼吸道无效：与分泌物增多而黏稠、气道湿度减低和无效咳嗽有关。
3. 焦虑：与健康状况的改变、病情危重、经济状况有关。
4. 活动无耐力：与疲劳、呼吸困难、氧供与氧耗失衡有关。
5. 营养失调：低于机体需要量 与食欲降低、摄入减少、腹胀、呼吸困难、痰液增多有关。

（二）护理措施

1. 一般护理；病室环境、跌倒坠床、压疮、疼痛的评估及管理，注意休息与活动，舒适体位。中度以上慢阻肺急性加重期患者应卧床休息，采用舒适体位，极重度患者宜采取身体前倾位，使辅助呼吸肌参与呼吸。

2. 病情观察：咳嗽、咳痰及呼吸困难程度，用药后疗效及不良反应。

3. 保持气道通畅：氧疗，湿化气道，雾化吸入治疗，有效排痰，呼吸功能锻炼。应指导患者进行缩唇呼吸、膈式或腹式呼吸、吸气阻力器的使用等呼吸训练，加强胸、膈呼吸肌的肌力和耐力，改善呼吸功能。缩唇呼吸：通过缩唇形成的微弱阻力来延长呼气时间，增加气道压力，延缓气道塌陷。患者闭嘴经鼻吸气，通过缩唇（吹口哨样）缓慢呼气，同时收缩腹部。吸气与呼气时间比为 1∶2 或 1∶3。缩唇程度与呼气流量以能使距口唇 15~20cm 处、与口唇等高水平的蜡烛火焰随气流倾斜又不至于熄灭为宜。膈式或腹式呼吸：患者取立位、平卧位或半卧位，两手分别放于前胸部和上腹部。用鼻缓慢吸气时，膈肌最大程度下降，腹肌松弛，腹部凸出，手感到腹部向上抬起。呼气时经口呼出，腹肌收缩，膈肌松弛，膈肌随腹腔内压增加而上抬，推动肺部气体排出，手感到腹部下降。咳嗽时，患者取坐位，头略向前倾，双肩放松，屈膝，前臂垫枕，如有可能应使双足着地，有利于胸腔的扩展，增加咳痰的有效性。咳痰后恢复坐位，进行放松性深呼吸。

4. 营养支持：少量多餐，调节饮食结构，增加蛋白质摄入。

5. 住院宣教：激素等用药指导、雾化治疗，正确使用吸入装置，无创呼吸机的配合使用。口服用药患者定期遵医嘱检查肝肾功指标，配合服用补充钙、钾、维生素 D 等药物，同时注意口腔卫生，防止口腔真菌感染，关注消化道症状，服用胃肠黏膜保护剂的药物，保持大便通畅，停药时逐渐减量，防止反弹。使用吸入用激素类药物时，每次吸入后要深部漱口，防止声音嘶哑或真菌感染，同时清洗面部皮肤，防止药物沉积在面部引起反应。

6. 心理护理：疏导负性情绪，指导放松技巧，树立信心。

7. 健康指导：疾病预防，疾病知识，家庭氧疗，饮食指导，心理指导。

七、慢性组阻塞性肺疾病营养治疗规范

1. 所有患者入院后应常规进行营养筛查和营养状况评估和综合测定进行营养不良诊断。

2. 治疗过程中每周至少为患者评估 1 次，以便尽早发现患者出现营养风险并采取早期干预。

3. 营养治疗方式的选择：①为了降低感染风险，首选经口摄入；②根据胃肠功能状况尽早经口营养补充肠内营养制剂。如口服摄入不足目标量的 60%时，推荐管饲肠内营养。肠内营养不能达到目标量 60%时可选用肠外营养药物，以全合一的方式实施（应包含氨基酸、脂肪乳、葡萄糖、维生素、微量元素、电解质注射制剂等）。根据病情变化及营养耐受性选择或调整肠外肠内营养方案。

4. 患者的每日供给量推荐为每日 25~30kcal/kg，如患者合并严重消耗，每日供给量推荐为每日 30~35kcal/kg。

5. 患者可适当提高优质脂肪的供能比例 30%~45%；慢性阻塞性肺疾病患者稳定期蛋白质摄入量 1. 2~1. 7g/kg。

八、慢性阻塞性肺疾病患者健康宣教

（一）疾病预防宣教

1. 戒烟限酒，劳逸结合。

2. 控制职业和环境污染。

3. 减少有害气体或粉尘、通风不良的烹饪环境或燃料烟雾的吸入。

4. 注意保暖，预防感冒，防治呼吸道感染。

5. 患有慢性气管炎等慢性阻塞性肺疾病高危人群定期进行肺功能检测。

（二）疾病知识宣教

1. 教会患者或家属依据呼吸困难问卷（表 2-3），自我判断呼吸困难的严重程度，监测病情

变化。

2. 教导患者识别长期控制吸入用药及缓解症状吸入用药，正确使用吸入装置。

3. 教会患者或家属长期家庭氧疗的重要性，注意氧疗安全、氧疗装置的清洁消毒工作。

4. 教会患者有效咳嗽、翻身拍背排痰的手法与注意事项。

5. 使患者理解肺康复锻炼的意义，发挥主观能动性，制订个体化锻炼计划，监测锻炼效果。

6. 指导患者识别病情恶化的因素：呼吸道传染病流行期间避免去人群密集公共场所；潮湿、大风、严寒气候避免室外活动，避免受凉感冒。

表 2-3　CAT 评估量表

请在最符合您当前状况的数字上打√		
我从不咳嗽	1　2　3　4　5	我一直咳嗽
我一点痰也没有	1　2　3　4　5	我胸腔内都是痰
我一点也没有胸闷的感觉	1　2　3　4　5	我感到胸闷非常严重
当我在爬坡或爬一层楼时不会感觉呼吸困难	1　2　3　4　5	当我在爬坡或爬一层楼时感觉呼吸困难严重
我在家活动不受限制	1　2　3　4　5	我在家活动严重受限制
虽然有肺部疾病，但我可以非常自信的离家外出	1　2　3　4　5	因为有肺部疾病，我完全没有离家外出的信心
我睡眠很好	1　2　3　4　5	因为肺部疾病，睡眠质量很差
我感到精力充沛	1　2　3　4　5	我完全没有精力

注：CAT 评估量表是目前国际上公认的慢性阻塞性肺疾病评估量表，可以帮助了解慢阻肺对患者的健康和生活质量的影响。分级：0~10 代表轻度影响，11~20 代表中度影响，21~30 代表严重影响，31~40 代表非常严重影响。

（三）饮食健康宣教

1. 制订足够热量和蛋白质的饮食计划。

2. 少量多餐，避免餐前和进餐时过多饮水。

3. 腹胀患者进食软食。

4. 避免进食产气食物，如汽水、啤酒、马铃薯、豆类等。

5. 避免易引起便秘的食物，如干果、坚果、油煎食物。

6. 避免摄入高碳水化合物，以免产生过多二氧化碳。

（四）心理生活指导

1. 培养生活兴趣，分散注意力，减轻焦虑，如听音乐、养花种草等爱好。

2. 教会患者生活中的节能动作，帮助减轻呼吸症状。

3. 利用患患教育的方式，增强患者战胜疾病的信心。

九、推荐表单

（一）医师表单

慢性阻塞性肺疾病临床路径医师表单

适用对象：第一诊断为慢性阻塞性肺疾病急性加重期（ICD-10：J44.001 或 J44.101）

患者姓名：	**性别：** **年龄：** **门诊号：**	**住院号：**
住院日期： 年 月 日	**出院日期：** 年 月 日	**标准住院日：** 10~22 天

时间	住院第 1 天	住院第 2~3 天	住院第 4~7 天
主要诊疗工作	□ 完成病史询问和体格检查 □ 初步评估病情严重程度，是否有指征行无创辅助通气 □ 有气管插管指征患者，转入ICU 继续治疗，退出路径，转入相应路径	□ 上级医师查房，病情严重程度分级 □ 评估辅助检查的结果 □ 根据患者病情调整治疗方案 □ 处理可能发生的并发症 □ 指导吸入装置的正确应用	□ 上级医师查房，治疗效果评估 □ 指导吸入装置的正确应用 □ 根据患者病情调整治疗方案 □ 完成三级医师查房记录
重点医嘱	**长期医嘱：** □ AECOPD 护理常规 □ 特级/一级/二级/三级护理 □ 控制性氧疗 □ 持续心电、血压和血氧饱和度监测等（重症） □ 吸痰（必要时） □ 陪住（必要时） □ 记录出入量（必要时） □ 无创正压通气（重症） □ 抗菌药物 □ 祛痰剂、镇咳剂、支气管舒张剂 □ 糖皮质激素、抑酸剂或胃黏膜保护剂（必要时） □ 其他对症治疗 □ 基础疾病的相关治疗 **临时医嘱：** □ 血常规、尿常规、便常规 □ 血型、血气分析、肝功能、肾功能、电解质、血糖、心肌酶、红细胞沉降率、CRP、凝血功能、D-二聚体、术前免疫八项、血脂 □ 痰涂片+痰培养/药敏试验 □ 支原体抗体、衣原体抗体、军团菌抗体、结核抗体 □ 肺功能（病情允许时）、胸部正侧位 X 线片、心电图 □ 超声心动图、BNP、肺 CT、腹部超声、下肢超声（必要时） □ 胸腔积液超声、胸腔穿刺、胸腔积液相关检查（必要时）	**长期医嘱：** □ AECOPD 护理常规 □ 特级/一级/二级/三级护理 □ 控制性氧疗 □ 持续心电、血压和血氧饱和度监测等（重症） □ 吸痰（必要时） □ 陪住（必要时） □ 记录出入量（必要时） □ 无创正压通气（重症） □ 抗菌药物 □ 祛痰剂、镇咳剂、支气管舒张剂 □ 糖皮质激素、抑酸剂或胃黏膜保护剂（必要时） □ 吸入糖皮质激素、长效 β 受体激动剂、长效抗胆碱能药物（必要时） □ 低分子肝素（必要时） □ 其他对症治疗 □ 基础疾病的相关治疗 **临时医嘱：** □ 纠正水、电解质失衡 □ 血气分析（必要时） □ 重复异常的实验室检查 □ 对于住院期间出现的异常症状根据需要安排进行相关检查 □ 如果出现治疗不良反应根据需要安排进行相关检查	**长期医嘱：** □ AECOPD 护理常规 □ 特级/一级/二级/三级护理 □ 控制性氧疗 □ 持续心电、血压和血氧饱和度监测等（重症） □ 吸痰（必要时） □ 陪住（必要时） □ 记录出入量（必要时） □ 无创正压通气（重症） □ 抗菌药物 □ 祛痰剂、镇咳剂、支气管舒张剂 □ 糖皮质激素（减量）、抑酸剂或胃黏膜保护剂（必要时） □ 吸入糖皮质激素、长效 β 受体激动剂、长效抗胆碱能药物（必要时） □ 低分子肝素（必要时） □ 其他对症治疗 □ 基础疾病的相关治疗 **临时医嘱：** □ 血常规、血气分析 □ 肝功能、肾功能+血电解质+血糖 □ 胸部正侧位 X 线片 □ 痰培养+药敏试验（重症或治疗无效时） □ 重复异常的检查 □ 对于住院期间出现的异常症状根据需要安排进行相关检查

续　表

时间	住院第 1 天	住院第 2~3 天	住院第 4~7 天
重点医嘱	□ 特殊病原菌检查（如真菌、结核菌等，必要时） □ 基础疾病的相关检查		□ 如果出现治疗不良反应根据需要安排进行相关检查
病情变异记录	□ 无　□ 有，原因： 1. 2.	□ 无　□ 有，原因： 1. 2.	□ 无　□ 有，原因： 1. 2.
是否退出路径	□ 是　□ 否，原因： 1. 2.	□ 是　□ 否，原因： 1. 2.	□ 是　□ 否，原因： 1. 2.
医师签名			

时间	住院第8~9天	住院第10~22天 （出院日）
主要诊疗工作	□ 上级医师查房：治疗效果评估；确定患者近期是否可以出院 □ 向患者及其家属交代家庭氧疗装置的配备要求及长期家庭氧疗方法	**如果患者可以出院：** □ 教导患者识别长期控制吸入用药及缓解症状吸入用药；检查患者应用吸入装置的正确性；交代患者长期家庭氧疗的重要性 □ 完成出院小结 □ 向患者交代出院后注意事项，预约复诊日期 □ 如果患者不能出院，请在病程记录中说明原因和继续治疗的方案
重点医嘱	**长期医嘱：** □ AECOPD 护理常规 □ 二级/三级护理 □ 控制性氧疗 □ 抗菌药物，祛痰剂、镇咳剂、支气管舒张剂，糖皮质激素（减量）、抑酸剂或胃黏膜保护剂（必要时） □ 吸入糖皮质激素、长效 β 受体激动剂 □ 无创正压通气（重症） □ 低分子肝素（必要时） □ 其他对症治疗，基础疾病的相关治疗 **临时医嘱：** □ 重复异常的检查 □ 对于住院期间出现的异常症状根据需要安排进行相关检查 □ 如果出现治疗不良反应根据需要安排进行相关检查	**长期医嘱：** □ 维持所开的长期医嘱 **临时医嘱：** □ 重复异常的实验室检查 □ 血常规、血气分析 □ 肝功能、肾功能+血电解质+血糖 □ 胸部正侧位 X 线片 **出院医嘱：** □ 出院带药 □ 祛痰剂、镇咳剂、支气管扩张剂 □ 吸入糖皮质激素/长效 β_2受体激动剂 □ 长效抗胆碱能药物（必要时） □ 短效 β_2受体激动剂/抗胆碱能药物 □ 抗菌药物 □ 其他内科疾病用药
病情变异记录	□ 无 □ 有，原因： 1. 2.	□ 无 □ 有，原因： 1. 2.
是否退出路径	□ 是 □ 否，原因： 1. 2.	□ 是 □ 否，原因： 1. 2.
医师签名		

（二）护士表单

慢性阻塞性肺疾病临床路径护士表单

适用对象：第一诊断为慢性阻塞性肺疾病急性加重期（ICD-10：J44.001 或 J44.101）

患者姓名：	性别：　　年龄：　　门诊号：		住院号：
住院日期：　　年　月　日	出院日期：　　年　月　日		标准住院日：10~22 天

时间	住院第 1 天	住院第 2~3 天	住院第 4~7 天
健康宣教	□ 入院宣教 □ 介绍主管医师护士 □ 介绍环境、设施 □ 介绍住院注意事项 □ 介绍作息时间、陪护制度、探视制度 □ 指导合理饮食 □ 向患者宣教跌倒坠床及压疮预防的知识 □ 向患者宣教戒烟、戒酒的重要性，以及减少二手烟的吸入 □ 介绍疾病知识	□ 指导患者正确留取痰培养标本、血标本、尿、便标本 □ 主管护士与患者沟通，了解并指导心理应对 □ 宣教疾病及用药相关知识 □ 指导氧疗、雾化吸入方法、吸入装置的使用 □ 各种检查注意事项宣教 □ 告知饮食、活动及探视注意事项 □ 向患者宣教跌倒坠床及压疮预防的知识 □ 指导患者活动 □ 恢复期生活护理	□ 主管护士与患者沟通，了解并指导心理应对 □ 宣教疾病及用药相关知识 □ 指导氧疗、雾化吸入方法、吸入装置的使用 □ 各种检查注意事项宣教 □ 告知饮食、活动及探视注意事项 □ 向患者宣教跌倒坠床及压疮预防的知识 □ 指导患者活动 □ 恢复期生活护理
护理处置	□ 核对患者，佩戴腕带 □ 建立入院护理病历 □ 进行入院护理评估 □ 随时观察患者情况 □ 卫生处置：剪指甲、沐浴、更换病号服	□ 随时观察患者病情变化 □ 遵医嘱给予控制性氧疗 □ 无创正压通气患者的观察（病重） □ 遵医嘱正确使用抗菌药物及镇咳祛痰等对症处理 □ 密切观察药物疗效及不良反应 □ 指导患者正确咳嗽方法，协助患者排痰，必要时吸痰 □ 指导患者进行呼吸肌功能锻炼（腹式呼吸、缩唇呼吸等） □ 协助医师完成各项检查	□ 随时观察患者病情变化 □ 遵医嘱给予控制性氧疗 □ 无创正压通气患者的观察（病重） □ 遵医嘱正确使用抗菌药物及镇咳祛痰等对症处理 □ 密切观察药物疗效及不良反应 □ 指导患者正确咳嗽方法，协助患者排痰，必要时吸痰 □ 指导患者进行呼吸肌功能锻炼（腹式呼吸、缩唇呼吸等） □ 协助医师完成各项检查
基础护理	□ 一级（病重）或二级护理 □ 晨晚间护理 □ 各种管路的护理 □ 患者安全管理	□ 一级（病重）或二级护理 □ 晨晚间护理 □ 各种管路的护理 □ 患者安全管理 □ 协助生活护理	□ 一级（病重）或二级护理 □ 晨晚间护理 □ 各种管路的护理 □ 患者安全管理 □ 协助生活护理

续 表

时间	住院第 1 天	住院第 2~3 天	住院第 4~7 天
专科护理	□ 护理查体 □ 呼吸频率、血氧饱和度监测 □ 需要时填写跌倒、坠床及压疮预防表 □ 必要时请家属陪伴 □ 心理护理	□ 呼吸频率、血氧饱和度监测 □ 遵医嘱完成相关检查 □ 指导氧疗、吸入治疗的方法、吸入装置的使用等 □ 遵医嘱正确给药 □ 根据用药情况观察药物疗效及不良反应 □ 观察有无并发症 □ 有压疮者给予压疮的护理 □ 心理护理	□ 呼吸频率、血氧饱和度监测 □ 遵医嘱完成相关检查 □ 指导氧疗、吸入治疗的方法、吸入装置的使用等 □ 遵医嘱正确给药 □ 根据用药情况观察药物疗效及不良反应 □ 观察有无并发症 □ 有压疮者给予压疮的护理 □ 心理护理
重点医嘱	□ 详见医嘱执行单	□ 详见医嘱执行单	□ 详见医嘱执行单
病情变异记录	□ 无 □ 有，原因： 1. 2.	□ 无 □ 有，原因： 1. 2.	□ 无 □ 有，原因： 1. 2.
护士签名			

时间	住院第 8~9 天	住院第 10~22 天 （出院日）
健康宣教	□ 主管护士与患者沟通，了解并指导心理应对 □ 宣教疾病及用药相关知识 □ 各种检查注意事项宣教 □ 告知饮食、活动及探视注意事项 □ 向患者及家属宣教跌倒坠床及压疮预防的知识 □ 指导患者及家属长期家庭氧疗的方法 □ 指导患者活动 □ 恢复期生活护理	**如果患者可以出院：** □ 出院宣教 复查时间 服药方法 并发症的预防 活动休息 指导饮食 □ 指导办理出院手续
护理处置	□ 随时观察患者病情变化 □ 遵医嘱给予控制性氧疗 □ 遵医嘱正确使用抗菌药物及镇咳祛痰等对症处理 □ 指导患者进行呼吸肌功能锻炼（腹式呼吸、缩唇呼吸等） □ 指导患者正确咳嗽方法，协助患者排痰，必要时吸痰 □ 协助医师完成各项检查	□ 办理出院手续 □ 书写出院小结 □ 完善各种护理表单 □ 发放出院带药，并讲解服药方法、注意事项
基础护理	□ 二级护理 □ 晨晚间护理 □ 各种管路护理 □ 患者安全管理	□ 二级护理 □ 晨晚间护理 □ 患者安全管理
专科护理	□ 呼吸频率、血氧饱和度监测 □ 遵医嘱完成相关检查 □ 指导氧疗、吸入治疗的方法、吸入装置的使用等 □ 遵医嘱正确给药 □ 根据用药情况观察药物疗效及不良反应 □ 观察有无并发症 □ 心理护理	□ 病情观察 评估患者生命体征，特别是呼吸频率及血氧饱和度 □ 心理护理
重点医嘱	□ 详见医嘱执行单	□ 详见医嘱执行单
病情变异记录	□ 无　□ 有，原因： 1. 2.	□ 无　□ 有，原因： 1. 2.
护士签名		

（三）患者表单

慢性阻塞性肺疾病临床路径患者表单

适用对象：第一诊断为慢性阻塞性肺疾病急性加重期（ICD-10：J44.001 或 J44.101）

患者姓名：	性别：　年龄：　门诊号：	住院号：
住院日期：　年　月　日	出院日期：　年　月　日	标准住院日：10~22 天

时间	住院第 1 天	住院第 2~3 天	住院第 4~7 天
医患配合	□ 配合询问病史、收集资料，请务必详细告知既往史、用药史、过敏史 □ 配合进行体格检查 □ 有任何不适告知医师	□ 配合完善相关检查，如采血、留尿、心电图、X 线胸片等 □ 医师向患者及家属介绍病情，如有异常检查结果需进一步检查 □ 配合医师调整用药 □ 有任何不适告知医师	□ 配合完善相关检查，如采血、留尿、心电图、X 线胸片等 □ 医师向患者及家属介绍病情，如有异常检查结果需进一步检查 □ 配合医师调整用药 □ 有任何不适告知医师
护患配合	□ 配合测量体温、脉搏、呼吸、血压、血氧饱和度、体重 □ 配合完成入院护理评估单（简单询问病史、过敏史、用药史） □ 接受入院宣教（环境介绍、病室规定、订餐制度、贵重物品保管等）及慢性阻塞性肺疾病知识相关教育 □ 接受跌倒压疮等护理不良事件预防宣教 □ 有任何不适告知护士	□ 配合定时测量生命体征，每日询问大便 □ 接受相关实验室检查宣教，正确留取标本，配合检查 □ 配合用药及治疗，尤其是氧疗 □ 配合雾化治疗，正确使用吸入装置 □ 接受输液、服药治疗，并告知用药后效果 □ 注意活动安全，避免坠床或跌倒、压疮 □ 配合执行探视及陪住规定 □ 有任何不适及问题及时通知护士	□ 配合定时测量生命体征，每日询问大便 □ 接受相关实验室检查宣教，正确留取标本，配合检查 □ 配合用药及治疗，尤其是氧疗 □ 配合雾化治疗，正确使用吸入装置 □ 接受输液、服药治疗，并告知用药后效果 □ 注意活动安全，避免坠床或跌倒、压疮 □ 配合执行探视及陪住规定 □ 有任何不适及问题及时通知护士
饮食	□ 正常饮食	□ 正常饮食	□ 正常饮食
排泄	□ 正常排尿便	□ 正常排尿便 □ 避免便秘	□ 正常排尿便 □ 避免便秘
活动	□ 适量活动	□ 适量活动	□ 适量活动

时间	住院第8~9天	住院第10~22天 （出院日）
医患配合	□ 配合完善相关检查，如采血、留尿、心电图、X线胸片等 □ 医师向患者及家属介绍病情，如有异常检查结果需进一步检查 □ 配合医师调整用药 □ 有任何不适告知医师	□ 接受出院前指导 □ 知道复查程序 □ 获取出院诊断书
护患配合	□ 配合定时测量生命体征，每日询问大便 □ 接受相关实验室检查宣教，正确留取标本，配合检查 □ 配合用药及治疗，尤其是氧疗 □ 配合雾化治疗，正确使用吸入装置 □ 接受输液、服药治疗，并告知用药后效果 □ 注意活动安全，避免坠床或跌倒、压疮 □ 配合执行探视及陪住规定 □ 有任何不适及问题及时通知护士	□ 接受出院宣教 □ 办理出院手续 □ 获取出院带药 □ 知道服药方法、作用、注意事项 □ 知道复印病历方法
饮食	□ 正常饮食	□ 正常饮食
排泄	□ 正常排尿便 □ 避免便秘	□ 正常排尿便 □ 避免便秘
活动	□ 适量活动	□ 正常适度活动，避免疲劳

附：原表单（2016年版）

慢性阻塞性肺疾病加重期临床路径表单

适用对象：第一诊断为慢性阻塞性肺疾病急性加重期（ICD-10：J44.001或J44.101）

患者姓名：	性别：　　年龄：　　门诊号：	住院号：
住院日期：　　年　月　日	出院日期：　　年　月　日	标准住院日：10~22天

时间	住院第1天	住院第2~3天	住院第4~7天
主要诊疗工作	□ 完成病史询问和体格检查 □ 初步评估病情严重程度，是否有指征行无创辅助通气 □ 有气管插管指征患者，转入ICU继续治疗，退出路径，转入相应路径	□ 上级医师查房，病情严重程度分级 □ 评估辅助检查的结果 □ 根据患者病情调整治疗方案 □ 处理可能发生的并发症 □ 指导吸入装置的正确应用	□ 上级医师查房，治疗效果评估 □ 指导吸入装置的正确应用 □ 根据患者病情调整治疗方案 □ 完成三级医师查房记录
重点医嘱	**长期医嘱：** □ AECOPD护理常规 □ 特级/一级/二级/三级护理 □ 控制性氧疗 □ 持续心电、血压和血氧饱和度监测等（重症） □ 吸痰（必要时） □ 陪床（必要时） □ 记出入量（必要时） □ 无创正压通气（重症） □ 抗菌药物 □ 祛痰剂、镇咳剂、支气管舒张剂 □ 糖皮质激素、抑酸剂或胃黏膜保护剂（必要时） □ 其他对症治疗 □ 基础疾病的相关治疗 **临时医嘱：** □ 血常规、尿常规、便常规 □ 血型、血气分析、肝功能、肾功能、电解质、血糖、心肌酶、红细胞沉降率、CRP、凝血功能、D-二聚体、术前免疫八项、血脂 □ 痰涂片+痰培养/药敏试验 □ 支原体抗体、衣原体抗体、军团菌抗体、结核抗体 □ 肺功能（病情允许时）、胸部正侧位X线片、心电图 □ 超声心动图、BNP、肺CT、腹部超声、下肢超声（必要时） □ 胸腔积液超声、胸腔穿刺、胸腔积液相关检查（必要时） □ 特殊病原菌检查（如真菌、结核菌等，必要时）	**长期医嘱：** □ AECOPD护理常规 □ 特级/一级/二级/三级护理 □ 控制性氧疗 □ 持续心电、血压和血氧饱和度监测等（重症） □ 吸痰（必要时） □ 陪床（必要时） □ 记出入量（必要时） □ 无创正压通气（重症） □ 抗菌药物 □ 祛痰剂、镇咳剂、支气管舒张剂 □ 糖皮质激素、抑酸剂或胃黏膜保护剂（必要时） □ 吸入糖皮质激素、长效β受体激动剂、长效抗胆碱能药物（必要时） □ 低分子肝素（必要时） □ 其他对症治疗 □ 基础疾病的相关治疗 **临时医嘱：** □ 纠正水、电解质失衡 □ 血气分析（必要时） □ 重复异常的实验室检查 □ 对于住院期间出现的异常症状根据需要安排进行相关检查 □ 如果出现治疗不良反应根据需要安排进行相关检查	**长期医嘱：** □ AECOPD护理常规 □ 特级/一级/二级/三级护理 □ 控制性氧疗 □ 持续心电、血压和血氧饱和度监测等（重症） □ 吸痰（必要时） □ 陪床（必要时） □ 记出入量（必要时） □ 无创正压通气（重症） □ 抗菌药物 □ 祛痰剂、镇咳剂、支气管舒张剂 □ 糖皮质激素（减量）、抑酸剂或胃黏膜保护剂（必要时） □ 吸入糖皮质激素、长效β受体激动剂、长效抗胆碱能药物（必要时） □ 低分子肝素（必要时） □ 其他对症治疗 □ 基础疾病的相关治疗 **临时医嘱：** □ 血常规、血气分析 □ 肝功能、肾功能+血电解质+血糖 □ 胸部正侧位X线片 □ 痰培养+药敏试验（重症或治疗无效时） □ 重复异常的检查 □ 对于住院期间出现的异常症状根据需要安排进行相关检查

续　表

时间	住院第 1 天	住院第 2~3 天	住院第 4~7 天
重点医嘱	□ 基础疾病的相关检查		□ 如果出现治疗不良反应根据需要安排进行相关检查
主要护理工作	□ 介绍病房环境、设施和设备 □ 入院护理评估 □ 随时观察患者情况 □ 用药指导 □ 健康宣教、戒烟宣教 □ 指导氧疗、雾化吸入方法、吸入装置的使用	□ 观察患者病情变化 □ 教会患者有效的咳嗽排痰方法，教导陪护人员协助患者拍背排痰方法 □ 疾病相关的健康教育 □ 密切观察药物疗效及不良反应 □ 指导氧疗、雾化吸入方法、吸入装置的使用	□ 观察患者病情变化 □ 密切观察药物疗效及不良反应 □ 指导吸入装置的使用 □ 指导呼吸康复训练（缩唇呼吸、腹肌训练及体力训练） □ 恢复期心理与生活护理 □ 根据患者病情指导并监督患者恢复期的治疗与活动
病情变异记录	□ 无　□ 有，原因： 1. 2.	□ 无　□ 有，原因： 1. 2.	□ 无　□ 有，原因： 1. 2.
是否退出路径	□ 是　□ 否，原因： 1. 2.	□ 是　□ 否，原因： 1. 2.	□ 是　□ 否，原因： 1. 2.
护士签名			
医师签名			

时间	住院第 8~9 天	住院第 10~22 天 （出院日）
主要诊疗工作	□ 上级医师查房：治疗效果评估；确定患者近期是否可以出院 □ 向患者及其家属交代家庭氧疗装置的配备要求及长期家庭氧疗方法	**如果患者可以出院：** □ 教导患者识别长期控制吸入用药及缓解症状吸入用药，检查患者应用吸入装置的正确性，交代患者长期家庭氧疗的重要性 □ 完成出院小结 □ 向患者交代出院后注意事项，预约复诊日期 **如果患者不能出院：** □ 在病程记录中说明原因和继续治疗的方案
重点医嘱	**长期医嘱：** □ AECOPD 护理常规 □ 二级/三级护理 □ 控制性氧疗 □ 抗菌药物、祛痰剂、镇咳剂、支气管舒张剂；糖皮质激素（减量）、抑酸剂或胃黏膜保护剂（必要时） □ 吸入糖皮质激素、长效 β 受体激动剂 □ 无创正压通气（重症） □ 低分子肝素（必要时） □ 其他对症治疗，基础疾病的相关治疗 **临时医嘱：** □ 重复异常的检查 □ 对于住院期间出现的异常症状根据需要安排进行相关检查 □ 如果出现治疗不良反应根据需要安排进行相关检查	**长期医嘱：** □ 维持所开的长期医嘱 **临时医嘱：** □ 重复异常的实验室检查 □ 血常规、血气分析 □ 肝功能、肾功能+血电解质+血糖 □ 胸部正侧位 X 线片 **出院医嘱：** □ 出院带药 □ 祛痰剂、镇咳剂、支气管扩张剂 □ 吸入糖皮质激素/长效 β 受体激动剂 □ 长效抗胆碱能药物（必要时） □ 短效 β_2 受体激动剂/抗胆碱能药物 □ 抗菌药物 □ 其他内科疾病用药
主要护理工作	□ 观察患者病情变化 □ 密切观察药物疗效及不良反应 □ 疾病恢复期心理与生活护理 □ 根据患者病情指导并监督患者恢复期的治疗与活动 □ 出院准备指导	□ 出院注意事项（戒烟、避免烟尘吸入、坚持康复锻炼、注意保暖、加强营养） □ 教导患者应用含激素吸入用药后需漱口 □ 复诊计划，就医指征
病情变异记录	□ 无 □ 有，原因： 1. 2.	□ 无 □ 有，原因： 1. 2.
是否退出路径	□ 是 □ 否，原因： 1. 2.	□ 是 □ 否，原因： 1. 2.
护士签名		
医师签名		

第三章

支气管哮喘临床路径释义

一、支气管哮喘编码

疾病名称及编码：哮喘（ICD-10：J45）

二、临床路径检索方法

J45

三、国家医疗保障疾病诊断相关分组（CHS-DRG）

MDCE 呼吸系统疾病及功能障碍

EX1 哮喘及喘息性支气管炎

四、支气管哮喘临床路径标准住院流程

（一）适用对象

第一诊断为支气管哮喘（ICD-10：J45）。

释义

■ 符合《支气管哮喘防治指南（2020 年版）》的诊断标准：《支气管哮喘防治指南（2020 年版）》中将哮喘分为急性发作期、慢性持续期和临床控制期。急性发作期需要急诊或入院治疗，根据病情严重程度分为轻度、中度、重度和危重度。轻度急性发作可以门诊或急诊治疗并观察转归，中度和重度急性发作需要入院治疗，而危重度哮喘急性发作则需要入住 ICU 治疗。重度/难治性哮喘也需要入院进行鉴别诊断和治疗。

（二）诊断依据

根据《支气管哮喘防治指南》（中华医学会呼吸病学分会哮喘学组修订，2008 年），《支气管哮喘防治指南（基层版）》（中华医学会呼吸病学分会哮喘学组，中华医学会全科医学分会，2013 年）。

1. 反复发作喘息、气急、胸闷或咳嗽，多与接触变应原、冷空气、物理或化学性刺激以及病毒性上呼吸道感染、运动等有关。

2. 发作时在双肺可闻及散在或弥漫性、以呼气相为主的哮鸣音。

3. 上述症状和体征可经治疗缓解或自行缓解。

4. 除外其他疾病所引起的喘息、气急、胸闷和咳嗽。

5. 临床表现不典型者，应至少具备以下 1 项试验阳性：

（1）支气管激发试验或运动激发试验阳性。

（2）支气管舒张试验阳性：FEV_1增加≥12%，且 FEV_1增加绝对值≥200ml。

（3）呼气流量峰值（PEF）日内（或 2 周）变异率≥20%。

符合 1、2、3、4 条者或 4、5 条者可诊断。

释义

■ 根据《支气管哮喘防治指南（2020年版）》（中华医学会呼吸病学分会哮喘学组）。

1. 典型哮喘的临床症状和体征：①反复发作性喘息、气促，伴或不伴胸闷或咳嗽，夜间及晨间多发，常与接触变应原、冷空气、物理、化学性刺激以及上呼吸道感染、运动等有关；②发作时及部分未控制的慢性持续性哮喘，双肺可闻及散在或弥漫性哮鸣音，呼气相延长；③上述症状和体征可经治疗缓解或自行缓解。

2. 可变气流受限的客观检查：①支气管舒张试验阳性，FEV_1增加≥12%，且FEV_1增加绝对值≥200ml；②呼气流量峰值（PEF）平均每日昼夜变异率>10%，或PEF周变异率>20%；③支气管激发试验或运动激发试验阳性。一般应用吸入激发剂为醋甲胆碱或组胺，通常以吸入激发剂后FEV1下降≥20%，判断结果为阳性，提示存在气道高反应性。

符合上述症状和体征，同时具备气流受限客观检查中的任一条，并除外其他疾病所引起的喘息、气促、胸闷及咳嗽。

■ 详细询问病史非常重要，需要询问患者以往是否有反复的喘鸣，是否有夜间咳嗽，是否运动后喘鸣或咳嗽，是否接触变应原后有喘鸣、胸闷或咳嗽，患者是否感冒后累及肺部伴有喘憋或2个月以上才能康复，是否有季节性，症状是否能被抗哮喘治疗缓解。

■ 哮喘应与慢性阻塞性肺疾病、左心衰竭引起的呼吸困难、中央气道阻塞、支气管结核、变应性支气管肺曲菌病（ABPA）、支气管扩张、嗜酸性粒细胞肉芽肿性多血管炎（EGPA）、肺栓塞、药物相关的咳嗽、过度通气综合征以及非阻塞类型的肺疾病（如弥漫性肺间质疾病）等做相应鉴别诊断。特别强调诊断与鉴别诊断中，X线胸片或胸部CT是诊断的必要条件。

（三）治疗方案的选择

根据《支气管哮喘防治指南》（中华医学会呼吸病学分会哮喘学组修订，2008年），《支气管哮喘防治指南（基层版）》（中华医学会呼吸病学分会哮喘学组，中华医学会全科医学分会，2013年）。

1. 根据病情严重程度及治疗反应选择方案。
2. 必要时行气管插管和机械通气。

释义

■ 根据《支气管哮喘防治指南（2020年版）》（中华医学会呼吸病学分会哮喘学组）。

1. 慢性持续期的患者根据患者症状和相关检查选择阶梯式治疗方案，并根据控制水平调整治疗方案。

2. 急性发作期的患者根据病情严重程度给予相应治疗，必要时给予辅助呼吸治疗（无创通气、气管插管机械通气）。

■ 哮喘急性发作时程度轻重不一，可在数小时或数天内出现，偶尔可在数分钟内即危及生命，故应对病情做出正确评估，以便给予及时有效的紧急治疗。哮喘急性发作时病情严重程度的分级（表3-1）。

哮喘急性发作是指患者喘息、气促、胸闷、咳嗽等症状在短时间内出现或迅速加重，肺功能恶化，需要给予额外的缓解药物进行治疗的情况。

表 3-1　哮喘急性发作时病情严重程度分级表

临床特点	轻度	中度	重度	危重
气短	步行、上楼时	稍事活动	休息时	休息时，明显
体位	可平卧	喜坐位	端坐呼吸	端坐呼吸或平卧
讲话方式	连续成句	单词	单句	不能讲话
精神状态	可有焦虑，尚安静	时有焦虑或烦躁	常有焦虑、烦躁	嗜睡或意识模糊
出汗	无	有	大汗淋漓	大汗淋漓
呼吸频率	轻度增加	增加	常> 30 次/分钟	常> 30 次/分钟
辅助呼吸肌活动及三凹征	常无	可有	常有	胸腹矛盾呼吸
哮鸣音	散在，呼吸末期	响亮、弥散	响亮、弥散	减弱，乃至无
脉率（次/分钟）	< 100	100~120	> 120	脉率变慢或不规则
奇脉	无，< 10 mmHg	可有，10~25 mmHg	常有，10 ~ 25 mmHg（成人）	无，提示呼吸肌疲劳
最初支气管舒张剂治疗后 PEF 占预计值或个人最佳值%	> 80%	60%~80%	< 60%或 100L/min 或作用时间< 2 小时	无法完成检测
PaO_2（吸空气，mmHg）	正常	≥60	< 60	< 60
$PaCO_2$（mmHg）	< 45	≤45	> 45	> 45
SaO_2（吸空气，%）	> 95	91~95	≤90	≤90
pH	正常	正常	正常或降低	降低

注：只要符合某一严重程度的指标≥4 项，即可提示为该级别的急性发作；1mmHg = 0. 133kPa；动脉血气检查对于判断病情严重程度和选择治疗处置场所非常必要，应及时检查。

（四）进入路径标准

1. 第一诊断必须符合支气管哮喘疾病编码（ICD-10：J45）。
2. 当患者同时具有其他疾病诊断，但在住院期间不需要特殊处理也不影响第一诊断的临床路径流程实施时，可以进入路径。

释义

■ 患者同时具有其他疾病影响第一诊断的临床路径流程实施时均不适合进入本路径。
■ 除外危重症哮喘。

（五）住院期间的检查项目

入院后第 1~3 天。

1. 必需的检查项目：

（1）血常规（Eos）、尿常规、便常规。

（2）肝功能、肾功能、电解质、血糖、血脂。

（3）红细胞沉降率、C 反应蛋白、免疫球蛋白、补体、D-二聚体、脑钠肽、心肌酶谱、出凝血检查。

（4）动脉血气分析。

（5）痰细胞学检查（细胞分类、痰肿瘤细胞）、痰涂片细菌检查（普通、抗酸、真菌）、痰培养及药敏试验。

（6）传染性疾病筛查（乙型肝炎、丙型肝炎、梅毒、艾滋病等）。

（7）胸部正侧位 X 线片、心电图、肺功能（病情允许时）。

2. 根据患者病情进行：心电及脉氧监护、动态肺功能检测、胸部 CT、超声心动图、血茶碱浓度、变应原测定（皮肤点刺试验、血清总 IgE 和特异性 IgE 检测等）、血细菌培养、病原学检查（支原体、衣原体、军团菌、病毒）、自身免疫抗体［抗核抗体（ANA）、可提取性核抗原（ENA）、抗中性粒细胞胞质抗体（ANCA）、ds-DNA、类风湿因子（RF）］、呼出气 NO（FeNO）等。

释义

■ 部分检查可以在门诊完成，如果近期已进行过的检查可以不重复。

■ 根据病情部分检查可以不进行。

■ 如果进行了胸部 CT 检查可以不进行 X 线胸部正侧位片。

（六）治疗方案与药物选择

1. 一般治疗：氧疗；维持营养、水、电解质、酸碱平衡等；合并症及其他对症治疗，如祛痰治疗、纠正心功能不全、应用胃黏膜保护药物等。

2. 支气管舒张剂：β_2受体激动剂、抗胆碱能药物、茶碱类等药物。

3. 抗炎药物：糖皮质激素、抗白三烯药物等。

4. 抗过敏药：根据病情选用。

5. 根据病情严重程度及治疗反应调整药物和治疗方案。

6. 确定有感染或高度可能，可应用抗感染药物。

7. 非药物治疗，如严重哮喘发作需行气管插管和机械通气、有适应证患者的支气管热成形治疗、并发气胸的外科治疗等。

释义

■ 哮喘急性发作期经过治疗病情稳定后，需要及时给予相应级别的治疗方案并长期规范的治疗、随访和病情监测。

■ 对于慢性持续期的哮喘患者选择长期（阶梯式）治疗方案时应首选“推荐选择控制药物”的治疗方案，见表 3-2。

表 3-2　哮喘患者长期（阶梯式）治疗方案

	1 级	2 级	3 级	4 级	5 级
推荐选择控制药物	按需 ICS-福莫特罗	低剂量 ICS 或按需 ICS+福莫特罗	低剂量 ICS/LABA	中等剂量 ICS/LABA	高剂量 ICS+LABA，参考临床表型加抗 IgE 单抗，或加抗 IL-5、或加抗 IL-5R、或加抗 IL-4R 单抗
其他选择控制药物	按需使用 SABA 时即联合低剂量 ICS	白三烯受体拮抗剂（LTRA）低剂量茶碱	中剂量 ICS 或低剂量 ICS 联合 LTRA 或茶碱或甲磺司特	高剂量 ICS 加 LAMA 或加 LTRA 或加茶碱或加甲磺司特	高剂量 ICS+LABA 加其他治疗，如加 LAMA，或加茶碱或加阿奇霉素或加低剂量口服糖皮质激素（注意不良反应）
首选缓解药物	按需使用低剂量 ICS+福莫特罗，处方维持和缓解治疗的患者按需使用低剂量 ICS+福莫特罗				
其他可选缓解药物	按需使用 SABA				

注：参考《支气管哮喘防治指南（2020 年版）》。

（七）出院标准

1. 症状缓解。
2. 病情稳定。
3. 没有需要住院治疗的合并症和/或并发症。

释义

■ 症状缓解、病情稳定指呼吸困难明显缓解，双肺哮鸣音基本消失，活动耐力基本恢复到加重前水平。

■ 如果出现并发症，是否需要继续住院处理，由主管医师具体决定。

■ 严重发作时可并发气胸、纵隔气肿、肺不张。病程时间长，反复发作，可合并慢性阻塞性肺气肿、肺源性心脏病。

（八）标准住院日为7～14天

释义

- 如果患者条件允许，住院时间可以少于上述住院天数。
- 如果患者存在多种合并疾病，住院时间有可能会延长。

五、支气管哮喘给药方案

哮喘急性发作患者的医院内治疗流程如下：

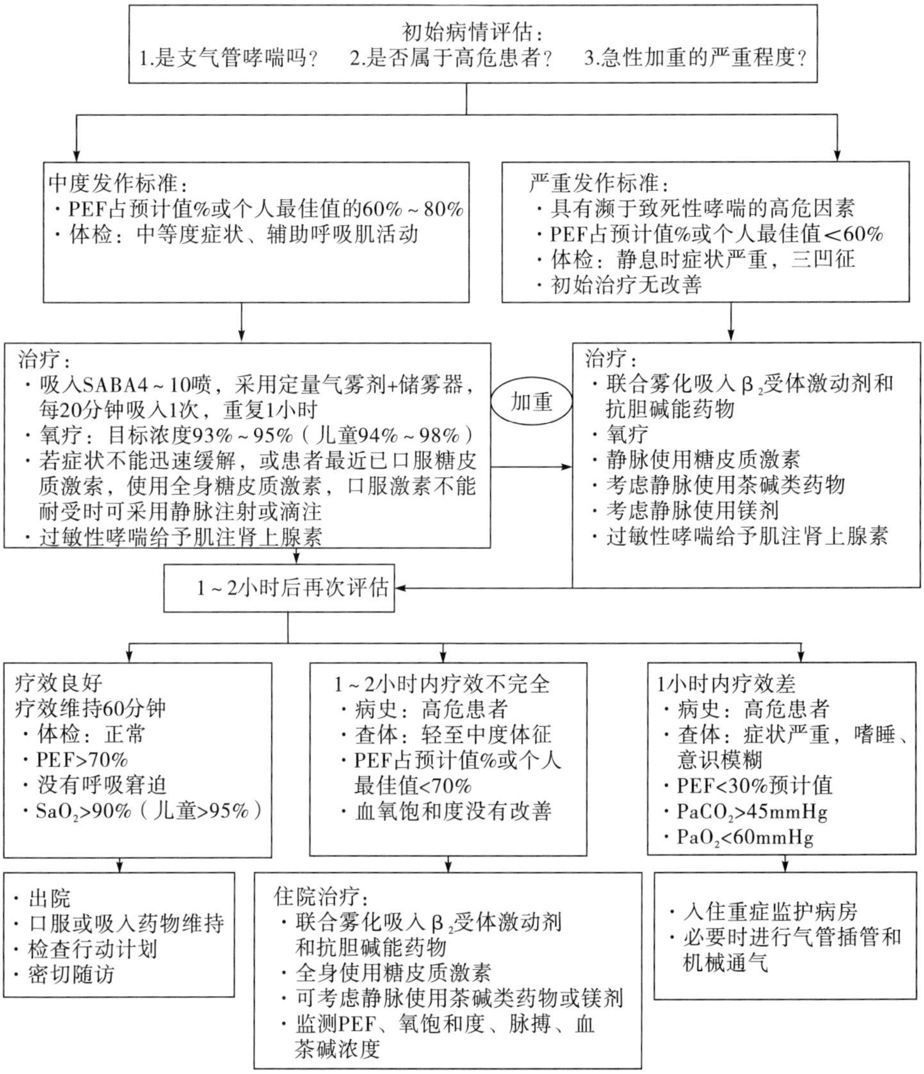

（一）用药选择

1. 控制性药物：需要每天使用，如吸入的糖皮质激素是目前最有效的控制药。

（1）吸入糖皮质激素（inhaledglucocorsteroids，ICS）：是控制哮喘气道炎症的首选药物，临床常用包括以下：丙酸倍氯米松、布地奈德、氟替卡松、糠酸莫米松。ICS 的不良反应包括口腔的念珠菌感染、声带功能异常，以及长时间大剂量使用对骨代谢、肾上腺皮质功能的抑制。因此，吸入激素后需要充分漱口。

（2）吸入长效 β_2受体激动剂（long-acting β_2 agonist，LABA）：LABA 舒张支气管平滑肌的作用可维持 12 小时以上。目前在我国临床使用的吸入型 LABA 有沙美特罗、福莫特罗和茚达特罗等。长期单独使用 LABA 有增加哮喘死亡的风险，为此不推荐单独使用 LABA 治疗哮喘。

（3）含 ICS 和 LABA 的复合制剂：ICS 和 LABA 具有协同的抗炎和平喘作用，可获得相当于或优于加倍剂量 ICS 的疗效。

临床常用包括：氟替卡松/沙美特罗，布地奈德/福莫特罗，丙酸倍氯米松/福莫特罗气雾剂和糠酸氟替卡松/维兰特罗干粉剂等。

（4）其他：①白三烯受体阻断剂（如孟鲁司特），通过阻断半胱氨酸白三烯的生物效应，具有抗炎作用。可作为轻度哮喘的替代治疗药物和中重度哮喘的联合用药。对哮喘合并过敏性鼻炎的患者、阿司匹林哮喘和运动性哮喘患者，临床证实使用该药物治疗能带来更多的益处。②茶碱，具有舒张支气管平滑肌及强心、利尿、兴奋呼吸中枢和呼吸肌等作用。研究发现，茶碱的代谢有种族差异性，中国人与美国人相比，血浆药物分布浓度高，总清除率低。因此，中国人给予较小剂量的茶碱即可以起到治疗作用。多索茶碱是甲基黄嘌呤的衍生物，可直接作用于支气管，松弛平滑肌。适用于支气管哮喘、慢性喘息性支气管炎及其他支气管痉挛引起的呼吸困难。③色甘酸钠/奈多罗米纳，对轻度和运动诱发哮喘有效。④系统性糖皮质激素，目前临床越来越少用系统性糖皮质激素（口服或静脉）作为哮喘的长期控制用药，仅限于以上治疗仍然不能控制的患者或哮喘急性发作时。因长期或反复使用系统性糖皮质激素不良事件较多，临床上应谨慎应用，并密切监测。⑤甲磺司特，是一种选择性 Th_2 细胞因子抑制剂，可抑制 IL-4、IL-5 的产生和 IgE 的合成，减少嗜酸性粒细胞浸润，减轻气道高反应性。该药为口服制剂，安全性好，适用于过敏性哮喘患者的治疗。

（5）生物靶向药物：目前已经上市的治疗哮喘的生物靶向药物有抗 IgE 单克隆抗体、抗 IL-5 单克隆抗体、IL-5 受体单克隆抗体和抗 IL-4 受体单克隆抗体，这些药物主要用于重度哮喘患者的治疗。

2. 缓解性药物：按需使用，可以舒张支气管，缓解喘息症状，改善肺功能。

（1）吸入短效 β_2受体激动剂（SABA）：如特布他林、沙丁胺醇，仅作为快速缓解支气管痉挛的用药。通常在 3 分钟内即起效，其舒张支气管的作用维持 4~6 小时，必要时可重复使用。不建议长期使用。

（2）吸入抗胆碱药：如异丙托溴铵和噻托溴铵，具有一定的支气管舒张作用，但较 β_2受体激动剂弱，起效也较慢，但长期应用不易产生耐药性，心血管不良反应较少。其与 β_2受体激动剂合用能更显著改善肺功能。

（3）茶碱：具有轻度舒张支气管的作用。但高剂量［血药浓度≥10mg/（kg·d）］时，其不良反应可抵消其治疗作用，临床治疗时应密切监测血药浓度。

3. 系统性糖皮质激素的使用建议：使用大剂量 ICS+LABA 仍不能控制的慢性重度持续性哮喘，可以附加小剂量口服激素（OCS）维持治疗。一般使用半衰期较短的激素（如泼尼松等），推荐采用每天或隔天清晨顿服给药的方式，以减少外源性激素对下丘脑-垂体-肾上腺轴的抑制作用。哮喘急性加重时推荐使用泼尼松 0.5~1.0mg/kg 或等效剂量的其他全身激素口服 5~7 天，症状减轻后迅速减量或完全停药。

4. 药物作用途径：吸入［压力定量气雾剂（MDI，pMDI）、干粉吸入剂（DPI）和雾化吸入］、口服和胃肠外（皮下、肌内和静脉）途径。

（二）注意事项

不建议规律使用短效或长效 β_2受体激动剂，除非同时规律使用吸入糖皮质激素。吸入型糖皮质激素是目前最有效的控制哮喘气道炎症的药物，为首选药物；或者吸入激素/长效 β_2受体激动剂的联合吸入剂作为长期维持用药，根据病情调整至最小剂量。

六、支气管哮喘护理规范

1. 一般护理：

（1）环境：通风，避免室内摆放花草和清除刺激性气味，定期除螨、除尘。

（2）饮食：发作时勿勉强进食，待症状缓解后予温热、清淡、易消化饮食，少吃胀气食物，少食多餐，忌食高蛋白易过敏食物；及时补充水分。

（3）体位：发作时半坐位或高枕卧位。

（4）活动：发作时应卧床休息，缓解期根据耐受体情况适量活动。

（5）保持呼吸道通畅。

（6）基础护理：哮喘患者做好生活护理，及时更换被服、衣裤。

2. 病情观察：

（1）识别哮喘发作的先兆症状。

（2）监测体温、脉搏、呼吸、血压的变化，注意患者精神和意识状态。

（3）观察患者面色、口唇、甲床发绀情况及氧疗后的变化，根据患者血气情况给予吸氧，如患者处于哮喘持续状态，准备好无创呼吸机、抢救物品。

（4）监测血液电解质的变化。

（5）观察患者痰液的性状、颜色、量及能否咳出。

3. 用药护理：

（1）解痉平喘药的护理：β_2受体激动剂是最有效的缓解药物，应指导患者遵医嘱用药，不宜长期、大量使用，以免出现耐药性。注意观察有无心悸、骨骼肌震颤、低血钾等不良反应。氨茶碱也是常用的解痉平喘药物，作用时间长、不良反应小。用药时，严格掌握用药速度，并严密观察患者的呼吸和意识情况，监测氨茶碱血药浓度，如出现不良反应，应立即报告医生。

（2）激素药物的护理：激素是目前控制哮喘最有效的药物。持续状态或重症患者给药时应观察局部有无血管刺激症状、胃部不适、面部潮红或失眠等，尤其是连续数日用药的患者。哮喘缓解稳定后，应缓慢的减少激素的用量，不可突然停药，以防止哮喘反复、加重。

（3）吸入装置的使用：包括干粉吸入剂、雾化剂、气雾剂，让患者正确掌握吸入装置的使用方法、给药时间及用药剂量十分重要。

（4）对哮喘患者禁止使用镇静剂，慎用强效镇咳药，以防造成窒息。

4. 并发症观察：

（1）呼吸衰竭：哮喘发作因气道阻塞和缺氧导致Ⅰ型呼吸衰竭，随着病情加重，导致 CO_2潴留、Ⅱ型呼衰和呼吸性酸中毒。Ⅰ型呼吸衰竭应尽早全身应用激素及雾化吸入 SABA，观察治疗反应和血气变化；Ⅱ型呼吸衰竭反映病情危重，$PaCO_2$进行性升高应考虑机械通气治疗。

（2）呼吸道感染：①观察体温及痰液性质及量的变化，指导有效咳痰；②指导患者及时准确留取痰标本；③鼓励患者多饮水，加强湿化。

（3）电解质紊乱和酸碱失衡：急性发作时，缺氧、摄入不足、体液丢失等引起。需监测电解质和血气分析，及时纠正。应密切观察患者性格改变、神志及心率的变化并及时告知医生。

（4）自发性气胸和纵隔气肿：急性发作时肺过度充气，肺内压增加，如并发肺大泡可破裂形成自发性气胸。气体经支气管血管束至肺门进入纵隔引起纵隔气肿。如发现患者呼吸困难，平喘解痉后不见好转，应考虑自发性气胸的可能。需尽早行胸膜腔穿刺或胸腔闭式引流。并于吸氧治疗。

（5）黏液栓阻塞和肺不张：严重发作时黏液腺分泌增加，张口呼吸，大汗淋漓，体液消耗多，纤毛运动不良，气道内易形成黏液栓；支气管壁增厚、充血水肿可导致肺不张。每日输液量在2500~4000ml，每日尿量达到1000ml以上。密切观察患者有无病情突然恶化，发绀明显，心率加快并出现心律失常。应予拍背、吸痰，或行支气管纤维镜冲洗或吸痰。

（6）心律失常：急性发作时因缺氧、水电酸碱紊乱、β_2受体激动剂应用等引起心律失常。需及时纠正以上问题，吸氧、补液。

（7）猝死：常无明显先兆症状，病情突然急速恶化，往往来不及抢救。因此，识别高危患者非常重要。

七、支气管哮喘营养治疗规范

1. 饮食清淡：减少进食辛辣、刺激性食物；戒烟戒酒；饮食不宜过饱；忌食能够引发哮喘发作或过敏的食物；多吃水果蔬菜。

2. 营养均衡：适当添加抗氧化剂的营养元素，如维生素C、维生素E及β胡萝卜素。维生素C是人体必需的水溶性抗氧化剂，在草莓、橙子、西红柿中含量丰富。维生素E是人体必需的脂溶性抗氧化剂，在核桃、大豆、花生、芝麻中含量丰富。β胡萝卜素也人体必需的抗氧化剂，能在人体内合成维生素A，在胡萝卜、西红柿、玉米及各种黄色、橙色、红色、绿色的蔬菜水果中均含有丰富的β胡萝卜素。

3. 孕期饮食：有研究显示，孕期进食富含维生素D和维生素E的食物，可以降低儿童喘息的发生。

八、支气管哮喘患者健康宣教

通过开展患者健康宣教活动，可提高患者对哮喘的认识和对治疗的依从性，增强自我监测和管理的能力，减少哮喘急性发作、住院率及病死率，提高生活质量。

1. 指导和培训患者正确使用各种吸入装置，督促用药依从性。因为依从性差和吸入药物使用不正确是哮喘控制不佳的重要因素，健康宣教的目的就是提高患者用药依从性和正确率，使患者遵照哮喘行动计划规范地用药，并学会自我监测病情

2. 宣传哮喘防治常识：患者对疾病相关知识和技能的掌握可能因年龄、文化程度、经济状况、个人意愿等不同而有所不同，应对所有哮喘患者都需要给予个体化的反复的基本防治知识和技能的培训。

3. 教授患者自我监测和管理病情的技能：良好控制哮喘的关键环节是患者自我病情监测与管理。研究显示，由健康教育团队（包括医生、药师和护士）对哮喘患者进行自我病情管理的有效指导后，可以大大降低哮喘的致残率，能减少1/3~2/3的哮喘相关住院率、急诊就诊和非预期就医、误工/误学时间以及夜间憋醒等情况。

4. 建议患者定期就医，由医务人员进行专业的评估病情。定期对哮喘患者进行随访（包括患者主动按医嘱定期门诊随访或医生通过电话进行随访）可以减少患者门诊就诊的次数，并可降低急性发作再住院率。

5. 应用物联网、人工智能等技术管理哮喘患者也是目前推广的简便易行的方法。

九、推荐表单

（一）医师表单

支气管哮喘（中-重度急性发作）临床路径医师表单

适用对象：第一诊断为支气管哮喘（ICD-10：J45）

患者姓名：	性别：　　年龄：　　门诊号：		住院号：
住院日期：　　年　月　日	出院日期：　　年　月　日		标准住院日：7～14 天

时间	住院第 1～3 天	住院期间
主要诊疗工作	□ 询问病史及体格检查 □ 进行病情初步评估，病情严重度分级 □ 上级医师查房 □ 明确诊断，决定诊治方案 □ 开实验室检查单 □ 完成病历书写	□ 上级医师查房 □ 核查辅助检查的结果是否有异常 □ 病情评估，维持原有治疗或调整药物 □ 观察药物不良反应 □ 指导吸入装置的正确应用 □ 住院医师书写病程记录
重点医嘱	**长期医嘱：** □ 支气管哮喘护理常规 □ 一级/二级护理常规（根据病情） □ 氧疗（必要时） □ 支气管舒张剂（射流雾化吸入给药） □ 糖皮质激素（雾化吸入或静脉）；胃黏膜保护剂（必要时）；抗菌药物（有感染证据） **临时医嘱：** □ 血常规、尿常规、便常规；肝功能、肾功能、电解质、血糖、血脂；红细胞沉降率、CRP、血气分析、D-二聚体、脑钠肽、心肌酶谱、出凝血检查；动脉血气分析 □ 痰细胞学检查（细胞分类、查瘤细胞）、痰涂片细菌检查（普通、抗酸、真菌）、痰培养及药敏试验；传染性疾病筛查 □ 胸部正侧位 X 线片、心电图、肺功能（适时） □ 心电及脉氧监护、动态肺功能检测、胸部 CT、超声心动图、血茶碱浓度、变应原测定（皮肤点刺试验、血清总 IgE 和特异性 IgE 检测等）、血细菌培养、病原学检查（支原体、衣原体、军团菌、病毒）、自身免疫抗体（ANA、ENA、ANCA、ds-DNA、RF 等）、呼出气 NO 等（必要时） □ 维持营养及水、电解质、酸碱平衡 □ 合并症及对症治疗	**长期医嘱：** □ 支气管哮喘护理常规 □ 二级/三级护理常规（根据病情） □ 氧疗（必要时） □ 支气管舒张剂（射流雾化吸入给药） □ 糖皮质激素（雾化吸入或静脉给药，根据病情选择用药剂量） □ 胃黏膜保护剂（必要时） □ 抗菌药物（有感染证据） □ 根据病情调整药物 **临时医嘱：** □ 对症治疗 □ 复查血常规、血气分析（必要时） □ 异常指标复查
病情变异记录	□ 无　□ 有，原因： 1. 2.	□ 无　□ 有，原因： 1. 2.
医师签名		

时间	出院前 1~3 天	住院第 7~14 天 （出院日）
主要诊疗工作	□ 上级医师查房，评估治疗效果 □ 确定出院后治疗方案 □ 完成上级医师查房记录	□ 完成出院小结 □ 向患者交代出院后注意事项 □ 预约复诊日期
重点医嘱	**长期医嘱：** □ 支气管哮喘护理常规 □ 二级/三级护理常规（根据病情） □ 氧疗（必要时） □ 支气管舒张剂（吸入剂） □ 糖皮质激素（吸入剂） □ 胃黏膜保护剂（必要时） □ 抗菌药物（有感染证据） **临时医嘱：** □ 根据需要，复查有关检查	**出院医嘱：** □ 出院带药 □ 门诊随诊
病情变异记录	□ 无　□ 有，原因： 1. 2.	□ 无　□ 有，原因： 1. 2.
医师签名		

（二）护士表单

支气管哮喘（中-重度急性发作）临床路径护士表单

适用对象：第一诊断为支气管哮喘（ICD-10：J45）

患者姓名：	性别：　　年龄：　　门诊号：	住院号：
住院日期：　　年　月　日	出院日期：　　年　月　日	标准住院日：7~14 天

时间	住院第 1~3 天	住院期间	住院第 7~14 天（出院日）
健康宣教	□ 入院宣教 □ 介绍主管医师、责任护士 □ 介绍病房环境、设施 □ 介绍住院注意事项 □ 介绍疾病知识 □ 向患者宣教戒烟、戒酒及环境控制的重要性	□ 指导患者正确留取实验室检查标本（血、尿、便、痰） □ 各种检查注意事项宣教（肺功能、影像等） □ 责任护士与患者沟通指导心理应对 □ 指导患者活动 □ 恢复期生活、心理护理	□ 出院宣教 □ 复查时间 □ 服药方法 □ 活动休息 □ 指导饮食 □ 讲解各种吸入装置使用方法
护理处置	□ 核对患者，佩戴腕带 □ 建立入院护理病历 □ 卫生处置：剪指甲、沐浴、更换病号服	□ 协助完善相关检查 □ 遵医嘱完成治疗和用药	□ 办理出院手续
基础护理	□ 支气管哮喘护理常规 □ 护理查体 □ 一级/二级护理（根据病情） □ 普通饮食 □ 患者安全管理 □ 晨、晚间护理 □ 卧床 □ 心理护理 □ 陪床（必要时） □ 填写跌倒及坠床防范表（必要时）	□ 支气管哮喘护理常规 □ 二级/三级护理（根据病情） □ 普通饮食 □ 患者安全管理 □ 晨、晚间护理 □ 床上或床旁活动 □ 心理护理 □ 陪床（必要时） □ 填写跌倒及坠床防范表（必要时）	□ 支气管哮喘护理常规 □ 三级护理 □ 普通饮食 □ 室内活动 □ 安全护理措施到位 □ 心理护理
专科护理	□ 建立护理记录 □ 入院护理评估，护理计划 □ 观察患者情况，呼吸频率、血氧饱和度监测，必要时吸氧 □ 介绍病房环境、设施和设备 □ 静脉取血，用药指导 □ 进行哮喘防治知识的宣教和教授吸入装置的使用以及病情监测的方法（PEF 监测和哮喘日记） □ 协助患者完成实验室检查及辅助检查	□ 遵医嘱完成相关检查 □ 观察患者一般情况及病情变化，呼吸频率、血氧饱和度监测，必要时吸氧 □ 疾病相关健康教育，向患者介绍各种雾化吸入器及干粉吸入器使用方法 □ 观察疗效及药物反应，根据用药情况观察药物作用及不良反应 □ 检查患者吸入装置使用的正确性 □ 督促患者进行病情监测（PEF 和哮喘日记）	□ 病情观察：评估患者生命体征，特别是呼吸频率及需氧饱和度 □ 恢复期生活和心理护理 □ 出院准备指导 □ 配合办理出院手续 □ 出院指导（嘱咐定期随访和病情监测）

续 表

时间	住院第 1~3 天	住院期间	住院第 7~14 天 （出院日）
重点医嘱	□ 详见医嘱执行单	□ 详见医嘱执行单	□ 详见医嘱执行单
病情变异记录	□ 无 □ 有，原因： 1. 2.	□ 无 □ 有，原因： 1. 2.	□ 无 □ 有，原因： 1. 2.
护士签名			

（三）患者表单

支气管哮喘（中-重度急性发作）临床路径患者表单

适用对象：第一诊断为支气管哮喘（ICD-10：J45）

患者姓名：	性别： 年龄： 门诊号：	住院号：
住院日期： 年 月 日	出院日期： 年 月 日	标准住院日：7~14 天

时间	住院第 1~3 天	住院期间	住院第 7~14 天 （出院日）
医患配合	□ 配合询问病史、收集资料，请务必详细告知既往史、用药史、过敏史 □ 配合进行体格检查 □ 有任何不适告知医师	□ 配合完善相关检查，如采血、留尿、心电图、X 线胸片等 □ 医师向患者及家属介绍病情，如有异常检查结果需进一步检查 □ 配合医师调整用药 □ 有任何不适告知医师	□ 接受出院 □ 知道复查程序 □ 获取出院诊断证明书
护患配合	□ 配合测量体温、脉搏、呼吸、血压、血氧饱和度、体重 □ 配合完成入院护理评估单（简单询问病史、过敏史、用药史） □ 接受入院宣教（环境介绍、病室规定、订餐制度、贵重物品保管等）及哮喘知识相关教育 □ 有任何不适告知护士	□ 配合测量体温、脉搏、呼吸，询问大便 1 次 □ 接受检查宣教，正确留取标本，配合检查 □ 接受输液、服药治疗，并告知用药后效果，学会定量吸入器使用方法 □ 注意活动安全，避免坠床或跌倒 □ 配合执行探视及陪伴	□ 接受出院宣教 □ 办理出院手续 □ 获取出院带药 □ 知道服药方法、作用、注意事情 □ 知道复印病历方法 □ 知道复查时间
饮食	□ 正常饮食或遵医嘱（避免易引起哮喘发作的食物）	□ 正常饮食或遵医嘱（避免易引起哮喘发作的食物）	□ 正常饮食或遵医嘱（避免易引起哮喘发作的食物）
排泄	□ 正常排尿便 □ 避免便秘	□ 正常排尿便 □ 避免便秘	□ 正常排尿便 □ 避免便秘
活动	□ 正常适度活动，避免疲劳	□ 正常适度活动，避免疲劳	□ 正常适度活动，避免疲劳

附：原表单（2016年版）

支气管哮喘临床路径表单

适用对象：第一诊断为支气管哮喘（ICD-10：J45）

患者姓名：	性别：　　年龄：　　门诊号：	住院号：
住院日期：　　年　月　日	出院日期：　　年　月　日	标准住院日：7～14天

时间	住院第1～3天	住院期间
主要诊疗工作	□ 询问病史及体格检查 □ 进行病情初步评估，病情严重度分级 □ 上级医师查房 □ 明确诊断，决定诊治方案 □ 开实验室检查单 □ 完成病历书写	□ 上级医师查房 □ 核查辅助检查的结果是否有异常 □ 病情评估，维持原有治疗或调整药物 □ 观察药物不良反应 □ 指导吸入装置的正确应用 □ 住院医师书写病程记录
重点医嘱	**长期医嘱：** □ 支气管哮喘护理常规 □ 一级/二级/三级护理常规（根据病情） □ 氧疗（必要时） □ 支气管舒张剂 □ 糖皮质激素；胃黏膜保护剂（必要时）；抗菌药物（有感染证据） **临时医嘱：** □ 血常规、尿常规、便常规；肝功能、肾功能、电解质、血糖、血脂；红细胞沉降率、CRP、血气分析、D-二聚体、脑钠肽、心肌酶谱、出凝血检查；动脉血气分析 □ 痰细胞学检查（细胞分类、找瘤细胞）、痰涂片细菌检查（普通、抗酸、真菌）、痰培养及药敏试验；传染性疾病筛查 □ 胸部正侧位X线片、心电图、肺功能（适时） □ 心电及脉氧监护、动态肺功能检测、胸部CT、超声心动图、血茶碱浓度、变应原测定（皮肤点刺试验、血清特异性IgE检测等）、血细菌培养、病原学检查（支原体、衣原体、军团菌、病毒）、自身免疫抗体（ANA、ENA、ANCA、ds-DNA、RF等）、呼出气NO等（必要时） □ 维持营养及水、电解质、酸碱平衡 □ 合并症及对症治疗	**长期医嘱：** □ 支气管哮喘护理常规 □ 二级/三级护理常规（根据病情） □ 氧疗（必要时） □ 支气管舒张剂 □ 糖皮质激素 □ 胃黏膜保护剂（必要时） □ 抗菌药物（有感染证据） □ 根据病情调整药物 **临时医嘱：** □ 对症治疗 □ 复查血常规、血气分析（必要时） □ 异常指标复查
主要护理工作	□ 介绍病房环境、设施和设备 □ 入院护理评估，护理计划 □ 观察患者情况 □ 静脉取血，用药指导 □ 进行戒烟、戒酒的建议和教育 □ 协助患者完成实验室检查及辅助检查	□ 观察患者一般情况及病情变化 □ 观察疗效及药物反应 □ 疾病相关健康教育

续 表

时间	住院第 1~3 天	住院期间
病情变异记录	□ 无 □ 有，原因： 1. 2.	□ 无 □ 有，原因： 1. 2.
护士签名		
医师签名		

时间	出院前 1~3 天	住院第 7~14 天 （出院日）
主要诊疗工作	□ 上级医师查房，评估治疗效果 □ 确定出院后治疗方案 □ 完成上级医师查房记录	□ 完成出院小结 □ 向患者交代出院后注意事项 □ 预约复诊日期
重点医嘱	**长期医嘱：** □ 支气管哮喘护理常规 □ 二级/三级护理常规（根据病情） □ 氧疗（必要时） □ 支气管舒张剂 □ 糖皮质激素 □ 胃黏膜保护剂（必要时） □ 抗菌药物（有感染证据） **临时医嘱：** □ 根据需要，复查有关检查	**出院医嘱：** □ 出院带药 □ 门诊随诊
主要护理工作	□ 观察患者一般情况 □ 观察疗效、各种药物作用和不良反应 □ 恢复期生活和心理护理 □ 出院准备指导	□ 帮助患者办理出院手续 □ 出院指导
病情变异记录	□ 无 □ 有，原因： 1. 2.	□ 无 □ 有，原因： 1. 2.
护士签名		
医师签名		

第四章

支气管扩张症临床路径释义

一、支气管扩张编码

疾病名称及编码：支气管扩张症（ICD-10：J47）

二、临床路径检索方法

J47

三、国家医疗保障疾病诊断相关分组（CHS-DRG）

MDCE　呼吸系统疾病及功能障碍

ET2　慢性气道阻塞病

四、支气管扩张症临床路径标准住院流程

（一）适用对象

第一诊断为支气管扩张症（ICD-10：J47）。

（二）诊断依据

根据《临床诊疗指南·呼吸病学分册》（中华医学会编著，人民卫生出版社，2009）。

1. 病史：反复咳嗽、咳脓痰、咯血。
2. 影像学检查显示支气管扩张的异常改变。

释义

■ 确定性实验室诊断：胸部 X 线摄片或胸部 HRCT。

（三）治疗方案的选择

根据《临床诊疗指南·呼吸病学分册》（中华医学会编著，人民卫生出版社，2009）。

1. 保持气道通畅，积极排出痰液。
2. 积极控制感染。
3. 咯血时给予止血治疗。
4. 对症治疗。

释义

■ 排出痰液的方法主要为体位引流和物理治疗。体位引流的原则是病变部位抬高，引流支气管开口向下。物理治疗包括胸部叩击、震荡正压呼气压力仪器治疗，以上方法效果不佳时，可考虑支气管镜下吸痰。

■ 控制感染时需使用抗菌药物，要考虑铜绿假单胞菌感染，同时选择肺部组织浓度高的抗菌药物。对于合并重症肺炎的患者不进入本临床路径。

■ 咯血是支气管扩张的常见症状，对于大咯血（单次咯血>200ml 或单日咯血>450ml）的患者需要考虑介入或手术治疗，不进入本临床路径。

■ 局限性支气管扩张考虑手术治疗的患者不进入本临床路径。

■ 长期支气管扩张导致慢性肺源性心脏病的患者不进入本路径。

■ 合并侵袭性肺部真菌感染患者不进入本临床路径。

（四）标准住院日为 7~14 天

释义

■ 如果患者条件允许，住院时间可以少于上述住院天数。

■ 如果合并感染为耐药菌，住院时间可以延长（合并侵袭性真菌感染需退出本路径）。

（五）进入路径标准

1. 第一诊断必须符合 ICD-10：J47 支气管扩张症疾病编码。
2. 当患者同时具有其他疾病诊断，但在住院期间不需要特殊处理也不影响第一诊断的临床路径流程实施时，可以进入路径。

释义

■ 患者同时具有其他疾病影响第一诊断的临床路径流程实施时均不适合进入本临床路径。

■ 支气管扩张合并重症肺炎、大咯血、侵袭性肺部真菌感染、慢性肺源性心脏病等不进入本临床路径。

（六）住院后第 1~3 天

1. 必需的检查项目：
（1）血常规、尿常规、便常规。
（2）肝功能、肾功能、电解质、红细胞沉降率、C 反应蛋白（CRP）、血糖、凝血功能、感染性疾病筛查（乙型肝炎、丙型肝炎、梅毒、艾滋病等）。
（3）痰病原学检查。
（4）胸部正侧位 X 线片、心电图。
2. 根据患者病情选择的检查项目：血气分析、肺功能、胸部 CT、超声心动图。

释义

■ 部分检查可以在门诊完成。

■ 病原学检查根据情况标本来源不限于痰液，可包括血液、胸腔积液等，可进行涂片、培养、药敏试验，也包括血清抗体检测。

■ 如果进行了胸部 CT 检查可以不进行胸部 X 线正侧位片。

（七）治疗方案与药物选择

1. 抗菌治疗：按照《抗菌药物临床应用指导原则》（卫医发〔2004〕285 号）执行，根据患者病情合理使用抗菌药物。首选覆盖革兰阴性杆菌的广谱抗菌药物，有铜绿假单胞菌感染史或危险因素者，需选择可覆盖铜绿假单胞菌的抗菌药物，必要时可同时联合用氨基糖苷类抗菌药物治疗。
2. 祛痰药物及辅助排痰治疗：体位引流、支气管舒张剂，必要时可用支气管镜吸痰。
3. 咯血的处理：休息，并根据病情选用止血药。
4. 氧疗。

释义

■ 抗菌药物选择首先根据经验用药，然后根据患者疗效和病原学检查结果进行调整。

■ 对经常反复感染的患者可以考虑预防性使用抗菌药物。

■ 祛痰治疗有助于慢性气道炎症性疾病患者减轻气道狭窄，避免反复感染，延缓肺功能下降，临床常用药物有 N-乙酰半胱氨酸、糜蛋白酶、氨溴索等。

（八）出院标准

1. 症状缓解。
2. 病情稳定。
3. 没有需要住院治疗的合并症和/或并发症。

释义

■ 症状缓解指患者体温正常、咯血控制、咳痰症状有所减轻，基本恢复到患者加重前水平。

■ 如果出现并发症，是否需要继续住院处理，由主管医师具体决定。

（九）变异及原因分析

1. 治疗无效或者病情进展，需复查病原学检查并调整抗菌药物，导致住院时间延长。
2. 伴有影响本病治疗效果的合并症和并发症，需要进行相关诊断和治疗。
3. 伴有大量咯血者，按照大咯血的临床路径处理。
4. 有手术治疗指征需外科治疗者，转入外科治疗路径。

释义

■ 微小变异：因医院检验项目的及时性，不能按照要求完成检查；因节假日不能按照要求完成检查；患者不愿配合完成相应检查，短期不愿按照要求出院随诊。

■ 重大变异：因基础疾病需要进一步诊断和治疗；因各种原因需要其他治疗措施；医院与患者或家属发生医疗纠纷，患者要求离院或转院；不愿按照要求出院随诊而导致入院时间明显延长。

■ 出现侵袭性肺部真菌感染需退出临床路径。

五、支气管扩张症合并感染的给药方案

1. 保持支气管通畅，促进痰液排出。

（1）体位引流：原则上应使患肺位置抬高，引流支气管开口朝下，以利于痰液流入大支气管和气管而排出，每日引流 2~3 次，每次 15~30 分钟。痰液较黏稠可应用祛痰剂，或引流前用高渗盐水（3%~5%）雾化吸入，使痰液变稀薄，更有利于体位引流。

（2）机械性引流：体位引流痰液仍难以排出者，可经通过支气管镜、高频振荡设备帮助引流痰液。

（3）支气管扩张剂使用：部分病例由于气道敏感性增高或支气管炎的刺激，可出现支气管痉挛，影响痰液的排出。在无咯血的情况下，可应用支气管扩张药，首选 β_2受体激动剂/胆碱能受体拮抗剂雾化或吸入治疗。

2. 积极控制感染：支气管扩张急性发作期应积极控制感染。抗菌药物的选择应根据症状、体征、痰液颜色及细菌培养结果而个体化。按病情轻重决定抗菌药物用量、用法，并应注意真菌与厌氧菌的感染的可能性。轻中度患者可口服抗菌药物，疗程至少 2~3 周。

3. 减轻气道炎症：长期吸入皮质激素可减少气道内炎症，改善症状。但使用时应特别注意权衡激素可能产生的继发感染的风险。大环内酯类抗菌药物具有非特异性抗炎作用，对泛细支气管炎和闭塞性支气管炎引起的支扩有一定效果。

4. 外科手术切除：支气管扩张的根治方法是外科手术切除。病变比较局限、在 1 叶或单侧肺组织，有反复咯血或感染者，是手术适应证。

5. 氧疗：根据血气分析进行氧疗，注意Ⅱ型呼吸衰竭时需低浓度吸氧。

临床路径

1. 询问病史：幼年是否曾患麻疹、百日咳以及反复发生的支气管-肺部感染史。是否有反复慢性咳嗽、咳脓痰、咯血史。

2. 体格检查：注意有无固定性湿性音和与其他疾病相鉴别的体征及杵状指（趾）。

3. 辅助检查：胸部 HRCT 对支气管扩张的诊断和鉴别诊断有重要意义。

4. 处理：促进痰液引流，适当应用抗菌药物控制感染，减轻气道炎症，以及必要的外科手术切除。

5. 预防：积极防治呼吸道感染、肺部康复锻炼。

六、支气管扩张症护理规范

1. 支气管扩张合并感染者，注意卧床休息，多饮开水，定期监测体温，给予中成药或抗病毒药类。

2. 对于支气管扩张出现咯血患者，应严密监测生命体征，床旁配备口咽、负压吸引，一旦出现大咯血，嘱患侧低位，予吸氧，及时清除呼吸道血块及分泌物，并根据病情选用止血药物，加强支持治疗。

3. 对于咳痰困难患者，指导雾化、体位引流及振荡排痰。雾化治疗时嘱患者保持口腔卫生，警惕口腔感染。

七、支气管扩张症营养治疗规范

1. 增加每日饮水量，充足水分利于痰液稀释。
2. 日常饮食建议多进食高蛋白、高纤维素食物。
3. 对于咯血患者，以温凉、易消化半流食为主，大咯血时需禁食水。

八、支气管扩张症患者健康宣教

1. 如患者吸烟劝导其戒烟。
2. 健康生活，减少密集人群接触，避免感冒，注意保暖。
3. 规律康复锻炼，定期接种肺炎球菌疫苗和流感病毒疫苗，加用免疫调节剂。

九、推荐表单

（一）医师表单

支气管扩张症临床路径医师表单

适用对象：第一诊断为支气管扩张症（ICD-10：J47）

患者姓名：	性别：　　年龄：　　门诊号：	住院号：
住院日期：　　年　月　日	出院日期：　　年　月　日	标准住院日：7~14天

时间	住院第1~3天	住院期间
主要诊疗工作	□ 询问病史及体格检查 □ 进行病情初步评估 □ 上级医师查房 □ 确定治疗方案，进行经验性抗感染治疗 □ 开实验室检查单，完成病历书写	□ 上级医师查房 □ 评估辅助检查的结果 □ 注意观察咳嗽、痰量、咯血的变化 □ 病情评估，根据患者病情变化调整治疗方案 □ 观察药物不良反应 □ 住院医师书写病程记录
重点医嘱	**长期医嘱：** □ 呼吸内科护理常规 □ 一级/二级/三级护理常规（根据病情） □ 抗菌药物 □ 祛痰剂 □ 支气管舒张剂（必要时） □ 止血药（必要时） **临时医嘱：** □ 血常规、尿常规、便常规 □ 肝功能、肾功能、电解质、红细胞沉降率、CRP、血糖、凝血功能、感染性疾病筛查 □ 痰病原学检查及药敏试验 □ 胸部正侧位X线片、心电图 □ 血气分析、肺功能、胸部CT、超声心动图（必要时）	**长期医嘱：** □ 呼吸内科护理常规 □ 二级/三级护理常规（根据病情） □ 根据病情调整抗菌药物 □ 祛痰药 □ 支气管舒张剂（必要时） □ 止血药（必要时） **临时医嘱：** □ 复查血常规 □ 复查X线胸片（必要时） □ 异常指标复查 □ 病原学检查（必要时） □ 有创性检查（必要时）
病情变异记录	□ 无　□ 有，原因： 1. 2.	□ 无　□ 有，原因： 1. 2.
护士签名		
医师签名		

时间	出院前 1~3 天	住院第 7~14 天 （出院日）
主要诊疗工作	□ 上级医师查房 □ 评估治疗效果 □ 确定出院后治疗方案 □ 完成上级医师查房记录	□ 完成出院小结 □ 向患者交代出院后注意事项 □ 预约复诊日期
重点医嘱	**长期医嘱：** □ 呼吸内科护理常规 □ 二级/三级护理常规（根据病情） □ 根据病情调整抗菌药物 □ 祛痰药 □ 支气管舒张剂（必要时） □ 止血药（必要时） □ 根据病情调整用药 **临时医嘱：** □ 血常规、X 线胸片检查（必要时） □ 根据需要，复查有关检查	**出院医嘱：** □ 出院带药 □ 门诊随诊
病情变异记录	□ 无 □ 有，原因： 1. 2.	□ 无 □ 有，原因： 1. 2.
护士签名		
医师签名		

（二）护士表单

支气管扩张症临床路径护士表单

适用对象：第一诊断为支气管扩张症（ICD-10：J47）

患者姓名：	性别：　　年龄：　　门诊号：	住院号：
住院日期：　　年　月　日	出院日期：　　年　月　日	标准住院日：7~14 天

时间	住院第 1 天	住院期间	住院第 7~14 天 （出院日）
健康宣教	□ 入院宣教 介绍主管医师、护士 介绍环境、设施 介绍住院注意事项 □ 介绍疾病知识	□ 指导患者正确留取痰培养标本、大便标本及血尿标本 □ 主管护士与患者沟通，了解并指导心理应对 □ 宣教疾病及用药相关知识 □ 各种检查注意事项宣教 □ 告知饮食、活动及探视注意事项 □ 指导患者活动 □ 恢复期生活护理	□ 出院宣教 复查时间 服药方法 活动休息 指导饮食 □ 指导办理出院手续
护理处置	□ 核对患者，佩戴腕带 □ 建立入院护理病历 □ 卫生处置：剪指甲、沐浴、更换病号服	□ 随时观察患者病情变化 □ 遵医嘱正确使用抗菌药物及祛痰等对症处理 □ 指导患者正确咳嗽方法，指导患者体位引流 □ 协助医师完成各项检查	□ 办理出院手续 □ 书写出院小结
基础护理	□ 二级护理 □ 晨晚间护理 □ 患者安全管理	□ 二级护理 □ 晨晚间护理 □ 患者安全管理	□ 三级护理 □ 晨晚间护理 □ 患者安全管理
专科护理	□ 护理查体 □ 呼吸频率、血氧饱和度监测 □ 需要时填写跌倒及压疮防范表 □ 需要时请家属陪伴 □ 心理护理	□ 呼吸频率、血氧饱和度监测 □ 遵医嘱完成相关检查 □ 遵医嘱正确给药 □ 根据用药情况观察药物不良反应 □ 注意痰液变化，观察有无并发症 □ 指导患者辨别发生大咯血前及咯血时应采取的应急体位 □ 心理护理	□ 病情观察：评估患者生命体征，特别是呼吸频率及血氧饱和度 □ 心理护理
重点医嘱	□ 详见医嘱执行单	□ 详见医嘱执行单	□ 详见医嘱执行单

续　表

时间	住院第 1 天	住院期间	住院第 7~14 天 （出院日）
病情变异记录	□ 无　□ 有，原因： 1. 2.	□ 无　□ 有，原因： 1. 2.	□ 无　□ 有，原因： 1. 2.
护士签名			

（三）患者表单

支气管扩张症临床路径患者表单

适用对象：第一诊断为支气管扩张症（ICD-10：J47）

患者姓名：	性别：　　年龄：　　门诊号：	住院号：
住院日期：　　年　月　日	出院日期：　　年　月　日	标准住院日：7~14 天

时间	入院当日	住院期间	住院第 7~14 天 （出院日）
医患配合	□ 配合询问病史、收集资料，请务必详细告知既往史、用药史、过敏史 □ 配合进行体格检查 □ 有任何不适告知医师	□ 配合完善相关检查，如采血、留尿、心电图、X 线胸片等 □ 医师向患者及家属介绍病情，如有异常检查结果需进一步检查 □ 配合医师调整用药 □ 有任何不适告知医师	□ 接受出院前指导 □ 知道复查程序 □ 获取出院诊断书
护患配合	□ 配合测量体温、脉搏、呼吸、血压、血氧饱和度、体重 □ 配合完成入院护理评估单（简单询问病史、过敏史、用药史） □ 接受入院宣教（环境介绍、病室规定、订餐制度、贵重物品保管等）及支气管扩张知识相关教育 □ 有任何不适告知护士	□ 配合定时测量生命体征，每日询问大便 □ 接受相关实验室检查宣教，正确留取标本，配合检查 □ 配合用药及治疗，学会正确咳嗽和体位引流方法 □ 接受输液、服药治疗，并告知用药后效果 □ 注意活动安全，避免坠床或跌倒 □ 配合执行探视及陪伴	□ 接受出院宣教 □ 办理出院手续 □ 获取出院带药 □ 知道服药方法、作用、注意事项 □ 知道复印病历方法
饮食	□ 正常饮食	□ 正常饮食	□ 正常饮食
排泄	□ 正常排尿便	□ 正常排尿便 □ 避免便秘	□ 正常排尿便 □ 避免便秘
活动	□ 适量活动	□ 适量活动	□ 正常适度活动，避免疲劳

附：原表单（2009年版）

支气管扩张症临床路径表单

适用对象：第一诊断为支气管扩张症（ICD-10：J47）

患者姓名：	性别：　　年龄：　　门诊号：	住院号：
住院日期：　　年　月　日	出院日期：　　年　月　日	标准住院日：7~14天

时间	住院第1~3天	住院期间
主要诊疗工作	□ 询问病史及体格检查 □ 进行病情初步评估 □ 上级医师查房 □ 确定治疗方案，进行经验性抗感染治疗 □ 开实验室检查单，完成病历书写	□ 上级医师查房 □ 评估辅助检查的结果 □ 注意观察咳嗽、痰量、咯血的变化 □ 病情评估，根据患者病情变化调整治疗方案 □ 观察药物不良反应 □ 住院医师书写病程记录
重点医嘱	**长期医嘱：** □ 呼吸内科护理常规 □ 一级/二级/三级护理常规（根据病情） □ 抗菌药物 □ 祛痰剂 □ 支气管舒张剂（必要时） □ 止血药（必要时） **临时医嘱：** □ 血常规、尿常规、便常规 □ 肝功能、肾功能、电解质、红细胞沉降率、CRP、血糖、凝血功能、感染性疾病筛查 □ 痰病原学检查及药敏试验 □ 胸正侧位X线片、心电图 □ 血气分析、肺功能、胸部CT、超声心动图（必要时）	**长期医嘱：** □ 呼吸内科护理常规 □ 二级/三级护理常规（根据病情） □ 根据病情调整抗菌药物 □ 祛痰药 □ 支气管舒张剂（必要时） □ 止血药（必要时） **临时医嘱：** □ 复查血常规 □ 复查X线胸片（必要时） □ 异常指标复查 □ 病原学检查（必要时） □ 有创性检查（必要时）
主要护理工作	□ 介绍病房环境、设施和设备 □ 入院护理评估，护理计划 □ 观察患者情况 □ 静脉取血，用药指导 □ 指导正确留取痰标本 □ 进行戒烟、戒酒的建议和教育	□ 观察患者一般情况及病情变化 □ 注意痰液变化，协助、指导体位引流 □ 观察药物不良反应 □ 疾病相关健康教育
病情变异记录	□ 无　□ 有，原因： 1. 2.	□ 无　□ 有，原因： 1. 2.
护士签名		
医师签名		

时间	出院前 1～3 天	住院第 7～14 天 （出院日）
主要诊疗工作	□ 上级医师查房 □ 评估治疗效果 □ 确定出院后治疗方案 □ 完成上级医师查房记录	□ 完成出院小结 □ 向患者交代出院后注意事项 □ 预约复诊日期
重点医嘱	**长期医嘱：** □ 呼吸内科护理常规 □ 二级/三级护理常规（根据病情） □ 根据病情调整抗菌药物 □ 祛痰药 □ 支气管舒张剂（必要时） □ 止血药（必要时） □ 根据病情调整用药 **临时医嘱：** □ 血常规、X 线胸片检查（必要时） □ 根据需要，复查有关检查	**出院医嘱：** □ 出院带药 □ 门诊随诊
主要护理工作	□ 观察患者一般情况 □ 注意痰液的色、质、量变化 □ 观察疗效、各种药物作用和不良反应 □ 恢复期生活和心理护理 □ 出院准备指导	□ 帮助患者办理出院手续 □ 出院指导
病情变异记录	□ 无　□ 有，原因： 1. 2.	□ 无　□ 有，原因： 1. 2.
护士签名		
医师签名		

第五章

社区获得性肺炎临床路径释义

一、社区获得性肺炎（非重症）编码

1. 原编码：

疾病名称及编码：社区获得性肺炎（非重症）（ICD-10：J15.901）

2. 修改编码：

疾病名称及编码：社区获得性肺炎（非重症）（ICD-10：J15.902）

二、临床路径检索方法

J15.902

三、国家医疗保障疾病诊断相关分组（CHS-DRG）

MDCE　呼吸系统疾病及功能障碍

ES2　呼吸系统感染/炎症

四、社区获得性肺炎临床路径标准住院流程

（一）适用对象

第一诊断为社区获得性肺炎（非重症）（ICD-10：J15.901）。

释义

■ 社区获得性肺炎（community-acquired pneumonia，CAP）是指在医院外罹患的感染性肺实质（含肺泡壁，即广义上的肺间质）炎症，包括具有明确潜伏期的病原体感染而在入院后潜伏期内发病的肺炎。

■ 不符合重症CAP的诊断标准者（见“肺炎严重程度评估”部分）。

（二）诊断依据

诊断依据根据《中国成人社区获得性肺炎诊断和治疗指南（2016年版）》（中华医学呼吸病学分会）

1. 社区发病。

2. 肺炎相关临床表现：

（1）新近出现的咳嗽、咳痰或原有呼吸道疾病症状加重，伴或不伴脓痰、胸痛、呼吸困难及咯血。

（2）发热。

（3）肺实变体征和/或闻及湿啰音。

（4）白细胞计数> 10×10^9/L或< 4×10^9/L，伴或不伴细胞核左移。

3. 胸部影像学检查显示片状、斑片状浸润性阴影或间质性改变，伴或不伴胸腔积液。

符合1、3及4中任何1项并除外肺结核、肺部肿瘤、非感染性肺间质性疾病、肺水肿、肺

不张、肺栓塞、肺嗜酸性粒细胞浸润症及肺血管炎等后，可建立临床诊断。

释义

■ 首先应判断 CAP 诊断是否成立。对于临床疑似 CAP 者，需注意与肺结核等特殊感染及非感染性病因进行鉴别。

■ 病原学诊断也是非常重要的部分，包括可能病原体及其耐药情况。参考年龄、发病季节、基础病和危险因素、症状和体征、胸部影像学、实验室检查、CAP 病情严重程度、既往抗菌药物使用病史等，合理安排病原学检查。

（三）肺炎严重程度评估

入院的社区获得性肺炎患者应进行病情严重程度评价，根据严重程度选择治疗地点和抗菌药物，并对预后进行预估。重症肺炎的诊断标准依照《中国成人社区获得性肺炎诊断和治疗指南（2016 年版）》。符合下列 1 项主要标准或≥3 项次要标准者可诊断为重症肺炎，需密切观察，积极救治，有条件时收住 ICU 治疗。

主要标准：①需要气管插管行机械通气治疗；②脓毒症休克经积极液体复苏后需血管活性药治疗。

次要标准：①呼吸频率≥30 次/分钟；②氧合指数≤250mmHg（1mmHg=0. 133kpc）；③多肺叶浸润；④意识障碍和/或定向障碍；⑤血尿素氮≥7. 14mmoL/L；⑥收缩压＜90mmHg 需要积极的液体复苏。

释义

■ 除采用重症肺炎诊断标准外，还可采用评分系统评估 CAP 严重程度。临床医师应结合临床经验做出判断，动态观察病情变化。评分系统主要有 CURB-65（C：意识，U：尿素氮，R：呼吸频率，B：血压，65：年龄）和 PSI 评分（表 5-1）。对于流感病毒性肺炎，使用氧合指数结合外周血淋巴细胞绝对值预测其死亡率优于 CURB-65 和肺炎严重指数（PSI）。

表 5-1　CURB-65 和 PSI 评分

评分系统	预测指标和计算方法	风险评分
CURB-65 评分	5 项指标，满足 1 项得 1 分：①意识障碍；②尿素氮＞7mmol/L；③呼吸频率≥30 次/分；④收缩压<90 mmHg或舒张压≤60mmHg；⑤年龄≥65 岁	评估死亡风险： 0~1 分，低危；2 分，中危；3~5 分，高危 2 分，建议住院或严格随疹下的院外治疗 3~5 分，应住院治疗

续 表

评分系统	预测指标和计算方法	风险评分
PSI 评分	年龄（女性-10 分）加所有危险因素得分总和：①居住养老院（+10 分）；②基础疾病：肿瘤（+30 分）；肝病（+20 分）；充血性心力衰竭（+10 分）；脑血管疾病（+10 分）；肾病（+10 分）；③体征：意识状态改变（+20分）；体温＜35 或≥40℃（+15 分）；脉搏≥125/min（+10 分）；④实验室检查：动脉血气 pH＜7.35（+30 分）；血尿素氮≥11mmol/L（+20 分）；血钠＜130mmol/L（+20 分）；血糖≥14mmol/L（+10 分）；血细胞压积（HCT）＜30%（+10 分）；⑤胸部影像：胸腔积液（+10 分）	评估死亡风险： 低危：Ⅰ级（＜50 岁，无基础病），Ⅱ级（≤70 分），Ⅲ级（71~90 分）；中危：Ⅳ级（91~130 分）；高危：Ⅴ级（＞130 分） Ⅳ和Ⅴ级需住院治疗

（四）进入路径标准

1. 第一诊断必须符合 ICD-10：J15.901 社区获得性肺炎疾病编码。
2. 当患者同时具有其他疾病诊断，但在治疗期间不需要特殊处理也不影响第一诊断的临床路径流程实施时，可以进入路径。

释义

■ 患者同时具有其他疾病影响第一诊断的临床路径流程实施时不适合进入本临床路径。

■ 重症 CAP 或需要入住 ICU 的患者不适合进入本临床路径。

（五）住院期间的检查项目

1. 必需的检查项目：
（1）血常规、尿常规、便常规。
（2）肝功能、肾功能、血糖、电解质、红细胞沉降率、C 反应蛋白（CRP）、降钙素原（PCT）、感染性疾病筛查（乙型肝炎、丙型肝炎、梅毒、艾滋病等）。
（3）病原学检查及药敏试验。
（4）胸部 X 线正侧位片、心电图。
2. 根据患者情况进行：血培养、血气分析、胸部 CT、D-二聚体、血氧饱和度、B 超、有创性检查等。

释义

■ 部分检查可以在门诊完成。

■ 病原学检查项目的选择应根据患者年龄、基础疾病、免疫状况、疾病严重程度等进行选择，包括痰涂片及培养、血培养、胸腔积液培养、支原体/衣原体/军团菌筛查、呼吸道病毒筛查以及嗜肺军团菌1型（LP1）尿抗原、肺炎链球菌（SP）尿抗原、真菌抗原和结核筛查等。

■ 病原学诊断意义的判断可参考2016年中华医学会呼吸病学分会在《中国成人社区获得性肺炎诊断和治疗指南》中的具体建议。有明确诊断的意义是：无菌标本培养得到的病原菌，合格下呼吸道标本中分离到土拉热弗朗西丝菌、鼠疫耶尔森菌、炭疽杆菌，SP尿抗原、LP1尿抗原阳性，肺炎支原体、衣原体、军团菌及呼吸道病毒等血清IgG抗体急性期、恢复期双份血清滴度4倍或以上增高有意义。鼻、咽拭子或下呼吸道标本病毒核酸阳性，鼻、咽拭子或下呼吸道标本病毒抗原阳性且有流行病学史。有重要参考意义的是：合格下呼吸道标本（痰标本：鳞状上皮细胞＜10个/低倍视野，白细胞＞25个/低倍视野）培养优势菌重度生成（≥+++），或少量生长但与涂片镜检结果一致（肺炎链球菌、流感嗜血杆菌、卡他莫拉菌）。

■ 根据病情部分检查可以不进行。

■ 如果进行了胸部CT检查可以不进行胸部X线正侧位片。

（六）治疗方案与药物选择

评估患者和特定病原体感染的危险因素，首剂抗感染药物争取在诊断DAP后尽早使用。

药物选择：《中国成人社区获得性肺炎诊断示治疗指南（2016年版）》，结合患者病情合理使用抗菌药物。

1. 门诊治疗：

（1）无基础疾病青壮年：①氨基青酶素；青酶素类/酶抑制剂复合物；②第一、第二代头孢菌素；③多西环素或米诺环素；④呼吸喹诺酮类；⑤大环内酯类。

（2）有基础病或老年人（≥65岁）：①青酶素类/酶抑制剂复合物；②第二、第三代头孢菌素（口服）；③呼吸喹诺酮类；④青霉素类/酶抑制剂复合物；第二、第三代头孢菌素、联合多西环素、米诺环素或大环内酯类。

2. 需入院治疗组不必收入ICU：

（1）无基础疾病青壮年：①青霉素G、氨基青酶素、青酶素类/酶抑制剂复合物；②第二、第三代头孢菌素、头霉素类、氧头孢烯类；③上述药物联合大环内酯类、多西环素或米诺环素；④呼吸喹诺酮类；⑤大环内酯类。

（2）有基础疾病或老年人（≥65岁）：①青霉素类/酶抑制剂复合物；②第三代头孢菌素或其酶抑制剂复合物、头霉素类、氧头孢烯类、厄他培南等碳青霉烯类；③上述药物单用或联合大环内酯类；④呼吸喹诺酮类。

3. 需入住ICU（推荐静脉给药）：

（1）无基础疾病青壮年：①青霉素类/酶抑制剂复合物、第三代头孢菌素、头霉素、氧头孢烯类、厄他培南联合大环内酯类；②呼吸喹诺酮类。

（2）有基础疾病或老年人（≥65岁）：①青霉素/酶抑制剂复合物、第三代头孢菌素或其酶抑制剂复合物、厄他培南等碳青霉烯类联合大环内酯类；②青霉素类/酶抑制剂复合物、厄他培南等碳青霉烯类、第三代头孢菌素或其酶抑制剂复合物联合呼吸喹诺酮类。

4. 有酮绿假单胞菌危险因素时：①具有抗假单胞菌活性的β-内酰胺类；②具有抗假单胞菌活性的喹诺酮类；③具有抗假单胞菌活性的β-内酰胺类联合有抗假单胞菌活性呼吸喹诺酮类或氨基糖苷类；④具有抗假单胞菌活性的β-内酰胺类、氨基糖苷类、喹诺酮类三药联合。
5. 流感流行季节注意流感病毒感染、考虑联合神经氨酸酶抑制剂。
6. 初始治疗 2~3 天后进行临床评估，根据患者病情变化调整抗菌药物。
7. 对症支持治疗：退热、镇咳、祛痰、吸氧。

释义

■ CAP 抗菌药物治疗的原则：在确立 CAP 临床诊断后安排合理病原学检查及标本采样后，根据患者临床情况推测可能病原体及耐药风险，选择恰当的抗感染药物和给药方案。首剂抗感染药物应尽早使用，但不应因此忽视必要的鉴别诊断。对于需要住院的 CAP 患者，推荐β-内酰胺类或联合多西环素、米诺环素、大环内酯类或单用呼吸喹诺酮类。对于有基础疾病或≥65 岁的入院（非 ICU）治疗人群，可用第三代头孢菌素与β-内酰胺酶抑制剂复合物，如注射用头孢塞肟钠舒巴坦钠。对于有误吸风险的 CAP 者应选择氨苄西林/舒巴坦、阿莫西林/克拉维酸、莫西沙星、碳青霉烯类等有抗厌氧菌活性的药物，或联合甲硝唑、克林霉素等。有基础疾病者，需考虑肠杆菌科细菌感染的可能，此类患者还应评估 ESBL 风险。在流感流行季节，怀疑病毒感染者，推荐使用神经氨酰酶抑制剂（奥司他韦），也可考虑使用核酸内切酶抑制剂（巴洛沙韦）阿比多尔等其他抗病毒药物。一旦获得 CAP 病原学结果就可以参考体外药敏试验结果进行目标性治疗。

■ 抗感染药物一般可于热退 2~3 天且主要呼吸道症状明显改善后停药，但应视病情严重程度、并发症及不同病原体而异。轻、中度 CAP 患者抗感染疗程 5~7 天，重症或伴有肺外并发症者可适当延长抗感染疗程。非典型病原体治疗反应慢者延长至 10~14 天。金黄色葡萄球菌、铜绿假单胞菌、克雷伯菌属或厌氧菌等容易导致肺组织坏死，抗菌治疗可延长至 14~21 天。可应用化瘀解毒类中成药，以防治因感染诱发的组织炎症损伤，如血必净注射液。研究表明，痰热清联合常规抗菌药物能显著提高有效率，改善临床症状，减少症状持续时间和住院时间。

■ CAP 均有不同程度的通气及换气功能障碍，维持呼吸道通畅至关重要，清除积痰是保持呼吸道通畅的重要环节。可选用糜蛋白酶、胰蛋白酶、N-乙酰半胱氨酸等黏液溶解药，雾化应用于呼吸道，促进痰液排除，保证气道通畅。还可行苯扎氯铵溶液漱口，以降低口腔致病菌和条件致病菌，预防医院获得性肺炎（HAP）。

（七）出院标准

患者选临床稳定，且无须进一步处理的并发病及精神障碍时方考虑出院。

释义

■ 如果出现并发症，是否需要继续住院处理，由主管医师具体决定。

■ 2016 版中国成人社区获得性肺炎诊疗指南给出的出院标准为：患者诊断明确，经有效治疗后病情明显好转，体温正常超过 24 小时且满足临床稳定的其他 4 项指标（心率≤100 次/分，呼吸频率≤100 次/分，收缩压≥90mmHg，氧饱和度≥90%或动脉血氧分压≥60mmHg）可以转为口服药物治疗，无须要进一步处理的并发症及精神障碍等情况时，可考虑出院。

（八）变异及原因分析

1. 需要新评估肺炎诊断是否正确，当个修改为其他诊断时归入其它路径。
2. 治疗无效或者病情进展，需复查病原学检查并调整抗菌药物，导致住院时间延长。
3. 伴有影响本病治疗效果的合并症，需要进行相关诊断和治疗，导致住院时间延长。
4. 病情严重，需要呼吸支持者，归入其他路径。

释义

■ 微小变异：因为医院检验项目的及时性，不能按照要求完成检查；因为节假日不能按照要求完成检查；患者不愿配合完成相应检查，短期不愿按照要求出院随诊。

■ 重大变异：因基础疾病需要进一步诊断和治疗；因各种原因需要其他治疗措施；医院与患者或家属发生医疗纠纷，患者要求离院或转院；不愿按照要求出院随诊而导致入院时间明显延长。

（九）标准住院日为7~14天

住院时间7~14天。但社区获得性肺炎病情往往复杂多变，如出现并发症或合并症加重住院时间可至14~28天。

释义

■ 如果患者条件允许，住院时间可以少于上述住院天数。

五、社区获得性肺炎给药方案

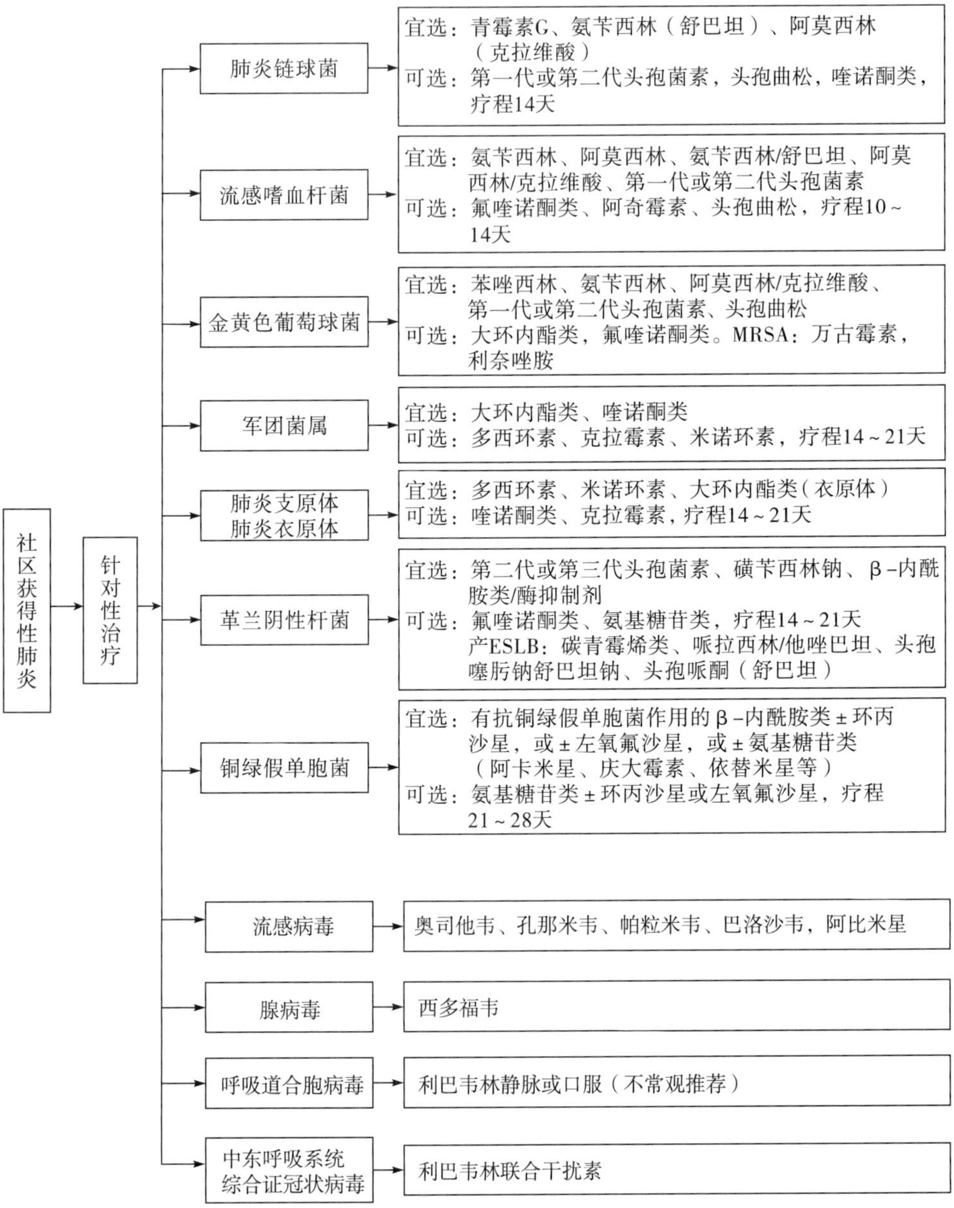

（一）用药选择

1. 尽早开始抗菌药物经验治疗。应选用能覆盖肺炎链球菌、流感嗜血杆菌的药物，需要时加用对肺炎支原体、肺炎衣原体、军团菌属等细胞内病原体有效的药物；有肺部基础疾病患者的病原菌亦可为需氧革兰阴性杆菌、金黄色葡萄球菌等。

2. 住院治疗患者入院后应立即采取痰或气管内吸出物或肺泡灌洗液等下呼吸道标本，最好在应用抗菌药物之前，做涂片革兰染色检查及培养；体温高、全身症状严重者应同时送血培养。流感季节可使用快速抗药或核酸方法进行病毒检测。

3. 轻症患者可口服用药；重症患者选用静脉给药，待临床表现显著改善并能口服时改用口服药序贯治疗。

4. 对于有误吸风险的CAP者应选择氨苄西林/舒巴坦、阿莫西林/克拉维酸、莫西沙星、碳青霉烯类等有抗厌氧菌活性的药物，或联合甲硝唑、克林霉素等。

5. 在流感流行季节，怀疑病毒感染者，推荐使用神经氨酰酶抑制剂，也可考虑使用阿比多尔等其他抗病毒药物。

（二）药学提示

1. 大环内酯类静脉给药可引起血栓性静脉炎，故红霉素静滴时药物浓度不宜超过1mg/ml；此类药物与甲泼尼龙、茶碱、卡马西平、华法林等药物有相互作用。

2. 肝功能、肾功能不全者应根据说明书酌情调整药物剂量及给药间隔。莫西沙星可不必根据肾功能调整剂量。

3. 氟喹诺酮类不应用于QT间期延长者、未满18岁者及有精神症状者。

（三）注意事项

近年来，耐药肺炎链球菌在全世界范围内的广泛流行已引起医学界的密切关注，给临床医师在治疗社区获得性肺炎方面带来困难。在我国，支原体、衣原体对大环内酯类耐药率较高。目前我国大陆CA-MRSA肺炎较少见，仅限于儿童及青少年少量病例报道，流感病毒感染、环静脉吸毒人员男性有同性性行为，监狱服刑人员、蒸气浴使用是CA-MRSA的危险因素

六、社区获得性肺炎护理规范

1. 休息与活动：急性期卧床休息，高热消退后尽早下床活动。

2. 每日定期通风，保持室内空气新鲜，温湿度适宜。

3. 饮食以高热量、易消化的流食、半流食，鼓励患者多饮水。

4. 严密观察病情变化，如神志、面色、肢体温度、生命体征、尿量等，防止高热体温骤降引起虚脱及休克。

5. 指导患者正确留取痰标本，同时观察痰液的颜色、性状、气味等。

6. 抗菌药物治疗的护理：用药的浓度、间隔、配伍禁忌，观察疗效和不良反应。

7. 协助完善相关检查。

8. 与患者沟通，给予必要的心理指导。

七、社区获得性肺炎营养治疗规范

1. 结合患者病情，选择鱼汤、菜汤、蛋羹等富含热量、蛋白质以及维生素的流质或半流质食物，鼓励患者多摄入营养增强机体免疫力。

2. 根据患者情况，可给予肠内、肠外营养支持。

八、社区获得性肺炎患者健康宣教

1. 向患者介绍戒烟、戒酒的重要性，以及减少二手烟的吸入。

2. 向患者介绍相关实验室检查、正确留取标本的方法，配合检查。

3. 注意活动安全，避免坠床或跌倒。

4. 促进痰液排出，介绍咳嗽礼仪等。

5. 出院宣教流感疫苗及肺炎链球菌疫苗的必要性和适应证。

九、推荐表单

（一）医师表单

社区获得性肺炎临床路径医师表单

适用对象：第一诊断为社区获得性肺炎（ICD-10：J15.902）

患者姓名：	性别：　　年龄：　　门诊号：	住院号：
住院日期：　　年　月　日	出院日期：　　年　月　日	标准住院日：7~14 天

时间	住院第 1~3 天	住院期间
主要诊疗工作	□ 询问病史及体格检查 □ 进行病情初步评估 □ 上级医师查房 □ 评估特定病原体的危险因素，进行初始经验性抗感染治疗 □ 开实验室检查单，完成病历书写	□ 上级医师查房 □ 核查辅助检查的结果是否有异常 □ 病情评估，维持原有治疗或调整抗菌药物/抗病毒 □ 观察药物不良反应 □ 住院医师书写病程记录
重点医嘱	**长期医嘱：** □ 呼吸内科护理常规 □ 一级/二级/三级护理（根据病情） □ 吸氧（必要时） □ 抗菌药物/抗病毒药物 □ 祛痰剂 **临时医嘱：** □ 血常规、尿常规、便常规 □ 肝功能、肾功能、电解质、血糖、红细胞沉降率、CRP、感染性疾病筛查 □ 病原学检查及药敏试验 □ 胸部 X 线正侧位片、心电图 □ 血气分析、胸部 CT、血培养、B 超、D-二聚体（必要时） □ 对症处理	**长期医嘱：** □ 呼吸内科护理常规 □ 一级/二级/三级护理（根据病情） □ 吸氧（必要时） □ 抗菌药物/抗病毒药物 □ 祛痰剂 □ 根据病情调整抗菌药物 **临时医嘱：** □ 对症处理 □ 复查血常规 □ X 线胸片检查（必要时） □ 异常指标复查 □ 病原学检查（必要时） □ 有创性检查（必要时）
病情变异记录	□ 无　□ 有，原因： 1. 2.	□ 无　□ 有，原因： 1. 2.
医师签名		

时间	出院前 1~3 天	住院第 7~14 天 （出院日）
主要诊疗工作	□ 上级医师查房 □ 评估治疗效果 □ 确定出院后治疗方案 □ 完成上级医师查房记录	□ 完成出院小结 □ 向患者交代出院后注意事项 □ 预约复诊日期
重点医嘱	**长期医嘱：** □ 呼吸内科护理常规 □ 二级/三级护理（根据病情） □ 吸氧（必要时） □ 抗菌药物 □ 祛痰剂 □ 根据病情调整 **临时医嘱：** □ 复查血常规、X 线胸片（必要时） □ 根据需要，复查有关检查	**出院医嘱：** □ 出院带药 □ 门诊随诊
病情变异记录	□ 无　□ 有，原因： 1. 2.	□ 无　□ 有，原因： 1. 2.
医师签名		

（二）护士表单

社区获得性肺炎临床路径护士表单

适用对象：第一诊断为社区获得性肺炎（ICD-10：J15.902）

患者姓名：	性别：　　年龄：　　门诊号：	住院号：
住院日期：　　年　月　日	出院日期：　　年　月　日	标准住院日：7~14天

时间	住院第1~3天	住院第4~6天	住院第7~14天
健康宣教	□ 介绍主管医师、护士 □ 介绍环境、设施 □ 介绍住院注意事项 □ 向患者宣教戒烟、戒酒的重要性，及减少二手烟的吸入	□ 指导患者正确留取痰培养标本 □ 主管护士与患者沟通，了解并指导心理应对 □ 宣教疾病知识、用药知识及特殊检查操作过程 □ 告知检查及操作前后饮食、活动及探视注意事项及应对方式	□ 康复和锻炼 □ 定时复查 □ 出院带药服用方法 □ 饮食休息等注意事项指导 □ 讲解增强体质的方法，减少感染的机会
护理处置	□ 核对患者，佩戴腕带 □ 建立入院护理病历 □ 卫生处置：剪指甲、沐浴、更换病号服	□ 随时观察患者病情变化 □ 遵医嘱正确使用抗菌药物 □ 协助医师完成各项检查 □ 术前准备 □ 禁食、禁水	□ 办理出院手续 □ 书写出院小结
基础护理	□ 二级护理 □ 晨晚间护理 □ 患者安全管理	□ 二级护理 □ 晨晚间护理 □ 患者安全管理	□ 三级护理 □ 晨晚间护理 □ 患者安全管理
专科护理	□ 护理查体 □ 呼吸频率、血氧饱和度监测 □ 需要时填写跌倒及压疮防范表 □ 需要时请家属陪伴 □ 心理护理	□ 呼吸频率、血氧饱和度监测 □ 遵医嘱完成相关检查 □ 心理护理 □ 必要时吸氧 □ 遵医嘱正确给药 □ 指导患者咳嗽并观察痰液性状 □ 提供并发症征象的依据	□ 病情观察：评估患者生命体征，特别是呼吸频率及血氧饱和度 □ 心理护理
重点医嘱	□ 详见医嘱执行单	□ 详见医嘱执行单	□ 详见医嘱执行单
病情变异记录	□ 无　□ 有，原因： 1. 2.	□ 无　□ 有，原因： 1. 2.	□ 无　□ 有，原因： 1. 2.
护士签名			

（三）患者表单

社区获得性肺炎临床路径患者表单

适用对象：第一诊断为社区获得性肺炎（ICD-10：J15.902）

患者姓名：	性别： 年龄： 门诊号：	住院号：
住院日期： 年 月 日	出院日期： 年 月 日	标准住院日：7~14 天

时间	入院当日	住院期间（第 2~6 天）	住院第 7~14 天 （出院日）
医患配合	□ 配合询问病史、收集资料，请务必详细告知既往史、用药史、过敏史 □ 配合进行体格检查 □ 有任何不适告知医师	□ 配合完善相关检查，如采血、留尿、心电图、X 线胸片等 □ 医师向患者及家属介绍病情，如有异常检查结果需进一步检查 □ 配合用药及治疗 □ 配合医师调整用药 □ 有任何不适告知医师	□ 接受出院前指导 □ 知道复查程序 □ 获取出院诊断书
护患配合	□ 配合测量体温、脉搏、呼吸、血压、血氧饱和度、体重 □ 配合完成入院护理评估单（简单询问病史、过敏史、用药史） □ 接受入院宣教（环境介绍、病室规定、订餐制度、贵重物品保管等） □ 有任何不适告知护士	□ 配合测量体温、脉搏、呼吸，询问每日排便情况 □ 接受相关实验室检查宣教，正确留取标本，配合检查 □ 有任何不适告知护士 □ 接受输液、服药治疗 □ 注意活动安全，避免坠床或跌倒 □ 配合执行探视及陪伴 □ 接受疾病及用药等相关知识指导	□ 接受出院宣教 □ 办理出院手续 □ 获取出院带药 □ 知道服药方法、作用、注意事项 □ 知道复印病历方法
饮食	□ 正常饮食	□ 正常饮食	□ 正常饮食
排泄	□ 正常排尿便	□ 正常排尿便	□ 正常排尿便
活动	□ 适量活动	□ 适量活动	□ 适量活动

附：原表单（2016年版）

社区获得性肺炎临床路径表单

适用对象：第一诊断为社区获得性肺炎（ICD-10：J15.901）

患者姓名：	性别：　　年龄：　　门诊号：	住院号：
住院日期：　　年　月　日	出院日期：　　年　月　日	标准住院日：7~14天

时间	住院第1~3天	住院期间
主要诊疗工作	□ 询问病史及体格检查 □ 进行病情初步评估 □ 上级医师查房 □ 评估特定病原体的危险因素，进行初始经验性抗感染治疗 □ 开实验室检查单，完成病历书写	□ 上级医师查房 □ 核查辅助检查的结果是否有异常 □ 病情评估，维持原有治疗或调整抗菌药物 □ 观察药物不良反应 □ 住院医师书写病程记录
重点医嘱	**长期医嘱：** □ 呼吸内科护理常规 □ 一级/二级/三级护理（根据病情） □ 吸氧（必要时） □ 抗菌药物 □ 祛痰剂 **临时医嘱：** □ 血常规、尿常规、便常规 □ 肝功能、肾功能、电解质、血糖、红细胞沉降率、CRP、感染性疾病筛查 □ 病原学检查及药敏试验 □ 胸X线正侧位片、心电图 □ 血气分析、胸部CT、血培养、B超、D-二聚体（必要时） □ 对症处理	**长期医嘱：** □ 呼吸内科护理常规 □ 一级/二级/三级护理（根据病情） □ 吸氧（必要时） □ 抗菌药物 □ 祛痰剂 □ 根据病情调整抗菌药物 **临时医嘱：** □ 对症处理 □ 复查血常规 □ X线胸片检查（必要时） □ 异常指标复查 □ 病原学检查（必要时） □ 有创性检查（必要时）
护理工作	□ 介绍病房环境、设施和设备 □ 入院护理评估，护理计划 □ 随时观察患者情况 □ 静脉取血，用药指导 □ 进行戒烟、戒酒的建议和教育 □ 协助患者完成实验室检查及辅助检查	□ 观察患者一般情况及病情变化 □ 注意痰液变化 □ 观察治疗效果及药物反应 □ 疾病相关健康教育
病情变异记录	□ 无　□ 有，原因： 1. 2.	□ 无　□ 有，原因： 1. 2.
护士签名		
医师签名		

时间	出院前 1~3 天	住院第 7~14 天 （出院日）
主要诊疗工作	□ 上级医师查房 □ 评估治疗效果 □ 确定出院后治疗方案 □ 完成上级医师查房记录	□ 完成出院小结 □ 向患者交代出院后注意事项 □ 预约复诊日期
重点医嘱	**长期医嘱：** □ 呼吸内科护理常规 □ 二级/三级护理（根据病情） □ 吸氧（必要时） □ 抗菌药物 □ 祛痰剂 □ 根据病情调整 **临时医嘱：** □ 复查血常规、X 线胸片（必要时） □ 根据需要，复查有关检查	**出院医嘱：** □ 出院带药 □ 门诊随诊
主要护理工作	□ 观察患者一般情况 □ 观察疗效、各种药物作用和不良反应 □ 恢复期生活和心理护理 □ 出院准备指导	□ 帮助患者办理出院手续 □ 出院指导
病情变异记录	□ 无　□ 有，原因： 1. 2.	□ 无　□ 有，原因： 1. 2.
护士签名		
医师签名		

第六章

医院获得性肺炎/呼吸机相关肺炎临床路径释义

一、医院获得性肺炎疾病编码

1. 原编码：

疾病名称及编码：医院获得性肺炎（ICD-10：J18. 8）

2. 修改编码：

疾病名称及编码：肺炎（ICD-10：J12-J18）

肺部感染（ICD-10：J98. 414）

呼吸机相关肺炎（ICD-10：J95. 802）

二、临床路径检索方法

J12-J18/J98. 414/J95. 802

入院病情=4

三、国家医疗保障疾病诊断相关分组（CHS-DRG）

MDCE　呼吸系统疾病及功能障碍

ES2　呼吸系统感染/炎症

四、医院获得性肺炎临床路径标准住院流程

（一）适用对象

在院期间发生医院获得性肺炎（包括呼吸机相关肺炎）（ICD-10：J18. 8）。

释义

■ 医院获得性肺炎（hospital acquired pneumonia，HAP），是指患者住院期间没有接受有创机械通气入院时不存在、也不处于感染潜伏期，而于入院 48 小时后在医院内发生的肺炎。

■ 呼吸机相关性肺炎（Ventilator-associated pneumonia，VAP），是指气管插管或气管切开患者接受机械通气 48 小时后发生的肺炎、机械通气撤机、拔管后 48 小时内出现的肺炎也属 VAP 范畴。

（二）诊断依据

根据《中国成人医院获得性肺炎与呼吸机相关性肺炎诊断和治疗指南（2018 年版）》。

1. 医院获得性肺炎是指住院≥48 小时后在医院内发生的肺炎，呼吸机相关肺炎指气管插管/切开和机械通气 48 小时后发生的肺炎。

2. HAP/VAP 临床表现及病情严重程度不同，从单一的模型肺炎到快速进展的重症肺炎伴脓毒病、感染性休克均可发生，目前尚无临床诊断“金标准”，肺炎相关临床表现满足条件越多，临床诊断准确性越高。

（1）新近出现的咳嗽、咳痰或原有呼吸道疾病症状加重，伴或不伴脓痰/胸痛/呼吸困难、咯血。
（2）发热。
（3）肺实变体征和/或闻及湿啰音。
（4）外周血白细胞计数（WBC）＞10×10^9/L 或＜4×10^9/L，伴或不伴细胞核左移。
但需要注意：
（1）咳嗽、脓痰是医院获得性肺炎主要症状，但可能因咳嗽反射受抑制而不明显；在机械通气患者可仅表现为缺氧加重、呼吸支持条件提高或人机不协调。
（2）在因应用糖皮质激素或基础疾病导致机体反应性减弱的患者中，发热或白细胞增多等表现可不明显。
（3）肺实变体征和/或啰音的诊断意义较小。
3. 胸部影像学检查新出现或进展的肺部浸润性病变。
符合以上 1+2 中任何 1 项和/或 3，并除外肺不张、心力衰竭和肺水肿、基础疾病肺侵犯、药物性肺损伤、肺栓塞和 ARDS 等。应当注意的是，粒细胞缺乏、严重脱水患者并发 HAP 时 X 线检查可能阴性；正压通气模式对胸部影像学可能产生影响；接受机械通气、脓痰增加，但影像学表现阴性，可诊断气管-支气管炎而不一定诊断肺炎。

释义

■ 根据《中国成人医院获得性肺炎与呼吸机相关性肺炎诊断和治疗指南（2018 年版）。

1. 住院≥48 小时后在医院内发生的肺炎，呼吸机相关肺炎指气管插管/切开和机械通气 48 小时后发生的肺炎。

2. 临床诊断标准：胸部 X 线或 CT 显示新出现或进展性的浸润影、实变影或磨玻璃影，加上下列 3 种临床证候中的 2 种或以上。

（1）发热，体温＞38℃。

（2）脓性气道分泌物。

（3）外周血白细胞计数（WBC）＞10×10^9/L 或＜4×10^9/L。

■ HAP 的临床诊断依据包括临床表现、实验室和影像学，特异性较低，呼吸机相关性肺炎（ventilator associated pneumonia，VAP）尤其如此，在诊断中应注意鉴别。另外，床旁 X 线胸片存在敏感度低于胸部 CT 的问题，因此对于不能完成胸部 CT 的重症患者，如果新出现发热、呼吸道感染症状、氧合恶化，而缺乏 X 线胸片新增浸润影，也应警惕 HAP/VAP。

■ 病原学诊断也是非常重要的部分，诊断 HAP/VAP 的患者均应积极进行病原学检查。

■ HAP/VAP 须和肺不张、心力衰竭和肺水肿、基础疾病肺侵犯、药物性肺损伤、肺栓塞和 ARDS 等鉴别。应当注意的是，粒细胞缺乏、严重脱水患者并发 HAP/VAP 时 X 线检查可能阴性；正压通气模式对胸部影像学可能产生影响；接受机械通气、脓痰增加，但影像学表现阴性，可诊断气管-支气管炎而不一定诊断肺炎。

（三）治疗方案的选择

根据《中国成人医院获得性肺炎与呼吸机相关性肺炎诊断和治疗指南（2015 年版）》。
1. 支持、对症治疗，气道分泌物引流、合理氧疗、液体管理、血糖控制、营养支持等综合治疗。

2. 经验性抗感染治疗。
3. 根据病原学检查及治疗反应调整抗菌治疗用药。
4. 积极治疗基础疾病。
5. 加强患者管理：免疫抑制患者保护性隔离，耐药菌感染或定植菌接触隔离措施。

释义

■ 在开始经验性抗菌药物治疗前，应采集标本进行微生物学检查。中华医学会呼吸病学分会在《中国成人医院获得性肺炎与呼吸机相关性肺炎诊断和治疗指南（2018年版）》中指出，应重视无菌部位标本检测，如血培养、胸腔积液培养等。呼吸道分泌物细菌培养尤需重视半定量培养。在免疫损害宿主应重视特殊病原体（真菌、肺孢子菌、分枝杆菌、病毒）的检查。

■ 在确立HAP/VAP临床诊断并送检病原学检查后，应尽早启动经验性抗感染治疗。经验性抗感染治疗应根据患者病情严重程度、所在医疗机构常见病原菌耐药情况及患者耐药危险因素，兼顾患者临床特征、基础疾病、器官功能状态、药物PK/PD等。我国不同地区和不同等级医院的病原学及其耐药性差别较大。经验性抗感染治疗也应结合患者的具体情况进行选择。特定病原学更多见于具有相应危险因素的宿主。抗菌治疗方案应遵循药代动力学/药效学原则制定。

■ 目标性抗感染治疗是指针对已经明确的感染病原菌，参照体外药敏试验结果，制定相应的抗菌药物治疗方案（窄谱或广谱、单一或联合用药）。应在评估检查结果、排除污染或定植的干扰后，在初始经验性治疗的疗效评估基础上酌情调整治疗方案。

（四）标准住院日为10~14天

释义

■ HAP/VAP的抗菌治疗的疗程应个体化，其长短取决于感染的病原体、严重程度、基础疾病及临床治疗反应等。如果初始治疗反应好，且无肺气肿、囊性标准化、空洞、坏毛性肺炎和脓肿，且免疫功能正常者，推荐短程治疗（7~8天）。对初始抗感染治疗无效，病情危重，XDR或RDR菌感染，肺脓肿成坏毛性肺炎者应酌情延长疗程。

■ 住院天数应根据HAP治疗情况和原发疾病治疗情况综合判定。

（五）进入路径标准

1. 诊断符合ICD-10：J18.8医院获得性肺炎疾病编码。
2. 患者因其他疾病诊断入院，但在治疗期间发生了医院获得性肺炎，则进入路径。

释义

■ 患者同时具有其他疾病影响HAP临床路径流程实施时均不适合进入本临床路径。

（六）进入路径后第1~3天

1. 必需的检查项目：

（1）血常规、血气分析。

（2）肝功能、肾功能、电解质、红细胞沉降率、C反应蛋白（CRP）、降钙素原（PCT）。

（3）病原学检查及药敏试验：标本包括下呼吸道标本、无菌体液，检查项目包括细菌及真菌涂片、抗酸染色、细菌及真菌培养，注意各种机会感染病原体。

（4）X线胸部正侧位片或床旁X线胸片。

2. 根据患者情况选择的检查项目：胸部CT、D-二聚体、G试验、GM试验以及支气管镜（支气管肺泡灌洗液、气管内吸出物、支气管镜毛刷刷片、经支气管肺活检、支气管黏膜活检等）和经皮穿刺肺活检（病理、穿刺物活检）等有创检查。

释义

■ 病原学检查根据情况标本来源可以是痰液、经气管吸引物、支气管肺泡灌洗液，可包括血液、胸腔积液等，应重视无菌部位标本的检测，可进行涂片、培养、药敏试验，也包括血清免疫学检测。高通量测序等分子、生物学技术，提高了病原检测敏感度，缩短检测时间，可审慎的用于现有成熟检测技术不能确定的病原体或经恰当规范抗感染治疗无效患者。

■ 与非侵入性半定量培养相比，侵入性标本定量培养对改善预后并无明显优势。

■ HAP/VAP尤其需要和肺不张、ARDS、肺栓塞等进行鉴别，应根据患者病情选择D-二聚体等相应检查。

■ 如果进行了胸部CT检查可以不进行胸部X线正侧位片。

（七）治疗方案与药物选择

1. 评估特定病原体的危险因素，尽快给予抗感染药物。病原学诊断在医院获得性肺炎和呼吸机相关肺炎中的意义大。机械通气患者的痰标本（包括下呼吸道标本）病原学检查中应注意排除假阳性。培养结果意义的判断需参考细菌半定量或定量培养结果，并综合：①宿主免疫状态、基础病、临床表现；②细菌涂片是否存在白细胞吞噬现象与培养结果是否一致；③连期抗菌药物使用情况，针对该菌治疗后的疗效进行判断。

2. 初始药物选择：根据《抗菌药物临床应用指导原则》（2015修订版）和《中国成人医院获得性肺炎与呼吸机相关肺炎诊断和治疗指南（2018年版）》，结合患者病情合理使用抗菌药物。

3. 初始治疗2~3天后进行临床评估，根据患者病情变化及病原学结果调整抗感染药物。

4. 对症支持治疗：退热、镇咳化痰、氧疗；必要时采取更高级别的呼吸支持，如机械通气、体外膜肺等。

释义

■ 多重耐药菌感染的危险因素见表6-1。

表6-1 多重耐药感染的危险因素

分类	MDR 菌感染危险因素
证据充分的耐药危险因素 HAP	前90天内曾静脉使用过抗菌药物
VAP	前90天内曾静脉使用过抗菌药物 住院5天以上发生的VAP 病情危重、合并感染性休克 发生VAP前有ARDS 接受持续肾脏替代治疗等
可能的耐药危险因素 HAP/VAP	有MDR菌感染或定植病史 反复或长期住院病史 入住ICU 存在结构性肺病 重度肺功能减退 接受糖皮质激素治疗，免疫抑制或存在免疫功能障碍 在耐药菌高发的医疗机构住院 皮肤黏膜屏障破坏（如气管插管、留置胃管或深静脉导管等）

■ 初始药物选择：根据《抗菌药物临床应用指导原则》（2015修订版）和《中国成人医院获得性肺炎与呼吸机相关性肺炎诊断和治疗指南（2018年版），结合患者病情合理使用抗菌药物。医院获得性肺炎经验性抗菌治疗推荐见图6-1。

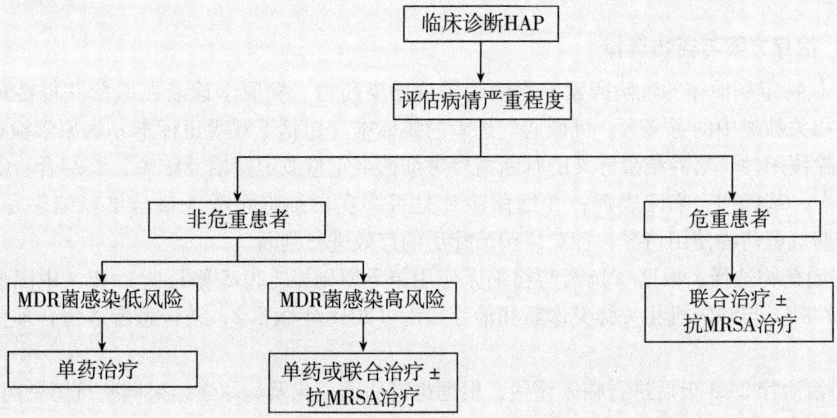

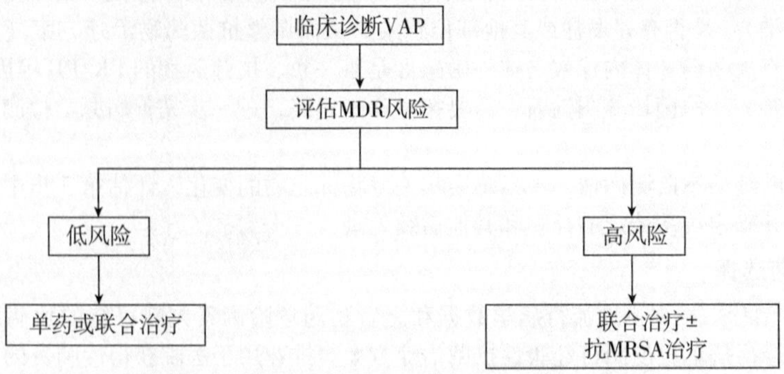

图 6-1　医院获得性肺炎经验性抗菌治疗推荐

注：HAP：医院获得性肺炎；MDR：多重耐药；MRSA：耐甲氧西林金黄色葡萄球菌；VAP：呼吸机相关性肺炎。

（八）出院标准

院内获得性肺炎没有统一标准，应个体化。治疗时间长短取决于感染的病原体、严重程度、基础疾病及临床治疗反应。

（九）变异及原因分析

1. 伴有影响本病治疗效果的合并症，需要进行相关诊断和治疗，导致住院时间延长。
2. 常规治疗无效或加重，转入相应路径。

释义

■ HAP 抗菌治疗无效常见原因：①诊断不可靠：非感染性原因、病原学诊断不明或评估错误；②病原体清除困难：耐药、呼吸道药物浓度不足（药物或解剖因素）、感染的肺外扩散、呼吸机有关污染源持续存在、宿主免疫防御机制损害；③二重感染或肺外扩散；④因药物不良反应，用药受限；⑤系统性炎症反应被激发，肺损伤甚至多器官衰竭。如存在上述情况的，可考虑转出本临床路径或转入相应路径。

五、医院获得性肺炎和呼吸机相关肺炎给药方案

第 1 步：依据症状、体征和影像学征象确定 HAP/VAP 的临床诊断是否成立，与其他发热伴肺部阴影的疾病进行初步鉴别，并评估病情的严重程度（是否合并脓毒症）、可能的病原菌及其耐药危险因素。

第 2 步：尽快采集呼吸道分泌物和血液标本送病原微生物及感染相关生物标志物检测，并立即开始经验性抗感染治疗（根据抗菌药物的理化特性和药代动力学/药效学（pharmacokinetic/pharmacodynamics，PK/PD）参数确定药物的种类、单药还是联合、负荷剂量和维持剂量）。

第 3 步：48~72 小时后对实验室检测结果和初始抗菌治疗反应进行再评估，按不同情况分别处理：①临床显示早发性治疗反应，病原菌培养获得有意义的阳性结果时，改为目标治疗

(降阶梯);②临床病情稳定、无脓毒症或病原菌培养阴性时，试停抗菌药物进行观察;③临床病情无改善、病原菌培养阳性时，应仔细评估阳性结果的临床意义（是否为致病菌，有无复数菌感染)、是否有并发症或其他部位感染，从而调整抗菌药物治疗方案（根据抗菌谱是否覆盖、有无耐药、体内疗效与体外敏感性是否一致、抗菌药物的 PK/PD 等因素);④临床病情无改善、病原菌培养阴性时，需要拓宽诊断思路，进一步完善病原学检测和非感染性病因的检查。

第 4 步：继续动态监测病情，观察感染相关生物标志物的变化，评估第 3 步中不同情况的处理结果，并确定抗菌治疗的疗程和其他后续处理。

(一) 用药选择

1. 经验性治疗：根据当地流行病学数据和患者耐药危险因素判断可能的致病原及其耐药情况，并结合疾病危重度制订经验性抗菌治疗方案。推荐用于医院获得性肺炎的初始经验性抗菌治疗主要药物见表 6-2 和表 6-3。

表 6-2　医院获得性肺炎（非 VAP）的初始经验性抗菌治疗主要药物

非危重患者		危重患者[a]
MDR 菌感染低风险	MDR 菌感染高风险	
单药治疗:	**单药或联合治疗[b,c]:**	**联合治疗[b,c]:**
抗铜绿假单胞菌青霉素类（哌拉西林等） 或 β-内酰胺酶抑制剂合剂（阿莫西林/克拉维酸，哌拉西林/他唑巴坦，头孢哌酮/舒巴坦等） 或 第三代头孢菌素（头孢噻肟、头孢曲松、头孢他啶等） 或 第四代头孢菌素（头孢吡肟、头孢噻利等） 或 氧头孢烯类（拉氧头孢，氟氧头孢等） 或 喹诺酮类（环丙沙星，左氧氟沙星，莫西沙星等）	抗铜绿假单胞菌 β-内酰胺酶抑制剂合剂（哌拉西林/他唑巴坦、头孢哌酮/舒巴坦等） 或 抗铜绿假单胞菌头孢菌素类（头孢他啶、头孢吡肟、头孢噻利等） 或 抗铜绿假单胞菌碳青霉烯类（亚胺培南、美罗培南、比阿培南等） **以上药物单药或联合下列中的一种** 抗铜绿假单胞菌氟喹诺酮类（环丙沙星、左氧氟沙星等） 或 氨基糖苷类（阿米卡星、异帕米星等） **有 MRSA 感染风险时可联合**糖肽类（万古霉素、去甲万古霉素、替考拉宁等） 或 利奈唑胺	抗铜绿假单胞菌 β-内酰胺酶抑制剂合剂（哌拉西林/他唑巴坦、头孢哌酮/舒巴坦等） 或 抗铜绿假单胞菌碳青霉烯类（亚胺培南，美罗培南，比阿培南等） **以上药物联合下列中的一种** 抗铜绿假单胞菌喹诺酮类（环丙沙星，左氧氟沙星） 或 氨基糖苷类（阿米卡星，异帕米星等） **有 XDR 阴性菌感染风险时可联合下列药物** 多黏菌素（多黏菌素 B、多黏菌素 E） 或 替加环素 **有 MRSA 感染风险时可联合** 糖肽类（如万古霉素、去甲万古霉素、替考拉宁等） 或 利奈唑胺

注：MDR：多重耐药，XDR：广泛耐药；a 危重患者包括需要机械通气和感染性休克患者；b 通常不采用 2 种 β-内酰胺类药物联合治疗；c 氨基糖苷类药物仅用于联合治疗。

表 6-3　医院获得性肺炎（非 VAP）的初始经验性抗菌治疗主要药物

MDR 菌感染的风险	MDR 菌感染高风险
单药或联合治疗[a] 抗铜绿假单胞菌青霉素类（哌拉西林等） 或 抗铜绿假单胞菌的第三、四代头孢菌素（头孢他啶、头孢比肟、头孢噻利等） 或 β 内酰胺抑制剂合剂（哌拉西林/他唑巴坦） 头孢哌酮舒巴坦等 或喹诺酮类（环丙沙星、左氧氟沙星等） 或氨基糖苷类（阿米苄星、异帕米星等）[b]	联合治疗[a] 抗铜绿假单胞菌 β-内酰胺酶抑制剂合剂（头孢哌酮舒巴坦、哌拉西林/他唑巴坦等） 或 抗铜绿假单孢菌第三、四代头孢菌素（头孢他啶、头孢吡肟、头孢噻利等） 或 氨曲南 或 抗铜绿假单胞菌碳青霉素类（亚胺培南、美罗培南、比阿培南等）。 或 氨基糖苷类（阿米卡星、异帕米星等） 有 XDR 阴性菌感染风险时可联合下列药物多黏菌素类（多黏菌素 B、多黏菌素 E） 或 替加环素 有 MRSA 感染风险时可联合 糖肽类（万古霉素、去甲万古霉素、替考拉宁） 或 利奈唑胺

注：a. 特殊情况下可使用 2 种 β 内酰胺类联合治疗；b. 氨基糖苷类药物仅用于联合治疗。

2. 目标治疗：根据对初始治疗的反应和药敏试验结果选择用药（表 6-4）。

表 6-4　根据对初始治疗的反应和药敏试验结果选择用药

目标病原菌	推荐药物	备注
MRSA	糖肽类（万古霉素、替考拉宁）或利奈唑胺	万古霉素谷浓度应维持在 10~15mg/L；重症患者应给予 25~30mg/kg 的负荷剂量，谷浓度维持在 10~20 mg/L 替考拉宁应给予 6~12mg/kg（或 400~800mg），1 次/12 小时的负荷剂量，连续 3 次，再以 400mg，1 次/天维持
产 ESBLs 的肠杆菌科细菌	头霉素，氧头孢烯类 β-内酰胺类/β-内酰胺酶抑制剂复合制剂或碳青霉烯类药物	应结合药敏试验结果及个体因素选择；大部分仅需单药治疗
产 KPC 的肠杆菌科细菌（我国流行的碳青霉烯酶主要类型）	头孢他啶/阿维巴坦，替加环素联合碳青霉烯类，多黏菌素静脉联合雾化联合其他敏感药物	应以早期、足量为原则，遵循 PK/PD 原则用药

（二）药学提示与注意事项

1. 对于耐药病原体感染和/或重症感染，注意按照 PK/PD 原则用药以达到更佳的临床疗效，如 β-内酰胺类药物应采用增加给药频次、提高单次剂量、延长输注时间的方法制订用药方案。

2. 中西医结合治疗：有研究显示，联合使用中成药对于提高治疗有效率、缩短退热时间等有一定效果，可酌情选择有临床证据的中成药，如痰热清。

3. 需谨慎使用2种碳青霉烯类或β内酰胺酶类抗菌药物，具体参阅相关抗菌药物说明书。

六、医院获得性肺炎和呼吸机相关肺炎护理规范

1. 预防压疮、坠床、跌倒。
2. 及时有效地引流气道分泌物，如翻身、拍背等，必要时吸痰。
3. 协助患者采用半卧位（床头抬高30°~45°）。
4. 机械通气患者定期检查气囊压，及时清理冷凝液、每日更换雾化器湿化罐液体。
5. 合理喂食，预防误吸，机械通气患者常规进行口腔卫生护理。
6. 免疫抑制患者保护性隔离耐药菌感染或定植者接触隔离。
7. 与患者沟通，给予必要的心理指导。

七、医院获得性肺炎和呼吸机相关肺炎营养治疗规范

1. HAP/VAP合并脓毒症或感染性休克的患者，应尽早启动肠内营养。

2. 如果肠内营养支持7~10天，摄入的能量与蛋白仍不足目标的60%，无论患者是否存在营养不良的风险，均应给予肠外营养补充。

3. 对于缺乏条件进行早期肠内营养（病程7天内）的患者，如果营养风险筛查2002（nutritional risk screening 2002，NRS-2002）≤3分，或危重病患者营养风险（nutrition risk in critically ill，NUTRIC）评分≤5分，在发病7天后开始进行肠外营养支持；如存在营养不良风险或严重营养不良的患者，应尽早开始肠外营养支持。

八、医院获得性肺炎患者健康宣教

1. 戒烟。
2. 促进痰液排出。
3. 咳嗽礼仪。
4. 早期康复。
5. 出院宣教时建议接种流感疫苗、肺炎球菌疫苗。

九、推荐表单

（一）医师表单

医院获得性肺炎和呼吸机相关肺炎临床路径医师表单

适用对象：第一诊断为医院获得性肺炎（ICD-10：J18. 8）

患者姓名：	性别：　　年龄：　　门诊号：	住院号：
住院日期：　　年　月　日	出院日期：　　年　月　日	标准住院日：10~14 天

时间	进入路径后第 1~3 天	进入路径后第 4~6 天
主要诊疗工作	□ 询问病史及体格检查 □ 进行病情初步评估 □ 上级医师查房 □ 评估特定病原体的危险因素，进行初始经验性抗感染治疗 □ 开实验室检查单，完成病历书写	□ 上级医师查房 □ 核查辅助检查的结果是否有异常 □ 病情评估，维持原有治疗或调整抗菌药物 □ 观察药物不良反应 □ 住院医师书写病程记录
重点医嘱	**长期医嘱：** □ 呼吸内科护理常规 □ 一级/二级护理（根据病情） □ 吸氧/机械通气（必要时） □ 抗菌药物 □ 祛痰剂 **临时医嘱：** □ 血常规、尿常规、便常规、血气分析 □ 肝功能、肾功能、电解质、血糖、红细胞沉降率、CRP、降钙素原、G 试验、GM 试验 □ 下呼吸道标本病原学检查及药敏试验 □ 胸正侧位 X 线片或床旁 X 线胸片 □ 胸部 CT、血培养、B 超、D-二聚体、降钙素原 □ 对症处理	**长期医嘱：** □ 呼吸内科护理常规 □ 一级/二级护理（根据病情） □ 吸氧/机械通气（必要时） □ 抗菌药物/根据病情调整抗菌药物 □ 祛痰剂 □ 根据病情调整抗菌药物 **临时医嘱：** □ 对症处理 □ 复查血常规 □ X 线胸片检查（必要时） □ 异常指标复查 □ 病原学检查（必要时） □ 有创性检查（必要时）
病情变异记录	□ 无　□ 有，原因： 1. 2.	□ 无　□ 有，原因： 1. 2.
医师签名		

时间	进入路径后第 7~9 天	进入路径后第 10~14 天 （出院日）
主要诊疗工作	□ 上级医师查房 □ 评估治疗效果 □ 确定出院后治疗方案 □ 完成上级医师查房记录	□ 完成出院小结 □ 向患者交代出院后注意事项 □ 预约复诊日期
重点医嘱	**长期医嘱：** □ 呼吸内科护理常规 □ 二级/三级护理（根据病情） □ 吸氧（必要时） □ 抗菌药物 □ 祛痰剂 □ 根据病情调整 **临时医嘱：** □ 复查血常规、X 线胸片（必要时） □ 根据需要，复查有关检查	**出院医嘱：** □ 出院带药 □ 门诊随诊
病情变异记录	□ 无　□ 有，原因： 1. 2.	□ 无　□ 有，原因： 1. 2.
医师签名		

（二）护士表单

医院获得性肺炎临床路径护士表单

适用对象：第一诊断为医院获得性肺炎（ICD-10：J18. 8）

患者姓名：	性别： 年龄： 门诊号：	住院号：
住院日期： 年 月 日	出院日期： 年 月 日	标准住院日：10~14 天

时间	进入路径后第 1~3 天	住院期间	出院前 1~3 天 （出院日）
健康宣教	□ 介绍主管医师、护士 □ 介绍环境、设施 □ 介绍住院注意事项 □ 向患者宣教戒烟、戒酒的重要性，及减少二手烟的吸入	□ 指导患者正确留取痰培养标本 □ 主管护士与患者沟通，了解并指导心理应对 □ 宣教疾病知识、用药知识及特殊检查操作过程 □ 告知检查及操作前后饮食、活动及探视注意事项及应对方式	□ 康复和锻炼 □ 定时复查 □ 出院带药服用方法 □ 饮食休息等注意事项指导 □ 讲解增强体质的方法，减少感染的机会
护理处置	□ 核对患者，佩戴腕带 □ 建立入院护理病历 □ 卫生处置：剪指甲、沐浴、更换病号服	□ 随时观察患者病情变化 □ 遵医嘱正确使用抗菌药物 □ 协助医师完成各项检查	□ 办理出院手续 □ 完成出院小结
基础护理	□ 二级护理 □ 晨晚间护理 □ 患者安全管理	□ 二级护理 □ 晨晚间护理 □ 患者安全管理	□ 三级护理 □ 晨晚间护理 □ 患者安全管理
专科护理	□ 护理查体 □ 呼吸频率、血氧饱和度监测 □ 需要时填写跌倒及压疮防范表 □ 需要时请家属陪伴 □ 心理护理 □ 呼吸机相关护理 □ 评估是否需要保护隔离或接触隔离	□ 呼吸频率、血氧饱和度监测 □ 遵医嘱完成相关检查 □ 心理护理 □ 呼吸机相关护理 □ 必要时吸氧 □ 遵医嘱正确给药 □ 指导患者咳嗽并观察痰液性状 □ 提供并发症征象的依据 □ 评估是否需要保护隔离或接触隔离	□ 病情观察：评估患者生命体征，特别是呼吸频率及血氧饱和度 □ 心理护理
重点医嘱	□ 详见医嘱执行单	□ 详见医嘱执行单	□ 详见医嘱执行单
病情变异记录	□ 无 □ 有，原因： 1. 2.	□ 无 □ 有，原因： 1. 2.	□ 无 □ 有，原因： 1. 2.
护士签名			

（三）患者表单

医院获得性肺炎临床路径患者表单

适用对象：第一诊断为医院获得性肺炎（ICD-10：J18.8）

患者姓名：	性别：　年龄：　门诊号：	住院号：
住院日期：　年　月　日	出院日期：　年　月　日	标准住院日：10~14天

时间	进入路径后第1~3天	住院期间	出院前1~3天（出院日）
医患配合	□ 配合询问病史、收集资料，请务必详细告知既往史、用药史、过敏史 □ 配合进行体格检查 □ 有任何不适告知医师	□ 配合完善相关检查，如采血、留尿、心电图、X线胸片/胸部CT等 □ 医师向患者及家属介绍病情，如有异常检查结果需进一步检查 □ 配合用药及治疗 □ 配合医师调整用药 □ 有任何不适告知医师	□ 接受出院前指导 □ 知道复查程序 □ 获取出院诊断书
护患配合	□ 配合测量体温、脉搏、呼吸、血压、血氧饱和度、体重 □ 配合完成入院护理评估单（简单询问病史、过敏史、用药史） □ 接受入院宣教（环境介绍、病室规定、订餐制度、贵重物品保管等） □ 有任何不适告知护士	□ 配合测量体温、脉搏、呼吸，询问每日排便情况 □ 接受相关实验室检查宣教，正确留取标本，配合检查 □ 有任何不适告知护士 □ 接受输液、服药治疗 □ 注意活动安全，避免坠床或跌倒 □ 配合执行探视及陪伴 □ 接受疾病及用药等相关知识指导	□ 接受出院宣教 □ 办理出院手续 □ 获取出院带药 □ 知道服药方法、作用、注意事项 □ 知道复印病历方法
饮食	□ 正常饮食或疾病饮食	□ 正常饮食或疾病饮食	□ 正常饮食或疾病饮食
排泄	□ 正常排尿便	□ 正常排尿便	□ 正常排尿便
活动	□ 适量活动	□ 适量活动	□ 适量活动

附：原表单（2017 年版）

医院获得性肺炎临床路径表单

适用对象：第一诊断为医院获得性肺炎（ICD-10：J18.8）

患者姓名：	性别： 年龄： 门诊号：	住院号：
住院日期： 年 月 日	出院日期： 年 月 日	标准住院日：10~14 天

时间	进入路径后第 1~3 天	住院期间
主要诊疗工作	□ 询问病史及体格检查 □ 进行病情初步评估 □ 上级医师查房 □ 评估特定病原体的危险因素，进行初始经验性抗感染治疗 □ 开实验室检查单，完成病历书写	□ 上级医师查房 □ 核查辅助检查的结果是否有异常 □ 病情评估，维持原有治疗或调整抗菌药物 □ 观察药物不良反应 □ 住院医师书写病程记录
重点医嘱	**长期医嘱：** □ 呼吸内科/ICU 护理常规 □ 特级或二级护理（根据病情） □ 氧疗/机械通气（必要时） □ 抗菌药物 □ 祛痰剂 **临时医嘱：** □ 血常规、尿常规、便常规、血气分析 □ 肝功能、肾功能、电解质、血糖、红细胞沉降率、CRP、降钙素原、G 试验、GM 试验 □ 下呼吸道标本病原学检查及药敏分析 □ 胸正侧位 X 线片或床旁 X 线胸片 □ 胸部 CT、血培养、B 超、D-二聚体、降钙素原 □ 对症处理	**长期医嘱：** □ 呼吸内科/ICU 护理常规 □ 特级或二级护理（根据病情） □ 氧疗/机械通气（必要时） □ 抗菌药物 □ 祛痰剂 □ 根据病情调整抗菌药物 **临时医嘱：** □ 对症处理 □ 复查血常规 □ X 线胸片检查（必要时） □ 异常指标复查 □ 病原学检查（必要时） □ 有创性检查（必要时）
护理工作	□ 入院护理评估，护理计划 □ 随时观察患者情况 □ 静脉取血，用药指导 □ 院内感染防控，医护人员洗手减少和防止交叉感染 □ 协助患者完成实验室检查及辅助检查	□ 观察患者一般情况及病情变化 □ 注意痰液变化 □ 观察治疗效果及药物反应 □ 疾病相关健康教育 □ 抬高床头，体位引流
病情变异记录	□ 无 □ 有，原因： 1. 2.	□ 无 □ 有，原因： 1. 2.
护士签名		
医师签名		

时间	出院前 1~3 天	住院第 10~14 天 （出院日）
主要诊疗工作	□ 上级医师查房 □ 评估治疗效果 □ 确定出院后治疗方案 □ 完成上级医师查房记录	□ 完成出院小结 □ 向患者交代出院后注意事项 □ 预约复诊日期
重点医嘱	**长期医嘱：** □ 呼吸内科护理常规 □ 二级/三级护理（根据病情） □ 吸氧（必要时） □ 抗菌药物 □ 祛痰剂 □ 根据病情调整 **临时医嘱：** □ 复查血常规、X 线胸片（必要时） □ 根据需要，复查有关检查	**出院医嘱：** □ 出院带药 □ 门诊随诊
主要护理工作	□ 观察患者一般情况 □ 观察疗效、各种药物作用和不良反应 □ 恢复期生活和心理护理 □ 出院准备指导	□ 帮助患者办理出院手续 □ 出院指导
病情变异记录	□ 无 □ 有，原因： 1. 2.	□ 无 □ 有，原因： 1. 2.
护士签名		
医师签名		

第七章

肺脓肿临床路径释义

一、肺脓肿编码

1. 原编码：

疾病名称及编码：肺脓肿（ICD-10：J85.2）

2. 修改编码：

疾病名称及编码：肺脓肿伴有肺炎（ICD-10：J85.1）

肺脓肿不伴有肺炎（ICD-10：J85.2）

二、临床路径检索方法

J85.1 或 J85.2

三、国家医疗保障疾病诊断相关分组（CHS-DRG）

MDCE　呼吸系统疾病及功能障碍

ES2　呼吸系统感染/炎症

四、肺脓肿临床路径标准住院流程

（一）适用对象

第一诊断为肺脓肿（ICD-10：J85.2）。

释义

■ 肺脓肿是指病原微生物引起肺组织发生坏死性病变，致肺组织化脓性炎症及液化坏死形成脓腔，临床特征性表现为发热、咳嗽和大量脓臭痰，胸部放射学检查显示为伴有一个或多个含气-液平的空洞型病灶（直径>2cm）。

■ 根据发生肺脓肿的机制可以分为三类：吸入性肺脓肿、继发性肺脓肿和血源性肺脓肿，本临床路径仅适用于吸入性肺脓肿。

■ 有关肺脓肿的定义必须明确：

吸入性肺脓肿：又称为原发性肺脓肿，指病原微生物在各种诱因的影响下经口、鼻咽腔吸入至肺部，引起肺化脓性炎症。

继发性肺脓肿：指存在某些基础肺病，如支气管扩张、肺癌、肺结核空洞，或支气管异物堵塞气道在此基础上继发肺部感染，或邻近器官的化脓性病变蔓延至肺，以上疾病所致肺的化脓性炎症。

血源性肺脓肿：指因原有的皮肤外伤感染、骨髓炎、感染性心内膜炎、肝脓肿、口腔术后等，病原菌经血行播散至肺部，造成双肺外周部的多发性小脓肿。

■ 本临床路径仅适合于无基础疾病的肺脓肿，即吸入性肺脓肿。

■ 肺脓肿与肺炎早期临床症状类似，都是肺组织受到病原微生物感染后产生的化脓性炎症，因此常合并出现，影像学检查鉴别并不困难。

（二）诊断依据

根据《临床诊疗指南·呼吸病学分册》（中华医学会编著，人民卫生出版社，2009年）、《实用内科学（第15版）》（人民卫生出版社，2017年）、《Fishman' s Pulmonary Diseases and Disorders（5th）》（Michael A. Grippi, et al. McGraw-Hill Education/Medical, 2015）。

1. 多有昏迷、呕吐、异物吸入史或口腔疾病手术后，有免疫功能低下者。
2. 急性发作的畏寒发热，咳嗽和咳大量脓性痰或脓臭痰。
3. 血白细胞增多或正常（慢性患者）。
4. 胸部影像学肺脓肿改变（如大片高密度影中有气-液平等）。
5. 皮肤破溃损伤。

释义

■ 肺脓肿诊断仔细询问病史十分重要，不仅关注疾病临床症状，还要注意致病性危险因素。对于没有明显诱因的患者，也建议确诊肺脓肿后评估吞咽功能、潜在的支气管扩张症或免疫缺陷等情况。

■ 肺脓肿的鉴别诊断包括肺部肿瘤、感染性肺大疱和肺囊肿等，少见的鉴别诊断包括肺结核、肺真菌病、放线菌肺炎、支气管扩张症、Wegener肉芽肿等，常需要其他辅助检查来证明。

■ 病史多有醉酒、麻醉和中枢性疾病引起的神志不清、剧烈呕吐、吞咽障碍史，免疫功能低下患者也是肺脓肿高发人群。

■ 慢性患者：这里指病程较长的患者，与慢性肺脓肿患者不同。

■ 慢性肺脓肿：指急性肺脓肿治疗不彻底或支气管引流不畅，病变迁延3~6个月以上。患者反复发热、咳嗽、咳脓血痰，常有中至大量咯血，体检可见消瘦、贫血、杵状指（趾）等。慢性肺脓肿不适用于本临床路径。

（三）选择治疗方案的依据

根据《临床诊疗指南·呼吸病学分册》（中华医学会编著，人民卫生出版社，2009年）、《实用内科学（第15版）》（人民卫生出版社，2017年）、《Fishman's Pulmonary Diseases and Disorders（5th）》（Michael A. Grippi, et al. McGraw-Hill Education/Medical, 2015）。

1. 规范送检分泌物涂片和培养，积极控制感染，合理应用抗菌药物，适时脓肿穿刺引流。
2. 痰液引流：体位引流，辅助以祛痰药和支气管镜吸引。
3. 支持治疗：加强营养，纠正贫血，积极治疗原发病。

释义

■ 抗菌药物治疗：通常根据病原微生物和病情选择抗菌药物种类及给药途径。在应用抗菌药物治疗前，应送检血、痰和脓液等标本做需氧和厌氧菌培养和药敏试验，根据药敏结果选用和调整抗菌药物的应用。经验性治疗，因吸入性肺脓肿多由厌氧菌感染或混合感染所致，一般对青霉素敏感，经验性应首选青霉素。如为脆弱拟杆菌，对青霉素不敏感或过敏，可用林可霉素、克林霉素、甲硝唑、氟喹诺酮或其他β-内酰胺类抗菌药物/β-内酰胺酶抑制剂等。

■ 抗菌药物治疗疗程：一旦患者退热且临床状况稳定，可将静脉用药改为口服用药。选用哪种口服方案取决于检出或怀疑的致病病原。抗菌药物治疗直至胸部影像学提示病灶消失或仅残留稳定的小病灶；疗程较长，通常需要8~12周。

■ 引流：如果给予根据微生物学检测结果调整的抗菌药物方案治疗无缓解，经胸壁或经支气管镜引流脓肿可推荐。当抗菌药物使用恰当的情况下脓肿仍然增大、双侧肺叶受累、多个脓肿侵犯出现咯血、脓气胸等情况，可通过经皮导管引流或经支气管镜导管引流。优选经皮穿刺引流。

■ 支持治疗：加强营养，针对诱因进行治疗。营养支持以纠正患者贫血、低蛋白血症、营养不良、水电解质紊乱、酸碱失衡等并发症为主；针对诱因治疗，如对存在误吸或吞咽困难患者给予鼻饲饮食，对口腔卫生不良（如牙龈炎）患者给予充分口腔护理和健康宣教，对免疫缺陷宿主机会性感染患者适当减少免疫抑制剂使用等。

■ 手术治疗：较少选择手术治疗，限于内科治疗6周以上仍无效果、治疗中出现大咯血或支气管胸膜瘘患者，或无法排除肺癌时。大多数肺脓肿经长疗程的抗菌药物治疗有效，少数患者引流后实现临床缓解，极少情况可能需要手术治疗，手术风险大与患者一般情况、免疫状况、心肺功能有关，如手术治疗通常采用选择肺叶切除或全肺切除术，如微创切除应注意去除所有感染性物质以避免残端感染和由此所致的支气管胸膜瘘。

（四）标准住院日为3~8周

释义

■ 肺脓肿治疗疗程较长，一般情况下疗程（静脉及口服）8~12周或者更长。

■ 肺脓肿通常在抗菌药物治疗3~4天内出现临床改善，表现为发热减轻，一般1~2周内退热，如果超过2周仍无退热要寻找其他病因或调整治疗，通常连续应用抗菌药物治疗直至胸部影像学检查（优选CT）示病灶消失或仅残留稳定的小病灶。静脉使用抗生素一般1~2周，如果患者临床症状及影像学改善明显且病情稳定，可门诊治疗。住院时间可少于2周。

■ 门诊治疗可选择同等疗效的口服抗生素继续治疗。

（五）进入路径标准

1. 第一诊断必须符合ICD-10：J85. 2肺脓肿疾病编码。
2. 当患者同时具有其他疾病诊断时，但在住院期间不需要特殊处理也不影响第一诊断的临床路径流程实施时，可以进入路径。

释义

■ 进入路径患者第一诊断为肺脓肿，如同时具有其他疾病，包括控制良好的糖尿病、没有后遗症的脑血管病、高血压病等，可以进入该临床路径；如果伴随疾病不稳定，需要调整药物或影响本疾病的病程，如控制不佳的糖尿病、免疫缺陷性疾病、支气管扩张症等，可能增加变异，也可能延长住院时间，增加费用。

（六）住院期间的检查项目

1. 必需的检查项目：

（1）血常规、尿常规、便常规。

（2）肝功能、肾功能、电解质、血糖、红细胞沉降率、C反应蛋白（CRP）、降钙素原（PCT）、凝血功能、感染性疾病筛查（如乙型肝炎、丙型肝炎、梅毒、艾滋病等）、血气分析、免疫功能。

（3）血培养，下呼吸道分泌物（如痰、支气管镜气道吸出物、支气管肺泡灌洗液等）涂片、培养及药敏试验。

（4）胸部CT、心电图、超声检查。

2. 根据患者病情选择：其他方法的病原学检查、有创性检查（支气管镜）、肺穿刺等。

释义

■ 住院期间的检查项目：

1. 必需的检查项目：①血常规、尿常规、便常规；②肝功能、肾功能、电解质、血糖、红细胞沉降率、C反应蛋白（CRP）、降钙素原（PCT）、凝血功能；③血培养，痰涂片、培养及药敏试验；④胸部影像学（优选CT检查）、心电图。

2. 根据患者病情选择：其他方法的病原学检查、有创性检查（支气管镜）、肺穿刺等，获取下呼吸道标本（如痰、支气管镜气道吸出物、支气管肺泡灌洗液、肺组织等）可以进行微生物学检测或病理检查。

3. 必要时对患者疾病病因进行检查：口腔疾病、吞咽困难相关疾病检查；感染性疾病筛查（如乙型肝炎、丙型肝炎、梅毒、艾滋病等）、血气分析、免疫功能等。

■ 针对反复治疗效果不佳的患者：应进行其他病原微生物学检查方法，包括血清学检查，如γ-干扰素释放试验、1,3-β-D-葡聚糖（G）试验、半乳甘露聚糖（GM）试验；传统病学检测不能提供有效倡导信息时，可信尝试二代测序（NGS）用于鉴别肉芽肿病多血管炎（GPA）的指标，如抗中性粒细胞胞质抗体（ANCA）。

■ 病原微生物学检查：痰或其他下呼吸道标本，标本行革兰染色、培养和药物敏感性试验；痰或其他下呼吸道标本涂片（萋-尼抗酸染色和荧光染色法）和结核分枝杆菌和利福平耐药基因（Gene Xpert）行抗酸杆菌检查；弱抗酸染色行奴卡及放线菌检查血培养获得病原微生物学诊断；经支气管镜保护性毛刷、经肺泡灌洗来获得气道未污染的标本进行病原微生物的定量培养。

■ 支气管镜检查：当病原微生物诊断不清或治疗疗效不佳时，可通过该项检查采集病原微生物学标本或鉴别支气管及肺部疾病，如支气管肺癌、支气管狭窄、支气管结核、气管内占位等。

■ 经皮超声引导或CT引导肺穿刺检查：当疾病治疗效果不佳或病原学诊断不清时，可通过该检查对病变位置进行穿刺，鉴别其他疾病，如支气管肺癌、肉芽肿病多血管炎（GPA）等。其中引流液可送检需氧培养、厌氧培养；肺组织可送检组织细菌及真菌培养、组织病理学检查等。

（七）治疗方案与药物选择

抗菌药物选择：按照《抗菌药物临床应用指导原则》（国卫办医发〔2015〕43 号）和《国家抗微生物治疗指南（第 2 版）》执行，根据患者病情合理使用抗菌药物。

释义

■ 见本路径“（三）选择治疗方案的依据”。

■ 由于抗菌药物使用疗程较长，因此治疗期间需要监测药物不良反应。

（八）出院标准

1. 症状缓解，体温正常超过 72 小时。
2. 病情稳定、炎症指标正常、影像学有改善。
3. 没有需要住院治疗的合并症和/或并发症。

释义

■ 症状缓解是指退热且生命体征稳定，临床医生评估可将静脉用药改为口服用药。

■ 病情稳定是指临床症状缓解，且影像学显示肺脓肿有所吸收，方能出院并继续治疗至肺脓肿病灶完全吸收或仅遗留少量纤维索条。

（九）变异及原因分析

1. 治疗无效或者病情进展，需复查病原学检查并调整抗菌药物，导致住院时间延长。
2. 伴有影响本病治疗效果的合并症和/或并发症，需要进行相关检查及治疗，导致住院时间延长。
3. 有手术治疗指征需外科治疗者，转入外科治疗路径。

释义

■ 变异分为微小变异和重大变异两大类，前者是不出路径、偏离预定轨迹的病例，后者是需要退出本路径或进入其他路径的病例。

■ 微小变异

1. 并发症：药物过敏、恶心、呕吐、肌痛和头痛等；疾病相关的咯血，药物治疗可以控制；反复调整抗菌药物，没有造成病程的明显延长。

2. 医院原因：因为医院检验项目的及时性，不能按照要求完成检查；因为节假日不能按照要求完成检查。

3. 个人原因：不愿配合完成相应检查，短期不愿按照要求出院随诊。

■ 重大变异

1. 诊断发生变化：因治疗疗效不佳或进一步鉴别诊断中，发现支气管扩张、肺恶性肿瘤、气道狭窄等疾病，导致诊断发生改变。

2. 疾病本身原因：①治疗疗效不佳，迁延不愈，病程超过 12 周，诊断更改为慢性肺脓肿；②合并大咯血，需要支气管动脉介入栓塞治疗；③伴随疾病发生病情加重，需调整治疗，如糖尿病血糖控制不佳、冠状动脉粥样硬化性心脏病伴发急性冠脉综合征、急性脑血管意外等。

3. 并发症：出现脓胸、脓气胸、感染中毒性休克、呼吸衰竭等。

4. 医院原因：与患者或家属发生医疗纠纷。

5. 个人原因：患者要求离院或转院；或患者不愿按照要求出院随诊而导致入院时间明显延长。

五、肺脓肿给药方案

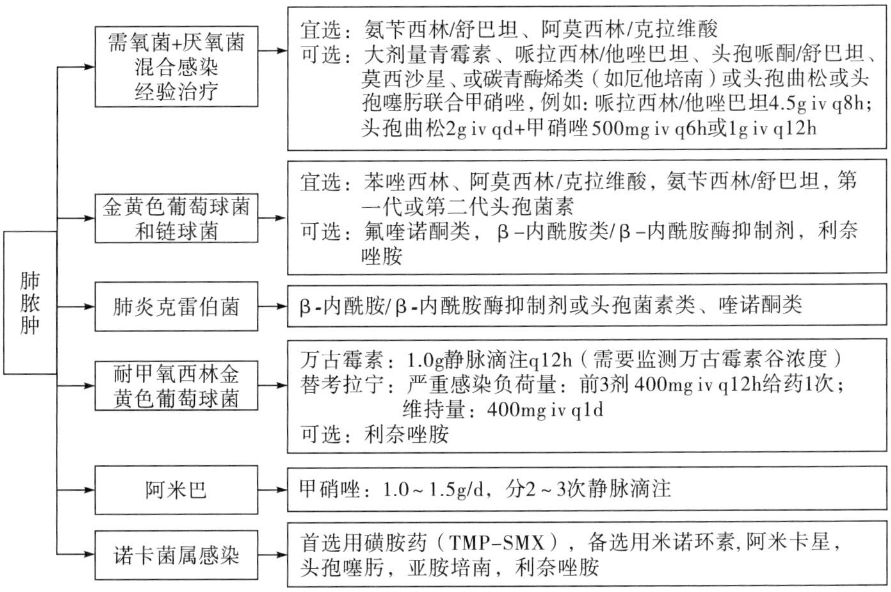

（一）用药选择

1. 抗菌药物应用之前，应送痰、血和/或下呼吸道分泌物等标本，进行需氧和厌氧菌培养和药敏试验，根据药敏试验结果选择或调整抗菌药物的应用。
2. 抗菌药物疗程一般为 8～12 周（静脉用药和口服），静脉使用抗生素一般 1～2 周，如果患者临床症状及影像学改善明显且病情稳定，可门诊治疗。临床症状消失，胸部影像学（优选 CT）显示脓腔及炎性病变完全消失或仅残留少量条索状纤维阴影。
3. 引起肺脓肿的最常见病原微生物为厌氧菌（包括消化链球菌、拟杆菌属、梭杆菌属）、肺炎链球菌、A 组链球菌、肺炎克雷伯菌、金黄色葡萄球菌等，因此治疗应当采用覆盖需氧菌和厌氧菌的有效药物。免疫低下患者需考虑真菌、隐球菌、非结核分枝杆菌、军团菌可能。
4. 所有患者在抗菌药物治疗的同时均推荐进行体位引流和/或胸部物理疗法，提高疗效。体位引流时应使脓肿处于最高位置，利于脓液排出，每日可引流 2～3 次，每次 10～15 分钟。痰液黏稠不易咳出者可给予祛痰药，如糜蛋白酶；或支气管舒张剂，如 β_2 受体激动剂。

（二）药学提示

1. 长期使用万古霉素等药物，需监测药物谷浓度、患者肾功能和肌酐清除率。
2. 由于本病需要使用抗菌药物的时间较长，需注意抗菌药物相关腹泻，如艰难梭菌感染等。

（三）注意事项

近年来，由于革兰阴性菌作为肺脓肿的重要病原菌的增加，加上耐青霉素和耐克林霉素的厌氧菌增加，因此对于肺脓肿的治疗需要考虑以上流行情况，同时积极进行病原学检查。对抗生素治疗不敏感也应考虑存在无菌性肺空洞如肺癌、肺栓塞或肉芽肿病多血管炎（GPA）以及空洞型肺结核的可能。

六、肺脓肿护理规范

根据《临床护理常规》（人民卫生出版社）和《内科护理学 第六版》（人民卫生出版社）。

1. 注意患者病情观察，包括观察痰的颜色、形状、气味，准确记录 24 小时排痰量，当大量痰液排除或咯血时，要及时沟通医生，并注意观察患者排痰是否通畅，咳嗽是否有力，避免脓痰窒息；当痰液减少时要观察患者中毒症状是否好转，如中毒症状严重，提示痰液引流不畅，要做好痰液引流，以保持呼吸道通畅，密切观察体温、脉搏、呼吸、血压及神志等生命体征变化。
2. 如患者采取体位引流或外引流时，要注意指导患者进行有效咳嗽，以提高体位引流效果，引流过程中注意病情变化，如采用外引流措施，留置引流管时，注意管路保护，并记录引流液量和形状。
3. 用药护理方面遵医嘱给予患者抗菌药物、祛痰药物治疗，注意观察疗效和副作用。
4. 心理护理方面，指导患者正确对待本病，协助患者进行口腔护理，保持口腔卫生去除肺脓肿病因，同时主动询问和关心患者，使其敢说出内心感受，并积极进行疏导，及时向患者及家属介绍病情，解释各种症状和不适的原因，说明各项诊疗、护理操作的目的、操作程序和配合要点，增加患者治疗的依从性和信心，帮助患者树立治愈疾病的信心，以促进患者早日康复。

七、肺脓肿营养治疗规范

1. 所有患者入院后应常规进行营养筛查和营养状况评估和综合测定进行营养不良诊断。
2. 治疗过程中每周至少为患者评估 1 次，以便尽早发现患者出现营养风险并采取早期干预。
3. 营养治疗方式的选择：①为了降低感染风险，首选经口摄入；②根据胃肠功能状况尽早经口营养补充肠内营养制剂。如口服摄入不足目标量的 60%时，推荐管饲肠内营养。肠内营养不能达到目标量 60%时可选用肠外营养药物，以全合一的方式实施（应包含氨基酸、脂肪乳、葡萄糖、维生素、微量元素、电解质注射制剂等）。根据病情变化及营养耐受性选择或调整肠外肠内营养方案。
4. 患者的每日供给量推荐为每日 25~30kcal/kg，如患者合并严重消耗，每日供给量推荐为每日 30~35kcal/kg。特别是有营养不良、低蛋白血症等患者，如有糖尿病基础疾病，注意监测血糖变化。如患者存在吞咽困难或误吸风险，建议鼻饲饮食。如患者病情危重或高热，应注意适量补液治疗。
5. 患者可适当提高优质脂肪的供能比例；蛋白质供给量为每日 1.0~1.5g/kg。

八、肺脓肿患者健康宣教

1. 肺脓肿大多由误吸所致，因此指导患者及家属重视口腔卫生，在晨起、饭后、睡前要漱口、刷牙，防止污染分泌物误吸入下呼吸道。
2. 提倡健康的生活方式，多注意休息，生活要有规律，劳逸结合，平日多饮水，戒烟酒。保持生活环境整洁舒适，维持适宜的温度和湿度。

3. 肺脓肿治疗周期较长，向患者及家属讲解肺脓肿的病因、诱因、治疗、护理和预防知识，增加患者治疗的依从性和信心，帮助患者树立治愈疾病的信心，以促进患者早日康复。
4. 指导患者及家属遵医嘱用药，向患者及家属讲解抗菌药物的使用方式、不良反应、疗效及坚持疗程的重要性，提醒患者发现异常应及时就诊。

九、推荐表单

（一）医师表单

肺脓肿临床路径医师表单

适用对象：第一诊断为肺脓肿（ICD-10：J85. 201）或吸入性肺脓肿（ICD-10：J85. 252）

患者姓名：	性别： 年龄： 门诊号：	住院号：
住院日期： 年 月 日	出院日期： 年 月 日	标准住院日：2~6周

时间	住院第1~3天	住院期间
主要诊疗工作	□ 询问病史及体格检查 □ 进行病情初步评估 □ 上级医师查房 □ 明确诊断，决定诊治方案 □ 开实验室检查单 □ 完成病历书写	□ 上级医师查房 □ 评估辅助检查的结果 □ 注意观察咳嗽、痰量的变化 □ 病情评估，根据患者病情变化调整治疗方案 □ 观察药物不良反应 □ 住院医师书写病程记录
重点医嘱	**长期医嘱：** □ 呼吸内科护理常规 □ 一级/二级/三级护理常规（根据病情） □ 抗菌药物 □ 祛痰剂 **临时医嘱：** □ 血常规、尿常规、便常规 □ 肝功能、肾功能、电解质、血糖、红细胞沉降率、C反应蛋白（CRP）、凝血功能、降钙素原 □ 血培养、痰或下呼吸道标本病原学检查及药敏试验 □ 胸部影像学（X线或CT）、心电图 □ 其他检查：感染性疾病筛查、血气分析、免疫功能评估（必要时）；有创性检查：支气管镜或穿刺获取标本送检微生物学检查（必要时）	**长期医嘱：** □ 呼吸内科护理常规 □ 一级/二级/三级护理常规（根据病情） □ 根据病情调整抗菌药物 □ 祛痰剂 **临时医嘱：** □ 复查血常规 □ 复查胸部影像学（X线或CT）（必要时） □ 异常指标复查 □ 病原学检查（必要时） □ 有创性检查（必要时）
病情变异记录	□ 无 □ 有，原因： 1. 2.	□ 无 □ 有，原因： 1. 2.
护士签名		
医师签名		

时间	出院前 1~3 天	住院第 2~6 周 （出院日）
主要诊疗工作	□ 上级医师查房 □ 评价治疗效果 □ 确定出院后治疗方案 □ 完成上级医师查房记录	□ 完成出院小结 □ 向患者交代出院后注意事项 □ 预约复诊日期
重点医嘱	**长期医嘱：** □ 呼吸内科护理常规 □ 二级/三级护理常规（根据病情） □ 根据病情调整抗菌药物 □ 祛痰剂 □ 根据病情调整用药 **临时医嘱：** □ 血常规、胸部影像学检查（必要时） □ 根据需要，复查有关检查	**出院医嘱：** □ 出院带药 □ 门诊随诊
病情变异记录	□ 无　□ 有，原因： 1. 2.	□ 无　□ 有，原因： 1. 2.
护士签名		
医师签名		

（二）护士表单

肺脓肿临床路径护士表单

适用对象：第一诊断为肺脓肿（ICD-10：J85.201）或吸入性肺脓肿（ICD-10：J85.252）

患者姓名：	性别：　　年龄：　　门诊号：	住院号：
住院日期：　　年　月　日	出院日期：　　年　月　日	标准住院日：2~6周

时间	住院第1~3天	住院期间
健康宣教	□ 入院宣教 介绍主管医师、护士 介绍环境、设施 介绍住院注意事项 □ 向患者宣教戒烟、戒酒的重要性，及减少剧烈活动 □ 介绍疾病知识	□ 主管护士与患者沟通，了解并指导心理应对 □ 宣教疾病知识 □ 使用药物宣教 □ 正确留取标本及各种检查注意事项宣教 □ 给予患者及家属心理支持 □ 指导患者活动 □ 恢复期生活护理
护理处置	□ 核对患者，佩戴腕带 □ 建立入院护理病历 □ 卫生处置：剪指甲、沐浴、更换病号服	□ 随时观察患者病情变化 □ 遵医嘱氧疗 □ 遵医嘱完成用药 □ 协助医师完成各项检查
基础护理	□ 二级护理 □ 流质饮食或普通饮食 □ 晨晚间护理 □ 遵医嘱适当活动 □ 患者安全管理 □ 心理护理	□ 二级护理 □ 半流质饮食或普通饮食 □ 晨晚间护理 □ 遵医嘱适当活动 □ 患者安全管理 □ 心理护理
主要护理工作	□ 介绍病房环境、设施和设备 □ 入院护理评估、护理计划 □ 观察患者情况 □ 静脉取血，用药指导 □ 指导正确留取痰标本，协助患者完成实验室检查及辅助检查 □ 进行戒烟、戒酒的建议和教育	□ 观察患者一般情况及病情变化 □ 注意痰液变化，协助、指导体位引流 □ 观察药物不良反应 □ 疾病相关健康教育
病情变异记录	□ 无　□ 有，原因： 1. 2.	□ 无　□ 有，原因： 1. 2.
护士签名		
医师签名		

时间	出院前 1~3 天	住院第 2~6 周 （出院日）
健康宣教	□ 主管护士与患者沟通，了解并指导心理应对 □ 宣教疾病知识 □ 使用药物宣教 □ 给予患者及家属心理支持 □ 指导患者活动 □ 恢复期生活护理	□ 出院宣教 复查时间 服药方法 活动休息 指导饮食 □ 指导办理出院手续
护理处置	□ 随时观察患者病情变化 □ 遵医嘱氧疗 □ 遵医嘱完成用药 □ 协助医师完成各项检查	□ 办理出院手续 □ 书写出院小结
基础护理	□ 二级护理 □ 半流质饮食或普通饮食 □ 晨晚间护理 □ 适当活动 □ 患者安全管理 □ 心理护理	□ 三级护理 □ 普通饮食 □ 晨晚间护理 □ 适当活动 □ 患者安全管理
主要护理工作	□ 观察患者一般情况 □ 注意痰液的色、质、量变化 □ 观察疗效、各种药物作用和不良反应 □ 恢复期生活和心理护理 □ 出院准备指导	□ 帮助患者办理出院手续 □ 出院指导
病情变异记录	□ 无 □ 有，原因： 1. 2.	□ 无 □ 有，原因： 1. 2.
护士签名		
医师签名		

（三）患者表单

肺脓肿临床路径患者表单

适用对象：第一诊断为肺脓肿（ICD-10：J85.201）或吸入性肺脓肿（ICD-10：J85.252）

患者姓名：	性别： 年龄： 门诊号：	住院号：
住院日期： 年 月 日	出院日期： 年 月 日	标准住院日：2~6周

时间	入院当日	住院期间	出院日
医患配合	□ 配合询问病史、收集资料，请务必详细告知既往史、用药史、过敏史 □ 配合进行体格检查 □ 有任何不适告知医师	□ 配合完善相关检查，如采血、留尿、心电图、胸部影像学（X线或CT）等 □ 医师与患者及家属介绍病情，如有异常检查结果需进一步检查 □ 配合医师调整用药 □ 有任何不适告知医师	□ 接受出院前指导 □ 知道复查程序 □ 获取出院诊断书
护患配合	□ 配合测量体温、脉搏、呼吸、血压、血氧饱和度、体重 □ 配合完成入院护理评估单（简单询问病史、过敏史、用药史） □ 接受入院宣教（环境介绍、病室规定、订餐制度、贵重物品保管等）及疾病知识相关教育 □ 有任何不适告知护士	□ 正确留取标本，配合检查 □ 配合用药及治疗 □ 配合定时测量生命体征，每日询问大小便 □ 接受输液、服药治疗 □ 如有咯血随时告知医护人员 □ 注意活动安全，避免坠床或跌倒 □ 配合执行探视及陪伴	□ 接受出院宣教 □ 办理出院手续 □ 获取出院带药 □ 知道服药方法、作用、注意事项 □ 知道复印病历方法 □ 取复诊预约单，牢记复诊时间
饮食	□ 正常饮食 □ 遵医嘱饮食 □ 低脂饮食	□ 正常饮食 □ 遵医嘱饮食 □ 低脂饮食	□ 正常饮食 □ 遵医嘱饮食
排泄	□ 正常排尿便 □ 避免便秘	□ 正常排尿便 □ 避免便秘	□ 正常排尿便 □ 避免便秘
活动	□ 遵医嘱适量活动	□ 遵医嘱适量活动	□ 遵医嘱适量活动

附：原表单（2019年版）

肺脓肿临床路径表单

适用对象：第一诊断为肺脓肿（ICD-10：J85.2）

患者姓名：	性别： 年龄： 门诊号：	住院号：
住院日期： 年 月 日	出院日期： 年 月 日	标准住院日：3~8周

时间	住院第1~3天	住院期间
主要诊疗工作	□ 询问病史及体格检查 □ 进行病情初步评估 □ 上级医师查房 □ 明确诊断，决定诊治方案 □ 完善影像学检查及实验室检查 □ 完成病历书写	□ 上级医师查房 □ 评估辅助检查的结果 □ 注意观察咳嗽、痰量的变化 □ 病情评估，根据患者病情变化调整治疗方案 □ 观察药物不良反应 □ 住院医师书写病程记录
重点医嘱	**长期医嘱：** □ 呼吸内科护理常规 □ 一级/二级/三级护理常规（根据病情） □ 抗菌药物 □ 祛痰剂 **临时医嘱：** □ 血常规、尿常规、便常规 □ 肝功能、肾功能、电解质、血糖、红细胞沉降率、C反应蛋白（CRP）、降钙素原（PCT）、凝血功能、感染性疾病筛查、血气分析 □ 血培养，下呼吸道分泌物（如痰、支气管镜气道吸出物、支气管肺泡灌洗液等）涂片、培养检查及药敏试验 □ 胸部CT、心电图、超声检查 □ 其他方法病原学检查、胸部正侧位片、有创性检查（必要时）	**长期医嘱：** □ 呼吸内科护理常规 □ 一级/二级/三级护理常规（根据病情） □ 根据病情调整抗菌药物 □ 祛痰剂 **临时医嘱：** □ 复查血常规 □ 复查X线胸片或胸部CT（必要时） □ 异常指标复查 □ 病原学检查（必要时） □ 雾化吸入 □ 有创性检查（必要时）
主要护理工作	□ 介绍病房环境、设施和设备 □ 入院护理评估、护理计划 □ 观察患者情况 □ 静脉取血，用药指导 □ 指导正确留取痰标本，协助患者完成实验室检查及辅助检查	□ 观察患者一般情况及病情变化 □ 注意痰液变化，协助、指导体位引流 □ 观察药物不良反应 □ 疾病相关健康教育
病情变异记录	□ 无 □ 有，原因： 1. 2.	□ 无 □ 有，原因： 1. 2.
护士签名		
医师签名		

时间	出院前 1~3 天	住院第 3~8 周（出院日）
主要诊疗工作	□ 上级医师查房 □ 评价治疗效果 □ 确定出院后治疗方案 □ 完成上级医师查房记录	□ 完成出院小结 □ 向患者交代出院后注意事项 □ 预约复诊日期
重点医嘱	**长期医嘱：** □ 呼吸内科护理常规 □ 二级/三级护理常规（根据病情） □ 根据病情调整抗菌药物 □ 祛痰剂 □ 根据病情调整用药 **临时医嘱：** □ 血常规、X 线胸片、肺部 CT 检查（必要时） □ 根据需要，复查有关检查	**出院医嘱：** □ 出院带药 □ 预约门诊复诊
主要护理工作	□ 观察患者一般情况 □ 注意痰液的色、质、量变化 □ 观察疗效、各种药物作用和不良反应 □ 恢复期生活和心理护理 □ 进行戒烟、戒酒的建议和教育 □ 出院准备指导	□ 帮助患者办理出院手续 □ 出院指导
病情变异记录	□ 无 □ 有，原因： 1. 2.	□ 无 □ 有，原因： 1. 2.
护士签名		
医师签名		

时间	出院前 1~3 天	住院第 3~8 周（出院日）
主要诊疗工作	□ 上级医师查房 □ 评价治疗效果 □ 确定出院后治疗方案 □ 完成上级医师查房记录	□ 完成出院小结 □ 向患者交代出院后注意事项 □ 预约复诊日期
重点医嘱	**长期医嘱：** □ 呼吸内科护理常规 □ 二级/三级护理常规（根据病情） □ 根据病情调整抗菌药物 □ 祛痰剂 □ 根据病情调整用药 **临时医嘱：** □ 血常规、X 线胸片、肺部 CT 检查（必要时） □ 根据需要，复查有关检查	**出院医嘱：** □ 出院带药 □ 预约门诊复诊
主要护理工作	□ 观察患者一般情况 □ 注意痰液的色、质、量变化 □ 观察疗效、各种药物作用和不良反应 □ 恢复期生活和心理护理 □ 进行戒烟、戒酒的建议和教育 □ 出院准备指导	□ 帮助患者办理出院手续 □ 出院指导
病情变异记录	□ 无 □ 有，原因： 1. 2.	□ 无 □ 有，原因： 1. 2.
护士签名		
医师签名		

第八章

原发性支气管肺癌临床路径释义

一、原发性支气管肺癌编码

1. 原编码：

疾病名称及编码：原发性支气管肺癌（ICD-10：C34/D02. 2）

手术操作名称及编码：肺局部切除/肺叶切除/全肺切除术（ICD-9-CM-3：32. 29/32. 3/32. 5）

2. 修改编码：

疾病名称及编码：支气管或肺恶性肿瘤（ICD-10：C34）

手术操作名称及编码：胸腔镜下肺组织或病损的切除术（ICD-9-CM-3：32. 20）

内镜下肺病损或肺组织的切除术或破坏术（ICD-9-CM-3：32. 28）

肺病损或组织的其他局部切除术或破坏术（ICD-9-CM-3：32. 29）

胸腔镜肺叶节段切除术（ICD-9-CM-3：32. 30）

其他和未特指的肺叶节段切除术（ICD-9-CM-3：32. 39）

胸腔镜下肺叶切除术（ICD-9-CM-3：32. 41）

其他肺叶切除术（ICD-9-CM-3：32. 49）

胸腔镜下肺切除术（ICD-9-CM-3：32. 50）

其他和未特指的肺切除术（ICD-9-CM-3：32. 59）

胸腔结构的根治性清扫术（ICD-9-CM-3：32. 6）

治疗性放射学和核医学（ICD-9-CM-3：92. 2）

注射或输注癌瘤化学治疗药物（ICD-9-CM-3：99. 25）

二、临床路径检索方法

C34 伴（32. 20/32. 28/32. 29/32. 30/32. 39/32. 41/32. 49/32. 50/32. 59/32. 6/92. 2/99. 25）

三、国家医疗保障疾病诊断相关分组（CHS-DRG）

MDCE　呼吸系统疾病及功能障碍

EB1　胸部大手术

EC1　纵隔手术

EJ1　呼吸系统其他手术

ER1　呼吸系统肿瘤

四、原发性支气管肺癌临床路径标准住院流程

（一）适用对象

第一诊断为原发性支气管肺癌（ICD-10：C34/D02. 2）。

行肺局部切除/肺叶切除/全肺切除/开胸探查术（ICD-10-CM-3：32. 29/32. 3-32. 5）。

释义

■ 手术不是必要条件，但必须有病理诊断，包括组织活检和细胞学诊断，但不包括痰细胞学。痰细胞学阳性需要除外口腔和上消化道肿瘤。

（二）诊断依据

根据《临床诊疗指南·呼吸病学分册》（中华医学会编著，人民卫生出版社，2009年），《2018年CSCO肺癌指南》，《2018年NCCN非小细胞肺癌临床实践指南》，《2018年NCCN小细胞肺癌临床实践指南》。

1. 临床表现：咳嗽、痰血、咯血、呼吸困难、霍纳综合征（Horner syndrome）、上腔静脉压迫综合征、远处转移引起的症状以及肺外非特异性表现（副肿瘤综合征）等。

2. 辅助检查：

（1）胸部影像学检查。

（2）病理学检查：痰脱落细胞学检查、支气管镜活检、肺穿刺活检等确诊，病理组织免疫组化。

3. 评价肿瘤转移情况的相关检查：腹部CT或超声、肾上腺CT、头颅增强MRI或增强CT（有造影剂过敏或造影禁忌可不增强）、ECT全身骨扫描、PET-CT等。

4. 根据上述检查结果进行临床分期。

释义

■ 根据《临床诊疗指南·呼吸病学分册》（中华医学会编著，人民卫生出版社，2009年），《2021年CSCO肺癌指南》《2021年NCCN非小细胞肺癌临床实践指南》《2021年NCCN小细胞肺癌临床实践指南》。

■ 必须有病理诊断，明确患者的组织类型，应行免疫组织化学检查，确定肿瘤来源和类型。其次明确分期，不同分期患者的治疗方法不同，预后也不同。对于非鳞癌、非小细胞肺癌或小标本诊断的鳞癌，特别是低分化鳞癌，要进行EGFR基因突变检测、ALK基因和ROS-1重排检测，建议完成MET突变和扩增检测、RET重排检测或更广泛的基因检测。有条件患者行PD-L1表达检测。

（三）选择治疗方案的依据

根据《临床诊疗指南·呼吸病学分册》（中华医学会编著，人民卫生出版社，2009年），《2018年CSCO肺癌指南》，《2018年NCCN非小细胞肺癌临床实践指南》，《2018年NCCN小细胞肺癌临床实践指南》。

1. 非小细胞肺癌治疗原则：

	Ⅰ期	Ⅱ期	Ⅲa期	Ⅲb期	Ⅳ期
非小细胞肺癌	手术治疗，完全切除者，不推荐辅助化疗或辅助放疗	手术，术后推荐辅助化疗	1. 手术后化疗（或加放疗） 2. 化疗+放疗 3. 化疗+手术+化疗（或加放疗） 4. 靶向治疗#	化、放疗为主，T4中侵犯隆突气管手术或加放疗和化疗、合适者靶向治疗#	化疗加支持治疗，姑息性放疗，合适者靶向治疗#，或免疫治疗*

注：#对于一线治疗失败的患者，且有指征者，可以考虑靶向治疗，其中包括表皮生长因子受体（EGFR）酪氨酸激酶抑制剂、ALK酪氨酸激酶抑制剂、ROS1酪氨酸激酶抑制剂或抗肿瘤新生血管药物。*目前中国批准PD1/PD-L1单抗用于晚期NSCLC的二线治疗，适应证会根据临床试验结果扩大和调整。

2. 晚期非小细胞肺癌治疗原则：非鳞非小细胞肺癌或含有腺癌成分的混合癌，甚至小标本诊断的鳞癌和不吸烟的鳞癌，均推荐进行基因检测，应包括 EGFR、ALK、ROS1 基因，有条件可以检查 BRAF、cMET、RET、NTRK 等基因。根据基因检测结果，如果有明确的驱动基因阳性，可以首选分子靶向药物。对于驱动基因阴性或未知的情况下推荐以化疗为主，放疗和手术治疗为辅的综合治疗以延长患者生存期。化疗有效者可化疗 4~6 个周期。治疗后进展的患者可改二线治疗。目前中国批准 PD1/PD-L1 单抗用于晚期 NSCLC 的二线治疗。

3. 小细胞肺癌治疗原则：临床分期为Ⅰ期的小细胞肺癌，推荐肺叶切除+纵隔淋巴结清扫术，术后仍为 pN_0，推荐 4~6 周期的 EP 方案化疗；如为 pN+，推荐全身化疗同时加纵隔野的放射治疗。不适于手术的Ⅰ期小细胞肺癌，推荐同期化放疗的治疗。

Ⅱ和Ⅲ期小细胞肺癌，如果 PS≤2，推荐同期化放疗的治疗；如果由于合并症而致 PS＞2，首选化疗，必要时加上放射治疗。

Ⅳ期小细胞肺癌，首选治疗模式为全身化疗，CE/EP 方案为标准治疗方案；伊立替康+顺铂方案也是可选择的方案。

释义

■ 根据《临床诊疗指南·呼吸病学分册》（中华医学会编著，人民卫生出版社，2009 年），《2021 年 CSCO 肺癌指南》《2021 年 NCCN 非小细胞肺癌临床实践指南》《2021 年 NCCN 小细胞肺癌临床实践指南》，非小细胞肺癌治疗原则见表 8-1。

表 8-1　非小细胞肺癌治疗原则

	Ⅰ期	Ⅱ期	Ⅲa 期	Ⅲb 期	Ⅳ期
非小细胞肺癌	手术治疗，完全切除者，不推荐辅助化疗或辅助放疗	手术，术后推荐辅助化疗	1. 手术后化疗（或加放疗） 2. 化疗+放疗 3. 化疗+手术+化疗（或加放疗） 4. 靶向治疗# 5. 免疫治疗＊	化、放疗为主，根据情况加用免疫治疗＊。T4 中侵犯隆突气管手术或加放疗和化疗、合适者靶向治疗#	化疗和免疫治疗加支持治疗，姑息性放疗，合适者靶向治疗#，或免疫治疗＊

注：#对于基因检测提示有驱动基因改变的患者，且有指征者，可以考虑靶向治疗，其中包括表皮生长因子受体（EGFR）酪氨酸激酶抑制剂、ALK 酪氨酸激酶抑制剂、ROS1 酪氨酸激酶抑制剂、MET 突变或扩增抑制剂、RET 重排抑制剂或抗肿瘤新生血管药物。＊目前中国批准多种 PD1/PD-L1 单抗单药用于晚期 NSCLC 的二线治疗；多种 PD1/PD-L1 单抗联合化疗用于晚期 NSCLCL 的一线治疗；单药帕博丽珠单抗用于 PD-L1 表达阳性的 NSCLCL 患者，特别对于肿瘤细胞表达阳性超过 50%的患者；局部晚期 NSCLC 同步放化疗后德瓦卢单抗维持治疗等。适应证会根据临床试验结果扩大和调整。

■ 肺癌的治疗原则是采取多学科综合治疗与个体化治疗相结合，即根据患者的机体状况、肿瘤的病理组织学类型和分子分型、侵及范围和发展趋向采取多学科综合治疗的模式，有计划、合理地应用手术、化疗、放疗、免疫治疗和分子靶向治疗等手段，以期达到最大限度地延长患者的生存时间、提高生存率、控制肿瘤进展和改善患者的生活质量。

■ 早期非小细胞肺癌（NSCLC）的治疗以手术为主，标准手术方式为肺叶切除加淋巴结清扫或取样活检，部分不能耐受肺叶切除的患者可采用肺段或楔形切除。术后辅助化疗适合于Ⅱ期以上的NSCLC患者，对于Ⅰ期合并高危因素（低分化癌、累及血管或有癌栓、楔形切除、肿瘤距断端＜2cm、肿瘤直径＞4cm、累及脏层胸膜等）可选择术后辅助化疗或观察。术后辅助放疗适合于N2阳性的患者，对于N0患者不适合辅助放疗，N1阳性患者中有不良因素者（肿瘤侵犯淋巴结包膜、淋巴结广泛转移者、肿瘤距断端＜2cm、未进行规范淋巴结清扫）可选择辅助放疗。对局部晚期的Ⅲa/Ⅲb期患者标准的治疗首选同步放化疗，同步放化疗后根据情况仔细评估是否可以手术，同步放化疗后可选择度伐利尤单抗维持治疗，目前证明可以延长生存期。晚期NSCLC患者的治疗以基因检测和PD-L1表达检测为基础，以PD1/PD-L1单抗为代表的免疫治疗显著延长了部分患者的生存时间，达到了长期生存的目标。目前，中国批准PD1/PD-L1单抗用于晚期NSCLC的一线和二线治疗，以及同步放化疗后的维持治疗。应根据每个PD1/PD-L1单抗的药物说明书使用。单药帕博利珠单抗用于PD-L1表达阳性的NSCLCL患者，特别对于肿瘤细胞表达阳性超过50%的患者。PD1/PD-L1单抗的选择应根据药物说明书的适应证应用，同时注意不良反应的监测。

■ 目前PD-L1单抗联合化疗已经获得了批准，有助于延长患者生存时间。

■ 小细胞肺癌（SCLC）的恶性程度高，治疗以化疗为主，不论分期均应该接受化疗，根据患者的情况可以加用手术和放疗。对于局限期SCLC治疗后或广泛期SCLC治疗后疗效好的患者应该考虑加用预防性头部照射（PCI）。PD-L1单抗联合化疗可以延长广泛期SCLC的生存时间，包括阿替利珠单抗和度伐利尤单抗。

（四）标准住院日为8～14天

释义

■ 如果患者条件允许，住院时间可以少于上述住院天数。

■ 如果出现治疗并发症，住院时间可以延长。

（五）进入路径标准

1. 第一诊断必须符合ICD-10：C34/D02.2原发性支气管肺癌疾病编码。
2. 有手术治疗指征需外科治疗者，转入外科治疗路径。
3. 如患者一般情况较差，KPS评分＜60（或ZPS评分＞2），不进入该临床路径。
4. 有明显影响原发性支气管肺癌常规治疗的情况，不进入该临床路径。
5. 当患者同时具有其他疾病诊断，但在住院期间不需要特殊处理也不影响第一诊断的临床路径流程实施时，可以进入路径。

释义

■ 患者同时具有其他疾病影响第一诊断的临床路径流程实施时均不适合进入临床路径。

（六）住院期间检查项目

1. 必需的检查项目：

（1）血常规、尿常规、便常规。

（2）凝血功能、血型、肝功能、肾功能、电解质、感染性疾病筛查（乙型肝炎、丙型肝炎、艾滋病、梅毒等）、肿瘤标志物检查。

（3）肺功能、动脉血气分析、心电图、超声心动图。

（4）影像学检查：X 线胸片正侧位、胸部 CT（平扫+增强扫描）、腹部超声或 CT、ECT 全身骨扫描、头颅 MRI 或 CT。

2. 根据患者病情可选择的检查项目：

（1）支气管镜检查及相应的镜下治疗。

（2）全身 PET-CT。

释义

■ 部分检查可以在门诊完成。

■ 反复住院的患者部分项目可以不重复检查。

■ 接受 PD1/PD-L1 单抗等免疫治疗的患者，应每次用药前检查评估免疫治疗的不良反应，包括但不限于血常规、肝肾全、心肌酶谱、淀粉酶、糖化血红蛋白、甲状腺功能、肾上腺功能、便常规、尿常规等。

■ 根据肺癌的诊治指南，部分项目会有所调整，如动脉血气分析、肺功能、超声心动图、头部 MRI 和 CT，经 CT 引导下肺穿刺，纵隔镜检查，胸腔镜检查等可以根据患者的具体情况选择，而不是必需项目。

（七）治疗方案与药物选择

1. 化疗方案：

（1）非小细胞肺癌：

1）GP 方案：吉西他滨 1000~1250mg/m^{2}静脉滴注第 1、8 天，顺铂 75mg/m^{2}或卡铂 AUC=5 静脉滴注第 1 天，21 天为 1 个周期。

2）DP 方案：多西他赛 75mg/m^{2}静脉滴注第 1 天，顺铂 75mg/m^{2}或卡铂 AUC=5 静脉滴注第 1 天，21 天为 1 个周期。

3）NP 方案：长春瑞滨 25mg/m^{2}静脉推注 10 分钟第 1、8 天，顺铂 80mg/m^{2}静脉滴注第 1 天，21 天为 1 个周期。

4）TP 方案：紫杉醇 175mg/m^{2}静脉滴注 3 小时第 1 天，顺铂 75mg/m^{2}或卡铂 AUC=5 静脉滴注第 1 天，21 天为 1 个周期。

5）PP 方案（非鳞癌）：培美曲塞 500mg/m^{2}静脉滴注第 1 天，顺铂 75mg/m^{2}或卡铂 AUC=5 静脉滴注第 1 天，21 天为 1 个周期。

非小细胞肺癌二线化疗可选药物包括多西他赛与培美曲塞：多西他赛 75mg/m^{2}静脉滴注第 1 天，21 天为 1 个周期；或培美曲塞 500mg/m^{2}静脉滴注第 1 天，21 天为 1 个周期。

（2）小细胞肺癌：

1）EP 方案：卡铂 AUC=5 或顺铂 80mg/m^{2}静脉滴注第 1 天，依托泊苷 100mg/m^{2}静脉滴注第 1~3 天，21 天为 1 个周期。

2）IP 方案：伊立替康 60mg/m^{2}静脉滴注第 1、8、15 天，顺铂 60mg/m^{2}静脉滴注第 1 天，28 天为 1 个周期。

3）CAV 方案：环磷酰胺 1000mg/m^2 静脉推注或静脉滴注第 1 天，多柔比星 40～50mg/m^2（或表柔比星 60mg/m^2）静脉推注第 1 天，长春新碱 1mg/m^2 静脉推注第 1 天，21～28 天为 1 个周期。

小细胞肺癌的二线治疗：一线化疗后 3 个月内进展，二线化疗可选药物有托泊替康、异环磷酰胺、紫杉醇、多西他赛、吉西他滨；一线化疗后 3 个月后进展，二线化疗首选托泊替康单药或联合用药；6 个月后进展，选用初始治疗有效的方案。

2. 靶向治疗：非小细胞肺癌二线或三线治疗可选用吉非替尼或厄洛替尼。根据现有证据，推荐在有 EGFR 基因突变、ALK 或 ROS1 重排的晚期非小细胞肺癌中一线使用分子靶向药物。目前用于非小细胞肺癌的靶向治疗还包括抗血管生成的贝伐单抗和安罗替尼等。

3. 免疫治疗：目前中国批准 PD1/PD-L1 单抗用于晚期 NSCLC 的二线治疗，包括纳武利尤单抗和帕博利珠单抗。免疫治疗是目前发展最快的领域，近期会有更多的适应证和药物种类获得批准。

4. 抗肿瘤药物不良反应的防治：包括骨髓抑制、消化道反应、脏器损害、过敏反应、肾毒性及局部皮肤刺激的预防和处理。

5. 并发症及转移灶的综合治疗，也包括介入治疗（包括支气管镜介入治疗和血管介入治疗）。

释义

■ 肺癌的治疗进展非常迅速，根据方案会根据治疗进展而有所变化。

■ 化疗药物剂量的选择会根据患者的具体情况，如体能评分、年龄等，进行相应调整。

■ 定期检查，判断疗效，根据疗效调整方案。

■ 靶向治疗目前主要有 EGFR-TKI、ALK 抑制剂、ROS1 抑制剂、MET 抑制剂和 RET 抑制剂，主要需要有治疗的靶点，所以推荐患者进行相应的检测，如有靶点，可以在一线治疗中使用，如无靶点，则应当放到三线或更后。

■ 免疫治疗是目前发展最快的领域，近期会有更多的适应证和药物种类获得批准。目前中国批准多种 PD1/PD-L1 单抗用于晚期 NSCLC 的二线治疗，包括纳武利尤单抗和帕博利珠单抗；多种 PD1/PD-L1 单抗联合化疗一线治疗 NSCLCL；单药帕博利珠单抗一线治疗 PD-L1 表达阳性的 NSCLC，特别是 PD-L1 TPS 大于 50%的患者；同步放化疗后度伐利尤单抗的维持治疗；PD-L1 单抗，包括度伐利尤单抗和阿替利珠单抗，联合化疗治疗广泛期 SCLC。免疫治疗的不良反应多种多样，难以预测，需要临床医师、护士、患者和患者家属参与管理，同时多学科团队处理，保证患者安全受益。

（八）出院标准

1. 生命体征平稳。
2. 无需要继续住院处理的并发症。

释义

■ 本病不能完全治愈，疗效观察需要时间，因此完成本次治疗后病情平稳的患者鼓励出院回家，有利于患者的恢复。

■ 住院处理的并发症。

（九）变异及原因分析

1. 有影响肺癌治疗的合并症，需要进行相关的诊断和治疗。
2. 治疗过程中出现并发症和/或抗肿瘤药物严重不良反应。

释义

■ 微小变异：因医院检验项目的及时性，不能按照要求完成检查；因节假日不能按照要求完成检查；患者不愿配合完成相应检查，短期不愿按照要求出院随诊。

■ 重大变异：因基础疾病需要进一步诊断和治疗；因各种原因需要其他治疗措施；医院与患者或家属发生医疗纠纷，患者要求离院或转院；患者不愿按照要求出院随诊而导致入院时间明显延长。

五、原发性支气管肺癌给药方案

（一）NSCLC 的化疗方案

1. 辅助化疗方案：

（1）长春瑞滨 25mg/m^2，第 1、8、15、22 天；顺铂 50 mg/m^2，第 1、8 天；28 天一周期，共 4 个周期。

（2）长春瑞滨 30mg/m^2，第 1、8、15、22 天；顺铂 100mg/m^2，第 1 天；28 天一周期，共 4 个周期。

（3）长春瑞滨 25~30mg/m^2，第 1、8 天；顺铂 75~80mg/m^2，第 1 天；21 天一周期，共 4 个周期。

（4）VP-16 100mg/m^2，第 1~3 天；顺铂 100mg/m^2，第 1 天；21 天一周期，共 4 个周期。

（5）吉西他滨 1250mg/m^2，第 1、8 天；顺铂 75mg/m^2，第 1 天；21 天一周期，共 4 个周期。

（6）多西紫杉醇 75mg/m^2，第 1 天；顺铂 75mg/m^2，第 1 天；21 天一周期，共 4 个周期。

（7）培美曲塞 500mg/m^2，第 1 天；顺铂 75 mg/m^2，第 1 天；21 天一周期，共 4 个周期（限用于非鳞癌患者）。

（8）紫杉醇 200mg/m^2，第 1 天；卡铂 AUC=6，第 1 天；21 天一周期，共 4 个周期（限用于不能耐受顺铂的患者）。

2. 同步放化疗时的化疗方案：

（1）VP-16 50mg/m^2，第 1~5 天；顺铂 50mg/m^2，第 1、8 天；28 天一周期，共 4 个周期。

（2）培美曲塞 500mg/m^2，第 1 天；顺铂 75 mg/m^2，第 1 天；21 天一周期，共 3 个周期（限用于非鳞癌患者）。

（3）培美曲塞 500mg/m^2，第 1 天；卡铂 AUC=5，第 1 天；21 天一周期，共 4 个周期（限用于非鳞癌患者）。

（4）紫杉醇 45~50mg/m^2，放疗期间每周 1 次；卡铂 AUC=2，放疗期间每周 1 次；放疗结束后，紫杉醇 200mg/m^2，第 1 天；卡铂 AUC=6，第 1 天；21 天一周期，共 2 个周期。

（二）晚期 NSCLC 的化疗方案

1. 一线化疗：

（1）长春瑞滨 25~30mg/m^2，第 1、8 天；顺铂 75~80mg/m^2，第 1 天；21 天一周期，共 4~6 个周期。

（2）吉西他滨 1000~1250mg/m^2，第 1、8 天；顺铂 75mg/m^2，第 1 天；21 天一周期，共 4~6 个周期。

（3）多西紫杉醇 75mg/m^2，第 1 天；顺铂 75mg/m^2，第 1 天；21 天一周期，共 4~6 个周期。

（4）培美曲塞 500mg/m^2，第 1 天；顺铂 75mg/m^2，第 1 天；21 天一周期，共 4~6 个周期（限用于非鳞癌患者）。

（5）紫杉醇 175~225mg/m^2，第 1 天；卡铂 AUC=6，第 1 天；21 天一周期，共 4~6 个周期。

注：顺铂和卡铂均可选择，两者的主要差别是不良反应，疗效上顺铂略优于卡铂。

贝伐珠单抗可与化疗联合用于 ECOG 评分 0~1 分的非鳞、非小细胞癌患者。

ECOG 评分 2 分或老年患者可以选择不含铂类的单药化疗。

治疗选择中需要考虑 EGFR 基因突变和 ALK 重排的检测结果。

2. 维持化疗方案：

（1）原药维持：一线使用顺铂联合培美曲塞治疗的患者可以在 4~6 个周期后使用单药培美曲塞维持。

一线使用铂类联合吉西他滨治疗的患者可以在 4~6 个周期后使用单药吉西他滨维持。

（2）换药维持：一线两药联合含铂方案化疗后疾病稳定或有效的非鳞 NSCLC 患者，可以选用培美曲塞单药维持。

一线两药联合含铂方案化疗后疾病稳定或有效的鳞癌患者，可以选用多西紫杉醇单药维持。

3. 二线化疗（如果之前未使用过）：

（1）单药多西紫杉醇 75mg/m^2，第 1 天，21 天一周期。

（2）单药培美曲塞 500mg/m^2，第 1 天，21 天一周期（限用于非鳞癌患者）。

4. 三线化疗（如果之前未使用过）：

（1）单药多西紫杉醇 75mg/m^2，第 1 天，21 天一周期。

（2）单药培美曲塞 500mg/m^2，第 1 天，21 天一周期（限用于非鳞癌患者）。

（三）小细胞肺癌的化疗方案

1. 一线化疗：

（1）EP 方案：顺铂 80mg/m^2，第 1 天；依托泊苷 100mg/m^2，第 1~3 天；21 天为一周期，共 4~6 个周期。

（2）卡铂 AUC=5，第 1 天；依托泊苷 100mg/m^2，第 1~3 天；21 天为一周期，共 4~6 个周期。

（3）IP 方案：伊立替康 60mg/m^2，第 1、8、15 天；顺铂 60mg/m^2，第 1 天；28 天为一周期，共 4~6 个周期。

（4）CAV 方案：环磷酰胺 1000mg/m^2，第 1 天；多柔比星 40~50mg/m^2（或表柔比星 60mg/m^2），第 1 天；长春新碱 1mg/m^2，第 1 天；21~28 天为一周期，共 4~6 个周期。

2. 二线化疗：一线化疗后 3 个月内进展，二线化疗可选药物有托泊替康、异环磷酰胺、紫杉醇、多西他赛、吉西他滨。

一线化疗后 3 个月后进展，二线化疗首选托泊替康单药或联合用药。6 个月后进展，选用初始治疗有效的方案。

六、原发性支气管肺癌护理规范

1. 为患者提供舒适的休养环境，病室干净整洁，通风良好。

2. 遵医嘱用药，按化疗药物的不同作用及理化特点，选择合适的输液部位、工具、给药方式和速度。对于易发生过敏反应的药物，遵医嘱给予预处理，用药过程中进行严密监护，预防并及时处理相关并发症。

3. 观察患者用药后反应，如恶心、呕吐、腹泻、血三系降低等；注意口腔护理，给予清淡、富含维生素、高蛋白、高热量、无刺激性的饮食，定期复查肝功能、肾功能、血常规。

4. 癌痛也是晚期肺癌患者普遍面临的问题，依据疼痛评估情况，遵医嘱指导患者用药，监测药物的不良反应，及时评价镇痛效果。

5. 根据患者的需求和病情给予相应的饮食和运动指导，及时掌握患者和家属的心理状态，做好患者的心理疏导。

七、原发性支气管肺癌营养治疗规范

1. 晚期肺癌患者营养治疗原则为减轻肿瘤负荷，联合胃肠功能调理、营养素及能量补充、代谢调理剂治疗，预防和治疗肠黏膜屏障，延缓恶病质进展，以改善终末期患者生存质量。

2. 所有患者入院后应常规进行营养筛查和营养状况评估和综合测定进行营养不良诊断。包括饮食调查、体重丢失量、体检、人体测量及实验室检查。治疗过程中每周至少为患者评估1次，以便尽早发现患者出现营养风险并采取早期干预。

3. 患者的能量目标需要量推荐按照间接测热法实际测量机体静息能量消耗值提供，无条件测定时可按照每日供给量推荐为25～30kcal/kg；如患者合并严重消耗，每日供给量推荐为30～35kcal/kg；蛋白质供给量为每日1.0～1.5g/kg;. 提高肿瘤患者膳食和营养支持配方中脂肪供能的比例，增加膳食能量密度；补充生理需要量的维生素及微量元素，避免机体维生素及微量元素缺乏。

4. 晚期恶性肿瘤患者易存在多种平衡紊乱，代谢异常，因此护士需要密切监测出入量、水肿或脱水的症状和体征、与医生沟通，及时依据患者情况，调整营养补充剂量，选择适当的营养补充途径。

5. 营养治疗方式的选择：①为了降低感染风险，首选经口摄入；②根据胃肠功能状况尽早经口营养补充肠内营养制剂。如口服摄入不足目标量的60%时，推荐管饲肠内营养。肠内营养不能达到目标量60%时可选用肠外营养药物，以全合一的方式实施（应包含氨基酸、脂肪乳、葡萄糖、维生素、微量元素、电解质注射制剂等）。根据病情变化及营养耐受性选择或调整肠外肠内营养方案。

八、原发性支气管肺癌患者健康宣教

1. 应保证室内环境清洁，维持适宜温度及适度，避免空气污染，定时开窗通风及室内消毒。

2. 指导患者加强营养支持，注意饮食搭配，保证各类营养物质摄入充分，多食用新鲜水果蔬菜，保证足够热量，适当多饮水。

3. 合理安排休息，适当进行身体活动，保证良好的精神状态，以提高机体免疫力，依据气候变化及时增减衣物，避免上呼吸道感染。

4. 养成良好作息习惯，不熬夜，保证每日充足睡眠，若存在睡眠障碍，必要时可根据医嘱适当用药。

5. 坚持遵医嘱进行各类放、化疗，对患者采取个性化宣教，讲解化疗药物相关副作用，注意事项，嘱患者规律进行复查，若出现疼痛、呼吸困难等症状加重，应及时到医院就医。

6. 给予患者及家属必要心理支持，使其正确认识疾病，充分了解治疗过程，保持身心轻松，增强治疗信心，更好配合治疗，提高治疗依从性，维持良好的生活质量。

九、推荐表单

(一) 医师表单

原发性支气管肺癌临床路径医师表单

适用对象：第一诊断为原发性支气管肺癌（ICD-10：C34/D02.2）

行肺局部切除/肺叶切除/全肺切除/开胸探查术（ICD-10-CM-3：32.29/32.3-32.5）

患者姓名：	性别：　　年龄：　　门诊号：	住院号：
住院日期：　　年　月　日	出院日期：　　年　月　日	标准住院日：8~14天

时间	住院第1~3天	住院第4~5天	住院第6~7天	住院第8~14天（出院日）
主要诊疗工作	□ 询问病史及体格检查 □ 完成病历书写 □ 开检查申请单 □ 主管医师查房 □ 初步确定诊疗方案	□ 上级医师查房 □ 完成和评估辅助检查结果 □ 选择化疗方案 □ 根据病情需要，完成相关科室会诊 □ 住院医师完成病程日志 □ 签署化疗知情同意书、自费用品协议书、授权委托同意书	□ 上级医师查房，治疗效果评估 □ 进行病情评估 □ 确定是否符合出院标准、是否出院 □ 确定出院后治疗方案 □ 完成上级医师查房记录	□ 完成出院小结 □ 向患者交代下次化疗（按疗程情况）的时间及出院后注意事项 □ 预约复诊日期
重点医嘱	**长期医嘱：** □ 呼吸科二级护理 □ 普通饮食 **临时医嘱：** □ 血常规、尿常规、便常规 □ 凝血功能、血型、肝功能、肾功能、电解质、感染性疾病筛查、肿瘤标志物检查 □ 肺功能、动脉血气分析、心电图、超声心动图 □ 影像学检查：X线胸片正侧位、胸部CT、腹部超声或CT、全身骨扫描、头颅MRI或增强CT □ PET-CT、24小时动态心电图、超声心动图等（必要时） □ 其他特殊医嘱	**长期医嘱：** □ 呼吸科一级护理 □ 普通饮食 □ 既往基础用药 **临时医嘱：** □ 预处理（取决于化疗方案） □ 化疗药物 □ 放疗（视病情、治疗方案） □ 对症处理 □ 水化、利尿（视化疗方案） □ 化疗药物不良反应的处理 □ 其他特殊医嘱	**长期医嘱：** □ 呼吸内科护理常规 □ 一级护理/二级护理（根据病情） □ 普通饮食 **临时医嘱：** □ 根据需要，复查有关检查 □ 对症处理 □ 放疗（视病情、治疗方案） □ 化疗药物不良反应的处理 □ 其他特殊医嘱	**出院医嘱：** □ 出院带药 □ 门诊随诊

续　表

时间	住院第 1~3 天	住院第 4~5 天	住院第 6~7 天	住院第 8~14 天（出院日）
病情变异记录	□无　□有，原因： 1. 2.	□无　□有，原因： 1. 2.	□无　□有，原因： 1. 2.	□无　□有，原因： 1. 2.
医师签名				

（二）护士表单

原发性支气管肺癌临床路径护士表单

适用对象：第一诊断为原发性支气管肺癌（ICD-10：C34/D02.2）

行肺局部切除/肺叶切除/全肺切除/开胸探查术（ICD-10-CM-3：32.29/32.3-32.5）

患者姓名：	性别：　年龄：　门诊号：	住院号：
住院日期：　年　月　日	出院日期：　年　月　日	标准住院日：8~14天

时间	住院第1~3天	住院第4~5天	住院第6~7天	住院第8~14天（出院日）
健康宣教	□ 入院宣教 □ 介绍主管医师、护士 □ 介绍环境、设施和设备 □ 介绍住院注意事项	□ 化疗宣教 □ 宣教疾病知识 □ 告知化疗期间不适如何联系医护人员	□ 指导饮食和活动 □ 宣教化疗后不良反应的观察和处理	□ 出院宣教 □ 复查时间 □ 服药方法 □ 活动休息和指导饮食
护理处置	□ 核对患者，佩戴腕带 □ 建立入院护理病历 □ 卫生处置：剪指（趾）甲、沐浴，更换病号服	□ 协助医师完成化疗前检查 □ 核对化疗医嘱 □ 完成化疗输液过程并记录	□ 观察化疗的不良反应 □ 评价出院的可行性	□ 办理出院手续 □ 完成护理记录
基础护理	□ 二级护理 □ 入院护理评估，护理计划 □ 静脉取血 □ 安全管理 □ 协助完成各项实验室检查及辅助检查	□ 一级护理 □ 观察患者病情变化 □ 记录化疗药物的完成情况 □ 满足患者的合理需求	□ 二级护理 □ 观察患者一般情况 □ 出院准备指导	□ 帮助患者办理出院手续 □ 出院指导 □ 告知再次入院或门诊的流程
专科护理	□ 根据情况询问患者关于肺癌疾病和既往 相关治疗的不适情况 □ 签署肺癌患者的特殊知情同意书 □ 辅助戒烟	□ 告知化疗期间饮食和活动的注意事项 □ 提醒患者化疗期间注意事项 □ 观察疗效、各种药物作用和不良反应	□ 病情观察，写特护记录 □ 观察各种药物作用和不良反应 □ 恢复期生活和心理护理 □ 监测患者的血象，必要时联系主管医师给予相关治疗及用药	□ 告知复诊计划，就医指征
病情变异记录	□ 无　□ 有，原因： 1. 2.	□ 无　□ 有，原因： 1. 2.	□ 无　□ 有，原因： 1. 2.	□ 无　□ 有，原因： 1. 2.
护士签名				

（三）患者表单

原发性支气管肺癌临床路径患者表单

适用对象：第一诊断为原发性支气管肺癌（ICD-10：C34/D02.2）

行肺局部切除/肺叶切除/全肺切除/开胸探查术（ICD-10-CM-3：32.29/32.3-32.5）

患者姓名：	性别：　　年龄：　　门诊号：	住院号：
住院日期：　　年　月　日	出院日期：　　年　月　日	标准住院日：8~14 天

时间	住院第 1~3 天	住院第 4~5 天	住院第 6~7 天	住院第 8~14 天 （出院日）
监测	□ 检测生命体征 □ 测量身高体重 □ 完成体能评分和疼痛评分	□ 监测化疗的不良反应 □ 监测每日尿量和大便情况	□ 监测化疗的不良反应 □ 监测每日尿量和大便情况	□ 监测化疗的不良反应 □ 监测每日尿量和大便情况
医患配合	□ 配合完成入院护理评估 □ 接受入院宣教 □ 医师询问病史 □ 医师进行体格检查 □ 完成知情同意书的签署 □ 完成常规检查 □ 完成化疗的预处理	□ 配合完成药物的输注 □ 熟悉化疗的不良反应 □ 报告每日尿量和大便情况	□ 熟悉化疗后的饮食和活动事项 □ 熟悉化疗的不良反应 □ 记录每日尿量和大便情况	□ 出院带药 □ 门诊随诊
重点诊疗和检查	□ 完成知情同意书的签署 □ 完成常规检查 □ 完成化疗的预处理 □ 继续既往疾病的常规用药	□ 配合完成药物的输注 □ 知晓化疗期间注意事项 □ 观察疗效、了解各种药物作用和不良反应	□ 化疗期间注意事项 □ 观察疗效、各种药物作用和不良反应 □ 恢复期生活和心理护理 □ 出院准备指导	□ 告知复诊计划，就医指征 □ 办理出院手续 □ 接受出院指导
饮食及活动	□ 常规饮食 □ 鼓励适当活动	□ 常规饮食 □ 鼓励适当活动	□ 常规饮食 □ 鼓励适当活动	□ 常规饮食 □ 鼓励适当活动
患者签名				

附：原表单（2019年版）

原发性支气管肺癌临床路径表单

适用对象：第一诊断为原发性支气管肺癌（ICD-10：C34/D02.2）

行肺局部切除/肺叶切除/全肺切除/开胸探查术（ICD-10-CM-3：32.29/32.3-32.5）

患者姓名：	性别： 年龄： 门诊号：	住院号：
住院日期： 年 月 日	出院日期： 年 月 日	标准住院日：8~14天

时间	住院第1~3天	住院第4~5天
主要诊疗工作	□ 询问病史及体格检查 □ 完成病历书写 □ 开化验单及检查申请单 □ 主管医师查房 □ 初步确定诊疗方案	□ 上级医师查房 □ 评估辅助检查结果 □ 选择化疗方案 □ 根据病情需要，完成相关科室会诊 □ 住院医师完成病程日志 □ 签署化疗知情同意书、自费用品协议书、授权委托同意书
重点医嘱	**长期医嘱：** □ 呼吸科二级护理 □ 普食 **临时医嘱：** □ 血常规、尿常规、便常规 □ 凝血功能、血型、肝功能、肾功能、电解质、感染性疾病筛查、肿瘤标志物检查 □ 肺功能、动脉血气分析、心电图、超声心动图 □ 影像学检查：胸片正侧位、胸部CT、腹部超声或CT、全身骨扫描、头颅MRI或增强CT □ PET-CT、24小时动态心电图、超声心动图等（必要时） □ 其他特殊医嘱	**长期医嘱：** □ 呼吸科二级护理 □ 普食 **临时医嘱：** □ 预处理（视化疗方案） □ 化疗药物 □ 放疗（视病情、治疗方案） □ 对症处理 □ 水化、利尿（视化疗方案） □ 化疗药物毒副反应的处理 □ 其他特殊医嘱
主要护理工作	□ 介绍病房环境、设施和设备 □ 入院护理评估，护理计划 □ 静脉取血 □ 协助完成各项实验室检查及辅助检查 □ 辅助戒烟	□ 宣教 □ 提醒患者化疗期间注意事项 □ 观察疗效、各种药物作用和副作用
病情变异记录	□ 无 □ 有，原因： 1. 2.	□ 无 □ 有，原因： 1. 2.
护士签名		
医师签名		

时间	住院第 6~7 天	住院第 8~14 天 （出院日）
主要诊疗工作	□ 上级医师查房，治疗效果评估 □ 进行病情评估 □ 确定是否符合出院标准、是否出院 □ 确定出院后治疗方案 □ 完成上级医师查房记录	□ 完成出院小结 □ 向患者交代下次化疗（按疗程情况）的时间及出院后注意事项 □ 预约复诊日期
重点医嘱	**长期医嘱：** □ 呼吸内科护理常规 □ 二/三级护理（根据病情） **临时医嘱：** □ 根据需要，复查有关检查 □ 对症处理 □ 放疗（视病情、治疗方案） □ 化疗药物毒副反应的处理 □ 其他特殊医嘱	**出院医嘱：** □ 出院带药 □ 门诊随诊
主要护理工作	□ 观察患者一般情况 □ 观察疗效、各种药物作用和副作用 □ 恢复期生活和心理护理 □ 出院准备指导	□ 告知复诊计划，就医指征 □ 帮助患者办理出院手续 □ 出院指导
病情变异记录	□ 无　□ 有，原因： 1. 2.	□ 无　□ 有，原因： 1. 2.
护士签名		
医师签名		

第九章

间质性肺病临床路径释义

一、间质性肺病编码

疾病名称及编码：间质性肺病（ICD-10：J84.900）

二、临床路径检索方法

J84.900

三、国家医疗保障疾病诊断相关分组（CHS-DRG）

MDCE　呼吸系统疾病及功能障碍

ET1　肺间质性疾患

四、间质性肺疾病临床路径标准住院流程

（一）适用对象

第一诊断为间质性肺疾病（ICD-10：J84.900）。

释义

■ 需要区分以下几个疾病的定义。

■ 弥漫性实质性肺疾病（DPLD）：亦称作间质性肺疾病（ILD），1999年英国胸科学会选用DPLD的术语替代ILD，2002年美国胸科学会/欧洲呼吸学会选用DPLD，视其为ILD同义语。2008年英国胸科学会最新相关指南中又重新选择了ILD的术语。鉴于此，目前将ILD与DPLD视为同义语，其本质是一组主要累及肺间质和肺泡腔，导致肺泡-毛细血管功能单位丧失的弥漫性肺疾病。

■ 特发性间质性肺炎（idiopathic interstitial pneumonia，IIP）：病因不明的间质性肺炎。根据2013年发表的美国胸科学会/欧洲呼吸学会有关特发性间质性肺炎的国际多学科分类，特发性间质性肺炎分为主要的特发性间质性肺炎、少见的特发性间质性肺炎和不能分类的特发性间质性肺炎。主要的特发性间质性肺炎有6种，包括特发性肺纤维化、特发性非特异性间质性肺炎、呼吸性细支气管炎伴间质性肺疾病、脱屑性间质性肺炎、隐源性机化性肺炎、急性间质性肺炎。少见的特发性间质性肺炎有两种，包括特发性淋巴细胞性间质性肺炎和特发性胸膜肺实质弹力纤维增生症。特发性肺纤维化是主要的特发性间质性肺炎中的一种类型。

■ 特发性肺纤维化（idiopathic pulmonary fibrosis，IPF）：IIP当中的重要类型，是一种病因不明特定类型的慢性、进行性纤维化性间质性肺炎，主要在老龄人群发病，限定于肺，其相应的组织病理学和/或影像学类型是普通型间质性肺炎。临床主要表现进行性加重的呼吸困难、限制性通气功能障碍伴弥散功能降低、低氧血症和影像学上的双肺弥漫性病变，可最终发展为弥漫性肺纤维化和蜂窝肺，导致呼吸衰竭而死亡。

■ 本临床路径适用于各种原因所致的、非急性加重期的间质性肺疾病。

（二）诊断依据

病变主要发生在肺间质，累及肺泡壁和肺泡周围组织的一组疾病。临床症状、胸部影像学、肺功能和肺部病理生理改变类似，具有：①干咳、劳力性呼吸困难；②影像表现为双侧弥漫性间质性浸润；③限制性通气功能障碍及弥散功能下降；④组织病理特征为肺间质炎症和纤维化表现。

间质性肺疾病种类繁多，包括：①环境、职业相关的间质性肺疾病；②药物、治疗相关的间质性肺疾病；③肺感染相关的间质性肺疾病；④慢性心脏疾病相关的间质性肺疾病；⑤肺血管炎及结缔组织病相关的间质性肺疾病；⑥肝病、肠道相关的间质性肺疾病；⑦特发性间质性肺炎；⑧其他病因间质性肺疾病：如结节病、肺淋巴管平滑肌瘤病、肺泡蛋白沉积症等。

根据《特发性肺纤维化诊断和治疗中国专家共识》［中华医学会呼吸病分会间质病学组，中华结核和呼吸杂志 2016，39（6）：427－432］和《特发性肺纤维化国际指南》［Am J RespirCrit Care Med，2011，183：788-824］，特发性肺纤维化诊断标准如下。

1. 除外其他已知病因所致的间质性肺疾病，如职业接触、室内外环境暴露、结缔组织病和药物性肺损害等。

2. 未行外科肺活检的患者，HRCT 表现为典型 UIP 型。

3. 行外科肺活检的患者，结合 HRCT 和外科肺活检符合特定的类型。

释义

■ 间质性肺疾病是一组复杂的异质性疾病，其临床表现缺乏特异性，影像、病理改变复杂多样，疾病涉及多学科内容，临床诊断过程需要详细询问病史，并进行必要的辅助检查，从中鉴别出：①已知病因所致的肺间质性改变，包括职业环境暴露，如过敏性肺炎（农民肺等）、肺硅沉着病、肺石棉沉着病、铍病等；室内环境暴露，如过敏性肺炎（饲鸟者肺、加湿器肺等）；结缔组织病所致肺损害，如类风湿肺等；其他自身免疫病，如显微镜下多血管炎等；药物性肺损害，如甲氨蝶呤所致肺损伤等。②未知原因即特发性间质性肺炎，如特发性肺纤维化、非特异性间质性肺炎、呼吸性细支气管炎伴间质性肺疾病、脱屑性间质性肺炎等。③肉芽肿性疾病，如结节病。④其他少见间质性肺疾病，如慢性嗜酸性粒细胞性肺炎、肺泡蛋白沉积症、淋巴管平滑肌瘤病、朗格汉斯组织细胞增生症等。具体分类如图 9-1。

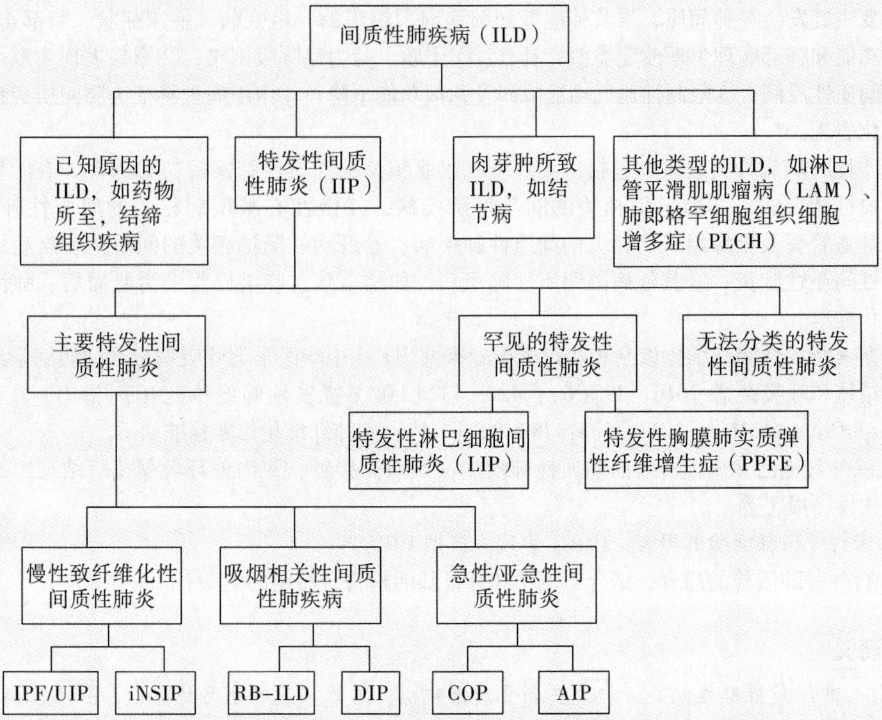

图 9-1　间质性肺疾病的分类

注：IPF：特发性肺纤维化；UIP：普通型间质性肺炎；iNSIP：特发性非特异性间质性肺炎；RB-ILD：呼吸性细支气管炎-间质性肺疾病；DIP：脱屑性间质性肺炎；COP：隐源性机化性肺炎；AIP：急性间质性肺炎。

（三）选择治疗方案的依据

根据《特发性肺纤维化诊断和治疗中国专家共识》[中华医学会呼吸病分会间质病学组，中华结核和呼吸杂志 2016，39（6）：427-432] 和《特发性肺纤维化国际指南》[Am J RespirCrit Care Med，2011，183：788-824]，特发性肺纤维化诊断标准，IPF 主要治疗建议如下。

1. 非药物治疗：

（1）戒烟：对于吸烟者，应劝导和帮助患者戒烟。

（2）氧疗：对于有低氧血症者，可以给予持续吸氧。

（3）机械通气：IPF 伴呼吸衰竭的患者大多数不采用气管插管机械通气治疗。无创正压通气可能改善部分 IPF 患者的缺氧，延长生存时间。医师综合 IPF 患者的病情和耐受情况，推荐部分患者选择性使用无创正压通气或经鼻高流量吸氧。

（4）肺康复：肺康复的内容包括呼吸生理治疗，肌肉训练（全身性运动和呼吸肌锻炼），营养支持，精神治疗和教育。

（5）肺移植：IPF 患者接受肺移植可以提高生存率，改善生活质量，5 年生存率达 50%~56%。

2. 药物治疗：

特发性肺纤维化推荐酌情使用药物：①尼达尼布：能够显著地延缓用力呼气肺活量（FVC）

年下降速度，一定程度上降低病死率和急性加重频率，主要副作用是腹泻和胃肠道反应。②吡非尼酮：是一种多效性的吡啶化合物，具有抗炎、抗纤维化和抗氧化特性。吡非尼酮能够显著地延缓 FVC 下降速率，副作用包括光过敏、乏力、胃部不适和畏食。

释义

■ 根据《临床诊疗指南·呼吸病学分册》（中华医学会，人民卫生出版社），《间质性肺疾病指南》（英国胸科学会与澳大利亚、新西兰和爱尔兰胸科学会，2008年）。间质性肺疾病可能涉及的治疗方式主要包括以下几类，因间质性肺疾病包含病种繁多，治疗具体选择仍需视疾病具体种类而定。

1. 吸烟者，劝导和帮助患者戒烟。

2. 安静状态下显著低氧血症的间质性肺疾病患者，给予氧疗，必要时无创正压通气治疗或经鼻高流量吸氧。

3. 肺康复治疗。

4. 以慢性纤维化为主要肺内病变的患者可以考虑选择抗纤维化药物治疗。

5. 对于特殊种类的间质性肺疾病，如 COP、结节病等，可以应用糖皮质激素，CTD 继发间质性肺疾病可根据病情酌情应用糖皮质激素和/或免疫抑制剂。

6 合并呼吸道感染、胃食管反流病、肺动脉高压或肺癌的患者，分别给予抗感染、抗反流、降低肺动脉压或外科手术、放化疗等相应治疗。

7. 对症治疗，如镇咳药物等。

■ 氧疗：目前虽然没有直接证据证明氧疗对伴有低氧血症的间质性肺疾病患者预后的影响，但是从慢性阻塞性肺疾病得出的间接证据显示，长程氧疗对患者（通常 SPO_2 < 88%）预后有显著的改善作用。因此，建议临床上伴有静息状态低氧血症的间质性肺疾病患者接受长期氧疗。

■ 肺康复：肺康复是针对有症状及日常活动能力下降的慢性肺疾病患者的一项全面干预治疗手段，旨在减轻症状，改善机体功能，稳定或逆转疾病发展，从而降低医疗费用。大多数间质性肺疾病患者可以接受肺康复治疗。但是患者肺康复的适应证、肺康复处方以及肺康复对患者肺疾病理生理、生活质量和预后的影响尚待研究。

■ 目前可选用的抗纤维化药物主要有吡非尼酮和尼达尼布。临床研究显示，二者可延缓特发性肺纤维化患者肺功能下降速度，改善无进展生存，减少 IPF 急性发作。对于其他原因所致的以进展性肺纤维化为主要改变的间质性肺疾病和系统性硬化继发的间质性肺疾病患者，已有临床研究证实这类患者能从尼达尼布治疗中获益。

■ 糖皮质激素和/或免疫抑制剂：结缔组织病相关间质性肺疾病的治疗仍以原发病治疗为主，可根据患者结缔组织病活动程度选择应用糖皮质激素或免疫抑制剂种类。其他特殊类型的 ILD，如结节病、隐源性机化性肺炎、特发性非特异性间质性肺炎、嗜酸性粒细胞性肺炎等，糖皮质激素治疗仍然是首选。

（四）标准住院日为 10~14 天

释义

■ 如果患者条件允许，住院时间可以低于上述住院天数。

（五）进入路径标准

1. 第一诊断必须符合 ICD-10：J84.900 间质性肺疾病编码。

2. 当患者同时具有其他疾病诊断，但在住院期间不需要特殊处理，也不影响第一诊断的临床路径流程实施时，可以进入路径。

释义

■ 诊断可以是临床初步诊断，不一定为确定诊断。

■ 患者如同时具有其他疾病，包括与间质性肺疾病相关的疾病（如胃食管反流病、肺气肿、肺动脉高压、原发性支气管肺癌等）和与间质性肺疾病无关的疾病（如高血压、冠心病、肺部感染），如果影响第一诊断临床路径流程实施时，均不适合进入临床路径。

（六）住院期间的检查项目

1. 必需的检查项目：

（1）血常规、尿常规、便常规。

（2）肝功能、肾功能、血糖、血脂、电解质、红细胞沉降率、C 反应蛋白（CRP）、血气分析、感染性疾病筛查（乙型肝炎、丙型肝炎、梅毒、艾滋病等）、自身抗体（包括抗核抗体、抗 ENA 抗体、抗磷脂抗体、类风湿因子、抗环瓜氨酸肽抗体和抗中性粒细胞胞质抗体等）、免疫球蛋白、病毒全套筛查、血管紧张素转换酶、血清蛋白电泳等。

（3）胸部 HRCT、胸部正侧位 X 线片、心电图。

（4）肺功能（病情允许时）：常规通气功能、弥散功能。

（5）支气管肺泡灌洗液检查（病情允许）。

（6）经支气管肺活检、外科开胸肺活检（必要时且病情允许）。

2. 根据患者情况可选择：D-二聚体、肿瘤标志物、病原学检查、超声心动图等。

释义

■ X 线胸片可以由胸部 HRCT 替代，部分检查在治疗后相应的时间需要复查，评价病情和治疗效果。病情允许的情况下，患者可做 6 分钟步行试验；条件许可时可做食管 pH 值检测、睡眠功能监测。经支气管肺活检必要时且病情允许可以行经支气管镜肺活检（TBLB）、冷冻肺活检（TBCB）、经胸腔镜肺活检（VATS）、经皮穿刺肺活检、经支气管淋巴结穿刺活检以及纵隔镜淋巴结活检等。

■ 根据患者情况可选择：D-二聚体、肿瘤标志物、病原学检查、超声心动图。

■ 在疾病诊断的过程中需要检查合并症，包括胃食管反流病、睡眠呼吸功能、肺动脉高压和肺癌等。

■ 诊断需要且患者病情允许时行外科肺活检。

（七）药物选择

由于间质性肺疾病病因复杂，疾病种类繁多，需要根据不同疾病选择相应的治疗措施。

释义

■ 目前间质性肺疾病的治疗尚无统一的治疗方案，ILD 的病因不同，其治疗方法也不同，而且患相同疾病的患者，其治疗方案也随疾病的临床表现、疾病的病程阶段而有所改变，治疗应个体化。因为大部分 ILD 的病因和发病机制尚不明确，目前所采用的治疗方法为非特异的，其治疗实质在于减轻炎症反应，阻止或减轻肺纤维化的进展。对于现有的治疗方法，ILD 的临床反应不尽相同且难以预测。由于治疗可能改变原有的 HRCT 和组织学特征，通常应在明确病因诊断后再给予相应的治疗。

■ 用于治疗间质性肺疾病的药物和方法：①糖皮质激素；②免疫抑制剂/细胞毒药物；③抗氧化制剂；④改善纤维化制剂；⑤其他辅助治疗：肺康复治疗，低氧血症进行氧疗，以及对症治疗。

■ 治疗效果相对良好的肺间质疾病：结节病、急性过敏性肺泡炎（外源性过敏性肺泡炎）、药物诱发（急性）、环境/职业/吸入因素（少量接触/轻度疾病）、特发性肺血管炎、COP、呼吸性细支气管炎伴 ILD（RB-ILD）、慢性嗜酸性肺炎、淋巴细胞间质性肺炎、原发性肺泡蛋白沉着症、急性放射性肺炎、iNSIP。

■ 治疗效果相对较差的肺间质疾病：IPF/UIP、慢性继发和进展性肺纤维化、慢性结节病、慢性过敏性肺泡炎、慢性环境/职业/吸入因素、伴有结缔组织疾病（类风湿关节炎，进行性系统性硬化，SLE，多发性肌炎/皮肌炎）、慢性放射性肺炎、肺纤维化伴有/合并肺动脉高压、慢性肺泡出血综合征、肺静脉阻塞综合征、闭塞性细支气管炎伴有或不伴有 ILD（类风湿关节炎，进行性系统性硬化，肺移植，吸入毒性气体/烟雾、不明原因的 AIP、朗格汉斯细胞组织细胞增生症、结节性硬化、家族性特发性肺纤维化）。

（八）出院标准

症状好转，生命体征平稳。

释义

■ 如果患者出现并发症，是否需要继续住院处理，由主管医师具体决定。

（九）变异及原因分析

1. 伴有影响本病治疗效果的合并症，需要进行相关诊断和治疗，导致住院时间延长。
2. 病情较重，出现并发症（如气胸、呼吸衰竭、严重肺部感染等），退出本路径，转入相应路径。
3. 常规治疗无效或加重，退出本路径。

释义

■ 变异分为微小变异和重大变异两大类，前者是不出路径、偏离预定轨迹的病例，后者是需要退出本路径或进入其他路径的病例。

■ 微小变异

并发症：轻-中度呼吸道感染、轻-中度肺动脉高压、肺气肿、胃食管反流病等。

医院原因：因医院检验项目的及时性，不能按照要求完成检查；因节假日不能按照要求完成检查。

个人原因：不愿配合完成相应检查，短期不愿按照要求出院随诊。

■ 重大变异

疾病本身原因：因基础疾病需要进一步诊断和治疗，如心力衰竭；因为合并其他疾病需要进一步诊断和治疗，如感染、重度肺动脉高压、肺癌；因各种原因需要其他诊断和治疗措施，包括外科肺活检、肺移植等。

个人原因：患者或家属与医院发生医疗纠纷，要求离院或转院；不愿按照要求出院随诊而导致入院时间明显延长。

五、间质性肺疾病给药方案

（一）用药选择

1. 明确间质性肺疾病具体类型，评估疾病的严重程度和合并症有助于合理选择一般性治疗、肺纤维化治疗和合并症治疗。
2. 轻症患者可以口服药物，重症患者选用静脉药物，待临床表现显著改善并能口服时，改用口服药物序贯治疗。

（二）药学提示

1. 口服尼达尼布最常见不良反应包括腹泻、恶心、腹痛、呕吐、肝酶升高、食欲缺乏、头痛、体重下降和高血压，需要定期监测肝功能、血常规。
2. 口服吡非尼酮可能发生皮肤光过敏、胃肠道反应（如食欲缺乏、反酸、胃灼热、恶心、呕吐、腹泻等）。少数出现肝功能异常和黄疸，需要定期监测肝功能。
3. 糖皮质激素：长期大量应用糖皮质激素可引起物质代谢和水盐代谢紊乱，出现类肾上腺皮质功能亢进综合征，如水肿、低血钾、高血压、糖尿、皮肤变薄、满月脸、水牛背、向心性肥胖、多毛、痤疮、肌无力和肌萎缩等症状，可导致钠、水潴留和血脂升高，可诱发高血压和动脉粥样硬化。另外，糖皮质激素还有可能诱发或加剧消化性溃疡，导致骨质疏松，诱发或加重感染，应用糖皮质激素治疗期间，需要向患者充分说明，并加用相应预防药物，减少不良反应。
4. 免疫抑制剂：不同类型的免疫抑制剂可能会导致骨髓抑制、肝肾损害、生殖系统损伤等临床应用过程中需密切监测血、尿常规及肝功能、肾功能。

（三）注意事项

能够引起ILD的病因十分广泛，在呼吸系统疾病中，ILD目前仍是诊断和治疗的难点。随着临床医学对ILD认识的加深，越来越强调ILD诊治过程中“临床、影像、病理”的多学科联合作用。面对ILD患者，需要注意详实的病史、仔细的查体结合相关重要辅助检查是明确ILD具体病因的必备条件。

六、间质性肺疾病护理规范

1. 对于合并明显低氧血症的重症患者应严密监测生命体征，选择适宜氧疗方法，加强支持治疗，及时发现病情变化，必要时转入重症监护病房。

2. 发热患者应卧床休息，多饮开水，定期监测体温，必要时可用退热药物。

3. 伴有明显皮疹的患者注意局部皮肤清洁，防止感染。

4. 使用糖皮质激素和免疫抑制剂的患者需要注意保护性隔离，防止在免疫抑制状态下发生交叉感染。

5. 服用抗纤维化药物的患者需要叮嘱定期监测肝功能、肾功能、戒烟，服用吡非尼酮的患者需要提醒注意避光。

6. 注意心理指导，耐心聆听患者的叙述，疏导其心理压力。

七、间质性肺疾病营养治疗规范

1. 服药期间，饮食宜清淡，忌食生冷、肥甘、厚腻食物。

2. 保证营养均衡，进食富含优质蛋白、维生素和高碳水化合物的食物。

八、间质性肺疾病患者健康宣教

1. 鼓励患者以科学的态度，积极平和的心态面对疾病。

2. 戒烟。

3. 嘱患者定期随诊，及时发现病情变化和药物的不良反应，调整治疗方案。

4. 注意保暖，避免受寒引起的上呼吸道感染。

5. 病情稳定的情况下可考虑注射流感疫苗。

6. 减少生活环境或工作环境中烟雾、香水、化学物质等刺激性气体的吸入。

7. 鼓励患者参加力所能及的肺康复活动。

8. 长期服用糖皮质激素和免疫抑制的患者避免到人群密集的公共场所，以防交叉感染。

九、推荐表单

（一）医师表单

间质性肺疾病临床路径医师表单

适用对象：第一诊断为间质性肺疾病（ICD-10：J84.900）

患者姓名：	性别：　　年龄：　　门诊号：	住院号：	
住院日期：　　年　月　日	出院日期：　　年　月　日	标准住院日：7~14 天	

时间	住院第 1~3 天	住院期间
主要诊疗工作	□ 询问病史及体格检查 □ 进行病情初步评估 □ 上级医师查房 □ 开化验单，完成病历书写	□ 上级医师查房 □ 核查辅助检查的结果是否有异常 □ 观察药物不良反应 □ 住院医师书写病程记录
重点医嘱	**长期医嘱：** □ 呼吸内科护理常规 □ 一级/二级/三级护理（根据病情） □ 对症治疗 □ 吸氧（必要时） □ 抗菌药物 □ 祛痰剂、支气管舒张剂 □ 抗氧化药物 □ 糖皮质激素 □ 免疫抑制剂 □ 改善纤维化制剂 □ 对症治疗药物 **临时医嘱：** □ 血常规、尿常规、便常规 □ 肝功能、肾功能、电解质、血糖、红细胞沉降率、CRP、感染性疾病筛查、血凝试验、血脂 □ 风湿免疫全套、血管紧张素转换酶、血清蛋白电泳、免疫球蛋白分型、体液免疫、T 细胞亚群分析 □ 病毒全套筛查，真菌、细菌、结核杆菌筛查 □ 心电图 □ 血气分析、胸部高分辨 CT、血培养、B 超 □ 根据患者情况进行：D-二聚体、肿瘤标志物、病原学检查、超声心动图、食管 pH 监测、睡眠呼吸功能监测 □ 常规肺通气功能+弥散功能 □ 6 分钟步行试验 □ 对症处理	**长期医嘱：** □ 呼吸内科护理常规 □ 一级/二级/三级护理（根据病情） □ 对症治疗 □ 吸氧（必要时） □ 抗菌药物 □ 祛痰剂、支气管舒张剂 □ 抗氧化药物 □ 糖皮质激素 □ 免疫抑制剂 □ 改善纤维化制剂 □ 对症治疗药物 □ 根据病情调整药物 **临时医嘱：** □ 对症处理 □ 复查血常规、肝功能、肾功能 □ X 线胸片检查（必要时） □ 异常指标复查 □ 支气管肺泡灌洗液检查 □ 肺活检
病情变异记录	□ 无　□ 有，原因： 1. 2.	□ 无　□ 有，原因： 1. 2.
医师签名		

时间	出院前 1~3 天	出院日
主要诊疗工作	□ 上级医师查房 □ 评估治疗效果 □ 确定出院后治疗方案 □ 完成上级医师查房记录	□ 完成出院小结 □ 向患者交代出院后注意事项 □ 预约复诊日期
重点医嘱	**长期医嘱：** □ 呼吸内科护理常规 □ 一级/二级/三级护理（根据病情） □ 对症治疗 □ 吸氧（必要时） □ 抗菌药物 □ 祛痰剂、支气管舒张剂 □ 抗氧化药物 □ 糖皮质激素 □ 免疫抑制剂 □ 改善纤维化制剂 □ 对症治疗药物 **临时医嘱：** □ 复查血常规、肝功能、肾功能 □ 复查 X 线胸片（必要时） □ 根据需要，复查有关检查	**出院医嘱：** □ 出院带药 □ 门诊随诊
病情变异记录	□ 无　□ 有，原因： 1. 2.	□ 无　□ 有，原因： 1. 2.
医师签名		

（二）护士表单

间质性肺疾病临床路径护士表单

适用对象：第一诊断为间质性肺疾病（ICD-10：J84.900）

患者姓名：	性别： 年龄： 门诊号：	住院号：
住院日期： 年 月 日	出院日期： 年 月 日	标准住院日：10~14天

时间	住院第1天	住院第2~7天	住院第8~14天 （出院日）
健康宣教	□ 入院宣教 □ 介绍主管医师、护士 □ 介绍环境、设施 □ 介绍住院注意事项 □ 向患者宣教戒烟、戒酒的重要性，及减少剧烈活动 □ 介绍疾病知识	□ 主管护士与患者沟通，了解并指导心理应对 □ 宣教疾病知识 □ 使用药物宣教 □ 正确留取标本及各种检查注意事项宣教 □ 给予患者及家属心理支持 □ 指导患者活动 □ 恢复期生活护理	□ 出院宣教 □ 复查时间 □ 服药方法 □ 活动休息 □ 指导饮食 □ 指导办理出院手续
护理处置	□ 核对患者，佩戴腕带 □ 建立入院护理病历 □ 卫生处置：剪指甲、沐浴、更换病号服	□ 随时观察患者病情变化 □ 遵医嘱氧疗 □ 遵医嘱完成用药 □ 协助医师完成各项检查化验	□ 办理出院手续 □ 书写出院小结
基础护理	□ 二级护理 □ 流食或普食 □ 晨晚间护理 □ 卧床 □ 患者安全管理 □ 心理护理	□ 二级护理 □ 半流食或普食 □ 晨晚间护理 □ 床上或床旁活动 □ 患者安全管理 □ 心理护理	□ 三级护理 □ 普食 □ 晨晚间护理 □ 床旁、室内室外活动 □ 患者安全管理
专科护理	□ 护理查体 □ 呼吸频率、血氧饱和度监测 □ 需要时填写跌倒及压疮防范表 □ 需要时请家属陪伴 □ 心理护理	□ 呼吸频率、血氧饱和度监测 □ 遵医嘱完成相关检查 □ 随时观察患者病情变化及药物疗效 □ 必要时吸氧 □ 遵医嘱正确给药 □ 观察患者药物不良反应，有无出凝血征象 □ 提供并发症征象的依据 □ 心理护理	□ 病情观察 评估患者生命体征，特别是呼吸频率及血氧饱和度 □ 心理护理
重点医嘱	□ 详见医嘱执行单	□ 详见医嘱执行单	□ 详见医嘱执行单
病情变异记录	□ 无 □ 有，原因： 1. 2.	□ 无 □ 有，原因： 1. 2.	□ 无 □ 有，原因： 1. 2.
护士签名			

（三）患者表单

间质性肺疾病临床路径患者表单

适用对象：第一诊断为间质性肺疾病（ICD-10：J84.900）

患者姓名：	性别： 年龄： 门诊号：	住院号：
住院日期： 年 月 日	出院日期： 年 月 日	标准住院日：10~14天

时间	入院当日	住院第2~7天	住院第8~14天 （出院日）
医患配合	□ 配合询问病史、收集资料，请务必详细告知既往史、用药史、过敏史 □ 配合进行体格检查 □ 有任何不适告知医师	□ 配合完善相关检查：实验室检查如采血、留尿，心电图，X线胸片等 □ 医师与患者及家属介绍病情，如有异常检查结果需进一步检查 □ 配合医师调整用药 □ 有任何不适告知医师	□ 接受出院前指导 □ 知道复查程序 □ 获取出院诊断书
护患配合	□ 配合测量体温、脉搏、呼吸、血压、血氧饱和度、体重 □ 配合完成入院护理评估单（简单询问病史、过敏史、用药史） □ 接受入院宣教（环境介绍、病室规定、订餐制度、贵重物品保管等）及疾病知识相关教育 □ 有任何不适告知护士	□ 正确留取标本，配合检查 □ 配合用药及治疗 □ 配合定时测量生命体征，每日询问大便 □ 接受氧疗、输液、服药治疗，并告知用药后效果及有无不良反应 □ 注意活动安全，避免坠床或跌倒 □ 配合执行探视及陪伴	□ 接受出院宣教 □ 办理出院手续 □ 获取出院带药 □ 知道服药方法、作用、注意事项 □ 知道复印病历方法及复诊时间
饮食	□ 正常普食 □ 遵医嘱饮食 □ 低脂饮食	□ 正常普食 □ 遵医嘱饮食 □ 低脂饮食	□ 正常普食 □ 遵医嘱饮食
排泄	□ 正常排尿便 □ 避免便秘	□ 正常排尿便 □ 避免便秘	□ 正常排尿便 □ 避免便秘
活动	□ 卧床休息	□ 卧床休息 □ 遵医嘱适量活动	□ 正常适度活动，避免疲劳

附：原表单（2016年版）

间质性肺疾病临床路径表单

适用对象：第一诊断为间质性肺疾病（ICD-10：J84.900）

患者姓名：	性别：　　年龄：　　门诊号：	住院号：
住院日期：　　年　月　日	出院日期：　　年　月　日	标准住院日：7~14天

时间	住院第1~3天	住院期间
主要诊疗工作	□ 询问病史及体格检查 □ 进行病情初步评估 □ 上级医师查房 □ 开化验单，完成病历书写	□ 上级医师查房 □ 核查辅助检查的结果是否有异常 □ 观察药物不良反应 □ 住院医师书写病程记录
重点医嘱	**长期医嘱：** □ 呼吸内科护理常规 □ 一级/二级/三级护理（根据病情） □ 对症治疗 □ 吸氧（必要时） □ 抗菌药物 □ 祛痰剂、支气管舒张剂 □ 抗氧化药物 □ 糖皮质激素 □ 免疫抑制剂 □ 改善纤维化制剂 □ 对症治疗药物 **临时医嘱：** □ 血常规、尿常规、便常规 □ 肝功能、肾功能、电解质、血糖、红细胞沉降率、CRP、感染性疾病筛查、血凝试验、血脂 □ 风湿免疫全套、病毒全套筛查、血管紧张素转换酶、血清蛋白电泳 □ 胸正侧位X线片、心电图 □ 血气分析、胸部高分辨CT、血培养、B超 □ 根据患者情况进行：D-二聚体、肿瘤标志物、病原学检查、超声心动图 □ 常规肺通气功能+弥散功能 □ 对症处理	**长期医嘱：** □ 呼吸内科护理常规 □ 一级/二级/三级护理（根据病情） □ 对症治疗 □ 吸氧（必要时） □ 抗菌药物 □ 祛痰剂、支气管舒张剂 □ 抗氧化药物 □ 糖皮质激素 □ 免疫抑制剂 □ 改善纤维化制剂 □ 对症治疗药物 □ 根据病情调整药物 **临时医嘱：** □ 对症处理 □ 复查血常规、肝功能、肾功能 □ X线胸片检查（必要时） □ 异常指标复查 □ 支气管肺泡灌洗液检查 □ 肺活检
主要护理工作	□ 介绍病房环境、设施和设备 □ 入院护理评估、护理计划 □ 随时观察患者情况 □ 静脉取血、用药指导 □ 进行戒烟、戒酒的建议和教育 □ 协助患者完成实验室检查及辅助检查	□ 观察患者一般情况及病情变化 □ 观察治疗效果及药物反应 □ 疾病相关健康教育 □ 脱离变应原及高危职业，替换疾病相关用药

续　表

时间	住院第 1~3 天	住院期间
病情变异记录	□ 无　□ 有，原因： 1. 2.	□ 无　□ 有，原因： 1. 2.
护士签名		
医师签名		

时间	出院前 1~3 天	出院日
主要诊疗工作	□ 上级医师查房 □ 评估治疗效果 □ 确定出院后治疗方案 □ 完成上级医师查房记录	□ 完成出院小结 □ 向患者交代出院后注意事项 □ 预约复诊日期
重点医嘱	**长期医嘱：** □ 呼吸内科护理常规 □ 一级/二级/三级护理（根据病情） □ 对症治疗 □ 吸氧（必要时） □ 抗菌药物 □ 祛痰剂、支气管舒张剂 □ 抗氧化药物 □ 糖皮质激素 □ 免疫抑制剂 □ 改善纤维化制剂 □ 对症治疗药物 **临时医嘱：** □ 复查血常规、肝功能、肾功能 □ 复查 X 线胸片（必要时） □ 根据需要，复查有关检查	**出院医嘱：** □ 出院带药 □ 门诊随诊
主要护理工作	□ 观察患者一般情况 □ 观察疗效、各种药物作用和不良反应 □ 恢复期生活和心理护理 □ 出院准备指导	□ 帮助患者办理出院手续 □ 出院指导
病情变异记录	□ 无 □ 有，原因： 1. 2.	□ 无 □ 有，原因： 1. 2.
护士签名		
医师签名		

第十章

特发性肺纤维化临床路径释义

一、特发性肺纤维化编码

疾病名称及编码：特发性肺纤维化（ICD-10：J84.104）

二、临床路径检索方法

J84.104

三、国家医疗保障疾病诊断相关分组（CHS-DRG）

MDCE 呼吸系统疾病及功能障碍

ET1 肺间质性疾患

四、特发性肺纤维化临床路径标准住院流程

（一）适用对象

第一诊断为特发性肺纤维化（ICD-10：J84.104）。

释义

■ 需要区分以下几个疾病的定义。

1. 间质性肺疾病（interstitial lung disease，ILD）：亦称作弥漫性实质性肺疾病，是一组主要累及肺间质和肺泡腔，导致肺泡-毛细血管功能单位丧失的弥漫性肺疾病。临床主要表现进行性加重的呼吸困难、限制性通气功能障碍伴弥散功能降低、低氧血症和影像学上的双肺弥漫性病变，可最终发展为弥漫性肺纤维化和蜂窝肺，导致呼吸衰竭而死亡。

2. 特发性间质性肺炎（idiopathic interstitial pneumonia，IIP）：病因不明的间质性肺炎。根据2013年发表的美国胸科学会/欧洲呼吸学会有关特发性间质性肺炎的国际多学科分类，特发性间质性肺炎分为主要的特发性间质性肺炎、少见的特发性间质性肺炎和不能分类的特发性间质性肺炎。主要的特发性间质性肺炎6种，包括特发性肺纤维化、特发性非特异性间质性肺炎、呼吸性细支气管炎伴间质性肺病、脱屑性间质性肺炎、隐源性机化性肺炎、急性间质性肺炎。少见的特发性间质性肺炎两种，包括特发性淋巴细胞性间质性肺炎、特发性胸膜肺实质弹力纤维增生症。特发性肺纤维化是主要的特发性间质性肺炎中的一种类型。

3. 特发性肺纤维化（idiopathic pulmonary fibrosis，IPF）：一种病因不明特定类型的慢性、进行性纤维化性间质性肺炎，主要在老龄人群发病，限定于肺，其相应的组织病理学和/或影像学类型是普通型间质性肺炎。

■ 本临床路径仅适用于无基础疾病、非急性加重期的特发性肺纤维化。

（二）诊断依据

根据《特发性肺纤维化诊断和治疗中国专家共识》（中华结核和呼吸杂志，2016年），《特发性肺纤维化诊治循证指南》（美国胸科学会、欧洲呼吸学会、日本呼吸学会、拉丁美洲胸科协会，2015年）。

（1）排除其他已知原因的间质性肺病（如家庭或职业环境暴露、结缔组织病和药物毒性）。

（2）胸部高分辨CT（HRCT）表现为UIP型（此类患者不建议行外科肺活检）。

（3）已进行外科肺活检的患者，根据HRCT和外科肺活检病理的特定组合进行诊断。

释义

■ 特发性肺纤维化的临床诊断过程采用排除法，需要详细询问病史，并进行辅助检查，除外其他已知病因所致的肺间质性改变，包括吸烟相关性间质性肺疾病，如呼吸性细支气管炎伴间质性肺病等；职业环境暴露，如过敏性肺炎（农民肺等）、肺硅沉着病、肺石棉沉着病、铍病等；室内环境暴露，如过敏性肺炎（饲鸟者肺、加湿器肺等）；结缔组织病所致肺损害，如类风湿肺等；其他自身免疫病，如显微镜下多血管炎等；药物性肺损害，如氨甲蝶呤所致肺损伤等；其他疾病，如结节病、嗜酸性粒细胞肺浸润、病毒性肺炎、原发性支气管肺癌等；家族性，如家族性间质性肺炎。

■ 根据2018年美国胸科学会、欧洲呼吸学会、日本呼吸学会和拉丁美洲胸科协会共同发表《特发性肺纤维化：诊断和管理的循证指南》以及《特发性肺纤维化诊断和治疗中国专家共识，2016年》等，IPF应该具备以下诊断依据：①除外其他已知病因所致的间质性肺疾病，如室内和职业环境暴露，结缔组织病和药物性肺损害；②未行外科肺活检的患者，HRCT表现为普通型间质性肺炎（UIP，表10-1）；③行外科肺活检的患者，结合HRCT和外科肺活检符合特定的类型（表10-2和表10-3）。

表10-1　普通型间质性肺炎的HRCT诊断标准

UIP	可能的UIP	不确定的UIP	其他诊断
胸膜下、基底部分布为主，病变分布不均一	胸膜下、基底部分布为主，病变分布不均一	胸膜下、基底部分布为主	提示其他疾病的特征 CT特点 囊腔 广泛马赛克征 广泛磨玻璃样改变 弥漫分布微结节 小叶中心结节或弥漫结节 实变
蜂窝改变伴或不伴牵拉性支气管扩张	网格改变，伴随牵拉性支气管扩张	细网格，可能有轻度GGO或结构破坏（早期UIP）	病变分布 支气管血管束周围 淋巴管周围 中上肺分布为主
	可有轻度的磨玻璃样改变	CT特点和纤维化分布不提示任何其他病因（属于真正的“不确定型UIP”）	其他特点 胸膜斑（提示石棉肺） 食管扩张（提示结缔组织病） 锁骨远端侵蚀（提示类风湿关节炎） 广泛淋巴结肿大（考虑其他病因） 胸腔积液、胸膜增厚（考虑CTD/药物）

表 10-2　普通型间质性肺炎（UIP）的组织病理学诊断标准

UIP（所有 4 条标准）	可能 UIP	不确定的 UIP（所有 3 条标准）	其他疾病（6 条中任意 1 条）
显著的纤维化/结构变形±蜂窝肺	具有肺结构破坏和纤维化（瘢痕或蜂窝样改变），但程度不足以肯定 UIP/IPF 的诊断	肺纤维化，伴或不伴结构破坏，具有非 UIP 或继发于其他病因的 UIP 特点	活检组织具有其他 IIP 的特征（如缺乏成纤维细胞灶或者呈疏松的纤维化
胸膜下/间隔旁分布为著	和缺乏其他诊断提示的特征	具有某些 UIP 的特征，但有提示其他诊断的特点	组织学呈现其他疾病表现（如过敏性肺炎，朗格罕组织细胞增生症，结节病，淋巴管平滑肌瘤病）
肺实质纤维化呈斑片状	或仅有蜂窝肺		
可见成纤维细胞灶			
缺乏符合其他疾病诊断的病理特征			

表 10-3　HRCT 结合外科肺活检诊断特发性肺纤维化（需要临床-影像-病理讨论）

HRCT 表现类型	外科肺活检表现类型（如果进行）	IPF 的诊断
典型 UIP	UIP	是
	可能 UIP	是
	不确定 UIP	是
	其他诊断	否
可能 UIP	UIP	是
	可能 UIP	是
	不确定 UIP	可能
	其他诊断	否
不确定的 UIP	UIP	可能
	可能 UIP	可能
	不确定 UIP	不确定
	其他诊断	否
其他诊断	UIP	可能
	可能 UIP	否
	不确定 UIP	否
	其他诊断	否

（三）选择治疗方案的依据

根据《特发性肺纤维化诊断和治疗中国专家共识》（中华结核和呼吸杂志，2016年）。

1. 非药物治疗：戒烟、氧疗、肺康复等。

2. 抗纤维化治疗：

（1）抗纤维化药物。

（2）抗氧化治疗。

3. 合并症治疗：抗胃食管反流治疗等。

4. 对症、支持治疗：镇咳、祛痰，抗焦虑，酌情中医中药等。

5. 肺移植。

释义

■ 2015年美国胸科学会、欧洲呼吸学会、日本呼吸学会和拉丁美洲胸科协会共同发表了《特发性肺纤维化：诊断和管理的循证指南》，指南中有关IPF的诊断有更新，结合最新的临床随机对照研究的结果，特发性肺纤维化的治疗目前遵循以下原则。

1. 吸烟者，劝导和帮助患者戒烟。

2. 安静状态下显著低氧血症的特发性肺纤维化患者，给予氧疗，必要时无创正压通气治疗。

3. 肺康复治疗。

4. 轻到中度处于病情进展期的患者可以考虑口服抗纤维化药物吡非尼酮。

5. 根据病情可以考虑口服抗氧化剂N-乙酰半胱氨酸。

6. 急性加重期患者可以应用糖皮质激素和/或免疫抑制剂。

7. 合并呼吸道感染、胃食管反流病、肺动脉高压或肺癌的患者，分别给予抗感染、抗反流、降低肺动脉压或外科手术、放化疗等相应治疗。

8. 对症治疗，如镇咳药物等。

9. 进行肺移植术前评估和肺移植术。

■ 氧疗：目前虽然没有直接证据证明氧疗对伴有低氧血症的IPF患者预后的影响，但是从慢性阻塞性肺疾病得出的间接证据显示，长程氧疗对患者（通常$SPO_2<88\%$）预后有显著的改善作用。因此，建议临床上伴有静息状态低氧血症的特发性肺纤维化患者接受长程氧疗。

■ 机械通气：特发性肺纤维化伴呼吸衰竭接受气管插管机械通气治疗的患者，住院死亡率高达87%~96%。特发性肺纤维化伴呼吸衰竭的患者大多数不采用气管插管机械通气治疗。无创正压通气可能改善少数特发性肺纤维化患者的缺氧，延长生存时间。机械通气可能是极少数特发性肺纤维化患者与肺移植之间的桥梁。

■ 肺康复：肺康复是针对有症状及日常活动能力下降的慢性肺病患者的一项全面干预治疗手段，旨在减轻症状，改善机体功能，稳定或逆转疾病发展，从而降低医疗费用。大多数特发性肺纤维化患者可以接受肺康复治疗。但是特发性肺纤维化患者肺康复的适应证、肺康复处方以及肺康复对患者肺病理生理、生活质量和预后的影响尚待研究。

■ 吡非尼酮：吡非尼酮治疗特发性肺纤维化的国际多中心随机对照研究显示，轻到中度处于疾病进展期的特发性肺纤维化患者服用吡非尼酮与安慰剂相比，能够延缓肺功能的下降和改善无进展生存。目前的推荐剂量为每日1800mg，其不良反应包括皮肤光过敏、胃肠道反应等。

■ 尼达尼布：Ⅱ期和Ⅲ期临床研究均提示，与安慰剂组相比，口服尼达尼布可显著降低轻-中度特发性肺纤维化患者肺功能下降速度，减少 IPF 急性加重次数。目前推荐剂量为每日 300mg，主要不良反应包括胃肠道反应，肝功能异常。

■ N-乙酰半胱氨酸：随机对照研究显示，对于轻到中度特发性肺纤维化患者，N-乙酰半胱氨酸与安慰剂相比在肺功能、病死率和急性加重方面均无显著的改善作用。N-乙酰半胱氨酸单药不适用于大多数特发性肺纤维化患者，少数特发性肺纤维化患者可以选择应用。

■ 糖皮质激素和/或免疫抑制剂：没有可信服的临床证据证明激素和/或免疫抑制剂对特发性肺纤维化是有效的。最新的随机对照研究提示激素和/或免疫抑制剂与安慰剂相比，能够增加特发性肺纤维化的全因病死率和全因住院的风险，治疗相关的严重不良事件发生率明显增高，提出激素和/或免疫抑制剂治疗不适用于轻到中度的特发性肺纤维化患者。激素和/或免疫抑制剂仍用于特发性肺纤维化急性加重的治疗，但病死率高达 78%~86%。由于缺乏临床对照，无法判断其有效性。2011 年特发性肺纤维化基于循证医学的诊断和治疗国际共识中，大多数特发性肺纤维化急性加重的患者不推荐用激素治疗，少数患者可以酌情应用（弱推荐，证据等级非常低）。

■ 肺移植：有适应证的特发性肺纤维化患者接受肺移植可以提高生存率，改善生活质量。特发性肺纤维化和其他间质性肺疾病占肺移植总数超过 20%，是第二常见的肺移植指证。IPF 患者肺移植后 5 年生存率为 50%~56%。推荐具有适应证的特发性肺纤维化患者接受肺移植。

（四）标准住院日为 10~14 天

释义

■ 如果患者条件允许，住院时间可以少于上述住院天数。

（五）进入路径标准

1. 第一诊断必须符合 ICD-10：J84. 104 特发性肺纤维化疾病编码。

2. 当患者同时具有其他疾病诊断，但在住院期间不需要特殊处理，也不影响第一诊断的临床路径流程实施时，可以进入路径。

释义

■ 诊断可以是临床初步诊断，不一定为确定诊断。

■ 患者处于特发性肺纤维化急性加重期，或同时具有其他疾病，包括与特发性肺纤维化相关的疾病（如胃食管反流病、肺气肿、肺动脉高压、原发性支气管肺癌等）和与特发性肺纤维化无关的疾病（如高血压、冠心病、肺部感染），如果影响第一诊断临床路径流程实施时，均不适合进入临床路径。

■特发性肺纤维化患者进行肺移植术前评估或进行肺移植术，则患者退出特发性肺纤维化临床路径。

（六）住院期间的检查项目

1. 必需的检查项目：
（1）血常规、尿常规、便常规。
（2）感染性疾病筛查（乙型肝炎、丙型肝炎、梅毒、艾滋病等）。
（3）肝功能、肾功能、血糖、电解质。
（4）红细胞沉降率、C反应蛋白（CRP）、蛋白电泳、IgG等。
（5）抗核抗体（ANA）谱、抗中性粒细胞胞质抗体（ANCA）、抗环瓜氨酸抗体（CCP）、类风湿因子（RF）。
（6）胸部HRCT、心电图。
（7）肺功能（病情允许时）：常规通气功能、弥散功能。
（8）动脉血气分析。
（9）支气管肺泡灌洗液检查（HRCT为非典型UIP型时）。
（10）外科肺活检（HRCT为非典型UIP型时，且病情许可时）。
2. 根据患者情况可选择：D-二聚体、肿瘤标志物、病原学检查、超声心动图、6分钟步行试验、经支气管镜肺活检（TBLB）等。

释义

■X线胸片可以由胸部HRCT替代，部分检查在治疗后相应的时间需要复查，评价病情和治疗效果。自身抗体（包括抗核抗体、抗ENA抗体、抗磷脂抗体、类风湿因子、抗环瓜氨酸肽抗体和抗中性粒细胞胞质抗体等）检查等。肺活检（必要时且病情允许），包括经支气管镜肺活检（TBLB）、经皮穿刺肺活检、经支气管淋巴结穿刺活检以及外科肺活检和纵隔镜淋巴结活检等。

■特发性肺纤维化的诊断流程采用排除法，需要相应的辅助检查除外已知原因所致的间质性肺疾病、感染、肿瘤等。

■在疾病诊断的过程中需要检查合并症，包括胃食管反流病、肺动脉高压和肺癌等。

■如果通过上述检查排除了特发性肺纤维化，则患者退出本临床路径。

■诊断需要且患者病情允许时行外科肺活检，则患者退出本临床路径。

（七）药物选择

1. 酌情使用的药物：吡非尼酮、尼达尼布、N-乙酰半胱氨酸，抑酸药物。
2. 不推荐使用的药物：①泼尼松、硫唑嘌呤联合N-乙酰半胱氨酸；②抗凝药物；③西地那非；④波生坦、马西替坦；⑤伊马替尼。

释义

■ 1. 酌情使用的治疗：

(1) 糖皮质激素（注：IPF 急性加重患者可以考虑应用，糖皮质激素的剂量、使用途径和疗程尚没有形成一致的意见）。

(2) 免疫抑制剂/细胞毒药物（注：IPF 急性加重时可试用）。

(3) 抗氧化制剂：N-乙酰半胱氨酸。

(4) 改善纤维化制剂：吡非尼酮、尼达尼布。

(5) 非药物治疗：戒烟；氧疗；肺康复；机械通气；肺移植。

(6) 姑息治疗。

2. 不推荐使用的药物或治疗方案：

(1) 泼尼松、硫唑嘌呤和 N-乙酰半胱氨酸联合治疗。

(2) 抗凝药物。

(3) 西地那非。

(4) 波生坦和马西替坦。

(5) 伊马替尼。

（八）出院标准

症状好转，生命体征平稳。

释义

■ 如果患者出现并发症，是否需要继续住院处理，由主管医师具体决定。

（九）变异及原因分析

1. 伴有影响本病治疗效果的合并症，需要进行相关诊断和治疗，导致住院时间延长。

2. 病情较重，出现并发症（如气胸、呼吸衰竭、严重肺部感染等），退出本路径，转入相应路径。

3. 常规治疗无效或加重，退出本路径。

释义

■ 变异分为微小变异和重大变异两大类，前者是不出路径、偏离预定轨迹的病例，后者是需要退出本路径或进入其他路径的病例。

■ 微小变异

并发症：轻-中度呼吸道感染、轻-中度肺动脉高压、肺气肿、胃食管反流病等。

医院原因：因医院检验项目的及时性，不能按照要求完成检查；因节假日不能按照要求完成检查。

个人原因：不愿配合完成相应检查，短期不愿按照要求出院随诊。

■ 重大变异

疾病本身原因：因基础疾病需要进一步诊断和治疗，如心力衰竭；因为合并其他疾病需要进一步诊断和治疗，如感染、重度肺动脉高压、肺癌；因各种原因需要其他诊断和治疗措施，包括外科肺活检、肺移植等。

个人原因：患者或家属与医院发生医疗纠纷；要求离院或转院；不愿按照要求出院随诊而导致入院时间明显延长。

五、特发性肺纤维化给药方案

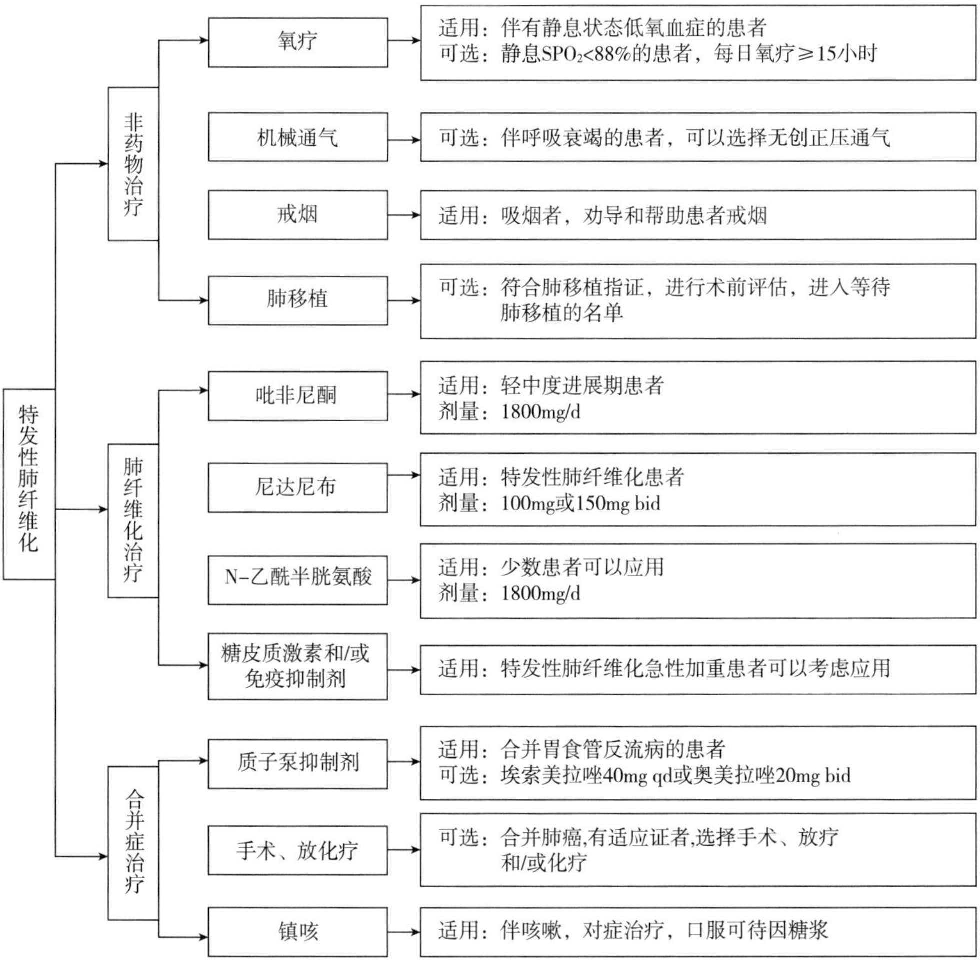

（一）用药选择

1. 明确疾病诊断，评估疾病的严重程度和合并症有助于合理选择一般性治疗、肺纤维化治疗和合并症治疗。
2. 轻症患者可以口服药物，重症患者选用静脉药物，待临床表现显著改善并能口服时，改用口服药物序贯治疗。

（二）药学提示

1. 口服 N-乙酰半胱氨酸片偶尔发生恶心和呕吐等胃肠道反应，罕见皮疹和支气管痉挛等过敏反应。支气管哮喘未控制的患者慎用。

2. 口服吡非尼酮可能发生皮肤光过敏，胃肠道症状，如食欲缺乏、恶心、呕吐、腹泻等。少数出现肝功能异常和黄疸，需要定期监测肝功能。

（三）注意事项

特发性肺纤维化是一种慢性进展的纤维化性肺疾病，具有难治性的特点，目前尚没有确切有效的治疗药物。通过合理的疾病诊断、评估和治疗，能够一定程度上减轻患者的症状，改善生活质量。

六、特发性肺纤维化护理规范

1. 对于缺氧严重的患者，积极采用适合的氧疗方法。
2. 合并胃食管反流病的患者，避免餐后立即平卧休息。
3. 建议餐中或者餐后服用抗纤维化药物，减少消化道刺激，提高患者对药物的耐受能力。
4. IPF 合并感染患者治疗期间，鼓励患者咳嗽、咳痰，加强气道引流。
5. 病情严重的 IPF 患者长期卧床，需要警惕下肢深静脉血栓形成的可能。
6. 注意心理指导，耐心聆听患者的叙述，疏导其心理压力。

七、特发性肺纤维化营养治疗规范

1. 所有患者入院后应常规进行营养筛查和营养状况评估和综合测定进行营养不良诊断。
2. 治疗过程中每周至少为患者评估 1 次，以便尽早发现患者出现营养风险并采取早期干预。
3. 营养治疗方式的选择：为了降低感染风险，首选肠内营养摄入；如口服摄入不足目标量的 60%时，推荐管饲肠内营养。肠内营养不能达到目标量 60%时可选用肠外营养药物，以全合一的方式实施（应包含氨基酸、脂肪乳、葡萄糖、维生素、微量元素、电解质注射制剂等）。根据病情变化及营养耐受性选择或调整肠外肠内营养方案。
4. 患者的每日供给量推荐为每日 25~30kcal/kg，如患者合并严重消耗，每日供给量推荐为每日 30~35kcal/kg。
5. 患者可适当提高优质脂肪的供能比例；蛋白质供给量为每日 1.0~1.5g/kg。

八、特发性肺纤维化患者健康宣教

1. 鼓励患者以科学的态度，积极平和的心态面对疾病。
2. 戒烟。
3. 嘱患者定期随诊，及时发现病情变化和药物的不良反应，调整治疗方案。
4. 注意保暖，避免受寒引起的上呼吸道感染。
5. 病情稳定的情况下可考虑注射流感疫苗。
6. 减少生活环境或工作环境中烟雾、香水、化学物质等刺激性气体的吸入。
7. 鼓励患者参加力所能及的肺康复活动。

九、推荐表单

（一）医师表单

特发性肺纤维化临床路径医师表单

适用对象：第一诊断为特发性肺纤维化（ICD-10：J84.109）

患者姓名：	性别：　年龄：　门诊号：	住院号：
住院日期：　年　月　日	出院日期：　年　月　日	准住院日：10~14天

时间	住院第1~3天	住院期间
主要诊疗工作	□ 询问病史及体格检查 □ 进行病情初步评估 □ 上级医师查房 □ 开实验室检查单，完成病历书写	□ 上级医师查房 □ 核查辅助检查的结果是否有异常 □ 观察药物不良反应 □ 住院医师书写病程记录
重点医嘱	**长期医嘱：** □ 呼吸内科护理常规 □ 一级/二级/三级护理（根据病情） □ 对症治疗 □ 吸氧（必要时） □ 糖皮质激素 □ 免疫抑制剂 □ 改善纤维化制剂 **临时医嘱：** □ 血常规、尿常规、便常规 □ 肝功能、肾功能、电解质、血糖、红细胞沉降率、CRP、感染性疾病筛查 □ 胸部正侧位X线片、心电图 □ 血气分析、胸部高分辨CT、血培养、B超 □ 根据患者情况进行：D-二聚体、肿瘤标志物、病原学检查、超声心动图 □ 常规肺通气功能+弥散功能 □ 对症处理	**长期医嘱：** □ 呼吸内科护理常规 □ 一级/二级/三级护理（根据病情） □ 对症治疗 □ 吸氧（必要时） □ 糖皮质激素 □ 免疫抑制剂 □ 抗纤维化制剂 □ 抗氧化剂 **临时医嘱：** □ 对症处理 □ 复查血常规、肝功能、肾功能 □ X线胸片检查（必要时） □ 异常指标复查 □ 支气管肺泡灌洗液检查 □ 肺活检
主要护理工作	□ 介绍病房环境、设施和设备 □ 入院护理评估、护理计划 □ 随时观察患者情况 □ 静脉取血、用药指导 □ 进行戒烟、戒酒的建议和教育 □ 协助患者完成实验室检查及辅助检查	□ 观察患者一般情况及病情变化 □ 观察治疗效果及药物反应 □ 疾病相关健康教育
病情变异记录	□ 无　□ 有，原因： 1. 2.	□ 无　□ 有，原因： 1. 2.
医师签名		

时间	出院前 1~3 天	出院 10~14 天 （出院日）
主要诊疗工作	□ 上级医师查房 □ 评估治疗效果 □ 确定出院后治疗方案 □ 完成上级医师查房记录	□ 完成出院小结 □ 向患者交代出院后注意事项 □ 预约复诊日期
重点医嘱	**长期医嘱：** □ 呼吸内科护理常规 □ 二级/三级护理（根据病情） □ 对症治疗 □ 吸氧（必要时） □ 糖皮质激素 □ 免疫抑制剂 □ 改善纤维化制剂 □ 抗氧化剂 **临时医嘱：** □ 复查血常规、肝功能、肾功能 □ 复查 X 线胸片（必要时） □ 根据需要，复查有关检查	**出院医嘱：** □ 出院带药 □ 门诊随诊
主要护理工作	□ 观察患者一般情况 □ 观察疗效、各种药物作用和不良反应 □ 恢复期生活和心理护理 □ 出院准备指导	□ 帮助患者办理出院手续 □ 出院指导
病情变异记录	□ 无 □ 有，原因： 1. 2.	□ 无 □ 有，原因： 1. 2.
护士签名		
医师签名		

（二）护士表单

特发性肺纤维化临床路径护士表单

适用对象：第一诊断为特发性肺纤维化（ICD-10：J84.109）

患者姓名：	**性别：　　年龄：　　门诊号：**	**住院号：**
住院日期：　年　月　日	**出院日期：**　年　月　日	**标准住院日：**10～14天

时间	住院第1天	住院第2~7天	住院第8~14天 （出院日）
健康宣教	□ 入院宣教 介绍主管医师、护士 介绍环境、设施 介绍住院注意事项 □ 向患者宣教戒烟、戒酒的重要性，及减少剧烈活动 □ 介绍疾病知识	□ 主管护士与患者沟通，了解并指导心理应对 □ 宣教疾病知识 □ 使用药物宣教 □ 正确留取标本及各种检查注意事项宣教 □ 给予患者及家属心理支持 □ 指导患者活动 □ 恢复期生活护理	□ 出院宣教 复查时间 服药方法 活动休息 指导饮食 □ 指导办理出院手续
护理处置	□ 核对患者，佩戴腕带 □ 建立入院护理病历 □ 卫生处置：剪指甲、沐浴、更换病号服	□ 随时观察患者病情变化 □ 遵医嘱氧疗 □ 遵医嘱完成用药 □ 协助医师完成各项检查	□ 办理出院手续 □ 书写出院小结
基础护理	□ 二级护理 □ 流质饮食或普通饮食 □ 晨晚间护理 □ 卧床 □ 患者安全管理 □ 心理护理	□ 二级护理 □ 半流质饮食或普通饮食 □ 晨晚间护理 □ 床上或床旁活动 □ 患者安全管理 □ 心理护理	□ 三级护理 □ 普通饮食 □ 晨晚间护理 □ 床旁、室内室外活动 □ 患者安全管理
专科护理	□ 护理查体 □ 呼吸频率、血氧饱和度监测 □ 需要时填写跌倒及压疮防范表 □ 需要时请家属陪伴 □ 心理护理	□ 呼吸频率、血氧饱和度监测 □ 遵医嘱完成相关检查 □ 随时观察患者病情变化及药物疗效 □ 必要时吸氧 □ 遵医嘱正确给药 □ 观察患者药物不良反应，有无出凝血征象 □ 提供并发症征象的依据 □ 心理护理	□ 病情观察 评估患者生命体征，特别是呼吸频率及血氧饱和度 □ 心理护理
重点医嘱	□ 详见医嘱执行单	□ 详见医嘱执行单	□ 详见医嘱执行单
病情变异记录	□ 无　□ 有，原因： 1. 2.	□ 无　□ 有，原因： 1. 2.	□ 无　□ 有，原因： 1. 2.
护士签名			

（三）患者表单

特发性肺纤维化临床路径患者表单

适用对象：第一诊断为特发性肺纤维化（ICD-10：J84.109）

患者姓名：	性别：　年龄：　门诊号：	住院号：
住院日期：　年　月　日	出院日期：　年　月　日	标准住院日：10~14 天

时间	入院当日	住院第 2~7 天	住院第 8~14 天 （出院日）
医患配合	□ 配合询问病史、收集资料，请务必详细告知既往史、用药史、过敏史 □ 配合进行体格检查 □ 有任何不适告知医师	□ 配合完善相关检查，如采血、留尿、心电图、X 线胸片等 □ 医师与患者及家属介绍病情，如有异常检查结果需进一步检查 □ 配合医师调整用药 □ 有任何不适告知医师	□ 接受出院前指导 □ 知道复查程序 □ 获取出院诊断书
护患配合	□ 配合测量体温、脉搏、呼吸、血压、血氧饱和度、体重 □ 配合完成入院护理评估单（简单询问病史、过敏史、用药史） □ 接受入院宣教（环境介绍、病室规定、订餐制度、贵重物品保管等）及疾病知识相关教育 □ 有任何不适告知护士	□ 正确留取标本，配合检查 □ 配合用药及治疗 □ 配合定时测量生命体征，每日询问大便 □ 接受氧疗、输液、服药治疗，并告知用药后效果及有无不良反应 □ 注意活动安全，避免坠床或跌倒 □ 配合执行探视及陪伴	□ 接受出院宣教 □ 办理出院手续 □ 获取出院带药 □ 知道服药方法、作用、注意事项 □ 知道复印病历方法及复诊时间
饮食	□ 正常饮食 □ 遵医嘱饮食 □ 低脂饮食	□ 正常饮食 □ 遵医嘱饮食 □ 低脂饮食	□ 正常饮食 □ 遵医嘱饮食
排泄	□ 正常排尿便 □ 避免便秘	□ 正常排尿便 □ 避免便秘	□ 正常排尿便 □ 避免便秘
活动	□ 卧床休息	□ 卧床休息 □ 遵医嘱适量活动	□ 适度活动，避免疲劳

附：原表单（2019年版）

特发性肺纤维化临床路径表单

适用对象：第一诊断为特发性肺纤维化（ICD-10：J84.104）

患者姓名：	**性别：　　年龄：　　门诊号：**	**住院号：**
住院日期：　　年　月　日	**出院日期：**　　年　月　日	**标准住院日：**7~14天

时间	住院第1~3天	住院期间
主要诊疗工作	□ 询问病史及体格检查 □ 进行病情初步评估 □ 上级医师查房 □ 开检查单，完成病历书写	□ 上级医师查房 □ 核查辅助检查的结果是否有异常 □ 观察药物不良反应 □ 住院医师书写病程记录
重点医嘱	**长期医嘱：** □ 呼吸内科护理常规 □ 一级/二级/三级护理（根据病情） □ 对症治疗 □ 吸氧（必要时） □ 抗纤维化药物 □ 抑酸药物（有反酸等症状） **临时医嘱：** □ 血常规、尿常规、便常规 □ 肝功能、肾功能、电解质、血糖、红细胞沉降率、CRP、感染性疾病筛查、ANA谱、ANCA、RF、CCP □ 心电图 □ 血气分析、胸部高分辨CT、超声 □ 根据患者情况进行：D-二聚体、肿瘤标志物、病原学检查、超声心动图 □ 常规肺通气功能+弥散功能 □ 对症处理	**长期医嘱：** □ 呼吸内科护理常规 □ 一级/二级/三级护理（根据病情） □ 对症治疗 □ 吸氧（必要时） □ 抗纤维化药物 □ 抑酸药物（有反酸等症状） **临时医嘱：** □ 对症处理 □ 复查血常规、肝功能、肾功能 □ X线胸片检查（必要时） □ 异常指标复查 □ 支气管肺泡灌洗液检查（必要时） □ 肺活检（必要时）
主要护理工作	□ 介绍病房环境、设施和设备 □ 入院常规护理评估、护理计划 □ 随时观察患者情况 □ 静脉取血、用药指导 □ 进行戒烟、戒酒的建议和教育 □ 协助患者完成实验室检查及辅助检查 □ 协助吸氧（必要时） □ 注意手卫生、避免继发感染及受寒感冒 □ 对常用的抗纤维化药物的不良反应进行宣教，并加强减少相关不良反应的注意事项的宣教（如餐中服药、服用吡非尼酮后加强防紫外线照射等）	□ 观察患者一般情况及病情变化 □ 观察治疗效果及药物反应 □ 疾病相关健康教育 □ 减少药物不良反应的宣教 □ 药物不良反应的观察 □ 协助吸氧（必要时）

续　表

时间	住院第 1~3 天	住院期间
病情变异记录	□ 无　□ 有，原因： 1. 2.	□ 无　□ 有，原因： 1. 2.
护士签名		
医师签名		

时间	出院前 1~3 天	出院日
主要诊疗工作	□ 上级医师查房 □ 评估治疗效果 □ 确定出院后治疗方案 □ 完成上级医师查房记录	□ 完成出院小结 □ 向患者交代出院后注意事项 □ 预约复诊日期
重点医嘱	**长期医嘱：** □ 呼吸内科护理常规 □ 二级/三级护理（根据病情） □ 对症治疗 □ 吸氧（必要时） □ 抗纤维化药物 □ 抑酸药物（有反酸等症状） **临时医嘱：** □ 复查血常规、肝功能、肾功能 □ 复查 X 线胸片（必要时） □ 根据需要，复查有关检查	**出院医嘱：** □ 出院带药 □ 门诊随诊 □ 肺移植门诊就诊，评价肺移植时机
主要护理工作	□ 观察患者一般情况 □ 观察疗效、各种药物作用和不良反应 □ 恢复期生活和心理护理 □ 抗纤维化药物的服药指导 □ 肺移植相关问题的指导：时机、费用、适应证、禁忌证等 □ 减少感冒、继发感染及过劳的指导 □ 协助吸氧（必要时）以及指导出院后氧疗（必要时） □ 出院准备指导	□ 帮助患者办理出院手续 □ 出院指导
病情变异记录	□ 无 □ 有，原因： 1. 2.	□ 无 □ 有，原因： 1. 2.
护士签名		
医师签名		

第十一章

孤立性肺结节临床路径释义

一、孤立性肺结节编码

1. 原编码：

疾病名称及编码：肺部结节（ICD-10：R91）

2. 修改编码：

疾病名称及编码：孤立性肺结节（ICD-10：R91. x04）

二、临床路径检索方法

R91. x04

三、国家医疗保障疾病诊断相关分组（CHS-DRG）

MDCE　呼吸系统疾病及功能障碍

EZ1　其他呼吸系统疾患

四、孤立性肺结节临床路径标准住院流程

（一）适用对象

第一诊断为肺部结节（ICD-10：R91. X00）。

释义

■ 肺部结节（pulmonary nodule，PN）是指肺内直径≤3cm 的局灶性、类圆形，影像学表现为密度增高的实性或亚实性肺部阴影，可为孤立性或多发性，不伴肺不张、肺门淋巴结肿大和胸腔积液。

■ 孤立性肺结节（solitary pulmonary nodule，SPN）是指单个、边界清楚、影像学表现为密度增高、直径≤3cm、周围为含气肺组织所包绕的软组织影。

（二）诊断依据

根据《肺部结节诊治中国专家共识》[中华结核和呼吸杂志，2015，38（4）：249-254]。

1. 临床表现可无症状，多于健康体检时经胸部 X 线或胸部 CT 发现，也可有咳嗽、咳痰、咯血或血丝痰、呼吸困难、胸痛和咯血等。

2. 可有吸烟、结核患者接触史等危险因素。

3. 下列检查 1 项或以上阳性，可以确诊：

（1）支气管镜+支气管透壁肺活检+组织病理学检查。

（2）CT 引导下肺穿刺检查+组织病理学检查。

（3）胸部小切口手术肺组织活检+组织病理学检查。

4. 需排除以下疾病：肺部结节＞3cm，其诊治见肺癌等相关路径。

释义

■ 肺部结节的评估主要包括临床信息、影像学分析、肿瘤标志物和临床肺癌概率计算。

■ 患者临床信息如年龄、职业、吸烟史、慢性肺部疾病史、个人和家族肿瘤史、治疗经过及转归，可为鉴别诊断提供重要参考意见；胸部CT检查可提高肺结节的鉴别诊断率；如果在随访阶段发现肿瘤标志物进行性增高，需要排除早期肺癌；在行影像学检查或活检之前评估临床恶性肿瘤的概率具有重要意义，有助于选择合适的后续检查方法和随访模式。

■ 局部病灶直径＞3cm者称为肺肿块，肺癌的可能性相对较大。

（三）治疗方案的选择

根据《肺部结节诊治中国专家共识》[中华结核和呼吸杂志，2015，38（4）：249-254]。

1. 一般对症处理。
2. 视病理结果制订进一步治疗方案。
3. 确诊为肺结核，结核病院进一步诊治。
4. 确诊为早期非小细胞性肺癌，建议手术治疗，进一步治疗手段入《支气管肺癌临床路径》。
5. 确诊为早期小细胞性肺癌或非小细胞肺癌伴远处转移，建议分子靶向治疗（根据分子检测结果决定）或化疗及放疗治疗，进一步治疗手段入《肺部肿瘤化疗临床路径》。
6. 确诊为炎性假瘤或良性肿瘤建议随访，伴随明显症状时可考虑手术治疗。
7. 确诊为曲霉菌球等感染性病灶时按相关感染给予针对性抗感染治疗。

释义

■ 根据《肺部结节诊治中国专家共识》将结节直径界限值定为8mm，≤8mm者在短时间内发展为恶性肿瘤的可能性相对较小，或肿瘤倍增时间较长，目前较难用影像学技术进行精确评估，也很难进行非手术活检。对于≤8mm肺部结节，首先评估是否存在肺癌的危险因素，再根据结节大小，选择CT随访频率和持续时间，推荐选择低剂量CT平扫技术进行随访。

■ 对肺癌可能性较小的病例可抗感染治疗5~7天，休息1个月后复查，结节增大或无变化者，由多学科会诊，决定是否进入临床治疗；结节缩小可在2年内进行随访。

■ 直径为8~30mm的实性结节处理流程见图11-1。

单个不明原因结节直径＞8mm，恶性肿瘤的预测概率为低、中度（5%~65%）者：建议行功能成像，有条件者可考虑PET/CT，以便更好地描述结节。恶性肿瘤的预测概率为高度（＞65%）者：视情况决定是否使用功能成像描述结节，对于对高度怀疑肿瘤者可考虑直接做PET/CT，因其可同时进行手术前的预分期。

■ 对单个不明原因结节直径＞8mm者：进行随访，建议在3~6个月、9~12个月以及18~24个月进行薄层、低剂量CT扫描。

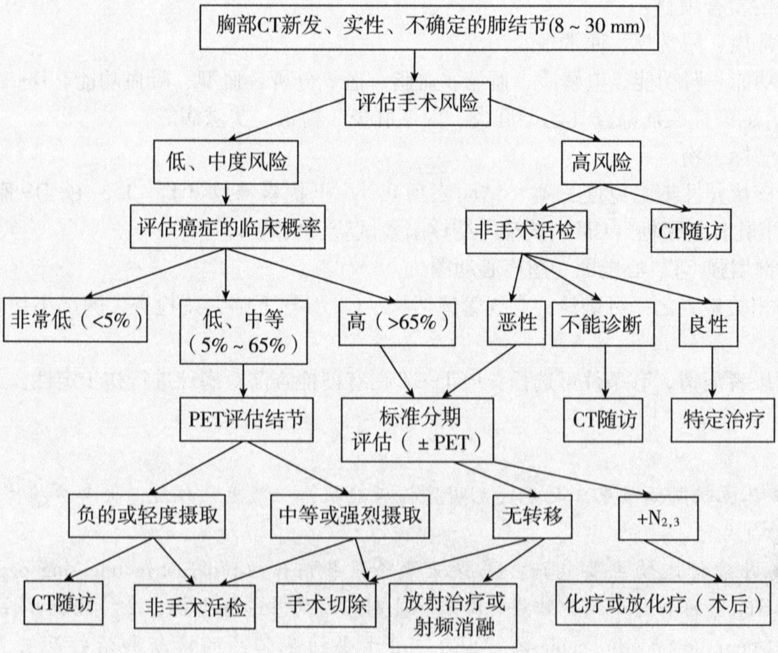

图 11-1　实性结节直径 8~30mm 患者的管理流程

（四）标准住院日为 10~14 天

释义

■ 如患者条件允许，住院时间可以少于上述住院天数。

（五）进入路径标准

1. 第一诊断必须符合 ICD-10：R91. X00 肺部结节疾病编码。
2. 当患者同时具有其他疾病诊断，但在住院期间不需要特殊处理也不影响第一诊断的临床路径流程实施时，可以进入路径。
3. 有明显影响肺部结节常规治疗的情况，不进入肺部结节临床路径。

释义

■ 患者同时具有其他疾病影响第一诊断的临床路径流程实施时，不适合进入临床路径。

■ 如治疗期间出现与第一诊断不符或明显影响第一诊断及治疗的情况，需退出临床路径。

（六）入院后第1~3天

1. 必需的检查项目：

（1）血常规、尿常规、便常规。

（2）肝功能、肾功能、电解质、血糖、血脂、血气分析、血型、凝血功能、D-二聚体（D-dimer）、感染性疾病筛查（乙型肝炎、丙型肝炎、梅毒、艾滋病等）。

（3）肿瘤标志物。

（4）结核特异性细胞免疫三项（结明三项）、γ-干扰素释放试验、1,3-β-D-葡聚糖（G）试验、半乳甘露聚糖（GM）试验、结核菌素试验、痰病理。

（5）胸部增强CT、心电图、超声心动图。

2. 下列相关检查之一可确诊：支气管镜活检、CT引导下肺穿刺检查、胸部小切口肺组织活检术。

3. 根据患者病情，有条件可选择：PET-CT在有创检查前对病灶进行初步定性。

释义

■ 孤立性肺结节患者大多数无明显临床症状，一般无须住院。大部分检查可以在门诊完成。

■ 肿瘤标志物主要包括：①胃泌素释放肽前体（pro gastrin releasing peptide, Pro-GRP）：可作为小细胞肺癌的诊断和鉴别诊断的首选标志物；②神经特异性烯醇化酶（neurone specific enolase, NSE）：用于小细胞肺癌的诊断和治疗反应监测；③癌胚抗原（carcinoembryonicantigen, CEA）：目前血清中CEA的检查主要用于判断肺癌预后以及对治疗过程的监测；④细胞角蛋白19片段（cytokeratin fragment, CY-FRA21-1）：对肺鳞癌诊断的敏感度、特异度有一定参考价值；⑤鳞状细胞癌抗原（squarmous cell carcinoma antigen, SCC）：对肺鳞状细胞癌疗效监测和预后判断有一定价值。

■ γ-干扰素释放试验此处所指为结核杆菌特异性γ-干扰素释放试验。痰病理检查既包括痰细胞学病理检查，也包括痰微生物检查，如痰涂片、痰培养以及痰宏基因组学分析等。

■ CT引导下肺穿刺检查是重要的肺结节诊断手段，但随着影像技术的进步，目前经胸壁的肺穿刺活检术既可以是CT引导下穿刺，也可以是超声引导下穿刺活检等。胸部小切口肺组织活检术，如内科胸腔镜及外科胸腔镜。

■ PET-CT检查尽可能选择全身PET-CT，如条件不允许，可选择胸部PET-CT。

■ 根据病情部分检查可以不进行。

（七）治疗方法

1. 手术治疗：对于早期非小细胞性肺癌、不伴有呼吸功能障碍的炎性假瘤或良性肿瘤等手术治疗，如肺部结节或所在肺叶切除术。

2. 抗感染治疗：急性炎性，给予抗感染治疗，如青霉素、头孢菌素类、喹诺酮等抗菌药物。

3. 抗结核治疗：对于拟诊结核的患者，若有必要可考虑抗结核治疗并建议转结核病院治疗。

4. 视病理结果不同而不同的治疗方法。

（八）出院标准

1. 生命体征平稳。
2. 没有需要继续住院处理的并发症。

释义

■ 手术治疗是早期肺癌的重要治疗手段，但随着对于肿瘤治疗研究的深入，目前除了早期非小细胞肺癌外，部分早期的小细胞肺癌也可以从手术治疗中获益。

■ 如果出现并发症，是否需要继续住院处理，由主管医师具体决定。

■ 不需要手术或者治疗稳定患者的动态随访及观察不需要继续住院。

（九）变异及原因分析

1. 检查发现伴有其他疾病，需要相关诊断治疗。
2. 有时由于结节较小，病理活检有困难，可根据结节的大小不同，参考《肺部结节诊治中国专家共识》，采用不同时间，动态观察。
3. 病理确诊后，根据不同病因，采取相应的病因治疗。

释义

■ 微小变异：因医院检验项目的完整性、及时性，不能按照要求完成检查；因节假日不能按照要求完成检查；患者各种原因不愿配合完成相应检查；短期不愿按照要求出院随诊。

■ 重大变异：因基础疾病需要进一步诊断和治疗；因各种原因需要其他治疗措施；医院与患者或家属发生医疗纠纷，患者要求离院或转院；患者不愿按照要求出院随诊而导致入院时间明显延长。

五、孤立性肺结节给药方案

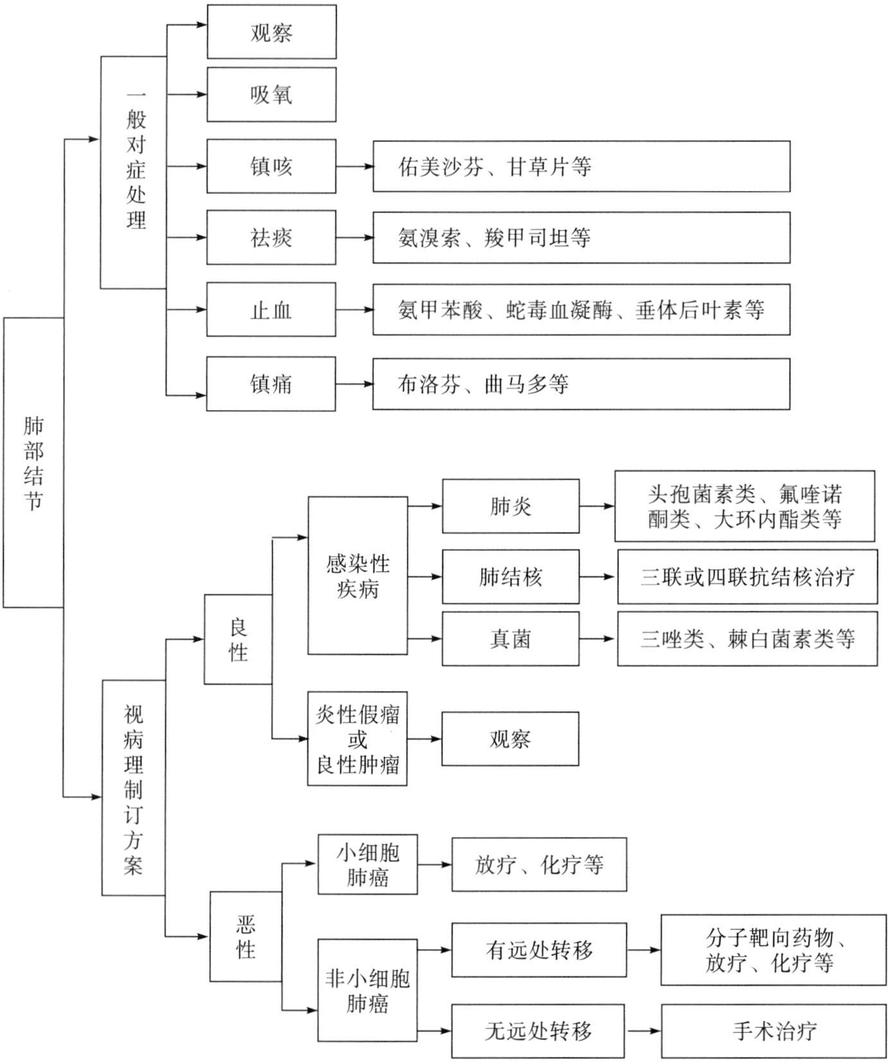

（一）用药选择

1. 孤立性肺结节患者大多数无明显临床症状，一般无需药物治疗。少数患者可以对症治疗，是根据患者临床症状的轻重给予相应的药物治疗。轻度咳嗽不需进行镇咳治疗；严重的咳嗽，如剧烈干咳或频繁咳嗽影响休息和睡眠时，可适当给予镇咳治疗。痰多患者禁用强力镇咳治疗。

2. 痰中带血或少量咯血时，可给予观察、止血、吸氧、心电监护等对症治疗；大咯血时，首先保持呼吸道通常，避免窒息，给予静脉止血、输血等、必要时行介入或手术止血治疗，给予镇咳、镇静等对症治疗。

3. 抗结核治疗坚持早期、联用、适量、规律和全程使用敏感药物的原则。

4. 具有敏感突变靶点的转移性非小细胞肺癌患者推荐相应分子靶向药物治疗，因为与接受化疗者相比生活质量明显改善。

5. 隐球菌感染首选氟康唑，侵袭性曲霉病首选伏立康唑。

（二）药学提示

1. 垂体后叶素为动物脑垂体后叶提取物，是治疗大咯血的首选药物之一，它通过直接作用于血管平滑肌，产生强烈的收缩血管作用，发挥止血作用，垂体后叶素对内脏血管的收缩作用并无选择性，对于高血压、冠心病、心力衰竭、肺源性心脏病者慎用。

2. 化疗前应了解化疗用药方案以及每种化疗药物的刺激性，避免局部静脉反应的发生；抗肿瘤化学治疗药物均有不同程度的不良反应，应给予相应的预防和保护措施。

（三）注意事项

1. 对于经病理确诊的病例转到相应的临床路径进一步治疗。

2. 医务人员在接触化疗药物过程中具有潜在危险性，抗肿瘤药可经过直接接触、呼吸道吸入或消化道摄入而致医护人员职业损伤。因此，经常接触化疗药物的医务人员要正确执行抗癌药操作规程、做好安全防护。

六、孤立性肺结节护理规范

1. 随访患者无需住院护理。

2. 普通检查患者遵循呼吸科护理常规。

3. 手术检查患者遵循专科护理规范。

七、孤立性肺结节营养治疗规范

1. 结合患者既往病史，给予患者合适的营养指导，如糖尿病患者遵循内分泌科营养治疗规范，高血压患者遵循心血管内科营养治疗规范等。

2. 单纯肺结节患者无需特殊营养治疗。

八、孤立性肺结节患者健康宣教

1. 孤立性肺结节需要在医生指导下尽量明确诊断。

2. 在医生指导下需要随访的孤立性肺结节患者需要按照规范的随访频率和时间进行胸部 CT 随访。

九、推荐表单

（一）医师表单

孤立性肺结节临床路径医师表单

适用对象：第一诊断为肺部结节（ICD-10：R91. X00）

患者姓名：	**性别：　　年龄：　　门诊号：**	**住院号：**
住院日期：　　年　月　日	**出院日期：**　　年　月　日	**标准住院日：**10~14天

时间	住院第1天	住院第2~6天
主要诊疗工作	□ 询问病史及体格检查 □ 进行病情初步评估 □ 上级医师查房 □ 明确诊断方案及对症治疗方案 □ 开实验室检查单，完成病历书写	□ 上级医师查房 □ 评估辅助检查的结果 □ 病情评估，根据患者病情调整诊断方案 □ 观察药物不良反应 □ 确认有创有无并发症 □ 住院医师书写病程记录
重点医嘱	**长期医嘱：** □ 呼吸内科护理常规 □ 二级/三级护理（根据病情） □ 普通饮食 □ 吸氧（必要时） □ 心电、呼吸、血压、血氧监测（必要时） □ 对症药物治疗（必要时） **临时医嘱：** □ 血常规、尿常规、便常规 □ 电解质、肝功能、肾功能、血糖、血脂、凝血功能、血型、D-二聚体、感染性疾病筛查、肿瘤标志物、结核特异性细胞免疫三项、T-SPOT、C反应蛋白、降钙素原、G实验、GM实验等 □ 胸部增强CT、心电图、超声心动图	**长期医嘱：** □ 呼吸内科护理常规 □ 二级/三级护理（根据病情） □ 卧床休息 □ 吸氧（必要时） □ 心电、呼吸、血压、血氧监测（必要时） □ 止血等对症药物治疗（必要时） **临时医嘱：** □ CT引导下肺穿刺（必要时） □ 气管镜检查、支气管透壁肺活检（必要时） □ 胸部小切口肺部结节活检术（必要时） □ PET-CT（必要时） □ 肺组织病理、TB-DNA、痰微生物学检查 □ EGFR、ALK基因检测（必要时） □ 胸腔穿刺及闭式引流术（CT引导下肺穿刺发生气胸并发症时用）
病情变异记录	□ 无　□ 有，原因： 1. 2.	□ 无　□ 有，原因： 1. 2.
医师签名		

时间	住院第 7~12 天	住院第 10~14 天（出院日）
主要诊疗工作	□ 上级医师查房，确定肺部结节性质 □ 进行病情评估，确定治疗方案 □ 完成上级医师查房记录 □ 若有适应证转胸外科给予手术治疗并转入相关路径 □ 若考虑肺部结核，转专科医院相应治疗 □ 必要时给予抗感染等治疗	□ 若无恶性疾病可能，准予出院 □ 完成出院小结 □ 向患者交代出院后注意事项 □ 视病情制订复诊方案，告知预约复诊日期
重点医嘱	**长期医嘱：** □ 呼吸内科护理常规 □ 二级/三级护理（根据病情） □ 卧床休息 □ 吸氧（必要时） □ 心电、呼吸、血压、血氧监测（必要时） □ 预防性抗凝治疗 **临时医嘱：** □ 根据需要，复查有关检查	**出院医嘱：** □ 必要时出院带药 □ 门诊随诊
病情变异记录	□ 无　□ 有，原因： 1. 2.	□ 无　□ 有，原因： 1. 2.
医师签名		

（二）护士表单

孤立性肺结节临床路径护士表单

适用对象：第一诊断为肺部结节（ICD-10：R91. X00）

患者姓名：	性别：　　年龄：　　门诊号：	住院号：
住院日期：　　年　月　日	出院日期：　　年　月　日	标准住院日：10~14 天

时间	住院第 1 天	住院第 2~6 天
健康宣教	□ 介绍病房环境、设施和设备 □ 入院护理评估，护理计划 □ 观察患者情况、监测生命体征 □ 观察各种药物疗效和不良反应 □ 静脉取血，用药指导 □ 协助患者完成实验室检查及辅助检查	□ 定时监测生命体征 □ 观察患者一般情况及病情变化 □ 观察疗效和药物反应 □ 疾病相关健康教育
护理处置	□ 核对患者，佩戴腕带 □ 建立入院护理病历 □ 卫生处置：剪指甲、沐浴、更换病号服	□ 随时观察患者病情变化 □ 遵医嘱正确使用药物 □ 协助医师完成各项检查 □ 术前准备 □ 禁食、禁水
基础护理	□ 二级护理 □ 晨晚间护理 □ 患者安全管理	□ 二级护理 □ 晨晚间护理 □ 患者安全管理
专科护理	□ 护理查体 □ 呼吸频率、血氧饱和度监测 □ 需要时填写跌倒及压疮防范表 □ 需要时请家属陪伴 □ 心理护理	□ 呼吸频率、血氧饱和度监测 □ 遵医嘱完成相关检查 □ 心理护理 □ 必要时吸氧 □ 遵医嘱正确给药 □ 提供并发症征象的依据
重点医嘱	□ 详见医嘱执行单	□ 详见医嘱执行单
病情变异记录	□ 无　□ 有，原因： 1. 2.	□ 无　□ 有，原因： 1. 2.
护士签名		

时间	住院第 7～12 天	住院第 12～14 天
健康宣教	□ 观察患者一般情况 □ 观察疗效、各种药物作用和不良反应 □ 恢复期生活和心理护理 □ 出院准备指导	□ 告知复诊计划，就医指征 □ 帮助患者办理出院手续 □ 出院指导
护理处置	□ 随时观察患者病情变化 □ 遵医嘱正确使用药物 □ 协助医师完成各项检查 □ 完善出院前准备	□ 办理出院手续 □ 书写出院小结
基础护理	□ 二级护理 □ 晨晚间护理 □ 患者安全管理	□ 三级护理 □ 晨晚间护理 □ 患者安全管理
专科护理	□ 呼吸频率、血氧饱和度监测 □ 遵医嘱完成相关检查 □ 心理护理 □ 必要时吸氧 □ 遵医嘱正确给药 □ 提供并发症征象的依据	□ 病情观察：评估患者生命体征，特别是呼吸频率及血氧饱和度 □ 心理护理
重点医嘱	□ 详见医嘱执行单	□ 详见医嘱执行单
病情变异记录	□ 无 □ 有，原因： 1. 2.	□ 无 □ 有，原因： 1. 2.
护士签名		

（三）患者表单

孤立性肺结节临床路径患者表单

适用对象：第一诊断为肺部结节（ICD-10：R91. X00）

患者姓名：	性别： 年龄： 门诊号：	住院号：
住院日期： 年 月 日	出院日期： 年 月 日	标准住院日：10~14 天

时间	入院当日	住院第 2~12 天	住院第 12~14 天（出院日）
医患配合	□ 配合询问病史、收集资料，请务必详细告知既往史、用药史、过敏史 □ 配合进行体格检查 □ 有任何不适告知医师	□ 配合完善相关检查，如采血、留尿、心电图、胸部 CT 等 □ 医师向患者及家属介绍病情，如有异常检查结果需进一步检查 □ 配合用药及治疗 □ 配合医师调整用药 □ 有任何不适告知医师	□ 接受出院前指导 □ 知道复查程序 □ 获取出院诊断书
护患配合	□ 配合测量体温、脉搏、呼吸、血压、血氧饱和度、体重 □ 配合完成入院护理评估单（简单询问病史、过敏史、用药史） □ 接受入院宣教（环境介绍、病室规定、订餐制度、贵重物品保管等） □ 有任何不适告知护士	□ 配合测量体温、脉搏、呼吸，询问每日排便情况 □ 接受相关实验室检查宣教，正确留取标本，配合检查 □ 有任何不适告知护士 □ 接受输液、服药治疗 □ 注意活动安全，避免坠床或跌倒 □ 配合执行探视及陪伴 □ 接受疾病及用药等相关知识指导	□ 接受出院宣教 □ 办理出院手续 □ 获取出院带药 □ 知道服药方法、作用、注意事项 □ 知道复印病历方法
饮食	□ 正常饮食	□ 正常饮食	□ 正常饮食
排泄	□ 正常排尿便	□ 正常排尿便	□ 正常排尿便
活动	□ 适量活动	□ 适量活动	□ 适量活动

附：原表单（2016 年版）

孤立肺部结节临床路径表单

适用对象：第一诊断为肺部结节（ICD-10：R91. X00）

患者姓名：	性别：　　年龄：　　门诊号：	住院号：
住院日期：　　年　月　日	出院日期：　　年　月　日	标准住院日：10~14 天

时间	住院第 1 天	住院第 2~6 天
主要诊疗工作	□ 询问病史及体格检查 □ 进行病情初步评估 □ 上级医师查房 □ 明确诊断方案及对症治疗方案 □ 开实验室检查单，完成病历书写	□ 上级医师查房 □ 评估辅助检查的结果 □ 病情评估，根据患者病情调整诊断方案 □ 观察药物不良反应 □ 确认有创有无并发症 □ 住院医师书写病程记录
重点医嘱	**长期医嘱：** □ 呼吸内科护理常规 □ 二级/三级护理（根据病情） □ 普通饮食 □ 吸氧（必要时） □ 心电、呼吸、血压、血氧监测（必要时） □ 对症药物治疗（必要时） **临时医嘱：** □ 血常规、尿常规、便常规 □ 电解质、肝功能、肾功能、血糖、血脂、凝血功能、血型、D-二聚体、感染性疾病筛查、肿瘤标志物、结核特异性细胞免疫三项、T-SPOT、C 反应蛋白、降钙素原、G 实验、GM 实验等 □ 胸部增强 CT、心电图、超声心动图	**长期医嘱：** □ 呼吸内科护理常规 □ 二级/三级护理（根据病情） □ 卧床休息 □ 吸氧（必要时） □ 心电、呼吸、血压、血氧监测（必要时） □ 止血等对症药物治疗（必要时） **临时医嘱：** □ CT 引导下肺穿刺（必要时） □ 气管镜检查、支气管透壁肺活检（必要时） □ 胸部小切口肺部结节活检术（必要时） □ PET-CT（必要时） □ 肺组织涂片及病理、TB-DNA、肺组织涂片 □ EGFR、ALK 基因检测（必要时） □ 胸腔穿刺及闭式引流术（CT 引导下肺穿刺发生气胸并发症时用）
主要护理工作	□ 介绍病房环境、设施和设备 □ 入院护理评估，护理计划 □ 观察患者情况、监测生命体征 □ 观察各种药物疗效和不良反应 □ 静脉取血，用药指导 □ 协助患者完成实验室检查及辅助检查	□ 定时监测生命体征 □ 观察患者一般情况及病情变化 □ 观察疗效和药物反应 □ 疾病相关健康教育
病情变异记录	□ 无　□ 有，原因： 1. 2.	□ 无　□ 有，原因： 1. 2.
护士签名		
医师签名		

时间	住院第7~12天	住院第10~14天（出院日）
主要诊疗工作	□ 上级医师查房，确定肺部结节性质 □ 进行病情评估，确定治疗方案 □ 完成上级医师查房记录 □ 若有适应证转胸外科给予手术治疗并转入相关路径 □ 若考虑肺部结核，转专科医院相应治疗 □ 必要时给予抗感染等治疗	□ 若无恶性疾病可能，准予出院 □ 完成出院小结 □ 向患者交代出院后注意事项 □ 视病情制订复诊方案，告知预约复诊日期
重点医嘱	**长期医嘱：** □ 呼吸内科护理常规 □ 二级/三级护理（根据病情） □ 卧床休息 □ 吸氧（必要时） □ 心电、呼吸、血压、血氧监测（必要时） □ 预防性抗凝治疗 **临时医嘱：** □ 根据需要，复查有关检查	**出院医嘱：** □ 必要时出院带药 □ 门诊随诊
主要护理工作	□ 观察患者一般情况 □ 观察疗效、各种药物作用和不良反应 □ 恢复期生活和心理护理 □ 出院准备指导	□ 告知复诊计划，就医指征 □ 帮助患者办理出院手续 □ 出院指导
病情变异记录	□ 无 □ 有，原因： 1. 2.	□ 无 □ 有，原因： 1. 2.
护士签名		
医师签名		

第十二章

肺血栓栓塞症临床路径释义

一、肺血栓栓塞症编码

1. 原编码：

疾病名称及编码：肺栓塞提及急性肺源性心脏病（ICD-10：I26. 001）

肺栓塞未提及急性肺源性心脏病（ICD-10：I26. 901）

2. 修改编码：

疾病名称及编码：肺栓塞（ICD-10：I26）

二、临床路径检索方法

I26

三、国家医疗保障疾病诊断相关分组（CHS-DRG）

MDCE　呼吸系统疾病与功能障碍

ER2　肺栓塞

四、肺血栓栓塞症临床路径标准住院流程

（一）适用对象

第一诊断为肺血栓栓塞症（ICD-10：I26. 001/I26. 901）。

（二）诊断依据

根据《临床诊疗指南·呼吸病学分册》（中华医学会编著，人民卫生出版社，2009 年），《肺血栓栓塞症的诊断与治疗指南（草案）》（中华医学会呼吸病学分会，2001 年），《基于循证医学的抗栓治疗与血栓预防临床实践指南》（美国胸科医师学院，2012 年），《急性肺栓塞诊断和处理指南》（欧洲心脏病学会，2014 年）。

1. 存在肺血栓栓塞症和/或深静脉血栓形成的危险因素，如手术、骨折、创伤、卧床、感染、恶性肿瘤等。

2. 临床表现可有呼吸困难、胸痛和咯血，重症患者可以出现晕厥、低血压、休克甚或猝死等。

3. 下列检查 1 项或以上阳性，可以确诊：

（1）CT 肺动脉造影（CTPA）：表现为肺动脉内的低密度充盈缺损，部分或完全包围在不透光的血流之间，或者呈完全充盈缺损。

（2）核素肺通气灌注扫描：呈肺段分布的肺灌注缺损，并与通气显像不匹配，即至少两个或更多叶段的局部灌注缺损而该部位通气良好或胸部 X 线片无异常。

（3）磁共振肺动脉造影（MRPA）：发现肺动脉内的低密度充盈缺损，部分或完全包围在不透光的血流之间，或者呈完全充盈缺损。

（4）选择性肺动脉造影：发现肺栓塞的直接征象，如肺血管内对比剂充盈缺损，伴或不伴轨道征的血流阻断。

（5）超声心动图：发现肺动脉近端的血栓。

4. 需排除以下疾病：肺动脉肉瘤，羊水栓塞，脂肪栓塞、空气栓塞，感染性血栓、肿瘤栓塞等。

释义

■ 根据《临床诊疗指南·呼吸病学分册》（中华医学会编著，人民卫生出版社，2009年），《基于循证医学的抗栓治疗与血栓预防临床实践指南》（美国胸科医师学院，2016年），《肺血栓栓塞症诊治与预防指南》（中华医学会呼吸病学分会，2018），《急性肺栓塞诊断和处理指南》（欧洲心脏病学会，2019年）。

■ 肺栓塞（pulmonary embolism，PE）是来自全身静脉系统或右心的内源性或外源性栓子阻塞肺动脉或其分支引起肺循环和呼吸功能障碍的临床和病理生理综合征。PE的栓子包括血栓、脂肪、羊水、空气、瘤栓和感染性栓子等，其中99%的PE栓子是血栓，故也称为肺血栓栓塞症（pulmonary thromboembolism，PTE）。肺栓塞大多数是由发生在下肢深静脉，尤其是近端深静脉，包括髂静脉、股静脉和腘静脉中的深静脉血栓（deep venous thrombosis，DVT）所致，故深静脉血栓形成往往是肺栓塞的前兆。

■ 肺血栓栓塞症通常被认为是由患者遗传因素和环境因素相互作用的结果。遗传性危险因素由遗传变异引起，包括V因子突变、蛋白C缺乏、蛋白S缺乏和抗凝血酶缺乏等，常以反复静脉血栓栓塞为主要临床表现。如40岁以下的年轻患者无明显诱因或反复发生静脉血栓栓塞症，或呈家族遗传倾向，应注意做相关遗传学检查。获得性危险因素是指后天获得的易发生静脉血栓栓塞症的多种病理生理异常，包括骨折、手术、创伤、恶性肿瘤、妊娠、口服避孕药、激素替代治疗、严重的慢性疾病状态、中心静脉置管、重症感染、制动、高龄及肥胖等。上述危险因素可以单独存在，也可同时存在，协同作用。肺血栓栓塞症主要易患因素：骨折（髋部或腿）、髋或膝关节置换、普外科大手术、大创伤、脊髓损伤；其次易患因素：膝关节镜手术、中心静脉置管、化疗、慢性心力衰竭或呼吸衰竭、激素替代治疗、恶性肿瘤、口服避孕药治疗、卒中发作、妊娠（产后）、既往下肢静脉血栓、血栓形成倾向；其他易患因素：卧床＞3天、久坐不动（如长途车或空中旅行）、年龄增长、腹腔镜手术（如胆囊切除术）、肥胖、妊娠（产前）、静脉曲张等对没有明确的获得性危险因素的静脉血栓栓塞症患者，应注意其可能存有潜在的危险因素，如恶性肿瘤、易栓症和抗磷脂抗体综合征等。此外，即使积极地应用较完备的技术手段寻找危险因素，临床上仍有相当比例的病例不能明确危险因素。

■ 根据临床有无心搏骤停、梗阻性休克或持续性低血压（收缩压＜90mmHg或收缩压下降超过40mmHg持续15分钟），将肺血栓栓塞症患者行初始危险分层，区分为高危PTE患者和非高危PTE患者。对于非高危患者，根据影像学有无提示右心室功能不全（超声心动图提示右心室扩张、压力超负荷，CT提示右心室扩张，或右心导管检查提示右心室压力过高）和实验室指标有无提示心脏生物学标志物升高（心脏肌钙蛋白T或I升高，或脑钠肽（BNP）或N末端脑钠肽前体（NT-proBNP）升高），将非高危患者行进一步危险分层。同时有影像学和实验室指标异常的为中高危PTE患者，影像学和实验室指标仅一项异常者为中低危PTE患者，影像学和实验室指标均为阴性者为低危PTE患者。

■ 对于疑诊肺血栓栓塞症患者，如病情允许，推荐将CTPA作为首选的影像学检查手段，CTPA结果阴性或存在CTPA检查相对禁忌（如对比剂过敏、肾功能不全、妊娠等），建议考虑其他影像学检查如核素通气/灌注（V/Q）显像等；对于临床情况高度不稳定的高危肺血栓栓塞症患者，推荐行床旁超声心动图检查，检查过程中如发现急性肺动脉高压和右心室功能不全的证据，即可按肺血栓栓塞症进行治疗，并于临床情况稳定后行相关检查明确诊断。

（三）治疗方案的选择

根据《临床诊疗指南·呼吸病学分册》（中华医学会编著，人民卫生出版社，2009年），《肺血栓栓塞症的诊断与治疗指南（草案）》（中华医学会呼吸病学分会，2001年），《基于循证医学的抗栓治疗与血栓预防临床实践指南》（美国胸科医师学院，2012年），《急性肺栓塞诊断和处理指南》（欧洲心脏病学会，2014年）。

1. 一般处理：血流动力学及呼吸支持。
2. 抗凝治疗。
3. 溶栓治疗。
4. 其他治疗措施：外科取栓、经静脉导管碎栓和抽吸血栓、置入腔静脉滤器等。

释义

■ 根据《临床诊疗指南·呼吸病学分册》（中华医学会编著，人民卫生出版社，2009年），《基于循证医学的抗栓治疗与血栓预防临床实践指南》（美国胸科医师学院，2012年），《肺血栓栓塞症诊治与预防指南》（中华医学会呼吸病学分会，2018），《急性肺栓塞诊断和处理指南》（欧洲心脏病学会，2019年）。

■ 肺栓塞需要根据病情严重程度进行相应的治疗，因此必须迅速准确地对患者进行危险度分层（高危、中危、低危），为制订相应的治疗策略提供重要依据。危险度分层主要根据临床表现、右心室功能不全征象、心脏标志物（脑钠肽、N末端脑钠肽前体和肌钙蛋白等）进行评价。

■ 一般治疗：对于高度疑诊或确诊的PTE患者，应进行积极的对症支持治疗。对高度疑诊或确诊PTE的患者，应首先根据血流动力学状况进行危险分层，针对不同严重程度的患者，采取相对应的处理策略。对于高危PTE患者，应进行严密监护，监测呼吸、心率、血压、心电图及血气的变化。保持大便通畅，避免用力；对于有焦虑和惊恐症状的患者应予安慰并可适当使用镇静剂；胸痛者可予镇痛剂；对于发热、咳嗽等症状可给予相应的对症治疗以尽量降低耗氧量；对于重度高血压患者，应尽快控制血压。出现休克或低血压的高危肺血栓栓塞症患者，必须进行血流动力学及呼吸支持治疗。对有低氧血症的患者，采用经鼻导管或面罩吸氧通常可以逆转低氧血症。当合并严重的呼吸衰竭时，可使用经鼻/面罩无创性机械通气或经气管插管行机械通气。当需要机械通气时，应注意避免其血流动力学方面的不利影响，机械通气造成的胸腔内正压可以减少静脉回流、加重右心室功能不全，应该采用低潮气量（6~8ml/kg）使吸气末平台压＜30cmH_2O。应避免做气管切开，以免在抗凝或溶栓过程中局部大出血。

■ 抗凝治疗是急性肺血栓栓塞症的基础治疗。

一旦确诊急性PTE，没有抗凝禁忌，推荐尽早启动抗凝治疗。临床高度可疑PTE，在等待诊断结果过程中，建议开始应用胃肠外抗凝治疗（UFH、LMWH、磺达肝癸钠等）。急性PTE，初始抗凝推荐选用LMWH、UFH、磺达肝癸钠、负荷量的利伐沙班或阿哌沙班。急性PTE，若选择华法林长期抗凝，推荐在应用胃肠外抗凝药物24小时内重叠华法林，调节INR目标值为2.0~3.0，达标后停用胃肠外抗凝。急性PTE，若选用利伐沙班或阿哌沙班，在使用初期需给予负荷剂量；若选择达比加群或者依度沙班，应先给予胃肠外抗凝药物至少5天。

有明确可逆性危险因素（如服用雌激素、临时制动、创伤和手术等）的急性PTE，在3个月抗凝治疗后，如危险因素去除，建议停用抗凝治疗。危险因素持续存在（如癌症患者、抗磷脂抗体综合征、易栓症等）的急性PTE，在3个月抗凝治疗后，建议继续抗凝治疗。特发性PTE治疗3个月后，如果仍未发现确切危险因素，同时出血风险较低，推荐延长抗凝治疗时间，甚至终生抗凝。特发性PTE治疗3个月后，如出血风险高，建议根据临床情况，动态评估血栓复发与出血风险，以决定是否继续进行抗凝治疗。

无症状偶然发现的PTE，若存在VTE进展危险因素或复发风险，建议给予至少3个月抗凝治疗，推荐应用与急性PTE相同的方案。亚段PTE，若存在相关临床症状，建议给予至少3个月的抗凝治疗，推荐应用与急性PTE相同的方案。亚段PTE（无症状且无下肢近端DVT），若VTE复发风险低，建议临床观察；若VTE复发风险高，建议给予至少3个月的抗凝治疗，推荐应用与急性PTE相同的方案。

抗凝治疗期间，出现VTE复发，建议首先积极寻找复发原因。使用口服抗凝药物治疗过程中，出现VTE复发，建议暂时转换为LMWH治疗。接受长期LMWH抗凝治疗过程中，出现VTE复发，建议增加LMWH的剂量。

■ 急性PTE发病14天内均可考虑溶栓治疗。急性高危PTE，如无溶栓禁忌，推荐溶栓治疗；急性非高危PTE患者，不推荐常规溶栓治疗。急性中高危PTE，建议先给予抗凝治疗，并密切观察病情变化，一旦出现临床恶化，且无溶栓禁忌，建议给予补救性溶栓治疗。急性PTE应用溶栓药物，建议rt-PA 50mg、尿激酶20 000U/kg或重组链激酶150万U，2小时持续静脉滴注。急性高危PTE，溶栓治疗前如需初始抗凝治疗，推荐首选普通肝素。

■ 急性高危PTE或伴临床恶化的中危PTE，若有肺动脉主干或主要分支血栓，并存在高出血风险或溶栓禁忌，或经溶栓或积极的内科治疗无效，在具备介入专业技术和条件的情况下，可行经皮导管介入治疗，包括经导管碎解和抽吸血栓，或同时进行局部小剂量溶栓。低危PTE不建议导管介入治疗。已接受抗凝治疗的急性DVT或PTE，不推荐放置下腔静脉滤器。

■ 急性高危PTE，若有肺动脉主干或主要分支血栓，如存在溶栓禁忌、溶栓治疗或介入治疗失败、其他内科治疗无效，在具备外科专业技术和条件的情况下，可考虑行肺动脉血栓切除术。准备手术之前，可尝试用体外膜肺氧合（ECMO）以加强生命支持。

（四）标准住院日

高危10~14天，中、低危7~10天。

释义

■ 如果患者条件允许，住院时间可以少于上述住院天数，即高危＜10天，中、低危＜7天。

（五）进入路径标准

1. 第一诊断必须符合肺血栓栓塞症疾病编码（ICD-10：I26.001/I26.901）。
2. 当患者同时具有其他疾病诊断，但在住院期间不需要特殊处理也不影响第一诊断的临床路径流程实施时，可以进入路径。
3. 有明显影响肺血栓栓塞症常规治疗的情况，不进入肺血栓栓塞症临床路径。

释义

■ 诊断可以是临床初步诊断，不一定为临床确诊。

■ 患者同时具有其他疾病，包括与 PTE 相关的疾病（如骨折、手术、恶性肿瘤等）和与 PTE 无关的疾病（如不稳定型心绞痛、感染、活动消化道溃疡等），如果影响第一诊断的临床路径流程实施时均不适合进入本临床路径。

（六）入院后第 1~3 天

1. 必需的检查项目：
（1）血常规、尿常规、便常规。
（2）肝功能、肾功能、电解质、血气分析、血型、凝血功能、D-二聚体（D-dimer）、心肌酶谱、感染性疾病筛查（乙型肝炎、丙型肝炎、梅毒、艾滋病等）。
（3）心脏血清标志物（脑钠肽、N 末端脑钠肽前体），肌钙蛋白 T 或 I。
（4）肿瘤标志物。
（5）胸部 X 线片、心电图、超声心动图、双下肢静脉超声。
2. 下列相关检查之一可确诊：CT 肺动脉造影、核素肺通气灌注扫描、磁共振肺动脉造影、选择性肺动脉造影（CTA）。但有时当一种检查方法不能确诊时，需要采用两种方法进行检查。
3. 根据患者病情，有条件的可选择：自身抗体（包括心磷脂抗体）、蛋白 S、蛋白 C、抗凝血酶Ⅲ等。

释义

■ X 线胸片可以由胸部 CT 替代，双下肢静脉超声可以由 CTV 替代。部分检查在治疗后相应的时间需要复查，以评价治疗效果

■ 一般情况下上述检查之一即可明确诊断，但当某一项检查不能确诊，而临床怀疑 PTE 时，可以进行其他检查，检查完成时间可以超出入院后 3 天。

■ 根据患者病情，有条件的可选择：抗磷脂综合征相关指标（抗心磷脂抗体、狼疮抗凝物、抗 β_2 糖蛋白 1 抗体），同型半胱氨酸，蛋白 S、蛋白 C、抗凝血酶Ⅲ、APC 抵抗，自身抗体谱，肿瘤相关检查（肿瘤标志物，主要脏器超声检查、CT 检查或磁共振检查）。

■ 如果通过上述检查排除了 PTE 则患者退出本临床路径。

■ 有条件可选择的检查并不影响患者的进一步处理，完成时间可以超出 3 天。

（七）选择用药

1. 溶栓治疗：尿激酶、链激酶、重组组织型纤溶酶原激活剂。
2. 抗凝治疗：肝素、低分子肝素、华法林、新型口服抗凝药物（NOACs）等。

3. 呼吸循环支持治疗。
4. 抗感染治疗。

（八）住院第4~6天

1. 复查血常规、凝血功能。
2. 复查D-二聚体。
3. 复查心电图。
4. 异常指标复查。
5. 重症患者必要时复查BNP、肌钙蛋白T或I、血气分析。

（九）住院第7~10天

1. 复查下肢静脉超声。
2. 危重患者复查心脏超声。
3. 凝血功能检查。

（十）出院标准

1. 生命体征平稳。
2. 调节国际标准化比值（INR）达标（2.0~3.0）。
3. 没有需要继续住院处理的并发症。

释义

■ 调节国际标准化比值（INR）达标（2.0~3.0）适用于使用华法林抗凝治疗的患者。如果采用低分子肝素或口服新型抗凝药抗凝治疗的患者，不需要调节该指标。

■ 如果出现并发症，是否需要继续住院处理，由主管医师具体决定。

（十一）变异及原因分析

1. 治疗过程中出现并发症。
2. 伴有其他疾病，需要相关诊断治疗。

释义

■ 变异分为微小变异和重大变异两大类，前者是不出路径、偏离预定轨迹的病例，后者是需要退出本路径或进入其他路径的病例。

■ 微小变异

1. 并发症：溶栓后不严重出血，如少量咯血、皮下血肿；溶栓其他不良反应，包括发热、恶心、呕吐、肌痛和头痛等，抗凝治疗相关的小出血，肝素抗凝相关的轻度血小板计数下降。

2. 医院原因：医院检验项目不能按照要求完成检查；如节假日不能按照要求完成检查。

3. 个人原因：患者不愿配合完成相应检查，短期不愿按照要求出院随诊。

■ 重大变异

1. 疾病本身原因：因基础疾病需要进一步诊断和治疗，如肿瘤；因为合并其他疾病需要进一步诊断和治疗，如感染；因各种原因需要其他治疗措施，包括外科取栓、经静脉导管碎栓和抽吸血栓、置入腔静脉滤器等。

2. 并发症：溶栓后严重出血，如脑内出血、内脏器官出血；肝素抗凝相关的严重血小板计数下降。

3. 医院原因：与患者或家属发生医疗纠纷。

4. 个人原因：患者要求离院或转院；患者不愿按照要求出院随诊而导致入院时间明显延长。

五、肺血栓栓塞症给药方案

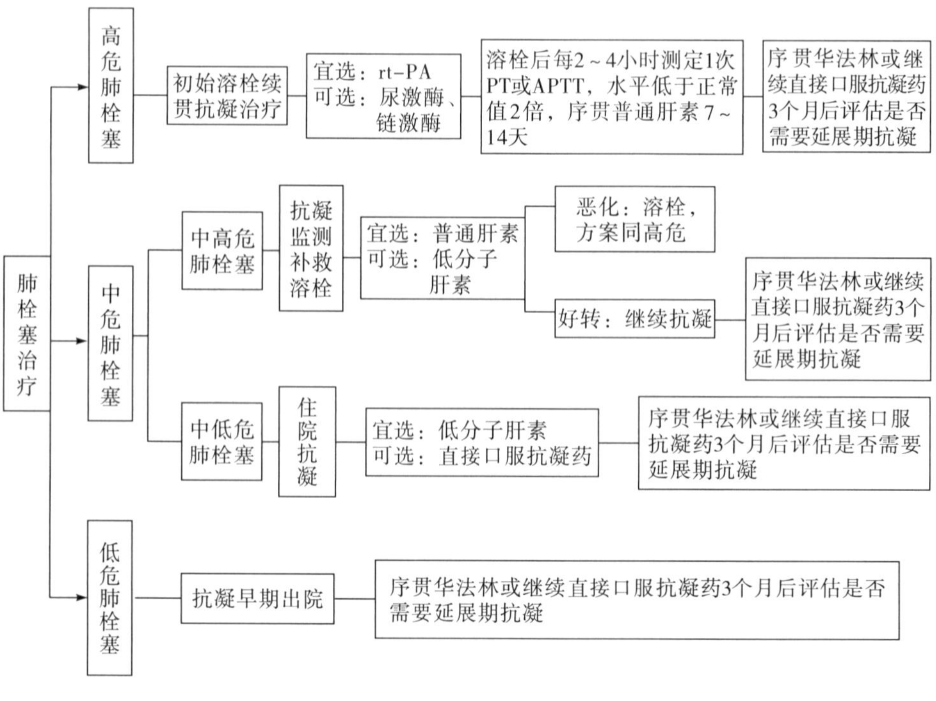

（一）药学选择

结合国内外循证医学证据，推荐以下方案与剂量供参考使用。

1. 尿激酶：20 000 U/kg 持续静滴 2 小时；另可考虑 12 小时溶栓方案：负荷量 4400 U/kg，静注 10 分钟，随后以 2200 U/(kg·h) 持续静滴 12 小时。

2. 链激酶：负荷量 250 000 U，静注 30 分钟，随后以 100 000 U/h 持续静滴 24 小时。链激酶具有抗原性，故用药前需肌注苯海拉明或地塞米松，以防止过敏反应。

3. 重组组织型纤溶酶原激活剂（rt-PA）：50mg 持续静脉滴注 2 小时。rt-PA 可能对血栓有较快的溶解作用，低剂量溶栓（50mg rt-PA）与 FDA 推荐剂量（100mg rt-PA）相比疗效相似，而安全性更好，如果效果不佳，可以考虑追加剂量。

使用尿激酶、链激酶、rt-pt 溶栓期间勿同用肝素。溶栓治疗结束后，应每 2～4 小时测定 1 次 APTT，其水平低于正常值 2 倍，即应重新开始规范肝素治疗。

1. 普通肝素（unfractionated heparin，UFH）：首剂负荷量 80U/kg（或 5000U 静脉推注）继之以 18U/(kg·h) 速度泵入，然后按照 Raschke 计算表根据 APTT 调整肝素剂量（表 12-1），

在最初 24 小时内每 4~6 小时测定 1 次 APTT。尽快使 APTT 达到并维持于正常对照值的1.5~2.5 倍（此后可每天测定 1 次 APTT），为防止血小板减少症发生，在肝素使用前和以后的第 3~5 天必须动态观察血小板变化，若长时间使用肝素尚应在第 7~10 天和 14 天复查。

表 12-1　根据 APTT 调整静滴肝素用量表

APTT（s）	剂量调整 [U/(kg·h)]	其他措施
＜35（＜1.2 倍正常对照值）	+4	增加 1 次冲击剂量 80 U/kg
35~45（1.2~1.5 倍正常对照值）	+2	增加 1 次冲击剂量 40 U/kg
46~70（1.5~2.3 倍正常对照值）	0	0
71~90（2.3~3.0 倍正常对照值）	-2	0
＞90（＞3 倍正常对照值）	-3	停药 1 小时

2. 低分子肝素（low molecular weight heparin，LMWH）：根据体重皮下注射，每日 1 次或 2 次。对于大多数病例，按照体重给药是有效的，不需监测 APTT 和调整剂量，但对过度肥胖者或孕妇应监测血浆抗Ⅹa 因子活性并据以调整剂量。各种低分子肝素的具体用法见下表。LMWH 出血发生率和血小板减少症发生率低。但对肝素诱导的血小板减少症患者禁用。对肾功能不全，特别是肌酐清除率< 30ml/min 的病例须慎用；若应用需减量并监测血浆抗Ⅹa 因子活性。肝素或低分子肝素须至少应用 5 天，直到临床情况平稳。对于大面积肺血栓栓塞症或髂股静脉血栓，肝素约需用至 10 天或更长。

3. 华法林：可以在肝素/低分子肝素开始应用后第 1~3 天加用口服抗凝剂华法林，初始剂量 3~5mg/d，由于华法林等抗凝剂不仅抑制凝血因子Ⅱ、Ⅶ、Ⅸ、Ⅹ的合成，而且抑制蛋白 C 和蛋白 S（生物半衰期较凝血因子Ⅱ等短）的合成，在最初 3~5 天口服期内发挥促凝活性，因此应在使用肝素（或 LMWH）治疗第 1 天后开始口服华法林，并与肝素（或 LMWH）至少合用 5 天，而不直接单独应用华法林（否则静脉血栓栓塞症复发率增加 3~4 倍）以达到最大的抗栓效果，防止血栓形成和静脉血栓栓塞症复发。当连续 2 天测定 INR 达到 2.5（2~3）或 PT 延长至 1.5~2.5 倍时可停用肝素或 LMWH，单独口服华法林治疗。在达到治疗水平前，应每日测定 INR，其后 2 周每周监测 2~3 次，以后根据 INR 稳定情况每周监测 1 次或更少。若行长期治疗，约每 4 周测定 INR 并调整华法林剂量 1 次。

表 12-2　各种 LMWH 推荐使用方法

LMWH 药品名	剂量	使用方法	最短治疗用药时间
那屈肝素钙（nadroparin）	＜50kg，0.4ml	q12h，SC	5 天
	50~59kg，0.5ml	q12h，SC	5 天
	60~69kg，0.6ml	q12h，SC	5 天
	70~79kg，0.7ml	q12h，SC	5 天
	80~89kg，0.8ml	q12h，SC	5 天
	＞90kg，0.9ml	q12h，SC	5 天

续　表

LMWH 药品名	剂量	使用方法	最短治疗用药时间
依诺肝素钠（enoxaparin）	100 anti-Ⅹa IU/kg	q12h，SC	10 天
达肝素钠（dalteparin）	200 anti-Ⅹa IU/kg	qd，SC	5 天

注：SC 皮下注射；依诺肝素钠 10 000U 相当于 100mg（1ml）。

4. 直接口服抗凝药物（DOACs）：分为两大类，直接凝血酶抑制剂（达比加群酯）及直接凝血因子Ⅹa 抑制剂（利伐沙班、阿哌沙班和依度沙班）。

（1）达比加群酯：胃肠外抗凝至少 5 天，再转换为达比加群酯。成人推荐剂量 150mg、一天 2 次，存在出血风险或 80 岁及以上患者 110mg 、一天 2 次。应用达比加群酯禁忌证：重度肾功能不全（肌酐清除率< 30ml/min）；临床上显著的活动性出血。

（2）利伐沙班：第 1~21 天：15mg 每日 2 次；第 22 天以后：20mg 每日 1 次。需与食物同服。注意事项：密切观察是否有出血并发症，孕妇和哺乳妇女禁用。

（3）阿哌沙班：第 1~7 天：10mg bid。第 8 天及以后：5mg bid。与其他抗凝药合用会增加出血风险，临床应用时不需要与普通肝素或 LMWH 重叠。禁忌证：有临床明显活动性出血；伴凝血异常和临床相关出血风险的肝病。

（4）依度沙班：胃肠外抗凝至少 5 天，再转换为依度沙班。成人推荐剂量 60mg、一天 1 次。以上 4 种 DOACs 应避免用于严重肾功能损害（肌酐清除率< 15ml/min）的患者。

（二）药学提示

1. 华法林的主要并发症是出血。INR > 3.0 一般无助于提高疗效，但出血的机会增加。华法林所致出血可以用维生素 K 拮抗。华法林有可能引起血管性紫癜，导致皮肤坏死，多发生于治疗的前几周。

2. 因肝素可能会引起血小板减少症，在使用肝素的第 3~5 天必须复查血小板计数。若较长时间使用肝素，尚应在第 7~10 天和 14 天复查。肝素诱导的血小板减少症（HIT）很少在肝素治疗的 2 周后出现。若出现血小板迅速或持续降低达 30%以上，或血小板计数< $100×10^9$/L，应停用肝素。一般在停用肝素后 10 天内血小板开始逐渐恢复。需注意 HIT 可能会伴发 PTE 和深静脉血栓形成（DVT）的进展或复发。

（三）注意事项

应用抗凝和溶栓治疗时，应充分评估出血风险。

六、肺血栓栓塞症护理规范

1. 高危 PTE 患者应进行严密监护，监测呼吸、心率、血压、心电图及血气的变化。
2. 保持大便通畅，避免用力，必要时使用通便药物或灌肠治疗。
3. 对于有焦虑和惊恐症状的患者应予安慰并可适当使用镇静剂。
4. 对有低氧血症的患者，给予吸氧治疗。
5. 充分抗凝治疗后病情稳定的患者鼓励尽早下床活动。

七、肺血栓栓塞症营养治疗规范

1. 所有患者入院后应常规进行营养筛查和营养状况评估和综合测定进行营养不良诊断。
2. 治疗过程中每周至少为患者评估 1 次，以便尽早发现患者出现营养风险并采取早期干预。
3. 营养治疗方式的选择：①为了降低感染风险，首选经口摄入；②根据胃肠功能状况尽早经口营养补充肠内营养制剂。如口服摄入不足目标量的 60%时，推荐管饲肠内营养。肠内营养不能达到目标量60%时可选用肠外营养药物，以全合一的方式实施（应包含氨基酸、脂肪乳、葡萄糖、维生素、微量元素、电解质注射制剂等）。根据病情变化及营养耐受性选择或调整肠外肠内营养方案。

4. 患者的每日供给量推荐为每日 25~30kcal/kg，如患者合并严重消耗，每日供给量推荐为每日 30~35kcal/kg。

5. 患者可适当提高优质脂肪的供能比例；蛋白质供给量为每日 1.0~1.5g/kg。

6. 服用华法林期间，建议保持均衡而稳定的饮食结构，以减少饮食对华法林的动态影响。

八、肺血栓栓塞症患者健康宣教

1. 长途司机或乘客，或是长时间坐飞机时，可通过做以下一些事情来预防血栓：①每 1~2 小时站起来走动走动，如果您是长途司机或乘客，每 1~2 小时在服务区停车一次并在车周围转几圈；②旅行前避免吸烟；③穿宽松舒适的衣服；④经常变换坐姿、活动腿脚；⑤喝充足的水；⑥穿过膝的弹力袜；⑦收缩并旋转您的脚踝或向前排座位上挤压您的腿部，或是将您的大脚趾上下活动；⑧避免服用酒精和其他使你发困的药物，因为它们会影响你的活动能力。

2. 如果需要住院，可以采取以下措施预防血栓形成：①如果是高风险的人群，医生可能会建议你使用抗凝药物来预防，请听从医生嘱托。②弹力袜能持续挤压腿部，使得静脉和腿部肌肉更有效地运送血液。他们能在术后给血液流动提供一种安全、简便且价廉的方式。③手术后尽早并坚持活动。④腓肠肌（小腿肌肉）锻炼。手术后活动腓肠肌能有效地促进血流。⑤使用充气加压装置。这一治疗在腓肠肌部位使用自动加压，数秒一次按摩下肢静脉。

九、推荐表单

（一）医师表单

肺血栓栓塞症（低危、中低危）临床路径医师表单

适用对象：第一诊断为肺血栓栓塞症（ICD-10：I26.001/I26.901）

患者姓名：	性别：　年龄：　门诊号：	住院号：
住院日期：　年　月　日	出院日期：　年　月　日	标准住院日：7~10 天

时间	住院第 1 天	住院第 2~6 天
主要诊疗工作	□ 询问病史及体格检查 □ 进行病情初步评估，病情严重度分级 □ 上级医师查房 □ 明确诊断，决定诊治方案 □ 开实验室检查单，完成病历书写	□ 上级医师查房 □ 评估辅助检查的结果 □ 病情评估，根据患者病情调整治疗方案 □ 观察药物不良反应 □ 确认有无并发症 □ 住院医师书写病程记录
重点医嘱	**长期医嘱：** □ 呼吸内科护理常规 □ 一级/二级护理（根据病情） □ 卧床休息 □ 吸氧（必要时） □ 心电、呼吸、血压、血氧监测（必要时） □ 抗凝治疗 **临时医嘱：** □ 血常规、尿常规、便常规，电解质、肝功能、肾功能、血糖、凝血功能、血型、血气分析、D-二聚体、感染性疾病筛查、肌钙蛋白 T 或 I、BNP □ 胸部 X 线片、心电图、超声心动图、双下肢静脉超声 □ CT 肺动脉造影、核素肺通气灌注扫描、磁共振肺动脉造影或选择性肺动脉造影 □ 有条件行：免疫指标、蛋白 S、蛋白 C、抗凝血酶Ⅲ、抗心磷脂抗体等	**长期医嘱：** □ 呼吸内科护理常规 □ 一级/二级护理（根据病情） □ 卧床休息 □ 吸氧（必要时） □ 心电、呼吸、血压、血氧监测（必要时） □ 抗凝治疗 **临时医嘱：** □ 复查血常规、凝血功能、心电图、D-二聚体 □ 异常指标复查 □ 必要时复查 BNP、肌钙蛋白 T 或 I、血气分析
医师签名		

时间	出院前1~3天	住院第7~10天 （出院日）
主要诊疗工作	□ 上级医师查房，治疗效果评估 □ 进行病情评估，确定华法林是否达到治疗水平，确定是否符合出院标准、是否出院 □ 确定出院后治疗方案 □ 完成上级医师查房记录	□ 完成出院小结 □ 向患者交代出院后注意事项 □ 预约复诊日期
重点医嘱	**长期医嘱：** □ 呼吸内科护理常规 □ 二级/三级护理（根据病情） □ 卧床休息 □ 吸氧（必要时） □ 心电、呼吸、血压、血氧监测（必要时） □ 抗凝治疗 **临时医嘱：** □ 根据需要，复查有关检查	**出院医嘱：** □ 出院带药 □ 门诊随诊
医师签名		

肺血栓栓塞症（中高危、高危）临床路径医师表单

适用对象：第一诊断为肺血栓栓塞症（ICD-10：I26.001/I26.901 伴有 R57.9 或 I95）

患者姓名：	性别： 年龄： 门诊号：	住院号：
住院日期： 年 月 日	出院日期： 年 月 日	标准住院日：10~14 天

时间	住院第 1~3 天	住院期间
主要诊疗工作	□ 询问病史及体格检查 □ 进行病情初步评估，病情严重度分级 □ 上级医师查房 □ 明确诊断，决定诊治方案 □ 开实验室检查单，完成病历书写 □ 签署相关通知书、同意书等	□ 上级医师查房 □ 评估辅助检查的结果 □ 病情评估，根据患者病情调整治疗方案 □ 观察药物不良反应、确认有无并发症 □ 住院医师书写病程记录
重点医嘱	**长期医嘱：** □ 呼吸内科护理常规（根据病情） □ 特级护理 □ 告病危（重） □ 卧床休息 □ 氧疗、心电、呼吸、血压、血氧监测 □ 抗凝治疗 **临时医嘱：** □ 血、尿、便常规，电解质、肝功能、肾功能、凝血功能、血型、血气分析、D-二聚体、感染性疾病筛查、BNP、肌钙蛋白 T 或 I，胸部 X 线片、心电图、超声心动图、双下肢静脉超声 □ CT 肺动脉造影或核素肺通气灌注扫描或磁共振肺动脉造影或选择性肺动脉造影 □ 有条件行：免疫指标、蛋白 S、蛋白 C、抗凝血酶Ⅲ、抗心磷脂抗体等 □ 溶栓治疗、导管取栓碎栓治疗、血栓摘除术 □ 血管活性药物（必要时）	**长期医嘱：** □ 特级护理 □ 卧床休息 □ 氧疗、心电、呼吸、血压、血氧监测 □ 抗凝治疗 **临时医嘱：** □ 复查血常规、凝血功能、心电图 □ 异常指标复查 □ 必要时复查 BNP、肌钙蛋白 T 或 I、血气分析
医师签名		

时间	出院前 1~3 天	住院第 10~14 天 （出院日）
主要诊疗工作	□ 上级医师查房，治疗效果评估 □ 进行病情评估，确定华法林是否达到治疗水平，确定是否符合出院标准、是否出院 □ 确定出院后治疗方案 □ 完成上级医师查房记录	□ 完成出院小结 □ 向患者交代出院后注意事项 □ 预约复诊日期
重点医嘱	**长期医嘱：** □ 一级/二级/三级护理 □ 卧床休息 □ 吸氧、心电、呼吸、血压、血氧监测（必要时） □ 抗凝治疗 □ 根据病情调整 **临时医嘱：** □ 根据需要，复查有关检查	**出院医嘱：** □ 出院带药 □ 门诊随诊
医师签名		

（二）护士表单

肺血栓栓塞症（低危、中低危）临床路径护士表单

适用对象：第一诊断为肺血栓栓塞症（ICD-10：I26.001/I26.901）

患者姓名：	性别：　　年龄：　　门诊号：	住院号：
住院日期：　　年　月　日	出院日期：　　年　月　日	标准住院日：7～10天

时间	住院第1天	住院第2～6天
主要护理工作	□ 介绍病房环境、设施和设备 □ 入院护理评估，护理计划 □ 观察患者情况、监测生命体征 □ 观察各种药物疗效和不良反应 □ 静脉取血，用药指导 □ 协助患者完成实验室检查及辅助检查	□ 定时监测生命体征 □ 观察患者一般情况及病情变化 □ 观察疗效和药物反应 □ 疾病相关健康教育
病情变异记录	□ 无　□ 有，原因： 1. 2.	□ 无　□ 有，原因： 1. 2.
护士签名		

时间	出院前1～3天	住院第7～10天 （出院日）
主要护理工作	□ 观察患者一般情况 □ 观察疗效、各种药物作用和不良反应 □ 恢复期生活和心理护理 □ 出院准备指导	□ 告知复诊计划，就医指征 □ 帮助患者办理出院手续 □ 出院指导
病情变异记录	□ 无　□ 有，原因： 1. 2.	□ 无　□ 有，原因： 1. 2.
护士签名		

肺血栓栓塞症（中高危、高危）临床路径护士表单

适用对象：第一诊断为肺血栓栓塞症（ICD-10：I26.001/I26.901 伴有 R57.9 或 I95）

患者姓名：	性别：　　年龄：　　门诊号：	住院号：
住院日期：　　年　月　日	出院日期：　　年　月　日	标准住院日：10~14 天

时间	住院第 1~3 天	住院期间
主要护理工作	□ 介绍病房环境、设施和设备 □ 入院护理评估，护理计划 □ 随时观察患者情况、监测生命体征 □ 观察各种药物疗效和不良反应 □ 静脉取血，用药指导 □ 协助患者完成实验室检查及辅助检查	□ 定时监测生命体征 □ 观察患者一般情况及病情变化 □ 观察疗效和药物反应 □ 疾病相关健康教育
病情变异记录	□ 无　□ 有，原因： 1. 2.	□ 无　□ 有，原因： 1. 2.
护士签名		

时间	出院前 1~3 天	住院第 10~14 天 （出院日）
主要护理工作	□ 观察患者一般情况 □ 观察疗效、各种药物作用和不良反应 □ 恢复期生活和心理护理 □ 出院准备指导	□ 告知复诊计划，就医指征 □ 帮助患者办理出院手续 □ 出院指导
病情变异记录	□ 无　□ 有，原因： 1. 2.	□ 无　□ 有，原因： 1. 2.
护士签名		

（三）患者表单

肺血栓栓塞症（低危、中低危）临床路径患者表单

适用对象：第一诊断为肺血栓栓塞症（ICD-10：I26.001/I26.901）

患者姓名：	性别：　年龄：　门诊号：	住院号：
住院日期：　年　月　日	出院日期：　年　月　日	标准住院日：7~10 天

时间	入院当日	住院第 2~6 天	住院第 7~10 天 （出院日）
医患配合	□ 配合询问病史、收集资料，请务必详细告知既往史、用药史、过敏史 □ 配合进行体格检查 □ 有任何不适告知医师	□ 配合完善相关检查，如采血、留尿、心电图、X 线胸片等 □ 医师向患者及家属介绍病情，如有异常检查结果需进一步检查 □ 配合用药及治疗 □ 配合医师调整用药 □ 有任何不适告知医师	□ 接受出院前指导 □ 知道复查程序 □ 获取出院诊断书
护患配合	□ 配合测量体温、脉搏、呼吸、血压、血氧饱和度、体重 □ 配合完成入院护理评估单（简单询问病史、过敏史、用药史） □ 接受入院宣教（环境介绍、病室规定、订餐制度、贵重物品保管等） □ 有任何不适告知护士	□ 配合测量体温、脉搏、呼吸，询问每日排便情况 □ 接受相关实验室检查宣教，正确留取标本，配合检查 □ 有任何不适告知护士 □ 接受输液、服药治疗 □ 注意活动安全，避免坠床或跌倒 □ 配合执行探视及陪伴 □ 接受疾病及用药等相关知识指导	□ 接受出院宣教 □ 办理出院手续 □ 获取出院带药 □ 知道服药方法、作用、注意事项 □ 知道复印病历方法
饮食	□ 正常饮食	□ 正常饮食	□ 正常饮食
排泄	□ 正常排尿便	□ 正常排尿便	□ 正常排尿便
活动	□ 床上活动	□ 床旁活动	□ 适量活动

肺血栓栓塞症（中高危、高危）临床路径患者表单

适用对象：第一诊断为肺血栓栓塞症（ICD-10：I26.001/I26.901）

患者姓名：	性别： 年龄：	门诊号：	住院号：
住院日期： 年 月 日	出院日期： 年 月 日		标准住院日：7~14天

时间	入院当日	住院第2~6天	住院第7~14天 （出院日）
医患配合	□配合询问病史、收集资料，请务必详细告知既往史、用药史、过敏史 □配合进行体格检查 □有任何不适告知医师	□配合完善相关检查，如采血、留尿、心电图、X线胸片等 □医师向患者及家属介绍病情，如有异常检查结果需进一步检查 □配合用药及治疗 □配合医师调整用药 □有任何不适告知医师	□接受出院前指导 □知道复查程序 □获取出院诊断书
护患配合	□配合测量体温、脉搏、呼吸、血压、血氧饱和度、体重 □配合完成入院护理评估单（简单询问病史、过敏史、用药史） □接受入院宣教（环境介绍、病室规定、订餐制度、贵重物品保管等） □有任何不适告知护士	□配合测量体温、脉搏、呼吸，询问每日排便情况 □接受相关实验室检查宣教，正确留取标本，配合检查 □有任何不适告知护士 □接受输液、服药治疗 □注意活动安全，避免坠床或跌倒 □配合执行探视及陪伴 □接受疾病及用药等相关知识指导	□接受出院宣教 □办理出院手续 □获取出院带药 □知道服药方法、作用、注意事项 □知道复印病历方法
饮食	□正常饮食	□正常饮食	□正常饮食
排泄	□正常排尿便	□正常排尿便	□正常排尿便
活动	□床上活动	□床旁活动	□适量活动

附：原表单（2016年版）

肺血栓栓塞症（低危、中低危）临床路径表单

适用对象：第一诊断为肺血栓栓塞症（ICD-10：I26.001/I26.901）

患者姓名：	性别： 年龄： 门诊号：	住院号：
住院日期： 年 月 日	出院日期： 年 月 日	标准住院日：7~10天

时间	住院第1天	住院第2~6天
主要诊疗工作	□ 询问病史及体格检查 □ 进行病情初步评估，病情严重度分级 □ 上级医师查房 □ 明确诊断，决定诊治方案 □ 开实验室检查单，完成病历书写	□ 上级医师查房 □ 评估辅助检查的结果 □ 病情评估，根据患者病情调整治疗方案 □ 观察药物不良反应 □ 确认有无并发症 □ 住院医师书写病程记录
重点医嘱	**长期医嘱：** □ 呼吸内科护理常规 □ 一级/二级护理（根据病情） □ 卧床休息 □ 吸氧（必要时） □ 心电、呼吸、血压、血氧监测（必要时） □ 抗凝治疗 **临时医嘱：** □ 血常规、尿常规、便常规，电解质、肝功能、肾功能、血糖、凝血功能、血型、血气分析、D-二聚体、感染性疾病筛查、肌钙蛋白T或I、BNP、肿瘤标志物 □ 胸部X线片、心电图、超声心动图、双下肢静脉超声 □ CT肺动脉造影、核素肺通气灌注扫描、磁共振肺动脉造影或选择性肺动脉造影 □ 有条件行：免疫指标、蛋白S、蛋白C、抗凝血酶Ⅲ、抗心磷脂抗体等	**长期医嘱：** □ 呼吸内科护理常规 □ 一级/二级护理（根据病情） □ 卧床休息 □ 吸氧（必要时） □ 心电、呼吸、血压、血氧监测（必要时） □ 抗凝治疗 **临时医嘱：** □ 复查血常规、凝血功能、心电图、D-二聚体 □ 异常指标复查 □ 必要时复查BNP、肌钙蛋白T或I、血气分析
主要护理工作	□ 介绍病房环境、设施和设备 □ 入院护理评估，护理计划 □ 观察患者情况、监测生命体征 □ 观察各种药物疗效和不良反应 □ 静脉取血，用药指导 □ 协助患者完成实验室检查及辅助检查	□ 定时监测生命体征 □ 观察患者一般情况及病情变化 □ 观察疗效和药物反应 □ 疾病相关健康教育
病情变异记录	□ 无 □ 有，原因： 1. 2.	□ 无 □ 有，原因： 1. 2.
护士签名		
医师签名		

时间	出院前 1~3 天	住院第 7~10 天 （出院日）
主要诊疗工作	□ 上级医师查房，治疗效果评估 □ 进行病情评估，确定华法林是否达到治疗水平，确定是否符合出院标准、是否出院 □ 确定出院后治疗方案 □ 完成上级医师查房记录	□ 完成出院小结 □ 向患者交代出院后注意事项 □ 预约复诊日期
重点医嘱	**长期医嘱：** □ 呼吸内科护理常规 □ 二级/三级护理（根据病情） □ 卧床休息 □ 吸氧（必要时） □ 心电、呼吸、血压、血氧监测（必要时） □ 抗凝治疗 **临时医嘱：** □ 根据需要，复查有关检查	**出院医嘱：** □ 出院带药 □ 门诊随诊
主要护理工作	□ 观察患者一般情况 □ 观察疗效、各种药物作用和不良反应 □ 恢复期生活和心理护理 □ 出院准备指导	□ 告知复诊计划，就医指征 □ 帮助患者办理出院手续 □ 出院指导
病情变异记录	□ 无 □ 有，原因： 1. 2.	□ 无 □ 有，原因： 1. 2.
护士签名		
医师签名		

肺血栓栓塞症（中高危、高危）临床路径表单

适用对象：第一诊断为肺血栓栓塞症（ICD-10：I26.001/I26.901 伴有 R57.9 或 I95）

患者姓名：	性别： 年龄： 门诊号：	住院号：
住院日期： 年 月 日	出院日期： 年 月 日	标准住院日：10~14 天

时间	住院第 1~3 天	住院期间
主要诊疗工作	□ 询问病史及体格检查 □ 进行病情初步评估，病情严重度分级 □ 上级医师查房 □ 明确诊断，决定诊治方案 □ 开实验室检查单，完成病历书写 □ 签署相关通知书、同意书等	□ 上级医师查房 □ 评估辅助检查的结果 □ 病情评估，根据患者病情调整治疗方案 □ 观察药物不良反应、确认有无并发症 □ 住院医师书写病程记录
重点医嘱	**长期医嘱：** □ 呼吸内科护理常规（根据病情） □ 特级护理 □ 告病危（重） □ 卧床休息 □ 氧疗、心电、呼吸、血压、血氧监测 □ 抗凝治疗 **临时医嘱：** □ 血、尿、便常规，电解质、肝功能、肾功能、凝血功能、血型、血气分析、D-二聚体、感染性疾病筛查、BNP、肌钙蛋白 T 或 I，胸部 X 线片、心电图、超声心动图、双下肢静脉超声 □ CT 肺动脉造影或核素肺通气灌注扫描或磁共振肺动脉造影或选择性肺动脉造影 □ 有条件行：免疫指标、蛋白 S、蛋白 C、抗凝血酶Ⅲ、抗心磷脂抗体等 □ 溶栓治疗、导管取栓碎栓治疗、血栓摘除术 □ 血管活性药物（必要时）	**长期医嘱：** □ 特级护理 □ 卧床休息 □ 氧疗、心电、呼吸、血压、血氧监测 □ 抗凝治疗 **临时医嘱：** □ 复查血常规、凝血功能、心电图 □ 异常指标复查 □ 必要时复查 BNP、肌钙蛋白 T 或 I、血气分析
主要护理工作	□ 介绍病房环境、设施和设备 □ 入院护理评估，护理计划 □ 随时观察患者情况、监测生命体征 □ 观察各种药物疗效和不良反应 □ 静脉取血，用药指导 □ 协助患者完成实验室检查及辅助检查	□ 定时监测生命体征 □ 观察患者一般情况及病情变化 □ 观察疗效和药物反应 □ 疾病相关健康教育
病情变异记录	□ 无 □ 有，原因： 1. 2.	□ 无 □ 有，原因： 1. 2.
护士签名		
医师签名		

时间	出院前 1~3 天	住院第 10~14 天 （出院日）
主要诊疗工作	□ 上级医师查房，治疗效果评估 □ 进行病情评估，确定华法林是否达到治疗水平，确定是否符合出院标准、是否出院 □ 确定出院后治疗方案 □ 完成上级医师查房记录	□ 完成出院小结 □ 向患者交代出院后注意事项 □ 预约复诊日期
重点医嘱	**长期医嘱：** □ 一级/二级/三级护理 □ 卧床休息 □ 吸氧、心电、呼吸、血压、血氧监测（必要时） □ 抗凝治疗 □ 根据病情调整 **临时医嘱：** □ 根据需要，复查有关检查	**出院医嘱：** □ 出院带药 □ 门诊随诊
主要护理工作	□ 观察患者一般情况 □ 观察疗效、各种药物作用和不良反应 □ 恢复期生活和心理护理 □ 出院准备指导	□ 告知复诊计划，就医指征 □ 帮助患者办理出院手续 □ 出院指导
病情变异记录	□ 无　□ 有，原因： 1. 2.	□ 无　□ 有，原因： 1. 2.
护士签名		
医师签名		

第十三章

肺动脉高压临床路径释义

一、肺动脉高压编码

1. 原编码：

疾病名称及编码：原发性肺动脉高压（ICD-10：I27.0）

继发性肺动脉高压，其他的（ICD-10：I27.2）

2. 修改编码：

疾病名称及编码：原发性肺动脉高压（ICD-10：I27.0）

二、临床路径检索方法

I27.0

三、国家医疗保障疾病诊断相关分组（CHS-DRG）

MDCF　循环系统疾病及功能障碍

FW1　动脉疾患

四、肺动脉高压临床路径标准住院流程

（一）适用对象

第一诊断为肺动脉高压（ICD-10：I27.0，I27.2）。

（二）诊断依据

根据《临床诊疗指南·呼吸病学分册》（中华医学会编著，人民卫生出版社，2009年），《肺动脉高压诊断和治疗指南》（欧洲心脏病学会和欧洲呼吸学会，2009年），《肺动脉高压诊断和治疗专家共识》（世界卫生组织工作组，2013年）。

1. 结合临床表现和危险因素识别可疑的肺动脉高压的患者（超声心动图显示 sPAP≥50mmHg）。

2. 对高危或疑诊患者行血流动力学检查，明确是否存在肺动脉高压，其血流动力学诊断标准为：在海平面，静息状态下，右心导管检查测肺动脉平均压（mean pulmonary artery pressure，mPAP）≥25mmHg；如果针对第一大类肺动脉高压，同时还需要肺动脉楔压（pulmonary artery wedge pressure，PAWP）＜15mmHg，肺血管阻力≥3Wood单位。

3. 对证实肺动脉高压患者进行病因学分析和临床归类。

4. 对肺动脉高压进行临床评估和功能评价。

释义

■ 根据《中国肺动脉高压诊断与治疗指南（2021版）》（中华医学会呼吸病学分会肺栓塞与肺血管病学组，2021年）。

■ 肺动脉高压（pulmonary hypertension，PH）是指一组由异源性疾病所组成、不同发病机制引起的、以肺血管阻力持续性增加为特征的临床-病理生理综合征。其表现为肺动脉压力异常升高的一种血流动力学状态，肺动脉压力的异常升高导致右心负

荷增大，进而产生右心功能不全，从而引起一系列临床症状。严重者可发生右心衰竭而死亡，因此这是一组严重的慢性肺循环疾病。临床上，肺动脉高压通常由超声心动图筛查发现，超声心动图估测肺动脉收缩压≥50mmHg 则可临床初步诊断肺动脉高压，但肺动脉压力的准确测定须经过右心导管检查获得，其诊断标准为：在海平面，静息状态下，右心导管检查测肺动脉平均压（mean pulmonary artery pressure，mPAP）≥25mmHg。

■ 肺动脉高压既可来源于肺血管自身的病变，也可继发于其他心、肺或系统性疾病，由此肺动脉高压分为 5 大类，动脉性肺动脉高压（pulmonary arterial hypertension，PAH）、左心疾病相关性肺动脉高压、肺部疾病和/或低氧相关性肺动脉高压、慢性血栓栓塞性肺动脉高压（chronic thromboembolic pulmonary hypertension，CTEPH）和/或其他肺动脉阻塞性病变所致肺动脉高压未明和/或多因素所致肺动脉高压，其中，动脉性肺动脉高压包括特发性肺动脉高压、家族性肺动脉高压、结缔组织疾病相关肺动脉高压、先心病相关肺动脉高压等。

（三）选择治疗方案的依据

根据《临床诊疗指南·呼吸病学分册》（中华医学会编著，人民卫生出版社，2009 年），《肺动脉高压诊断和治疗指南》（欧洲心脏病学会和欧洲呼吸学会，2009 年），《肺动脉高压诊断和治疗专家共识》（世界卫生组织工作组，2013 年）。

1. 治疗原发病。

2. 一般治疗：

（1）活动和旅行。

（2）预防感染。

（3）避孕、绝经期后激素替代治疗。

（4）降低血液黏度。

（5）抗凝治疗。

（6）氧疗。

（7）纠正心力衰竭治疗。

（8）心理治疗。

3. 药物治疗：

（1）钙通道阻滞剂（calcium channel blockers，CCB）。

（2）前列环素类药物（Prostanoids）。

（3）内皮素受体阻断剂（Endothelin receptor Antagonists）。

（4）磷酸二酯酶-5 抑制剂（Phosphodiesterase-5，PDE-5）。

（5）可溶性鸟苷酸环化酶激动剂。

（6）Rho-激酶抑制剂。

（7）联合用药。

4. 介入及手术治疗。

释义

■ 根据《中国肺动脉高压诊断与治疗指南（2021 版）》（中华医学会呼吸病学分会肺栓塞与肺血管病学组，2021 年）。

■ 肺动脉高压的治疗：①治疗原发病；②一般治疗包括活动和旅行、预防感染、避孕、氧疗、抗凝治疗、纠正心力衰竭治疗、心理治疗、康复治疗；③药物治疗包括钙通道阻滞剂、前列环素类药物、内皮素受体阻断剂、磷酸二酯酶-5 抑制剂、可溶性鸟苷酸环化酶激动剂、联合用药；④介入治疗：球囊肺动脉成形术，针对无法手术治疗的慢性血栓栓塞性肺动脉高压；⑤手术治疗：肺动脉血栓内膜剥脱术，针对慢性血栓栓塞性肺动脉高压。

■ 肺动脉高压的治疗主要是针对血管收缩与重构、心功能不全进行，旨在降低肺血管阻力和压力，改善心功能，改善症状及预后。常规治疗包括以下内容：氧疗、抗凝治疗、应用利尿剂与强心剂等，氧疗可减轻缺氧继发的肺动脉收缩及缺氧继发的脏器损伤，抗凝治疗预防肺动脉病变基础上的原位血栓形成。利尿剂可减轻心脏负荷，改善患者症状，对于利尿剂不易改善的心功能不全患者，可酌情应用小剂量强心药物。

■ 降低肺动脉高压的药物包括钙离子拮抗剂、前列环素类药物、内皮素受体剂、磷酸二酯酶-5 抑制剂、可溶性鸟苷酸环化酶激动剂等。需要注意的是，应用钙离子拮抗剂前必须通过右心导管行急性血管反应试验，急性血管反应试验阳性的患者，可首先试用钙离子拮抗剂治疗。如果未行急性血管反应试验而盲目应用钙离子拮抗剂有可能加重患者病情。

■ 对于慢性血栓栓塞性肺动脉高压患者，肺动脉血栓内膜剥脱术是最有效的治疗方法，部分患者通过手术可达到治愈，当然，需根据血栓栓塞阻塞的部位和程度、血流动力学参数评估手术可行性和风险。不能手术的患者可选择介入治疗——经皮球囊肺动脉成形术，同样可显著改善患者预后。

（四）标准住院日为 15~30 天

释义

■ 对于首诊的肺动脉高压患者，由于确诊及病因学检查需要一定时间，住院时间略长；对于合并严重右心功能不全的患者，由于治疗难度大，住院时间略长；对于复诊、不合并严重右心功能不全的患者，根据病情住院时间可缩短。

（五）进入路径标准

1. 第一诊断必须符合肺动脉高压疾病编码（ICD-10：I27.0，I27.2）。
2. 当患者同时具有其他疾病诊断，但在住院期间不需要特殊处理，也不影响第一诊断的临床路径流程实施时，可以进入路径。

释义

■ 肺动脉高压分为5大类，动脉性肺动脉高压（pulmonary arterial hypertension，PAH）、左心疾病相关性肺动脉高压、肺部疾病和/或低氧相关性肺动脉高压、慢性血栓栓塞性肺动脉高压（chronic thromboembolic pulmonary hypertension，CTEPH）和/或其他肺动脉阻塞性病变所致肺动脉高压未明和或多因素所致肺动脉高压。其中，动脉性肺动脉高压包括特发性肺动脉高压、家族性肺动脉高压、结缔组织疾病相关肺动脉高压、先心病相关肺动脉高压、药物相关肺动脉高压等。

■ 肺动脉高压既可来源于肺血管自身的病变，也可继发于其他心、肺或系统性疾病。根据临床诊疗特点，对于继发于其他心、肺或系统性疾病的肺动脉高压（包括结缔组织疾病、先天性心脏病、左心疾病、慢性肺部疾病等相关肺动脉高压），治疗原发疾病是肺动脉高压的基础，这些类型的肺动脉高压通常也不作为疾病的第一诊断，不纳入本临床路径。对于特发性、家族性、慢性血栓栓塞性肺动脉高压患者，其诊治以肺血管本身病变为主，且第一诊断符合临床路径纳入标准，需要纳入本临床路径。

（六）住院期间的诊疗项目

1. 必需的检查项目：血常规、尿常规、便常规、肝功能、肾功能、电解质、血气分析、凝血功能、D-二聚体（D-dimer）、红细胞沉降率、C反应蛋白（CRP）、感染性疾病筛查（乙型肝炎、丙型肝炎、梅毒、艾滋病等）、NBP或N末端脑钠肽前体（NT-proBNP）、肌钙蛋白T、自身抗体［抗核抗体（ANA）、抗可提取性核抗原抗体（ENA抗体）、抗中性粒细胞胞浆抗体（ANCA）、抗线粒体抗体、抗磷脂抗体等］、甲状腺功能，蛋白S、蛋白C、抗凝血酶Ⅲ等易栓症相关检查，血管紧张素转换酶（ACE）、血红蛋白电泳等，肿瘤标志物，胸部正侧位X线片、心电图、超声心动图、双下肢静脉超声，肺功能（病情允许时）、通气灌注扫描、CT肺动脉造影，右心漂浮导管检查或同时行肺动脉造影检查。

2. 根据患者病情可选择的检查项目：胸部高分辨率CT、磁共振肺动脉造影、心脏磁共振检查，腹部B超、甲状腺超声，结缔组织疾病相关检查（如唇腺活检、腮腺动态显像、肌肉或皮肤活检等），睡眠呼吸监测，急性血管活性反应试验。

3. 住院期间需要复查的项目：复查血常规、凝血功能，复查心电图，异常指标复查，重症患者必要时复查BNP、肌钙蛋白T或I、肺功能、血气分析，复查超声心动图。

4. 住院期间选择用药：

（1）抗凝治疗：肝素、低分子肝素、华法林等。

（2）血管活性药物应用。

（3）呼吸循环支持治疗。

释义

■ 以上检查和检验项目包括对肺动脉高压患者的病因学分析、病情评估，这些检查与治疗方案的选择密切相关，有条件的单位需要尽可能完善。由于某些检查如右心导管和肺动脉造影检查、急性血管反应试验并非所有单位均开展这些检查项目，根据患者情况，建议转诊至有条件的肺血管病诊治中心完善相关检查。蛋白S、蛋白C、抗凝血酶Ⅲ等易栓症相关检查，血管紧张素转换酶（ACE）、血清蛋白电泳、血清肿瘤标志物检查等可根据患者病情进行选择。另外，某些检查项目可以在门诊完成。

（七）出院标准

1. 症状相对稳定，确定长期治疗方案。
2. 临床稳定 72 小时以上。

释义

■ 如果出现并发症，是否需要继续住院处理，由主管医师具体决定。

■ 肺动脉高压患者出院后的长期用药和随访管理至关重要，出院时需要告知患者长期用药、注意事项及随访周期。

（八）变异及原因分析

肺动脉高压一般病情比较复杂，疑诊患者需要比较多的检查确定类型，临床路径的变异较多。

1. 存在并发症，需要进行相关的诊断和治疗，延长住院时间。
2. 病情严重，需要呼吸支持者，归入其他路径。
3. 伴有其他疾病，需要相关诊断治疗。

释义

■ 对于初诊肺动脉高压，经过病因分析后，如诊断为结缔组织疾病相关肺动脉高压、先天性心脏病相关肺动脉高压、左心疾病相关性肺动脉高压、慢性肺部疾病相关肺动脉高压，则退出本临床路径。

■ 如患者病情严重或出现严重合并症，包括严重心力衰竭和心律失常、呼吸衰竭，大咯血，治疗的首要矛盾是治疗合并症、纠正心力衰竭或呼吸衰竭，则退出本临床路径。

■ 肺动脉高压患者伴发临床情况较多，如伴随其他疾病，如严重肝功能不全、肾功能不全、血小板减少、咯血等情况，且需要进行相关处理者。

五、肺动脉高压给药方案

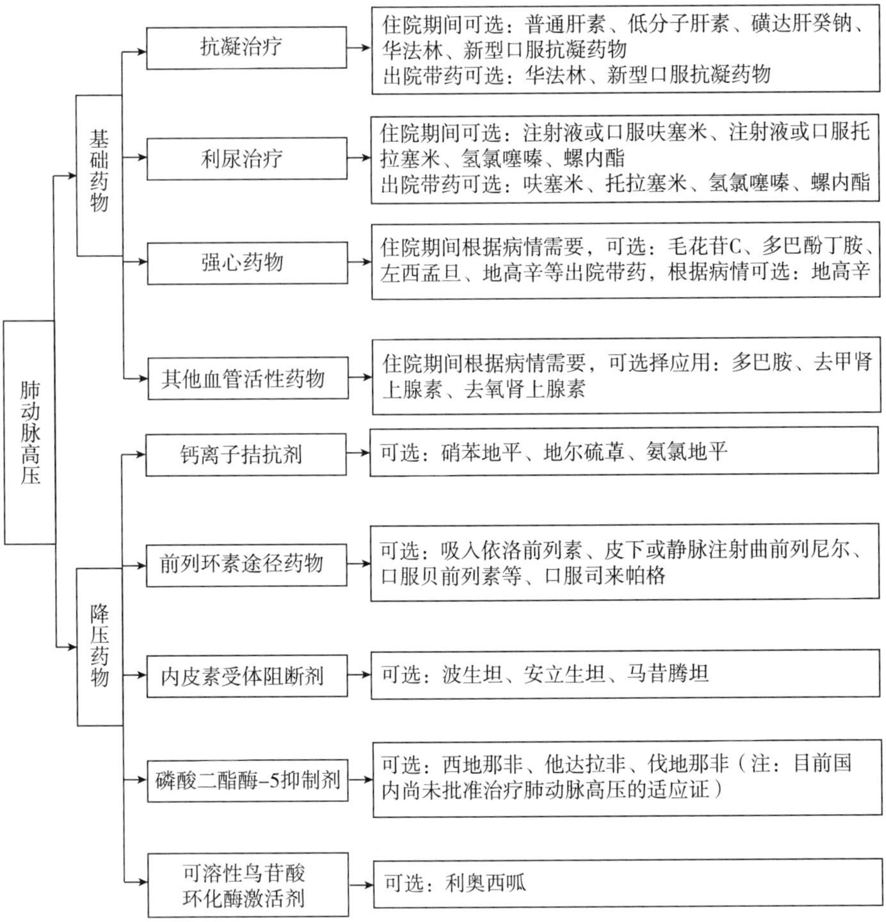

（一）用药选择

特发性肺动脉高压患者，只要无禁忌证，建议应用预防性抗凝治疗；慢性血栓栓塞性肺动脉高压患者，建议长期足量抗凝治疗，通常选用华法林，新型口服抗凝药物在特发性肺动脉高压中的疗效目前尚不清楚。对于合并右心功能不全的患者，常规小剂量利尿药物可减轻心脏负荷、改善心功能；合并不易控制的心力衰竭则建议适当应用强心和血管活性药物。

对于特发性肺动脉高压患者，如急性血管反应试验阳性，建议首先选择钙离子拮抗剂；急性血管反应试验阴性的患者，则降低肺动脉高压的药物可选择前列环素途径药物、内皮素受体阻断剂、磷酸二酯酶-5 抑制剂或可溶性鸟苷酸环化酶激活剂，或在几种药物选择联合应用。对于慢性血栓栓塞性肺动脉高压则首先评估手术，而不是首先应用降肺动脉高压药物治疗。

（二）药学提示

需要注意的是，应用钙离子拮抗剂前必须通过右心导管行急性血管反应试验，急性血管反应试验阳性的患者，可首先试用钙离子拮抗剂治疗；如果未行急性血管反应试验而盲目应用钙离子拮抗剂有可能加重患者病情。

应用所有利尿药物，需关注电解质紊乱、低血压不良反应的发生。

应用所有降肺动脉高压药物，均需要注意低血压不良反应情况，且用药后，不建议突然停药，否则有可能导致病情反弹加重。

应用内皮素受体阻断剂需要定期监测肝功能。

（三）注意事项

肺动脉高压的治疗需要制订长期方案，定期随访，用药后不超过半年应评估治疗反应，根据情况调整方案。且需要综合患者的社会经济状况、用药依从性等选择合适的长期用药方案。

六、肺动脉高压护理规范

1. 多数肺动脉高压住院患者存在右心功能不全，通常需要适当限制液体入量，并经常应用利尿药物，需严格记录液体出入量，并做好护理宣教。

2. 重度肺动脉高压患者存在晕厥甚至猝死的风险，应注意严密监测生命体征。

3. 多数肺动脉高压患者需要应用抗凝药物，注意出血风险，护理时仔细检查皮肤、黏膜等部位是否有出血情况。

4. 应用肺动脉高压靶向药物治疗后，患者存在低血压风险，需要注意监测体循环血压。

七、肺动脉高压营养治疗规范

1. 多数肺动脉高压患者需要适当限制液体入量。

2. 重度肺动脉高压患者多存在消化道淤血，消化功能不良，建议进食易消化食物。

3. 并存贫血患者，根据情况，可适当增加含铁量丰富肉蛋类食物。

八、肺动脉高压患者健康宣教

1. 对肺动脉高压的长期治疗有思想准备和疾病基本认识。

2. 根据医嘱，通常需要适当限制液体入量，避免液体负荷过重。

3. 服用抗凝药物期间，注意观察出血情况。

4. 对女性患者，建议采取避孕措施，妊娠前务必咨询专科医生建议。

5. 根据心肺功能情况，适当运动，包括打太极拳、瑜伽等，有助于肺动脉高压患者的活动耐力恢复。

6. 避免呼吸道感染，定期接种流感疫苗。

7. 如出现呼吸困难加重、下肢水肿加重等情况，及时就诊。

九、推荐表单

（一）医师表单

肺动脉高压临床路径医师表单

适用对象：第一诊断为肺动脉高压（ICD-10：I27.9）

患者姓名：	性别：　　年龄：　　门诊号：	住院号：
住院日期：　　年　月　日	出院日期：　　年　月　日	标准住院日：15~30天

时间	住院第1~3天	住院期间
主要诊疗工作	□ 询问病史及体格检查 □ 进行病情初步评估，病情严重程度分级 □ 上级医师查房 □ 明确诊断，决定诊治方案 □ 开实验室检查单 □ 完成病历书写	□ 上级医师查房 □ 评估辅助检查的结果 □ 根据患者病情调整治疗方案，处理可能发生的并发症 □ 观察药物不良反应 □ 指导吸入装置的正确应用 □ 住院医师书写病程记录
重点医嘱	**长期医嘱：** □ 呼吸内科护理常规 □ 一级/二级/三级护理常规（根据病情） □ 控制性氧疗（根据病情） □ 心电图、血氧饱和度监测（必要时） □ 血管活性药、利尿剂、抗凝剂（根据情况） □ 纠正酸碱失衡和电解质紊乱 □ 糖皮质激素、胃黏膜保护剂（必要时） **临时医嘱：** □ 血常规、尿常规、便常规、肝功能、肾功能、电解质、血气分析、红细胞沉降率、D-二聚体、C反应蛋白、脑钠肽、凝血功能、自身抗体、甲状腺功能、感染性疾病筛查 □ X线胸片、心电图、超声心动图、心肌酶学、肺功能 □ 根据情况选择通气灌注扫描、CT肺动脉造影或磁共振肺动脉造影、心脏磁共振或胸部高分辨CT、腹部B超、下肢静脉超声（必要时） □ 右心漂浮导管和肺动脉造影（必要时） □ 维持水、电解质、酸碱平衡	**长期医嘱：** □ 呼吸内科护理常规 □ 一级/二级/三级护理常规（根据病情） □ 控制性氧疗（根据病情） □ 心电图、血氧饱和度监测（必要时） □ 血管活性药、利尿剂、抗凝剂 □ 纠正酸碱失衡和电解质紊乱 □ 糖皮质激素、胃黏膜保护剂（必要时） □ 根据病情调整药物 **临时医嘱：** □ 对症治疗 □ 复查血常规、血气分析（必要时） □ 异常指标复查 □ 根据情况，选择结缔组织疾病的进一步检查
病情变异记录	□ 无　□ 有，原因： 1. 2.	□ 无　□ 有，原因： 1. 2.
医师签名		

时间	出院前1~3天	出院日
主要诊疗工作	□ 上级医师查房 □ 评估治疗效果 □ 确定出院日期及出院后治疗方案 □ 完成上级医师查房记录	□ 完成出院小结 □ 向患者交代出院后注意事项 □ 预约复诊日期
重点医嘱	**长期医嘱：** □ 基本同前 □ 根据病情调整 **临时医嘱：** □ 根据需要，复查有关项目	**出院医嘱：** □ 出院带药 □ 门诊随诊
病情变异记录	□ 无　□ 有，原因： 1. 2.	□ 无　□ 有，原因： 1. 2.
医师签名		

（二）护士表单

肺动脉高压临床路径护士表单

适用对象：第一诊断为肺动脉高压（ICD-10：I27.9）

患者姓名：	性别： 年龄： 门诊号：	住院号：
住院日期： 年 月 日	出院日期： 年 月 日	标准住院日：15~30天

时间	住院第1~3天	住院第7~14天	出院前
健康宣教	□ 介绍主管医师、护士 □ 介绍环境、设施 □ 介绍住院注意事项 □ 向患者宣教戒烟、戒酒的重要性，及减少二手烟的吸入	□ 指导患者正确留取相关检查标本 □ 主管护士与患者沟通，了解并指导心理应对 □ 宣教疾病知识、用药知识及特殊检查操作过程 □ 告知检查及操作前后饮食、活动及探视注意事项及应对方式	□ 康复和锻炼 □ 定时复查 □ 出院带药服用方法 □ 饮食休息等注意事项指导 □ 讲解增强体质的方法，减少感染的机会
护理处置	□ 核对患者，佩戴腕带 □ 建立入院护理病历 □ 卫生处置：剪指甲、沐浴、更换病号服	□ 随时观察患者病情变化 □ 执行医嘱用药 □ 协助医师完成各项检查 □ 术前准备 □ 禁食、禁水	□ 办理出院手续 □ 书写出院小结
基础护理	□ 二级护理 □ 晨晚间护理 □ 患者安全管理	□ 二级护理 □ 晨晚间护理 □ 患者安全管理	□ 二级护理 □ 晨晚间护理 □ 患者安全管理
专科护理	□ 护理查体 □ 呼吸频率、血氧饱和度监测 □ 需要时填写跌倒及压疮防范表 □ 需要时请家属陪伴 □ 心理护理	□ 呼吸频率、血氧饱和度监测 □ 遵医嘱完成相关检查 □ 心理护理 □ 必要时吸氧 □ 遵医嘱正确给药 □ 提供并发症征象的依据	□ 病情观察：评估患者生命体征，特别是呼吸频率及血氧饱和度 □ 心理护理
重点医嘱	□ 详见医嘱执行单	□ 详见医嘱执行单	□ 详见医嘱执行单
病情变异记录	□ 无 □ 有，原因： 1. 2.	□ 无 □ 有，原因： 1. 2.	□ 无 □ 有，原因： 1. 2.
护士签名			

（三）患者表单

肺动脉高压临床路径患者表单

适用对象：第一诊断为肺动脉高压（ICD-10：I27.9）

患者姓名：	性别：　　年龄：　　门诊号：	住院号：
住院日期：　　年　月　日	出院日期：　　年　月　日	标准住院日：15~30 天

时间	入院当日	住院第 2~6 天	出院日
医患配合	□ 配合询问病史、收集资料，请务必详细告知既往史、用药史、过敏史 □ 配合进行体格检查 □ 有任何不适告知医师	□ 配合完善相关检查，如采血、留尿、心电图、X 线胸片等 □ 医师向患者及家属介绍病情，如有异常检查结果需进一步检查 □ 配合用药及治疗 □ 配合医师调整用药 □ 有任何不适告知医师	□ 接受出院前指导 □ 知道复查程序 □ 获取出院诊断书
护患配合	□ 配合测量体温、脉搏、呼吸、血压、血氧饱和度、体重 □ 配合完成入院护理评估单（简单询问病史、过敏史、用药史） □ 接受入院宣教（环境介绍、病室规定、订餐制度、贵重物品保管等） □ 有任何不适告知护士	□ 配合测量体温、脉搏、呼吸，询问每日排便情况 □ 接受相关实验室检查宣教，正确留取标本，配合检查 □ 有任何不适告知护士 □ 接受输液、服药治疗 □ 注意活动安全，避免坠床或跌倒 □ 配合执行探视及陪伴 □ 接受疾病及用药等相关知识指导	□ 接受出院宣教 □ 办理出院手续 □ 获取出院带药 □ 知道服药方法、作用、注意事项 □ 知道复印病历方法
饮食	□ 正常饮食	□ 正常饮食	□ 正常饮食
排泄	□ 正常排尿便	□ 正常排尿便	□ 正常排尿便
活动	□ 适量活动	□ 适量活动	□ 适量活动

附：原表单（2016年版）

肺动脉高压临床路径表单

适用对象：第一诊断为肺动脉高压（ICD-10：I27.9）

患者姓名：	性别：　　年龄：　　门诊号：	住院号：
住院日期：　　年　月　日	出院日期：　　年　月　日	标准住院日：15~30天

时间	住院第1~3天	住院期间
主要诊疗工作	□ 询问病史及体格检查 □ 进行病情初步评估，病情严重程度分级 □ 上级医师查房 □ 明确诊断，决定诊治方案 □ 开实验室检查单 □ 完成病历书写	□ 上级医师查房 □ 评估辅助检查的结果 □ 根据患者病情调整治疗方案，处理可能发生的并发症 □ 观察药物不良反应 □ 指导吸入装置的正确应用 □ 住院医师书写病程记录
重点医嘱	**长期医嘱：** □ 呼吸内科护理常规 □ 一级/二级/三级护理常规（根据病情） □ 控制性氧疗（根据病情） □ 心电图、血氧饱和度监测（必要时） □ 血管活性药、利尿剂、抗凝剂（根据情况） □ 纠正酸碱失衡和电解质紊乱 □ 糖皮质激素、胃黏膜保护剂（必要时） **临时医嘱：** □ 血常规、尿常规、便常规、肝功能、肾功能、电解质、血气分析、红细胞沉降率、D-二聚体、C反应蛋白、脑钠肽、凝血功能、自身抗体、甲状腺功能、感染性疾病筛查 □ X线胸片、心电图、超声心动图、心肌酶学、肺功能 □ 根据情况选择通气灌注扫描、CT肺动脉造影或磁共振肺动脉造影、心脏磁共振或胸部高分辨CT、腹部B超、下肢静脉超声（必要时） □ 右心漂浮导管和肺动脉造影（必要时） □ 维持水、电解质、酸碱平衡	**长期医嘱：** □ 呼吸内科护理常规 □ 一级/二级/三级护理常规（根据病情） □ 控制性氧疗（根据病情） □ 心电图、血氧饱和度监测（必要时） □ 血管活性药、利尿剂、抗凝剂 □ 纠正酸碱失衡和电解质紊乱 □ 糖皮质激素、胃黏膜保护剂（必要时） □ 根据病情调整药物 **临时医嘱：** □ 对症治疗 □ 复查血常规、血气分析（必要时） □ 异常指标复查 □ 根据情况，选择结缔组织疾病的进一步检查
主要护理工作	□ 介绍病房环境、设施和设备 □ 入院护理评估、护理计划 □ 指导氧疗、吸入治疗 □ 静脉取血、用药指导 □ 进行健康宣教 □ 协助患者完成实验室检查及辅助检查	□ 观察患者一般情况及病情变化 □ 观察疗效及药物反应 □ 疾病相关健康教育
病情变异记录	□ 无　□ 有，原因： 1. 2.	□ 无　□ 有，原因： 1. 2.

续　表

时间	住院第 1~3 天	住院期间
护士签名		
医师签名		

时间	出院前 1~3 天	出院日
主要诊疗工作	□ 上级医师查房 □ 评估治疗效果 □ 确定出院日期及出院后治疗方案 □ 完成上级医师查房记录	□ 完成出院小结 □ 向患者交代出院后注意事项 □ 预约复诊日期
重点医嘱	**长期医嘱：** □ 基本同前 □ 根据病情调整 **临时医嘱：** □ 根据需要，复查有关项目	**出院医嘱：** □ 出院带药 □ 门诊随诊
主要护理工作	□ 观察患者一般情况 □ 观察疗效、各种药物作用和不良反应 □ 指导呼吸康复训练（根据需要） □ 恢复期心理和生活护理 □ 出院准备指导	□ 出院注意事项（戒烟、避免烟尘吸入、坚持康复锻炼、注意保暖、加强营养） □ 帮助患者办理出院手续 □ 出院指导
病情变异记录	□ 无 □ 有，原因： 1. 2.	□ 无 □ 有，原因： 1. 2.
护士签名		
医师签名		

第十四章

慢性肺源性心脏病临床路径释义

一、慢性肺源性心脏病编码

疾病名称及编码：慢性肺源性心脏病（ICD-10：I27.9）

二、临床路径检索方法

I27.9

三、国家医疗保障疾病诊断相关分组（CHS-DRG）

MDCF 循环系统疾病及功能障碍

FZ19 其他循环系统疾患

四、慢性肺源性心脏病临床路径标准住院流程

（一）适用对象

第一诊断为慢性肺源性心脏病（ICD-10：I27.9）。

释义

■ 慢性肺源性心脏病是由于支气管-肺组织、肺血管或胸廓的慢性病变引起肺组织结构和/或功能异常，产生肺血管阻力增加，肺动脉压力升高，使右心室肥厚和/或扩张，伴或不伴右心功能衰竭的心脏病，并排除先天性心脏病和左心病变引起者。

■ 慢性阻塞性肺疾病、支气管扩张等肺部疾病，有明确诱因导致急性加重入院者，同时伴有肺源性心脏病的加重，不应以慢性肺源性心脏病作为第一诊断，而应以原发疾病作为第一诊断。

■ 肺血管疾病如慢性肺血栓栓塞症导致的肺动脉高压，以及动脉性肺动脉高压（如特发性、遗传性、结缔组织疾病相关肺动脉高压等），均会导致右心室增大，临床上有右心衰竭的相应表现，属于慢性肺源性心脏病的范畴。但对于这类疾病，由于在诊断与治疗上有其特殊性，故往往以肺动脉高压作为第一诊断，而不以慢性肺源性心脏病作为第一诊断。

（二）诊断依据

根据《临床诊疗指南·呼吸病学分册》（中华医学会编著，人民卫生出版社，2009年）。

1. 有慢性呼吸系统疾病病史。主要是慢性阻塞性肺疾病、肺结核、支气管扩张和胸廓疾病等病史。

2. 有肺动脉高压、右心室增大或右心衰竭的相应表现。

3. 辅助检查：X线胸片、心电图或超声心动图显示有肺动脉高压、右心室和/或右心房增大表现。

具有以上1加2条或1加3条，并排除其他心脏疾病即可做出诊断。

释义

■ 肺动脉高压、右心室增大或右心衰竭的主要临床表现有：颈静脉充盈或怒张，提示右心室灌注压增高；当右心室肥大并压力增高时，在胸骨左缘可触及抬举性心脏搏动；另外，在胸骨左缘第3、第4肋间可闻及三尖瓣区全收缩期杂音，且在吸气相时杂音更为响亮。肺动脉瓣区第二心音增强（P2亢进）。存在右心功能不全时，可出现下肢水肿、腹水、肝大，肝颈静脉回流征阳性，心脏听诊可闻及右心奔马律。

■ 提示肺源性心脏病的辅助检查及其征象：

1. 心电图 主要表现有右心室肥大改变，如电轴右偏、额面平均电轴≥+90°、重度顺钟向转位、RV_1+SV_5≥1.05mV及肺型P波。也可见右束支传导阻滞及低电压图形，可作为诊断慢性肺心病的参考条件。在V1、V2甚至延至V3，可出现酷似陈旧性心肌梗死图形的QS、Qr或qr波。

2. 胸部X线检查 显示右下肺动脉干增宽，其横径≥15mm；左下肺动脉横径与气管横径比值≥1.07；肺动脉段明显突出或其高度≥3mm；中央肺动脉扩张，外周血管纤细，形成“残根”征；右心室增大征。侧位胸片上心前间隙变小。

3. 超声心动图 可有右心室流出道增宽（≥30mm）、右心室扩大（前后径≥20mm，横径≥38mm，右心室内径/左心室内径>1）、右心室前壁增厚（>5mm）、右肺动脉内径或肺动脉干增宽及右心房增大等表现。

■ 需要排除其他心脏疾病，包括：

1. 先天性心脏病（房间隔缺损）：房间隔缺损会导致心内左向右分流，从而使右心容量负荷增加，右心扩大，肺动脉压力升高。虽先天性疾病多在幼年时即出现症状，听诊胸骨左缘第三肋间可闻及收缩期杂音，但部分患者症状隐匿，出现肺动脉高压时方就诊，且有时经胸心脏超声容易漏诊。经食管超声对此病诊断的准确性更高。

2. 风湿性心脏病：当风湿性心脏病二尖瓣狭窄时，会导致肺动脉高压及右心衰竭。超声心动图可发现二尖瓣、主动脉瓣病变，从而明确诊断。

3. 扩张型心肌病：发生心衰时临床表现与肺心病心衰相似，但患者往往无慢性肺部疾病病史，X线胸片、心脏超声表现为全心扩大。

（三）选择治疗方案的依据

根据《临床诊疗指南·呼吸病学分册》（中华医学会编著，人民卫生出版社，2009年）、2015年欧洲心脏/呼吸协会发布的《肺动脉高压诊断与治疗指南》及2017年中华医学会呼吸病学分会与老年医学会联合发布的《内科住院患者静脉血栓栓塞症预防的中国专家建议》。

1. 治疗原发病。
2. 降低肺动脉高压。
3. 纠正心力衰竭。
4. 静脉血栓栓塞症的预防性治疗。

释义

■ 一般来说，慢性肺源性心脏病的治疗以原发病的治疗为主。原发病治疗效果好，心力衰竭会随之缓解。

■ 肺部疾病所致肺动脉高压往往是轻到中度肺动脉高压，随着原发病的控制、心衰缓解，肺动脉压力会随之下降，无需使用治疗肺动脉高压的靶向药物如内皮素受体拮抗剂、前列环素类似物或磷酸二酯酶-5抑制剂等，目前各指南也不推荐对于肺部疾病相关肺动脉高压使用上述靶向降肺动脉高压的药物治疗。但如果原发病稳定，肺动脉压力较高，不能用基础疾病完全解释，考虑存在肺动脉病时可选择针对肺动脉高压的靶向药物治疗，但建议经右心导管检查明确存在严重肺动脉高压。

■ 对于心力衰竭的纠正，可适当选用利尿药、正性肌力药或扩血管药物进行治疗。

利尿药：原则上宜选用作用缓和的利尿药，小剂量使用。利尿药应用后可出现低钾、低氯性碱中毒，痰液黏稠不易排出和血液浓缩，应注意预防，因而，合并有气流受限、二氧化碳潴留的患者应慎用。重度而急需行利尿的患者可用呋塞米（furosemide），不合并有气流受限、二氧化碳潴留的患者可静脉使用。

正性肌力药：慢性肺源性心脏病患者由于慢性缺氧及感染，对洋地黄类药物的耐受性很低，疗效较差，且易发生心律失常。正性肌力药的剂量宜小，一般约为常规剂量的1/2或2/3量，同时选用作用快、排泄快的洋地黄类药物，如毛花苷C。应用指征是：①感染已被控制、呼吸功能已改善、用利尿药后有反复水肿的心力衰竭患者；②以右心衰竭为主要表现而无明显感染的患者；③合并左心衰竭的患者。

血管扩张药：血管扩张药在扩张肺动脉的同时也扩张体动脉，往往造成体循环血压下降，反射性产生心率增快、氧分压下降、二氧化碳分压上升等不良反应。因而在使用血管扩张剂时要注意患者的血压、心率以及血氧饱和度的情况。

钙拮抗剂：在选择地尔硫䓬治疗时需要注意，此类药物有负性肌力作用，如果患者心率较慢或心输出量较低则不适合使用。

硝酸酯类药物：此类药物会造成体循环血压的明显下降，同时增加肺内分流，造成血氧进一步降低，因而，在使用时需要密切监测血压，同时注意氧疗。

磷酸二酯酶Ⅲ抑制剂（米力农）：在扩张肺动脉平滑肌的同时可以扩张支气管平滑肌，对氧合功能的影响较小，可以使用。但需要注意该类药物具有增加心率的副作用，如果患者心室率较快则不适合使用。

钙增敏剂（左西孟旦）：可以增加心肌细胞对钙离子的敏感性，从而增强心肌收缩力，对于长期慢性心衰的患者可以使用。

■ 静脉血栓栓塞症的预防：慢性肺源性心脏病患者由于心功能不全，会导致血流缓慢，再加上卧床、低氧、感染、利尿剂的使用等因素，易发生静脉血栓栓塞症（VTE）。因而，对于慢性肺源性心脏病患者，应该评价发生VTE的风险以及出血的风险，如果患者为VTE高危人群，则需要进行VTE的预防。当出血的风险较低时，建议采用低分子肝素抗凝预防，当出血风险较高时，可以采用机械性预防方法，如医用梯度弹力袜或间歇充气压缩泵。

（四）标准住院日为 15~30 天

释义

■ 一般慢性肺源性心脏病患者经过抗感染、通畅气道等治疗后，症状会逐渐缓解，心衰控制，病程 15 天左右可出院。对于某些重度心功能不全的患者，往往合并肾前性肾功能不全、肝功能不全等，造成治疗上的困难，需要延长住院日。

（五）进入路径标准

1. 第一诊断必须符合 ICD-10：I27. 9 慢性肺源性心脏病疾病编码。
2. 当患者同时具有其他疾病诊断，但在住院期间不需要特殊处理，也不影响第一诊断的临床路径流程实施时，可以进入路径。

释义

■ 临床上存在多种疾病并存的情况，如脑血管疾病、糖尿病、高血压等，当这些合并疾病经处理控制好，不影响慢性肺源性心脏病的病程和方案实施时，可进入路径。

■ 当患者第一诊断为慢性肺源性心脏病，但在检查中发现存在慢性血栓栓塞性肺动脉高压的情况，且这种情况不需要进行特殊治疗时，仍可进入临床路径。

（六）住院期间的检查项目

1. 必需的检查项目：
（1）血常规、尿常规、便常规。
（2）肝功能、肾功能、电解质、血气分析、凝血功能、D-二聚体（D-dimer）、红细胞沉降率（ESR）、C 反应蛋白（CRP）、降钙素原（PCT）、脑钠肽（BNP）或 N-末端脑钠肽前体（NT-proBNP）、肌钙蛋白（cTNT 或 cTNI）、传染性疾病筛查（乙型肝炎、丙型肝炎、梅毒、艾滋病等）。
（3）病原学检查。
（4）胸部正侧位片（或床旁 X 线胸片）、心电图、超声心动图、肺功能（病情允许时）。
2. 根据患者病情可选择：胸部 CT、腹部超声、心肌酶学检查、双下肢静脉超声等。

释义

■ BNP 或 NT-proBNP 是判断心力衰竭严重程度的指标之一，在治疗前及治疗后需要进行检查以判断心力衰竭的严重程度和治疗效果。但需注意，该检查在肾功能不全时，对心衰的判断可能不准确。

■ 当患者住院期间需要进行有创性操作（如内镜检查等）时，需要进行传染性疾病筛查。

■ 心力衰竭患者的 D-二聚体会升高，如果患者存在肺栓塞的相应症状时可以进行 D-二聚体检查，但 D-二聚体升高不能作为肺栓塞的诊断依据。

■ 超声心动图检查是当前确定是否存在慢性肺源性心脏病的主要工具，也可以帮助判断患者急性和慢性肺源性心脏病。当患者仅右心室扩大而右心室壁无增厚时，为急性肺源性心脏病。存在右心室肥厚伴或不伴右心室扩大时，为慢性肺源性心脏病。另外，超声心动图在左心疾病和右心疾病的鉴别诊断方面也非常有帮助。

■ 当患者存在双侧下肢不对称性肿胀或下肢肿胀伴疼痛等，不能用心功能不全解释而怀疑存在下肢静脉血栓时，需要进行下肢静脉超声检查。

■ 如果患者呼吸困难、低氧症状不能用原发病和心力衰竭解释而高度疑诊肺栓塞时，在病情允许的情况下，需要进行 CT 肺动脉造影检查。

（七）治疗方案及药物选择

1. 控制感染：如果考虑是感染所致肺心病急性加重，入院后应首先经验性使用抗菌药物治疗，同时立即采取痰标本，最好在应用抗菌药物之前，做涂片革兰染色检查、培养及药物敏感性检测；体温高、全身症状严重者应同时送血培养。
2. 支气管舒张剂：根据患者病情，可以同时使用 β 受体激动剂、M 受体阻断剂和茶碱类药物，重症患者建议雾化吸入 β 受体激动剂、M 受体阻断剂，轻症患者可以使用气雾剂或定量干粉吸入剂（MDI）吸入。
3. 激素：激素的使用需要根据病情进行选择静脉、口服或吸入制剂，在进行雾化吸入或 MDI 吸入时，需要漱口以防局部真菌感染。
4. 黏液溶解剂：可以根据痰液的黏稠程度选择静脉、口服或雾化制剂。
5. 利尿剂和正性肌力药物：使用需要慎重，利尿剂尽量选择作用轻的药物，并小剂量使用，洋地黄类药物应选择作用迅速、半衰期短的药物，并小剂量使用。
6. 血管扩张剂：需要时根据血压、心率情况进行选择，如果患者心率慢，可选择磷酸二酯酶Ⅲ抑制剂；心率快者可以选择地尔硫䓬；如果患者血压偏高，可选择硝酸酯类药物。患者顽固性心力衰竭不易缓解时可选择使用钙增敏剂。
7. 对于静脉血栓栓塞症（VTE）高风险患者，可根据出血风险高低选择低分子肝素、新型抗血栓药或梯度弹力袜进行血栓预防。
8. 必要时给予胃黏膜保护剂、呼吸康复治疗等。

释义

■ 要根据导致慢性肺源性心脏病加重的因素进行对因处理。如为感染所致，应积极抗感染治疗，同时扩张气道，改善通气。如为劳累等非感染因素导致心衰加重，则应将重点放在积极控制心衰方面。

■ 心力衰竭患者由于血流缓慢加之卧床、利尿等因素，往往是 VTE 的高风险人群，需要积极进行血栓的预防。如果不存在高出血风险，则建议使用低分子肝素进行预防，目前指南尚不推荐内科住院患者使用新型口服抗凝药物进行 VTE 的预防。

（八）出院标准

1. 症状明显缓解。
2. 临床稳定 72 小时以上。

释义

■ 一般在口服药物时，患者无明显水肿，出入量平衡，感染控制满意，则认为达到出院标准。NT-proBNP 有明显下降，但并不要求下降到正常才能出院。

（九）变异及原因分析

1. 存在并发症，需要进行相关的诊断和治疗，延长住院时间。
2. 病情严重，需要呼吸支持者，归入其他路径。

释义

■ 患者在住院期间因发生肺栓塞、重症肺部感染、消化道出血等严重并发症时，应退出临床路径，采取积极措施治疗相关疾病。

■ 患者在住院期间仅发生深静脉血栓，而无需采取溶栓或外科取栓治疗且不延长住院时间，可不退出本临床路径。

■ 患者在住院期间发现恶性肿瘤的征象，需要进一步检查治疗时，应退出本临床路径。

■ 需要区分呼吸支持的类型决定是否退出临床路径，如为治疗呼吸衰竭或顽固性心力衰竭，使用无创呼吸机辅助呼吸，不应退出临床路径；但因严重呼吸衰竭需要进行气管插管、呼吸机治疗者应退出本临床路径。

五、慢性肺源性心脏病给药方案

1. 控制呼吸系统感染：经验性应用抗生素，首选广谱抗生素，待病原学结果回报后，根据药敏学结果选择敏感抗生素。

2. 保持呼吸道通畅：

（1）支气管扩张剂：在急性期建议使用雾化吸入治疗。可以使用 M 受体阻断剂和/或 β 受体激动剂雾化吸入。同时可静脉使用茶碱类药物。

（2）抗炎治疗：若患者气道痉挛严重，可使用激素消除气道非特异性炎症。可使用雾化吸入布地奈德，或气雾剂或干粉剂定量吸入。根据病情需要可选用甲泼尼龙静脉或口服。在进行雾化吸入或 MDI 吸入时，需要漱口以防局部真菌感染。

（3）减少气道分泌物堵塞：可使用痰液溶解剂口服、静脉滴注或雾化吸入，如痰热清注射液/胶囊具有清热、化痰、止咳的作用，可在痰液引流不畅时使用。

3. 改善心功能：

（1）利尿剂：可选用氢氯噻嗪、螺内酯、呋塞米或托拉塞米。

（2）正性肌力药：急性期建议静脉给药，如毛花苷 C、毒毛花苷 K。

（3）血管扩张剂：硝酸酯类、磷酸二酯酶-3 抑制剂、钙拮抗剂等。

（4）钙增敏剂：对于慢性心衰者可使用钙增敏剂。

4. 预防静脉血栓栓塞症：对于出血风险小的患者，可使用低分子肝素，0.4ml，皮下注射，每日 1 次。丹红注射液具有抗血小板聚集、降低肺血管血液流通阻力、预防血栓形成、改善缺氧性肺动脉高压的作用，在慢性肺源性心脏病急性加重期联合常规治疗中治疗效果更显著，但是大规模临床循证研究和文献报道仍需补充完善。

六、慢性肺源性心脏病护理规范

1. 评估：

（1）评估患者的神志、呼吸困难的严重程度（包括呼吸频率、深度及节律）等，有条件的监测心率和血氧饱和度的变化。

（2）对于心力衰竭、水肿的患者，注意评估患者的出入量及体重变化，对于使用利尿剂的患者，还应注意观察咳嗽、咳痰情况以及痰液黏稠度的变化。

（3）对于卧床患者，评估静脉血栓栓塞症发生的风险，并注意测量双下肢周径。

2. 护理措施：

（1）保持呼吸道通畅：协助患者清除气道分泌物，指导患者正确使用雾化及支气管舒张剂。

（2）氧疗和机械通气的护理：密切观察氧疗的效果及不良反应，记录吸氧方式（鼻导管、面罩、经鼻高流量、无创呼吸机等）及吸氧浓度。

（3）用药护理：遵医嘱使用药物，观察药物的疗效和不良反应。

3. 活动指导：

（1）对于严重呼吸困难、水肿患者，采取患者感到舒适的体位，尽量减少活动。

（2）呼吸训练：对于慢阻肺、伴二氧化碳潴留的呼衰患者，指导患者进行腹式呼吸及缩唇呼吸的训练。

（3）逐步提高活动耐力：制订日间休息与活动计划，以不感到疲乏为基础。在病情允许的情况下，每日进行适宜的有氧运动，如散步、快走、慢跑等，也可以打拳或做操，逐步提高肺活量和活动耐力。

七、慢性肺源性心脏病营养治疗规范

1. 控制能量摄入，根据肥胖程度，每日热能摄入比平均减少 500~1000kcal。

2. 蛋白质供给量应充足，占总热能比值的 15%~20%，50%以上为优质蛋白质。

3. 限制脂肪摄入，占总能量的 20%~25%，碳水化合物进量适当减少，约占总能量的45%~60%。

4. 新鲜蔬菜和水果应充足，必要时还可补充多种维生素和钙片，以防缺乏。

5. 注意烹调方法，以蒸、煮、炖、拌方法为主，减少油量。控制食盐的摄入，每天低于 5g。

6. 养成良好的饮食习惯，一日三餐定量，少吃零食及甜点，细嚼慢咽。

7. 由于患者用力大便会导致心脏负荷增加，从而加重心衰，故宜选用富含纤维素的食物，防止出现便秘。

8. 心功能不全时，应限制液体摄入。应根据电解质的情况，尽量减少盐的摄入，并注意监测电解质。

八、慢性肺源性心脏病患者健康宣教

1. 避免感染及污染环境的刺激：慢性肺源性心脏病急性加重的原因主要为气道感染或污染环境的刺激，因而，需要鼓励患者戒烟、提高机体免疫力，在天气变化时及时增减衣物，在寒冷天气或环境污染较为严重时避免外出。

2. 劳逸结合，避免过度劳累：慢性肺源性心脏病急性加重的另一原因是体力活动超过心脏代偿的极限。因而，需要注意避免过度劳累，生活作息规律。同时需要制订个体化的康复计划，包括运动康复和呼吸康复，教会患者及家属判断呼吸困难程度的方法，安排合理的运动。

3. 指导患者自我监测：平时注意监测心、肺功能情况，注意心率、呼吸的变化，保证在运动状态下经皮血氧饱和度在 90%以上。服用利尿剂的患者，需要监测体重的变化。

4. 规律用药及随诊：需要遵医嘱用药，不要擅自加减药物，吸入药物需要掌握吸入方法，保证有效吸入。病情稳定 3 个月随诊，病情变化随时就诊。

5. 心理疏导：指导患者适应慢性病并以积极的心态对待疾病，培养个人兴趣爱好，以分散注意力，减少孤独感，消除焦虑、紧张的精神状态。

九、推荐表单

（一）医师表单

慢性肺源性心脏病临床路径医师表单

适用对象：第一诊断为慢性肺源性心脏病（ICD-10：I27.9）

患者姓名：	性别：　　年龄：　　门诊号：	住院号：
住院日期：　　年　月　日	出院日期：　　年　月　日	标准住院日：15~30天

时间	住院第1~3天	住院期间
主要诊疗工作	□ 询问病史及体格检查 □ 进行病情初步评估，病情严重程度分级、VTE风险评估及出血风险评估 □ 上级医师查房 □ 明确诊断，确定诊治方案 □ 开实验室检查单 □ 完成病历书写	□ 上级医师查房 □ 评估辅助检查的结果 □ 根据患者病情调整治疗方案，处理可能发生的并发症 □ 观察药物不良反应 □ 指导吸入装置的正确应用 □ 住院医师书写病程记录
重点医嘱	**长期医嘱：** □ 呼吸内科护理常规 □ 一级/二级护理常规（根据病情） □ 控制性氧疗（根据病情） □ 心电、血氧饱和度监测（必要时） □ 吸痰（必要时） □ 抗菌药物、祛痰剂、支气管舒张剂、血管活性药、利尿剂 □ 纠正酸碱失衡和电解质紊乱 □ 糖皮质激素、胃黏膜保护剂（必要时） □ 预防用抗凝药物（VTE高风险及出血低风险患者） □ 机械性预防方法（出血高风险患者） **临时医嘱：** □ 血常规、尿常规、便常规 □ 肝功能、肾功能、电解质、血气分析、红细胞沉降率、D-二聚体、C反应蛋白、脑钠肽、凝血功能、传染性疾病筛查 □ 病原学检查、X线胸片、心电图、超声心动图、心肌酶学、肺功能 □ 胸部CT、腹部B超、下肢静脉超声（必要时） □ 维持水、电解质、酸碱平衡 □ 预防深静脉血栓（必要时）	**长期医嘱：** □ 呼吸内科护理常规 □ 一级/二级/三级护理常规（根据病情） □ 控制性氧疗（根据病情） □ 心电、血氧饱和度监测（必要时） □ 吸痰（必要时） □ 抗菌药物、祛痰剂、支气管舒张剂、血管活性药、利尿剂 □ 纠正酸碱失衡和电解质紊乱 □ 糖皮质激素、胃黏膜保护剂（必要时） □ 预防用抗凝药物（根据患者的VTE风险评分进行判断） □ 抗凝药物治疗VTE（患者存在VTE时） □ 根据病情调整药物 **临时医嘱：** □ 对症治疗 □ 复查血常规、血气分析（必要时） □ 异常指标复查 □ CT肺动脉造影（疑诊肺栓塞时）
病情变异记录	□ 无　□ 有，原因： 1. 2.	□ 无　□ 有，原因： 1. 2.
医师签名		

时间	出院前 1~3 天	出院日
主要诊疗工作	□ 上级医师查房 □ 评估治疗效果 □ 确定出院日期及出院后治疗方案 □ 完成上级医师查房记录	□ 完成出院小结 □ 向患者交代出院后注意事项 □ 预约复诊日期
重点医嘱	**长期医嘱:** □ 基本同前 □ 根据病情调整 **临时医嘱:** □ 根据需要，复查有关检查	**出院医嘱:** □ 出院带药 □ 门诊随诊
病情变异记录	□ 无　□ 有，原因: 1. 2.	□ 无　□ 有，原因: 1. 2.
护士签名		
医师签名		

（二）护士表单

慢性肺源性心脏病临床路径护士表单

适用对象：第一诊断为慢性肺源性心脏病（ICD-10：I27.9）

患者姓名：	性别： 年龄： 门诊号：	住院号：
住院日期： 年 月 日	出院日期： 年 月 日	标准住院日：15~30天

时间	住院第1天	住院期间	出院前（出院日）
健康宣教	□ 入院宣教 介绍主管医师、护士 介绍环境、设施 介绍住院注意事项 □ 向患者宣教戒烟、戒酒的重要性，及减少剧烈活动 □ 指导氧疗及吸入疗法 □ 正确留取标本及各种检查注意事项宣教	□ 主管护士与患者沟通，了解并指导心理应对 □ 疾病知识 □ 用药指导 □ 护理安全 □ 心理支持 □ 休息与活动	□ 出院宣教 □ 用药指导 □ 增强免疫力 □ 活动休息 □ 饮食指导 □ 家庭氧疗 □ 复查时间 □ 不适随诊 □ 指导办理出院手续
护理处置	□ 核对患者，佩戴腕带 □ 建立入院护理病历 □ 测量并记录患者生命体征 □ 卫生处置：剪指甲、沐浴、更换病号服 □ 核对并准备次日晨实验室检查 □ 协助患者订饭	□ 遵医嘱完成用药 □ 协助患者收集实验室检查标本 □ 静脉采血 □ 协助患者完成相关辅助检查 □ 测量、记录生命体征 □ 书写护理记录	□ 办理出院手续 □ 书写出院小结 □ 随访登记
基础护理	□ 一级/二级护理 □ 普通饮食/治疗饮食 □ 首次评估日常生活能力、跌倒/坠床风险、压疮风险、VTE风险评估，制订并落实相应护理措施 □ 晨晚间护理：口腔护理、皮肤护理 □ 心理护理	□ 一级/二级护理 □ 饮食护理 □ 根据病情变化，再次评估日常生活能力、跌倒/坠床风险、压疮风险评估，制订并落实相应护理措施 □ 晨晚间护理：口腔护理、皮肤护理 □ 休息与活动 □ 体位 □ 心理护理 □ 约束（需要时）	□ 二级/三级护理 □ 普通饮食/治疗饮食 □ 再次评估日常生活能力、跌倒/坠床风险、压疮风险评估，记录 □ 休息与活动：适当体育锻炼 □ 心理护理

续 表

时间	住院第1天	住院期间	出院前 （出院日）
专科护理	□ 评估病情、制订护理计划 **咳嗽、咳痰症状护理：** □ 评估自主咳痰能力 □ 咳痰颜色、性质、量 □ 指导患者有效排痰 □ 拍背排痰 □ 吸痰（必要时） **体液过多的护理：** □ 观察心率、心律、血压 □ 评估水肿程度、部位 □ 给予舒适卧位 **呼吸困难的护理：** □ 评估患者神志、意识 □ 呼吸频率、血氧饱和度监测 □ 缺氧症状 □ 二氧化碳潴留症状 □ 监测动脉血气指标 □ 根据血气分析或血氧饱和度监测结果遵医嘱氧疗 □ 必要时应用心电监测 **VTE的护理：** □ 测量双下肢大小腿的周径 □ 躁动者：知情同意书，约束 □ 心理护理	□ 观察患者一般情况及病情变化 □ 执行治疗计划，观察疗效及药物反应 □ 了解异常实验室检查及辅助检查 □ 修订、实施护理计划 **咳嗽、咳痰症状护理：** □ 指导患者有效排痰 □ 拍背排痰 □ 吸入疗法 □ 吸痰（必要时） **体液过多的护理：** □ 观察 心率、心律、血压 □ 水肿程度、部位 □ 记录出入量 □ 皮肤护理 □ 控制输液速度 **呼吸困难症状护理：** □ 观察缺氧及二氧化碳潴留的症状及体征 □ 心电、血氧饱和度监测（必要时） □ 实施氧疗 □ 复查血常规、血气分析 □ 观察并发症征象，肺性脑病、电解质紊乱、下肢深静脉血栓等 □ 特殊用药护理：呼吸兴奋剂、利尿剂、洋地黄、血管扩张剂、抗菌药物、抗凝治疗 □ 心理护理 □ 完成相关检查 □ 呼吸功能锻炼	□ 病情观察：评估患者生命体征，特别是呼吸频率及血氧饱和度 □ 呼吸功能锻炼 □ 心理护理
重点医嘱	□ 详见医嘱执行单	□ 详见医嘱执行单	□ 详见医嘱执行单
病情变异记录	□ 无 □ 有，原因： 1. 2.	□ 无 □ 有，原因： 1. 2.	□ 无 □ 有，原因： 1. 2.
护士签名			

（三）患者表单

慢性肺源性心脏病临床路径患者表单

适用对象：第一诊断为慢性肺源性心脏病（ICD-10：I27.9）

患者姓名：	性别：　　年龄：　　门诊号：	住院号：
住院日期：　　年　月　日	出院日期：　　年　月　日	标准住院日：15~30天

时间	入院当日	住院期间	出院前 （出院日）
医患配合	□ 配合询问病史、收集资料，请务必详细告知既往史、用药史、过敏史 □ 配合进行体格检查 □ 有任何不适告知医师	□ 配合完善相关检查，如采血、留尿、心电图、X线胸片等 □ 医师向患者及家属介绍病情，如有异常检查结果需进一步检查 □ 配合医师调整用药 □ 有任何不适告知医师	□ 接受出院前指导 □ 知道复查程序 □ 获取出院诊断书
护患配合	□ 配合测量体温、脉搏、呼吸、血压、血氧饱和度、体重 □ 配合完成入院护理评估单（简单询问病史、过敏史、用药史） □ 接受入院宣教（环境介绍、病室规定、订餐制度、贵重物品保管等）及疾病知识相关教育 □ 有任何不适告知护士	□ 正确留取标本，配合检查 □ 配合用药及治疗 □ 配合定时测量生命体征，每日询问饮食及大小便 □ 接受输液、服药治疗，并告知用药后效果及有无出血征象 □ 合理正确进行氧疗 □ 注意活动安全，避免坠床或跌倒 □ 配合执行探视及陪伴	□ 接受出院宣教 □ 办理出院手续 □ 获取出院带药 □ 知道服药方法、作用、注意事项 □ 知道复印病历方法及复诊时间
饮食	□ 正常饮食 □ 遵医嘱饮食 □ 低脂饮食	□ 正常饮食 □ 遵医嘱饮食 □ 低脂饮食	□ 正常饮食 □ 遵医嘱饮食
排泄	□ 正常排尿便 □ 避免便秘	□ 正常排尿便 □ 避免便秘	□ 正常排尿便 □ 避免便秘
活动	□ 卧床休息	□ 卧床休息 □ 遵医嘱适量活动	□ 正常适度活动，避免疲劳

附：原表单（2019年版）

慢性肺源性心脏病临床路径表单

适用对象：第一诊断为慢性肺源性心脏病（ICD-10：I27.9）

患者姓名：	性别： 年龄： 门诊号：	住院号：
住院日期： 年 月 日	出院日期： 年 月 日	标准住院日：15~30天

时间	住院第1天	住院第2~3天	住院第7~10天	出院前（出院日）
主要诊疗工作	□ 询问病史及体格检查 □ 进行病情初步评估，病情严重程度分级 □ 上级医师查房 □ 确定诊治方案 □ 开检查单 □ 完成病历书写	□ 上级医师查房 □ 评估辅助检查的结果 □ 根据患者病情调整治疗方案，处理可能发生的并发症 □ 观察药物不良反应 □ 指导吸入装置的正确应用 □ 住院医师书写病程记录	□ 上级医师查房 □ 评估治疗效果 □ 确定出院日期及出院后治疗方案 □ 完成上级医师查房记录	□ 完成出院小结 □ 向患者交代出院后注意事项 □ 预约复诊日期
重点医嘱	**长期医嘱：** □ 呼吸内科护理常规 □ 一级/二级/三级护理常规（根据病情） □ 控制性氧疗（根据病情） □ 心电、血氧饱和度监测（必要时） □ 吸痰（必要时） □ 抗菌药物、祛痰剂、支气管舒张剂、血管扩张剂、利尿剂 □ 纠正酸碱失衡和电解质紊乱 □ 糖皮质激素、胃黏膜保护剂（必要时） **临时医嘱：** □ 血常规、尿常规、便常规 □ 肝功能、肾功能、电解质、血气分析、红细胞沉降率、D-二聚体、C反应蛋白、脑钠肽、凝血功能、传染性疾病筛查 □ 病原学检查、X线胸片、心电图、超声心动图、心肌酶学、肺功能 □ 胸部CT、腹部超声、下肢静脉超声（必要时） □ 维持水、电解质、酸碱平衡 □ 预防深静脉血栓（必要时）	**长期医嘱：** □ 呼吸内科护理常规 □ 一级/二级/三级护理常规（根据病情） □ 控制性氧疗（根据病情） □ 心电、血氧饱和度监测（必要时） □ 吸痰（必要时） □ 抗菌药物、祛痰剂、支气管舒张剂、血管扩张剂、利尿剂 □ 纠正酸碱失衡和电解质紊乱 □ 糖皮质激素、胃黏膜保护剂（必要时） □ 根据病情调整药物 **临时医嘱：** □ 对症治疗 □ 复查血常规、血气分析（必要时） □ 异常指标复查	**长期医嘱：** □ 基本同前 □ 根据病情调整 **临时医嘱：** □ 根据需要，复查有关检查	**出院医嘱：** □ 出院带药 □ 门诊随诊

续 表

时间	住院第 1 天	住院第 2~3 天	住院第 7~10 天	出院前（出院日）
主要护理工作	□ 介绍病房环境、设施和设备 □ 入院护理评估、护理计划 □ 观察患者情况 □ 指导氧疗、吸入治疗 □ 静脉取血、用药指导 □ 进行戒烟建议和健康宣教 □ 协助患者完成实验室检查及辅助检查	□ 观察患者一般情况及病情变化 □ 观察疗效及药物反应 □ 指导患者有效的咳嗽排痰方法，指导陪护人员协助患者拍背排痰方法 □ 疾病相关健康教育	□ 观察患者一般情况 □ 观察疗效、各种药物作用和副作用 □ 指导呼吸康复训练（根据需要） □ 恢复期心理与生活护理 □ 出院准备指导	□ 出院注意事项（戒烟、避免烟尘吸入、坚持康复锻炼、注意保暖、加强营养） □ 帮助患者办理出院手续 □ 出院指导
病情变异记录	□ 无 □ 有，原因： 1. 2.	□ 无 □ 有，原因： 1. 2.	□ 无 □ 有，原因： 1. 2.	□ 无 □ 有，原因： 1. 2.
护士签名				
医师签名				

第十五章

结核性胸膜炎临床路径释义

一、结核性胸膜炎编码

疾病名称及编码：结核性胸膜炎（ICD-10：A15.6/A16.5）

二、临床路径检索方法

A15.6 或 A16.5

三、国家医疗保障疾病诊断相关分组（CHS-DRG）

MDCE　呼吸系统疾病及功能障碍

ES1　呼吸系统结核

四、结核性胸膜炎临床路径标准住院流程

（一）适用对象

第一诊断为结核性胸膜炎（ICD-10：A15.6/A16.5）。

释义

■ 结核性胸膜炎是由于结核分枝杆菌直接感染和/或胸膜对结核分枝杆菌感染产生高度变态反应而发生的炎症，为最常见的一种胸膜炎症性疾病。可发生于任何年龄，但多见于儿童和青少年。结核性胸膜炎按病理变化可分为干性胸膜炎和渗出性胸膜炎。

■ 结核性胸膜炎多急性起病，类似于急性肺炎，也可呈亚急性或慢性形式。典型者早期表现为轻中度发热、刺激性咳嗽和胸痛，其中胸痛性质为剧烈的针刺样，多在患侧腋下较明显，深吸气或咳嗽时加重，患侧卧位时减轻。此时胸膜表面主要表现为充血、少量纤维素渗出，称干性胸膜炎。随着病情进一步发展，胸膜腔出现积液，可为少量或中到大量的游离胸腔积液，也可为局限性或包裹佚积液，称渗出性胸膜炎。

■ 诊断结核性胸膜炎需要与肺炎旁胸腔积液、恶性胸腔积液以及少见疾病所致的胸腔积液相鉴别。

（二）诊断依据

根据中华人民共和国卫生行业标准 WS196-2017 结核病分类和 WS288-2017 肺结核诊断。

1. 流行病学史：可有肺结核患者接触史。
2. 临床表现：可有发热、刺激性咳嗽、胸痛，可伴有呼吸困难。
3. 体征：有胸腔积液体征，早期患侧可闻及胸膜摩擦音，随着胸腔积液增加，患侧胸廓饱满，肋间隙增宽，气管向健侧移位，叩诊呈浊音至实音，听诊呼吸音减弱至消失。
4. 影像学检查：X 线表现或 CT 扫描、超声检查显示胸腔积液征象。

5. 胸腔积液检查：
（1）为渗出液，白细胞数增高，以淋巴细胞和单核细胞为主。
（2）腺苷脱氨酶（ADA）升高。
（3）胸腔积液或胸腹组织抗酸染色涂片和/或分枝杆菌培养阳性，菌种鉴定为结核分枝杆菌复合群，结核分枝杆菌核酸检测阳性可确诊。
6. 结核菌素皮肤试验（PPD 试验）呈阳性反应，或 γ-干扰素释放试验阳性。
7. 胸膜活检：胸膜组织有典型的结核性病理改变即可确诊。内科胸腔镜检查可直接探查病变部位，可明显提高胸膜活检的阳性率。
8. 除外其他原因引起的胸腔积液，抗结核治疗有效可以诊断。

释义

■ 部分结核性胸腔积液患者既往有结核病史或结核接触史，以青少年多见。

■ 结核性胸膜炎胸液一般呈草黄色，急性期也可呈血性。实验室检查为渗出液改变，以淋巴细胞为主，但在急性期中性粒细胞可占多数。

■ 病原菌的检测：胸腔积液经涂片或集菌难以找到结核杆菌，结核杆菌培养的阳性率也不高，15%~30%，必要时可使用 PCR 技术检测。但应注意假阳性及假阴性情况。

■ γ-干扰素释放试验敏感性特异性优于 PPD 试验，多数结核性胸膜炎的患者，静脉血和胸腔积液中 γ-干扰素水平明显升高，但不能用于活动性结核诊断，且胸腔积液中 γ-干扰素释放试验阳性分界值高亢统一共识。

■ 胸膜活检和组织培养：如发现结核性肉芽肿可助确诊。胸膜活检组织涂片或培养可以提高结核分枝杆菌检查的阳性率。内科胸腔镜检查可直接窥视病变部位，明显提高胸膜活检的阳性率。

（三）选择治疗方案的依据

根据《临床诊疗指南·结核病分册》（中华医学会编著，人民卫生出版社，2005 年）。
1. 抗结核治疗，治疗遵循早期、联合、规律、适量、全程原则，疗程一般为 6~12 个月。
2. 胸腔穿刺抽液：应尽早积极抽液，条件允许可留置引流管，每次抽出胸液量一般不宜超过 1000ml。
3. 糖皮质激素的应用：急性结核性渗出性胸膜炎者中毒症状较严重，胸腔积液较多，可在化疗和引流的同时应用泼尼松治疗，每日 15~30mg，每天 1 次口服，待体温正常，全身中毒症状消除，胸腔积液逐渐吸收后逐渐减量，一般疗程不超过 4 周。对胸膜炎已转为慢性者，不宜使用激素治疗。
4. 对症支持治疗：退热、镇咳、吸氧等。

释义

■ 患者需卧床休息，适当增加营养。

■ 抗结核药物治疗，疗程一般 12 个月，初治轻症患者可适当缩短疗程，但不短于 6 个月，有时需适当延长疗程。

■ 胸腔积液需尽早抽液，促进肺复张，减少因纤维素沉着引起的胸膜增厚、粘连而改善呼吸功能。抽液量根据积液量多少和患者耐受情况决定。极少量积液可以不抽液，或者只做诊断性穿刺；中等量以上积液应尽早抽液，一般每周抽液 1~2 次，每次抽液一般不要超过 1000ml，直至胸液完全吸收或不能抽出。抽液过多过快，有时会引起复张性肺水肿。

（四）标准住院日为 10~14 天

释义

■ 如果患者条件允许，临床情况稳定，体温正常，且胸腔积液量完全吸收或不能抽出，治疗后无明显药物不良反应，住院时间可以少于上述住院天数。

（五）进入路径标准

1. 第一诊断必须符合 ICD-10：A15. 6/A16. 5 结核性胸膜炎疾病编码。
2. 当患者合并其他疾病，但在住院期间不需特殊处理，也不影响第一诊断的临床路径实施时，可以进入路径。

释义

■ 诊断可以是临床初步诊断，不一定为临床确诊。

■ 患者同时具有其他疾病，包括同时合并细菌、真菌感染或癌性胸腔积液等，如果影响第一诊断的临床路径流程实施时均不适合进入本临床路径。

（六）住院期间的检查项目

1. 必需的检查项目：
（1）血常规、尿常规、便常规。
（2）肝功能、肾功能、电解质、红细胞沉降率、血糖、C 反应蛋白（CRP）、降钙素原（PCT）、凝血功能、D-二聚体、结核抗体（ATA）、腺苷脱氨酶（ADA）、血气分析、感染性疾病筛查（乙型肝炎、丙型肝炎、梅毒、艾滋病等）。
（3）痰病原学检查：痰涂片找抗酸杆菌×3、痰分枝杆菌培养，痰结核分子生物学检查。
（4）PPD 皮试或 γ-干扰素释放试验。
（5）胸部正侧位片或胸部 CT 扫描、心电图、胸部超声。
（6）胸液检查：常规、生化、乳酸脱氢酶（LDH）腺苷脱氨酶（ADA）、乳糜试验、涂片找抗酸杆菌、分枝杆菌培养、普通细菌涂片及培养+药敏试验、细胞学检查、胸腔积液结核分子生物学检查。
2. 根据患者病情可选择：痰普通细菌涂片及培养、痰真菌学检查、痰找癌细胞、血肿瘤标志物、细胞免疫指标、风湿性疾病检查、肺功能、其他脏器影像及超声检查。

释义

■ X 线胸片可以由胸部 CT 替代，部分检查在治疗后相应的时间需要复查，以评价治疗效果。

■ γ-干扰素释放试验可在有条件的医疗场所开展，多数结核性胸膜炎的患者，静脉血和胸腔积液中 γ-干扰素水平明显升高，但不能用于活动性结核诊断。

（七）出院标准

1. 症状好转，体温正常。
2. 胸部 X 线或胸部 CT 扫描提示胸液明显吸收。
3. 胸部超声提示胸液基本吸收或液性暗区＜2cm，不能定位抽液。
4. 可耐受抗结核治疗，治疗后未观察到严重不良反应。

释义

■ 如果出现并发症，是否需要继续住院处理，由主管医师具体决定。

（八）变异及原因分析

1. 伴有影响本病治疗效果的合并症和/或并发症，需要进行相关诊断和治疗，导致住院时间延长。
2. 胸膜炎已成慢性者，胸膜增厚，或为包裹、分房分隔积液，或结核性脓胸、脓气胸并发支气管胸膜瘘者等转入相关路径。
3. 抗结核治疗后出现严重不良反应。

释义

■ 变异分为微小变异和重大变异两大类，前者是不出路径、偏离预定轨迹的病例，后者是需要退出本路径或进入其他路径的病例。

■ 微小变异

并发症：因为使用抗结核药物所引起的轻度药物不良反应，如白细胞、血小板的轻度减少，肝功能轻度异常，轻度胃肠道反应，经过对症治疗后可缓解。

医院原因：因为医院检验项目的及时性，不能按照要求完成检查；因为节假日不能按照要求完成检查。

个人原因：患者不愿配合完成相应检查，短期不愿按照要求出院随诊。

■ 重大变异

疾病本身原因：因基础疾病需要进一步诊断和治疗，如肿瘤；因合并其他疾病需要进一步诊断和治疗，如合并其他病原菌引起的感染；因出现耐药结核需更换用药；因各种原因需要其他治疗措施等。

并发症：因使用抗结核药物所引起的严重不良反应，如导致粒细胞缺乏、肝功能严重异常、患者不能耐受的严重恶心呕吐等，需暂时停用或更换抗结核药物治疗。胸膜炎已成慢性者，胸膜增厚或为包裹、分房分隔积液，或结核性脓胸、脓气胸并发支气管胸膜瘘者等。

医院原因：与患者或家属发生医疗纠纷。

个人原因：患者要求离院或转院；患者不愿按照要求出院随诊而导致入院时间明显延长。

五、结核性胸膜炎给药方案

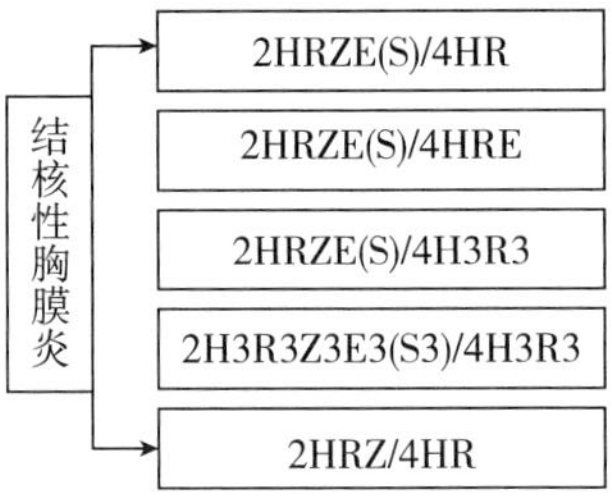

（一）用药选择

1. 药物名称前数字表示用药月数，药物名称后面数字表示每周用药次数。H：异烟肼，R：利福平，Z：吡嗪酰胺，E：乙胺丁醇，S：链霉素。

2. 上述治疗方案中的任一种均可，推荐治疗方案：2HRZE/4HR 或 2H3R3Z3E3/4H3R3。

3. 任何方案包括两个不同的治疗阶段：①强化治疗阶段：以 3~4 种药物联用 8 周，以期达到尽快杀灭各种菌群保证治疗成功的目的；②巩固治疗阶段：以 2~3 种药物联用，其目的是巩固强化阶段取得的疗效，继续杀灭残余菌群。

4. 抗结核药物治疗，疗程一般 12 个月，初治轻症患者可适当缩短疗程，但不短于 9 个月，有时需适当延长疗程。

（二）药学提示

1. 异烟肼：成人口服一次 0.3g，每日 1 次顿服。其主要不良反应是末梢神经炎、中枢神经系统障碍和肝损害。常规用量无需并用维生素 B_6，以免降低异烟肼的抗菌能力。营养不良、酗酒、孕妇及伴有糖尿病的患者易发生末梢神经炎，需加用维生素 B_6。

2. 利福平：成人口服一次 0.45g（体重＜55kg）或 0.6g（体重≥55kg），每日 1 次空腹顿服。主要不良反应是肝损害、过敏反应、类流感样症状和胃肠道反应。

3. 乙胺丁醇：成人口服一次 0.75g（体重＜55kg）或 1g（体重≥55kg），每日 1 次顿服。主要不良反应是视神经损害和末梢神经炎。

4. 吡嗪酰胺：成人口服一次 0.25~0.50g，每日 3 次。主要不良反应是肝损害、胃肠道反应和痛风样关节炎。

5. 链霉素：成人肌注 0.75g，每日 1 次，60 岁以上老年人用量酌减。主要不良反应是第Ⅷ对脑神经损害和肾损害。

6. 用药期间需定期监测肝功能、肾功能及脏器相关不良反应，出现药物相关不良反应时及时停用相关药物。

7. 抗结核治疗过程中可能出现类赫氏反应，表现为一过性可逆性病灶增大、淋巴结增大、胸膜炎进展等，继续抗结核 15~20 天，这种暂时性病灶增多现象很快消失，对机体不会造成危害。

六、结核性胸膜炎护理规范

1. 发热期间卧床休息，多饮开水，定期监测体温，血氧饱和度，对症予退热、吸氧治疗。

2. 对于胸腔置管引流患者，加强对引流管的清洁护理，定期穿刺部位换药，及时清洁脓性分泌物，避免继发导管相关感染。

3. 置管引流或穿刺抽液时，注意监测引流量，每次引流一般不要超过 1000ml，直至胸液完全吸收或不能引出。警惕抽液过多过快导致的复张性肺水肿。

4. 督导患者按时、规律、顿服用药。

七、结核性胸膜炎营养治疗规范

1. 服药期间，饮食宜清淡，忌食生冷、肥甘、厚腻食物。

2. 对结核病的住院患者进行营养风险筛查，实施营养治疗前行营养评定。

3. 保证结核病患者膳食能量、蛋白质、维生素及矿物质摄入，如饮食摄入不足，推荐口服营养补充，如仍不能满足，目标量或患者完全不能进食时，给予全肠内营养，仍不能满足可予肠外营养。

八、结核性胸膜炎患者健康宣教

1. 勤洗手，保持良好个人卫生习惯。

2. 确诊后需戴口罩，结核病专科医院集中治疗，注意保持环境清洁和通风。

3. 多饮开水，多吃清淡食物。

4. 保持良好的呼吸道卫生习惯，注意咳嗽礼仪：咳嗽或打喷嚏时，用上臂或纸巾、毛巾等遮住口鼻，咳嗽或打喷嚏后洗手，尽量避免触摸眼睛、鼻或口。

九、推荐表单

（一）医师表单

结核性胸膜炎临床路径医师表单

适用对象：第一诊断为结核性胸膜炎（ICD-10：A15. 6/A16. 5）

患者姓名：	性别：　年龄：　门诊号：	住院号：
住院日期：　年　月　日	出院日期：　年　月　日	标准住院日：10~14 天

时间	住院第 1~3 天
主要诊疗工作	□ 询问病史及体格检查 □ 进行病情初步评估 □ 完成病历书写 □ 明确胸腔积液诊断：X 线、B 超等检查 □ 完善常规检查，血常规、尿常规、便常规、出凝血功能、生化、肝功能、肾功能等 □ 胸腔穿刺抽液了解胸腔积液性质，有条件者胸膜活检，必要时胸腔穿刺抽液或置管引流 □ 明确结核相关检查：PPD 皮试、结核抗体检测 □ 根据病情选择其他检查以鉴别其他感染性疾病、肿瘤性疾病、风湿性疾病所致胸腔积液 □ 根据病情应用药物及对症、支持治疗
重点医嘱	**长期医嘱：** □ 按结核性胸膜炎常规护理 □ 二级/三级护理 □ 普通饮食 **临时医嘱：** □ X 线、胸部 B 超 □ 血常规、尿常规、便常规、出凝血功能、生化、肝功能、肾功能、术前传染病筛查等 □ 胸腔穿刺术 □ 胸腔积液检查：常规、生化、乳糜试验、ADA、肿瘤标志物常规 □ 结核抗体检测、PPD 皮试 □ 痰涂片查抗酸杆菌×3 □ 痰培养分枝杆菌 □ CRP □ 血气分析 □ 血肿瘤标志物
病情变异记录	□ 无　□ 有，原因： 1. 2.
医师签名	

时间	住院第 4 天	住院第 5~7 天
主要诊疗工作	□ 归档和评估各项检查结果 □ 根据胸腔积液检查结果判断胸腔积液性质 □ 观察 PPD 皮试结果 □ 必要时安排胸腔镜或其他胸膜活检术	□ 追查胸膜活检病理结果 □ 观察 PPD 皮试结果 □ 明确诊断的制订抗结核方案并开始治疗 □ 未能明确诊断的试验性抗结核治疗 □ 定期根据病情决定是否继续胸腔穿刺抽液或胸腔闭式引流 □ 置管引流积液者观察置管引流通畅情况 □ 必要时科内讨论以及院内会诊
重点医嘱	**长期医嘱：** □ 按结核性胸膜炎常规护理 □ 二级/三级护理 □ 普通饮食 □ 胸腔闭式引流术后护理 **临时医嘱：** □ 胸腔穿刺术（必要时）	**长期医嘱：** □ 按结核性胸膜炎常规护理 □ 二级/三级护理 □ 普通饮食 □ 胸腔闭式引流术后护理 □ 抗结核治疗 **临时医嘱：** □ 胸腔穿刺抽液术（必要时）
病情变异记录	□ 无　□ 有，原因： 1. 2.	□ 无　□ 有，原因： 1. 2.
医师签名		

时间	住院第 8~13 天	住院第 14 天 （出院日）
主要诊疗工作	□ 观察抗结核药物疗效及不良反应 □ 根据病情决定是否继续胸腔穿刺抽液 □ 置管引流积液者观察置管引流通畅情况	□ 评估基本生命体征 □ 评估抗结核治疗不良反应情况 □ 出院教育 □ 填写首页 □ 出院小结观察 □ 抗结核药物疗效及不良反应 □ 出院后随诊及用药健康教育
重点医嘱	**长期医嘱：** □ 按结核性胸膜炎常规护理 □ 二级/三级护理 □ 普通饮食 □ 胸腔闭式引流术后护理 □ 抗结核治疗 **临时医嘱：** □ 胸腔穿刺抽液术（必要时） □ B 超等检查（复查）	**出院医嘱：** □ 抗结核治疗，用药指导，疗程及门诊随诊 □ 定期复诊，复查生化、肝功能、肾功能 □ 必要时门诊复查或专科归口治疗
病情变异记录	□ 无 □ 有，原因： 1. 2.	□ 无 □ 有，原因： 1. 2.
医师签名		

（二）护士表单

结核性胸膜炎临床路径护士表单

适用对象：第一诊断为结核性胸膜炎（ICD-10：A15. 6/A16. 5）

患者姓名：	性别：　　年龄：　　门诊号：	住院号：
住院日期：　　年　月　日	出院日期：　　年　月　日	标准住院日：10~14 天

时间	住院第 1 天	住院期间	出院前 1~3 天（出院日）
健康宣教	□ 病房环境、医院制度及医护人员介绍 □ 告知各项检查注意事项并协助患者完成 □ 介绍疾病知识	□ 主管护士与患者沟通，了解并指导心理应对 □ 使用药物宣教 □ 正确留取标本及各种检查注意事项宣教 □ 给予患者及家属心理支持	□ 出院宣教 复查时间 服药方法 活动休息 指导饮食 □ 指导办理出院手续
护理处置	□ 核对患者，佩戴腕带 □ 入院护理评估（生命体征测量，病史询问及体格检查） □ 建立入院护理病历 □ 卫生处置：剪指甲、沐浴、更换病号服	□ 随时观察患者病情变化 □ 遵医嘱完成用药 □ 协助医师完成各项检查	□ 办理出院手续 □ 书写出院小结
基础护理	□ 二级护理 □ 普通饮食 □ 患者安全管理，需要时请家属陪伴 □ 心理护理	□ 二级护理 □ 普通饮食 □ 患者安全管理 □ 心理护理	□ 三级护理 □ 普通饮食 □ 晨晚间护理 □ 患者安全管理
专科护理	□ 护理查体 □ 体温、呼吸频率 □ 按医嘱执行各项治疗 □ 指导留痰 □ 静脉取血 □ 需要时填写跌倒及压疮防范表 □ 执行医嘱，用药指导	□ 体温、呼吸频率 □ 遵医嘱完成相关检查 □ 协助医师完成胸腔穿刺、胸膜活检、胸腔引流置管等各项检查、治疗并落实检查、治疗前后健康教育；胸腔引流置管与护理 □ PPD 皮试结果观察以及皮肤护理 □ 胸腔穿刺术护理工作，解释病情提供并发症征象的依据 □ 随时观察患者病情变化及药物疗效和不良反应 □ 服用抗结核药物的健康教育	□ 病情观察：评估患者生命体征，特别是体温和呼吸频率 □ 胸腔闭式引流拔管后护理 □ 出院后随诊及用药健康教育
重点医嘱	□ 详见医嘱执行单	□ 详见医嘱执行单	□ 详见医嘱执行单

续 表

时间	住院第 1 天	住院期间	出院前 1~3 天 （出院日）
病情变异记录	□ 无 □ 有，原因： 1. 2.	□ 无 □ 有，原因： 1. 2.	□ 无 □ 有，原因： 1. 2.
护士签名			

（三）患者表单

结核性胸膜炎临床路径患者表单

适用对象：第一诊断为结核性胸膜炎（ICD-10：A15.6/A16.5）

患者姓名：	性别：　　年龄：　　门诊号：	住院号：
住院日期：　　年　月　日	出院日期：　　年　月　日	标准住院日：10~14 天

时间	住院第 1 天	住院期间	出院前 1~3 天（出院日）
医患配合	□ 配合询问病史、收集资料，请务必详细告知既往史、用药史、过敏史 □ 配合进行体格检查 □ 有任何不适告知医师	□ 配合完善相关检查，如采血、留尿、留痰标本、心电图、X 线胸片、胸腔穿刺和引流以及胸膜活检 □ 每日告知胸腔积液性质、引流情况和胸腔积液量 □ 医师向患者及家属介绍病情，如有异常检查结果需进一步检查 □ 配合医师调整用药 □ 有任何不适告知医师	□ 接受出院前指导 □ 知道复查程序 □ 获取出院诊断书
护患配合	□ 配合测量体温、脉搏、呼吸、血压、血氧饱和度、体重 □ 配合完成入院护理评估单（简单询问病史、过敏史、用药史） □ 接受入院宣教（环境介绍、病室规定、订餐制度、贵重物品保管等）及疾病知识相关教育 □ 有任何不适告知护士	□ 正确留取标本，配合检查 □ 配合用药及治疗 □ 配合定时测量生命体征，每日询问大便和体重 □ 每日告知胸腔积液性质、引流情况和胸腔积液量 □ 接受输液、服药治疗，并告知用药后效果和消化道症状和有无神经症症状、视力改变 □ 注意活动安全，避免坠床或跌倒 □ 配合执行探视及陪伴	□ 接受出院宣教 □ 办理出院手续 □ 获取出院带药 □ 知道服药方法、作用、注意事项 □ 知道复印病历方法及复诊时间
饮食	□ 正常饮食 □ 遵医嘱饮食	□ 正常饮食 □ 遵医嘱饮食	□ 正常饮食 □ 遵医嘱饮食
排泄	□ 正常排尿便 □ 避免便秘	□ 正常排尿便 □ 避免便秘	□ 正常排尿便 □ 避免便秘
活动	□ 正常适度活动，避免疲劳	□ 正常适度活动，避免疲劳	□ 正常适度活动，避免疲劳

附：原表单（2019年版）

结核性胸膜炎临床路径表单

适用对象：第一诊断为结核性胸膜炎（ICD-10：A15.6/A16.5）

患者姓名：	性别：　年龄：　门诊号：	住院号：
住院日期：　年　月　日	出院日期：　年　月　日	标准住院日：10~14天

时间	住院第1~3天	住院期间
主要诊疗工作	□ 询问病史及体格检查 □ 进行病情初步评估 □ 上级医师查房 □ 明确诊断，决定诊治方案 □ 胸腔穿刺抽液了解胸腔积液性质，有条件者胸膜活检，必要时胸腔穿刺抽液或置管引流 □ 明确结核相关检查 □ 根据病情选择其他检查以鉴别其他感染性疾病、肿瘤性疾病、风湿性疾病所致胸腔积液 □ 完成病历书写	□ 上级医师查房 □ 评估辅助检查的结果 □ 观察PPD皮试结果 □ 注意观察咳嗽、呼吸困难及胸痛的变化 □ 病情评估，根据患者病情变化调整治疗方案 □ 观察药物不良反应 □ 住院医师书写病程记录 □ 鉴别其他感染性疾病、肿瘤性疾病、风湿性疾病所致胸腔积液
重点医嘱	**长期医嘱：** □ 呼吸内科护理常规 □ 一级/二级/三级护理常规（根据病情） □ 抗结核治疗 □ 胸腔引流量记录 **临时医嘱：** □ 血常规、尿常规、便常规 □ 肝功能、肾功能、电解质、红细胞沉降率、血糖、C反应蛋白（CRP）、凝血功能、D-二聚体、结核抗体（ATA）、腺苷脱氨酶（ADA）、血气分析、感染性疾病筛查（乙型肝炎、丙型肝炎、梅毒、艾滋病等） □ 痰病原学检查：痰涂片找抗酸杆菌×3、痰培养分枝杆菌培养，痰结核分子生物学检查 □ PPD皮试或γ-干扰素释放试验 □ 胸部CT、心电图 □ 胸液检查：常规、生化、乳酸脱氢酶（LDH）结核抗体（ATA）、腺苷脱氨酶（ADA）、乳糜试验、涂片找抗酸杆菌、分枝杆菌培养、普通细菌涂片及培养+药敏试验、细胞学检查、胸腔积液结核分子生物学检查 □ 其他方法病原学检查、胸部正侧位片、有创性检查（必要时）	**长期医嘱：** □ 呼吸内科护理常规 □ 一级/二级/三级护理常规（根据病情） □ 抗结核治疗 □ 胸腔引流量记录 **临时医嘱：** □ 复查血常规、肝功能、肾功能变化 □ 复查X线胸片、胸腔超声（必要时） □ 异常指标复查 □ 病原学检查（必要时） □ 有创性检查（必要时）

续　表

时间	住院第1~3天	住院期间
主要护理工作	□ 介绍病房环境、设施和设备 □ 入院护理评估、护理计划 □ 观察患者情况 □ 评估患者各项资料：生理、心理、环境、社会关系、健康行为等并做好记录 □ 按医嘱执行各项治疗 □ 预约检查并及时运送患者检查 □ 协助医师完成胸腔穿刺、胸膜活检、胸腔引流置管等各项检查、治疗并落实检查、治疗前后健康教育	□ 观察患者一般情况及病情变化 □ 注意引流管及穿刺口情况，记录每日胸腔积液引流量 □ PPD 皮试结果观察以及皮肤护理 □ 密切观察药物不良反应
病情变异记录	□ 无　□ 有，原因： 1. 2.	□ 无　□ 有，原因： 1. 2.
护士签名		
医师签名		

时间	出院前 1~3 天	出院日
主要诊疗工作	□ 上级医师查房 □ 评价治疗效果 □ 确定出院后治疗方案 □ 完成上级医师查房记录	□ 完成出院小结 □ 向患者交代出院后注意事项 □ 预约复诊日期
重点医嘱	**长期医嘱：** □ 呼吸内科护理常规 □ 二级护理/三级护理常规（根据病情） □ 继续抗结核治疗 □ 根据病情调整用药 □ 胸腔引流量记录 **临时医嘱：** □ 血常规、肝功能、肾功能、X 线胸片及胸腔超声检查（必要时） □ 根据需要，复查有关检查 □ 根据情况拔出胸腔引流管	**出院医嘱：** □ 出院带药 □ 预约门诊复诊
主要护理工作	□ 观察患者一般情况 □ 注意引流管及穿刺口情况，协助医师拔出胸腔引流管 □ 观察结核药物疗效和不良反应 □ 恢复期生活和心理护理 □ 出院准备指导	□ 胸腔引流拔管后皮肤护理 □ 帮助患者办理出院手续 □ 出院指导 □ 出院后随诊及用药健康教育
病情变异记录	□ 无 □ 有，原因： 1. 2.	□ 无 □ 有，原因： 1. 2.
护士签名		
医师签名		

第十六章

自发性气胸临床路径释义

一、结核性胸膜炎编码

疾病名称及编码：自发性张力性气胸（ICD-10：J93. 0）

自发性气胸，其他的（ICD-10：J93. 1）

二、临床路径检索方法

J93. 0 或 J93. 1

三、国家医疗保障疾病诊断相关分组（CHS-DRG）

MDCE　呼吸系统疾病及功能障碍

EW1　胸膜病变及胸腔积液

四、自发性气胸临床路径标准住院流程

（一）适用对象

第一诊断为自发性气胸（ICD-10：J93. 0-J93. 1）。

释义

■ 根据病因分为原发性（PSP）和继发性自发性气胸（SSP），PSP 多见于瘦高体型的男性青壮年；SSP 见于有基础肺部病变者。

（二）诊断依据

根据《临床诊疗指南·呼吸病学分册》（中华医学会编著，人民卫生出版社，2009 年）。

1. 症状：胸痛、呼吸困难、刺激性咳嗽。
2. 体征：患侧呼吸音减弱、叩诊呈鼓音或过清音、气管向健侧移位。
3. 影像学检查：X 线胸片或胸部 CT 检查见气胸线，肺组织受压。

释义

■ 无外伤或人为因素，可以有诱因，多为剧烈活动、咳嗽、提重物或双臂上举、用力排便等，部分无明显诱因。

■ 按照胸膜破裂情况分为闭合性、交通性和张力性气胸。

■ X 线胸片可明确诊断气胸。并估算气胸量，即肺萎陷的体积。

（三）选择治疗方案的依据

根据《临床诊疗指南·呼吸病学分册》（中华医学会编著，人民卫生出版社，2009 年），《临

床技术操作规范·呼吸病学分册》（中华医学会编著，人民军医出版社，2008 年），《内科学》（第 9 版）。

1. 一般治疗：休息、吸氧、对症。
2. 胸腔穿刺或闭式引流。
3. 病因治疗。
4. 胸膜固定术、支气管内封堵术、内科胸腔镜介入治疗。

释义

■ 单侧气胸，气胸量＜15%时可以观察，吸氧有助于气胸的吸收。

■ 气胸量＞15%，特别是基础肺功能差的患者需要胸腔穿刺或闭式引流。

■ 经内科治疗无效者或双侧气胸、复发性气胸、张力性气胸引流失败者、胸膜增厚致肺膨胀不全者、多发性肺大疱者为手术适应证。

（四）标准住院日为 6~10 天

释义

■ 如果患者条件允许，住院时间可以少于上述住院天数，即高危＜10 天，中、低危＜7 天。

（五）进入路径标准

1. 第一诊断必须符合 ICD-10：J93. 0-J93. 1 自发性气胸疾病编码。
2. 当患者同时具有其他疾病诊断，但在住院期间不需要特殊处理也不影响第一诊断的临床路径流程实施时，可以进入路径。

释义

■ 患者同时具有其他疾病影响第一诊断的临床路径流程实施时均不适合进本临床路径。

（六）入院后第 1~3 天

1. 必需的检查项目：

（1）血常规、尿常规、便常规。

（2）肝功能、肾功能、电解质、凝血功能。

（3）胸部正侧位片、心电图。

（4）感染性疾病筛查（乙型肝炎、丙型肝炎、梅毒、艾滋病）。

2. 根据患者情况进行：胸腔超声、胸部 CT、心脏酶学、血气分析、D-二聚体等。

释义

■ 部分检查可以在门诊完成，如果近期已进行过的检查可以不重复。

■ 根据病情部分检查可以不进行。

■ 如果进行了胸部 CT 检查可以不进行胸部正侧位 X 线片。

（七）治疗方案

1. 休息、氧疗及对症治疗。
2. 胸腔穿刺抽气或闭式引流术：根据病情和肺组织压缩程度进行选择。
3. 外科手术治疗。

释义

■ 胸腔穿刺或闭式引流的部位应是积气最多的部位，无胸膜粘连时多在锁骨中线第二前肋间或腋前线第三肋间。

■ 胸腔穿刺抽气适用于闭合性气胸。闭式引流分为正压排气和持续负压排气。

（八）出院标准

1. 临床症状缓解。
2. 胸片提示肺基本复张。

释义

■ 症状缓解指呼吸困难明显缓解，活动耐力基本恢复到能够日常活动的水平。

■ 复查 X 线胸片提示肺基本复张，且去除引流管后症状无加重。

■ 如果出现并发症，是否需要继续住院处理，由主管医师具体决定。

（九）变异及原因分析

1. 因有基础疾病或其他原因，导致气胸反复难愈，治疗时间延长。
2. 对于内科治疗无效或反复发作的患者，需要转入外科进行相关处理，退出本路径。
3. 治疗过程中出现并发症需要相应处理。

释义

■ 变异分为微小变异和重大变异两大类，前者是不出路径、偏离预定轨迹的病例，后者是需要退出本路径或进入其他路径的病例。

■ 微小变异：因医院检验项目的及时性，不能按照要求完成检查；因节假日不能按照要求完成检查；患者不愿配合完成相应检查，短期不愿按照要求出院随诊。

■ 大变异：因基础疾病需要进一步诊断和治疗；因各种原因需要其他治疗措施如合并肺部感染；医院与患者或家属发生医疗纠纷，患者要求离院或转院；不愿按照要求出院随诊而导致入院时间明显延长。

五、自发性气胸护理规范

1. 关注患者胸部症状，定期监测体温、血氧饱和度，对症予吸氧支持。

2. 对于胸腔闭式引流患者，水封瓶应置于低于患者胸部的位置，以免瓶内水反流进入胸腔，注意定期穿刺部位换药，及时清洁脓性分泌物，避免继发导管相关感染。

3. 对于胸腔闭式引流患者，关注水封瓶内液体高度及管内有无血性液体引出，警惕气胸加重或出现血胸、脓胸、皮下气肿等并发症。

4. 定期指导患者行深呼吸、咳嗽练习或吹气球，促进受压萎缩肺组织扩张。

六、自发性气胸营养治疗规范

加强优质蛋白、维生素及矿物质摄入，忌食生冷、肥甘、厚腻食物。

七、自发性气胸患者健康宣教

1. 多饮开水，多吃清淡食物，保持良好个人卫生习惯，注意保暖，预防感染。

2. 患病期间注意保持大便通畅，避免搬举重物、情绪激动及用力呼吸。

3. 气胸患者应戒烟，乘坐飞机、潜水、跳水等活动有加重病情的风险，待肺完全复张后 1 周可乘坐飞机。

4. 如再发胸痛或气短尽早急诊就诊。

八、推荐表单

（一）医师表单

自发性气胸临床路径医师表单

适用对象：第一诊断为自发性气胸（ICD-10：J93.0-J93.1）

患者姓名：	性别：　　年龄：　　门诊号：	住院号：
住院日期：　　年　月　日	出院日期：　　年　月　日	标准住院日：6~10天

时间	住院第1~3天	住院期间
主要诊疗工作	□ 询问病史及体格检查 □ 进行病情初步评估 □ 上级医师查房 □ 明确诊断，决定诊治方案 □ 根据病情行胸腔穿刺或闭式引流 □ 开实验室检查单 □ 完成病历书写	□ 上级医师查房 □ 住院医师完成常规病情记录书写 □ 观察患者呼吸情况，肺部体征，有无皮下气肿及进展 □ 观察水封瓶水柱波动情况，必要时复查X线胸片，了解气胸的吸收或进展 □ 根据肺复张情况，确定是否负压吸引或夹管
重点医嘱	**长期医嘱：** □ 自发性气胸护理常规 □ 一级/二级/三级护理（根据病情） □ 吸氧（必要时） □ 卧床休息 **临时医嘱：** □ 血常规、尿常规、便常规 □ 肝功能、肾功能、电解质、凝血功能 □ 胸部正侧位X线片、心电图 □ 胸腔超声、胸部CT、心脏酶学、血气分析、D-二聚体等（必要时） □ 镇咳、通便（必要时） □ 胸腔穿刺抽气术或胸腔闭式引流术	**长期医嘱：** □ 自发性气胸护理常规 □ 二级/三级护理（根据病情） □ 吸氧（必要时） **临时医嘱：** □ X线胸片检查（必要时） □ 通便、镇咳（必要时） □ 更换敷料 □ 负压吸引（必要时） □ 适时夹管
病情变异记录	□ 无　□ 有，原因： 1. 2.	□ 无　□ 有，原因： 1. 2.
医师签名		

时间	出院前 1~3 天	住院第 6~10 天 （出院日）
主要诊疗工作	□ 上级医师查房 □ 评估治疗效果 □ 完成上级医师查房记录 □ 根据情况拔出引流管 □ 确定出院后治疗方案	□ 完成出院小结 □ 向患者交代出院后注意事项 □ 预约复诊日期
重点医嘱	**长期医嘱：** □ 自发性气胸护理常规 □ 二级/三级护理（根据病情） □ 吸氧（必要时） **临时医嘱：** □ 拔出引流管 □ 更换敷料 □ 根据需要，复查有关检查	**出院医嘱：** □ 出院带药 □ 门诊随诊
病情变异记录	□ 无　□ 有，原因： 1. 2.	□ 无　□ 有，原因： 1. 2.
医师签名		

（二）护士表单

自发性气胸临床路径护士表单

适用对象：第一诊断为自发性气胸（ICD-10：J93.0-J93.1）

患者姓名：	性别：　　年龄：　　门诊号：	住院号：
住院日期：　　年　月　日	出院日期：　　年　月　日	标准住院日：6~10天

时间	住院第1天	住院期间	住院第6~10天（出院日）
健康宣教	□ 入院宣教 介绍主管医师护士 介绍环境、设施 介绍住院注意事项 □ 向患者宣教戒烟、戒酒的重要性，及减少剧烈活动	□ 主管护士与患者沟通，了解并指导心理应对 □ 配合医师行胸腔穿刺引流术 □ 宣教疾病知识、术前准备告知术前术后饮食及探视注意事项 □ 给予患者及家属心理支持 □ 指导患者活动 □ 拔管后、恢复期生活护理	□ 出院宣教 复查时间 服药方法 活动休息 指导饮食 □ 指导办理出院手续
护理处置	□ 核对患者，佩戴腕带 □ 建立入院护理病历 □ 卫生处置：剪指甲、沐浴、更换病号服	□ 随时观察患者病情变化 □ 遵医嘱氧疗，镇咳、通便 □ 协助医师完成各项检查 □ 术前准备，禁食、禁水	□ 办理出院手续 □ 书写出院小结
基础护理	□ 二级护理 □ 晨晚间护理 □ 患者安全管理	□ 二级护理 □ 晨晚间护理 □ 患者安全管理	□ 三级护理 □ 晨晚间护理 □ 患者安全管理
专科护理	□ 护理查体 □ 呼吸频率、血氧饱和度监测 □ 需要时填写跌倒及压疮防范表 □ 需要时请家属陪伴 □ 心理护理	□ 呼吸频率、血氧饱和度监测 □ 遵医嘱完成相关检查 □ 随时观察患者病情变化及药物疗效 □ 必要时吸氧 □ 指导患者咳嗽并观察水封瓶情况、做好拔管后护理 □ 提供并发症征象的依据 □ 心理护理	□ 病情观察 评估患者生命体征，特别是呼吸频率及血氧饱和度 □ 心理护理
重点医嘱	□ 详见医嘱执行单	□ 详见医嘱执行单	□ 详见医嘱执行单
病情变异记录	□ 无　□ 有，原因： 1. 2.	□ 无　□ 有，原因： 1. 2.	□ 无　□ 有，原因： 1. 2.
护士表单			

（三）患者表单

自发性气胸临床路径患者表单

适用对象：第一诊断为自发性气胸（ICD-10：J93.0-J93.1）

患者姓名：	性别： 年龄： 门诊号：		住院号：
住院日期： 年 月 日	出院日期： 年 月 日		标准住院日：6~10天

时间	入院当日	住院期间	住院第6~10天（出院日）
医患配合	□ 配合询问病史、收集资料，请务必详细告知既往史、用药史、过敏史 □ 配合进行体格检查 □ 有任何不适告知医师	□ 配合完善相关检查，如采血、留尿、心电图、X线胸片等 □ 医师向患者及家属介绍病情，如有异常检查结果需进一步检查 □ 配合医师调整用药、行胸腔穿刺 □ 有任何不适告知医师	□ 接受出院前指导 □ 知道复查程序 □ 获取出院诊断书
护患配合	□ 配合测量体温、脉搏、呼吸、血压、血氧饱和度、体重 □ 配合完成入院护理评估单（简单询问病史、过敏史、用药史） □ 接受入院宣教（环境介绍、病室规定、订餐制度、贵重物品保管等）及气胸知识相关教育 □ 有任何不适告知护士	□ 配合定时测量生命体征，每日询问大便，保证引流管安全 □ 接受胸腔穿刺及相关实验室检查宣教，正确留取标本，学会引流管相关护理知识 □ 配合用药及治疗 □ 接受输液、服药治疗，并告知用药后效果 □ 注意活动安全，避免坠床或跌倒 □ 配合执行探视及陪伴	□ 接受出院宣教 □ 办理出院手续 □ 获取出院带药 □ 知道服药方法、作用、注意事项 □ 知道复印病历方法
饮食	□ 正常饮食	□ 正常饮食	□ 正常饮食
排泄	□ 正常排尿便	□ 正常排尿便	□ 正常排尿便 □ 避免便秘
活动	□ 适量活动	□ 适量活动	□ 正常适度活动，避免疲劳

附：原表单（2019 年版）

自发性气胸临床路径表单

适用对象：第一诊断为自发性气胸（ICD-10：J93.0-J93.1）

患者姓名：	性别：　　年龄：　　门诊号：	住院号：
住院日期：　　年　月　日	出院日期：　　年　月　日	标准住院日：6～10 天

时间	住院第 1～3 天	住院期间
主要诊疗工作	□ 询问病史及体格检查 □ 进行病情初步评估 □ 上级医师查房 □ 明确诊断，决定诊治方案 □ 根据病情行胸腔穿刺或闭式引流 □ 开化验单 □ 完成病历书写	□ 上级医师查房 □ 住院医师完成常规病情记录书写 □ 观察患者呼吸情况，肺部体征，有无皮下气肿及进展 □ 观察水封瓶水柱波动情况，必要时复查胸片，了解气胸的吸收或进展 □ 根据肺复张情况，确定是否负压吸引或夹管
重点医嘱	**长期医嘱：** □ 自发性气胸护理常规 □ 一级/三级护理（根据病情） □ 吸氧（必要时） □ 卧床休息 **临时医嘱：** □ 血常规、尿常规、便常规 □ 肝功能、肾功能、电解质、凝血功能 □ 胸部正侧位片、心电图 □ 胸腔超声、胸部 CT、心脏酶学、血气分析、D-二聚体等（必要时） □ 镇咳、通便（必要时） □ 胸腔穿刺抽气术或胸腔闭式引流术	**长期医嘱：** □ 自发性气胸护理常规 □ 二级/三级护理（根据病情） □ 吸氧（必要时） **临时医嘱：** □ 胸片检查（必要时） □ 通便、镇咳（必要时） □ 更换敷料 □ 负压吸引（必要时） □ 适时夹管
主要护理工作	□ 介绍病房环境、设施和设备 □ 入院护理评估，护理计划 □ 观察患者情况 □ 静脉取血 □ 用药指导 □ 进行健康教育 □ 协助患者完成实验室检查及辅助检查	□ 观察患者病情变化及疗效 □ 观察水封瓶情况 □ 疾病相关健康教育
病情变异记录	□ 无　□ 有，原因： 1. 2.	□ 无　□ 有，原因： 1. 2.
护士签名		
医师签名		

时间	出院前 1~3 天	住院第 6~10 天 （出院日）
主要诊疗工作	□ 上级医师查房 □ 评估治疗效果 □ 完成上级医师查房记录 □ 根据情况拔出引流管 □ 确定出院后治疗方案	□ 完成出院小结 □ 向患者交代出院后注意事项 □ 预约复诊日期
重点医嘱	**长期医嘱：** □ 自发性气胸护理常规 □ 二级/三级护理（根据病情） □ 吸氧（必要时） **临时医嘱：** □ 拔出引流管 □ 更换敷料 □ 根据需要，复查有关检查	**出院医嘱：** □ 出院带药 □ 门诊随诊
主要护理工作	□ 观察患者一般情况 □ 观察疗效、各种药物作用和副作用 □ 恢复期生活和心理护理 □ 出院准备指导	□ 帮助患者办理出院手续 □ 出院指导
病情变异记录	□ 无 □ 有，原因： 1. 2.	□ 无 □ 有，原因： 1. 2.
护士签名		
医师签名		

第十七章

胸膜间皮瘤临床路径释义

一、胸膜间皮瘤编码

疾病名称及编码：胸膜间皮瘤（ICD-10：C45.0，M90500/3）

二、临床路径检索方法

C45.0+M90500/3

三、国家医疗保障疾病诊断相关分组（CHS-DRG）

MDCE　呼吸系统疾病及功能障碍

EW1　胸膜病变及胸腔积液

ER1　呼吸系统肿瘤

四、胸膜间皮瘤临床路径标准住院流程

（一）适用对象

第一诊断为胸膜间皮瘤（ICD-10：C45.0）。

释义

■ 第一诊断为胸膜间皮瘤或胸膜恶性间皮瘤的进入该流程，诊断依靠病理诊断，并通过免疫组织化学检查与其他肿瘤鉴别。

（二）诊断依据

根据《临床诊疗指南·呼吸病学分册》（中华医学会编著，人民卫生出版社，2009年），《恶性胸膜间皮瘤ASCO临床实践指南》（JCO，2018年）。

1. 有接触石棉或放疗的经历。
2. 临床表现：呈非特异性，可有呼吸困难、胸痛，或合并咳嗽、发热、乏力、体重减轻。晚期可出现吞咽困难、上腔静脉阻塞综合征、霍纳综合征（Horner syndrome）。
3. 体格检查：可有单侧或双侧肺叩诊浊音及呼吸音减弱或消失。
4. 实验室检查：可见贫血、血小板数增多，血清间皮素相关蛋白（SMRP）升高。
5. 胸部X线显示胸腔积液，或见胸膜/壁包块。
6. 胸部增强CT显示胸腔积液或基于胸膜的肿块，伴或不伴小叶间隔增厚。
7. 胸膜穿刺活检或胸腔镜胸膜组织活检及病理组织学检查证实为胸膜间皮瘤。
8. 免疫组化检测排除其他转移性腺癌。

释义

■ 胸膜间皮瘤是一种起源于胸膜间皮细胞的恶性肿瘤，约占胸膜肿瘤的5%，是胸膜最常见的原发肿瘤，发病率0.3/10万。与其他肿瘤相比，早期出现远处转移少见。弥漫型恶性间皮瘤的组织形态分为上皮型、肉瘤型及混合型。本病临床表现主要为胸痛和胸腔积液。在询问病史时需要注意特殊职业史，如石棉粉尘接触史。

■ 接触石棉或放疗不是必要条件，必须有病理诊断。免疫组化检测有助于区别肿瘤的来源。行超声检查对于诊断胸腔积液和胸膜包块很有帮助，并可进行胸腔积液穿刺定位和引导胸膜活检。

■ 三项技术用于确诊间皮瘤：①PAS染色是一项最可靠的组织化学方法，有利于腺癌与胸膜间皮瘤的鉴别诊断。②免疫组织研究使用单克隆抗体有利于从胸膜间皮瘤中区分腺癌。腺癌（而不是间皮瘤）的TTF-1、CK、AE1/AE3等上皮来源的抗体阳性。相反，间皮瘤（而不是腺癌）常Calrectin、CD5/CD6、Vimentin等阳性。③电镜可鉴别间皮瘤和转移性腺癌。间皮瘤的超微结构，尤其是分化较好的上皮型，具有独特的表现，最有助于诊断。

（三）选择治疗方案的依据

根据《临床诊疗指南·呼吸病学分册》（中华医学会编著，人民卫生出版社，2009年），《恶性胸膜间皮瘤ASCO临床实践指南》（JCO，2018年）。

根据分级及患者情况决定治疗方案，包括手术、放疗和/或化疗以及对症支持治疗：

（1）Malignant pleural mesothelioma（MPM）Ⅰ级者：心肺功能良好，可转外科手术治疗；心肺功能较差，可暂予支持治疗并观察进展。

（2）IMIG Ⅱ~Ⅲ级者：心肺功能良好，可选择先行化疗再转外科手术治疗，术后放疗（如手术不能切除者，则行化疗）；或选择先行外科手术，再先后行化疗、放疗，心肺功能较差者，则行化疗。

（3）IMIGⅣ级者则直接进行化疗。

释义

■ 治疗方法仍然以手术、放疗和化疗为主，术后放疗包括可能的残留病灶、手术切口和引流管部位。近期批准了欧迪沃单抗联合依匹木单抗治疗晚期恶性胸膜间皮瘤，患者获得了更长生存时间。

■ IMIG Ⅳ级者则直接进行化疗+/-抗血管生成药物或PD1和CTLA4单抗的联合治疗。

（四）标准住院日为14~20天

释义

■ 如果患者条件允许，住院时间可以少于上述住院天数。

■ 如果出现治疗并发症，住院时间可以延长。

（五）进入路径标准

1. 第一诊断必须符合 ICD-10：C45.0 胸膜间皮瘤疾病编码。
2. 当患者同时具有其他疾病诊断，但在住院期间不需要特殊处理，也不影响第一诊断的临床路径流程实施时，可以进入路径。

释义

■ 患者同时具有其他疾病影响第一诊断的临床路径流程实施时均不适合进入本临床路径。

（六）入院后第 1~3 天（治疗前评价）

1. 必需的检查项目：
（1）血常规、尿常规、便常规。
（2）肝功能、肾功能、电解质、血气分析、凝血功能、输血前检查（乙型肝炎、丙型肝炎、梅毒、艾滋病等）、血清间皮素相关蛋白（SMRP）、肿瘤标志物。
（3）心电图、心脏彩超、胸部超声胸腔积液定位、腹部及胸部增强 CT、PET-CT。
（4）有胸腔积液时，行胸膜活检，送病理组织学检查。
（5）若胸膜活检未能明确诊断，行胸腔镜胸膜组织活检及病理组织学检查。
（6）若胸膜活检未能明确诊断，胸部 CT 导向下经皮肺活检，病理组织学检查。
2. 根据患者病情可选择：胸部 MRI、纵隔镜。恶性胸膜间皮瘤的诊断应基于免疫组化检查。免疫组化检测包括核标志物（抗钙网膜蛋白、抗 Wilms 瘤抗原 1 抗体）、膜标志物（抗上皮膜抗体 EMA）。对于上皮样间皮瘤，可采用抗细胞角蛋白抗体（CK）5/6，抗 D2-40 或抗间皮素抗体等以及两种具有阴性诊断价值的标志物（抗 Ber-EP4 抗体，一种膜标志物；抗甲状腺转录因子 1 抗体，一种核标志物，或抗癌胚抗原单克隆抗体、抗 B72-3 抗体、抗 MOC-31 抗体、抗雌激素/孕酮抗体、抗 EMA 抗体、胞质染色）以确认诊断。为了鉴别肉瘤样间皮瘤与鳞癌和移行细胞癌，推荐使用两种广谱的抗角蛋白抗体和两种具有阴性预测价值的标志物（如抗 CD34 抗体和抗 B 细胞淋巴瘤 2 抗体标志物、抗结蛋白抗体、抗 S100 抗体）以明确诊断。
3. 评估心肺功能。

释义

■ 部分检查可以在门诊完成。
■ 如有胸腔积液，行胸腔积液常规检查，胸腔积液细胞学检查。
■ 反复住院的患者部分项目可以不重复检查。
■ 根据诊治指南，部分项目会有所调整，如血清间皮素相关蛋白（SMRP）、超声心动图、PET-CT，可以根据患者的具体情况选择，而不是必需项目。

（七）治疗方案与药物选择

首选化疗方案如下：培美曲塞 500mg/m^{2}静脉滴注第 1 天，顺铂 75mg/m^{2}静脉滴注第 1 天或卡铂曲线下面积（AUC）= 5 静脉滴注第 1 天，每间隔 21 天给药 1 次。
次选化疗方案可选择以下其中一种：

（1）吉西他滨 1000mg/m^{2}静脉点滴第 1、8 天，顺铂 80～100mg/m^{2}静脉点滴第 1 天，每间隔 21 天给药 1 次。

（2）培美曲塞 500mg/m^{2}静脉滴注第 1 天，每间隔 21 天给药 1 次。

（3）长春瑞滨 25mg/m^{2}静脉滴注第 1、8 天，每间隔 21 天给药 1 次。

释义

■ 间皮瘤的治疗进展迅速，治疗方案会根据治疗进展而有所变化。

■ 化疗药物剂量的选择会根据患者的具体情况，如体能评分、年龄等，进行相应调整。

■ 定期检查，判断疗效，根据疗效调整方案。

（八）出院标准

1. 一般情况良好。

2. 无需要住院处理并发症和/或合并症。

释义

■ 本病不能完全治愈，疗效观察需要时间，因此完成本次治疗后病情平稳的患者鼓励出院回家，有利于患者的恢复。

（九）变异及原因分析

1. 治疗过程中出现感染、白细胞减少、肝功能、肾功能损害及其他合并症者，需进行相关的诊断和治疗，可适当延长住院时间。

2. 有行外科手术指征者，转入外科治疗路径。

3. 需行放射治疗，出院在门诊进行。

释义

■ 微小变异：因医院检验项目的及时性，不能按照要求完成检查；因节假日不能按照要求完成检查；患者不愿配合完成相应检查，短期不愿按照要求出院随诊。

■ 重大变异：因基础疾病需要进一步诊断和治疗；因各种原因需要其他治疗措施；医院与患者或家属发生医疗纠纷，患者要求离院或转院；不愿按照要求出院随诊而导致入院时间明显延长。

五、胸膜间皮瘤护理规范

1. 为患者提供舒适的休养环境，病室干净整洁，通风良好。

2. 遵医嘱用药，按化疗药物的不同作用及理化特点，选择合适的输液部位、工具、给药方式和速度。对于易发生过敏反应的药物，遵医嘱给予预处理，用药过程中进行严密监护，预防并及时处理相关并发症。

3. 观察患者用药后反应，如恶心、呕吐、腹泻、血三系降低等；注意口腔护理，给予清淡、富含维生素、高蛋白、高热量、无刺激性的饮食，定期复查肝功能、肾功能、血常规。

4. 癌痛也是晚期胸膜间皮瘤患者普遍面临的问题，依据疼痛评估情况，遵医嘱指导患者用药，监测药物的不良反应，及时评价镇痛效果。

5. 根据患者的需求和病情给予相应的饮食和运动指导，及时掌握患者和家属的心理状态，做好患者的心理疏导。

六、胸膜间皮瘤营养治疗规范

1. 晚期胸膜间皮瘤患者营养治疗原则为减轻肿瘤负荷，联合胃肠功能调理、营养素及能量补充、代谢调理剂治疗，预防和治疗肠黏膜屏障，延缓恶病质进展，以改善终末期患者生存质量。

2. 胸膜间皮瘤患者一经确诊，即应进行营养风险筛查及营养评定，包括饮食调查、体重丢失量、体检、人体测量及实验室检查。

3. 患者的能量目标需要量推荐按照间接测热法实际测量机体静息能量消耗值提供，无条件测定时可按照每日 25~30kcal/kg 提供，肿瘤患者的蛋白质目标需要量为每日 1.0~2.0g/kg；提高肿瘤患者膳食和营养支持配方中脂肪供能的比例，增加膳食能量密度；补充生理需要量的维生素及微量元素，避免机体维生素及微量元素缺乏。

4. 晚期恶性肿瘤患者易存在多种平衡紊乱，代谢异常，因此护士需要密切监测出入量、水肿或脱水的症状和体征、与医生沟通，及时依据患者情况，调整营养补充剂量，选择适当的营养补充途径。

七、胸膜间皮瘤患者健康宣教

1. 应保证室内环境清洁，维持适宜温度及适度，避免空气污染，定时开窗通风及室内消毒。

2. 指导患者加强营养支持，注意饮食搭配，保证各类营养物质摄入充分，多食用新鲜水果蔬菜，保证足够热量，适当多饮水。

3. 合理安排休息，适当进行身体活动，保证良好的精神状态，以提高机体免疫力，依据气候变化及时增减衣物，避免上呼吸道感染。

4. 养成良好作息习惯，不熬夜，保证每日充足睡眠，若存在睡眠障碍，必要时可根据医嘱适当用药。

5. 坚持遵医嘱进行各类放、化疗，对患者采取个性化宣教，讲解化疗药物相关副作用，注意事项，嘱患者规律进行复查，若出现疼痛、呼吸困难等症状加重，应及时到医院就医。

6. 给予患者及家属必要心理支持，使其正确认识疾病，充分了解治疗过程，保持身心轻松，增强治疗信心，更好配合治疗，提高治疗依从性，维持良好的生活质量。

八、推荐表单

（一）医师表单

胸膜间皮瘤临床路径医师表单

适用对象：第一诊断为胸膜间皮瘤（ICD-10：C45.0）

患者姓名：	性别：　年龄：　门诊号：	住院号：
住院日期：　年　月　日	出院日期：　年　月　日	标准住院日：14～20天

时间	住院第1～3天	住院期间	出院前1～3天	住院第15～20天（出院日）
主要诊疗工作	□ 询问病史及体格检查 □ 完成病历书写 □ 开检查申请单 □ 主管医师查房 □ 初步确定诊疗方案	□ 上级医师查房 □ 完成和评估辅助检查结果 □ 选择化疗方案 □ 根据病情需要，完成相关科室会诊 □ 住院医师完成病程日志 □ 签署化疗知情同意书、自费用品协议书、授权委托同意书	□ 上级医师查房，治疗效果评估 □ 进行病情评估 □ 确定是否符合出院标准、是否出院 □ 确定出院后治疗方案 □ 完成上级医师查房记录	□ 完成出院小结 □ 向患者交代下次化疗（按疗程情况）的时间及出院后注意事项 □ 预约复诊日期
重点医嘱	**长期医嘱：** □ 呼吸科二级护理 □ 普通饮食 **临时医嘱：** □ 血常规、尿常规、便常规 □ 凝血功能、血型、肝功能、肾功能、电解质、感染性疾病筛查、肿瘤标志物检查 □ 肺功能、动脉血气分析、心电图、超声心动图 □ 影像学检查：X线胸片正侧位、胸部CT、腹部超声或CT、全身骨扫描、头颅MRI或增强CT □ PET-CT、24小时动态心电图、超声心动图等（必要时） □ 其他特殊医嘱	**长期医嘱：** □ 呼吸科一级护理 □ 普通饮食 □ 既往基础用药 **临时医嘱：** □ 预处理（取决于化疗方案） □ 化疗药物 □ 放疗（视病情、治疗方案） □ 对症处理 □ 水化、利尿（视化疗方案） □ 化疗药物不良反应的处理 □ 其他特殊医嘱	**长期医嘱：** □ 呼吸内科护理常规 □ 一级/二级护理（根据病情） □ 普通饮食 **临时医嘱：** □ 根据需要，复查有关检查 □ 对症处理 □ 放疗（视病情、治疗方案） □ 化疗药物不良反应的处理 □ 其他特殊医嘱	**出院医嘱：** □ 出院带药 □ 门诊随诊
病情变异记录	□ 无　□ 有，原因： 1. 2.	□ 无　□ 有，原因： 1. 2.	□ 无　□ 有，原因： 1. 2.	□ 无　□ 有，原因： 1. 2.
医师签名				

（二）护士表单

胸膜间皮瘤临床路径护士表单

适用对象：第一诊断为胸膜间皮瘤（ICD-10：C45.0）

患者姓名：	性别：　　年龄：　　门诊号：	住院号：
住院日期：　　年　月　日	出院日期：　　年　月　日	标准住院日：14~20天

时间	住院第1~3天	住院期间	出院前1~3天	住院第15~20天（出院日）
健康宣教	□ 入院宣教 □ 介绍主管医师、护士 □ 介绍环境、设施和设备 □ 介绍住院注意事项	□ 化疗宣教 □ 宣教疾病知识 □ 告知化疗期间不适如何联系医护人员	□ 指导饮食和活动 □ 宣教化疗后不良反应的观察和处理	□ 出院宣教 □ 复查时间 □ 服药方法 □ 活动休息和指导饮食
护理处置	□ 核对患者，佩戴腕带 □ 建立入院护理病历 □ 卫生处置：剪指（趾）甲、沐浴，更换病号服	□ 协助医师完成化疗前检查 □ 核对化疗医嘱 □ 完成化疗输液过程并记录	□ 观察化疗的不良反应 □ 评价出院的可行性	□ 办理出院手续 □ 完成护理记录
基础护理	□ 二级护理 □ 入院护理评估，护理计划 □ 静脉取血 □ 安全管理 □ 协助完成各项实验室检查及辅助检查	□ 一级护理 □ 观察患者情况 □ 记录化疗药物的完成情况 □ 处理相应的事情	□ 二级护理 □ 观察患者一般情况 □ 出院准备指导	□ 帮助患者办理出院手续 □ 出院指导 □ 告知再次入院或门诊的流程
专科护理	□ 根据情况询问患者关于胸膜间皮瘤疾病和既往相关治疗的不适情况 □ 签署胸膜间皮瘤患者的特殊知情同意书 □ 辅助戒烟	□ 告知化疗期间饮食和活动的注意事项 □ 提醒患者化疗期间注意事项 □ 观察疗效、观察各种药物作用和不良反应	□ 病情观察，书写特护记录 □ 观察各种药物作用和不良反应 □ 恢复期生活和心理护理 □ 监测患者血象，必要时联系主管医师给予相关治疗及用药	□ 告知复诊计划，就医指征 □ 减少人员密集的公共场所活动，避免感冒
病情变异记录	□ 无　□ 有，原因： 1. 2.	□ 无　□ 有，原因： 1. 2.	□ 无　□ 有，原因： 1. 2.	□ 无　□ 有，原因： 1. 2.
护士签名				

（三）患者表单

胸膜间皮瘤临床路径患者表单

适用对象：第一诊断为胸膜间皮瘤（ICD-10：C45.0）

患者姓名：	性别： 年龄： 门诊号：	住院号：
住院日期： 年 月 日	出院日期： 年 月 日	标准住院日：14~20 天

时间	住院第 1~3 天	住院期间	出院前 1~3 天	住院第 15~20 天 （出院日）
监测	□ 检测生命体征 □ 测量身高体重 □ 完成体能评分和疼痛评分	□ 监测化疗的不良反应 □ 监测每日尿量和大便情况	□ 监测化疗的不良反应 □ 监测每日尿量和大便情况	□ 监测化疗的不良反应 □ 监测每日尿量和大便情况
医患配合	□ 护士完成入院护理评估 □ 接受入院宣教 □ 医师询问病史 □ 医师进行体格检查 □ 完成知情同意书的签署 □ 完成常规检查 □ 完成化疗的预处理	□ 配合完成药物的输注 □ 熟悉化疗的不良反应 □ 记录每日尿量和大便情况	□ 熟悉化疗后的饮食和活动事项 □ 熟悉化疗的不良反应 □ 记录每日尿量和大便情况	□ 出院带药 □ 门诊随诊
重点诊疗和检查	□ 完成知情同意书的签署 □ 完成常规检查 □ 完成化疗的预处理 □ 继续既往疾病的常规用药	□ 配合完成药物的输注 □ 知晓化疗期间注意事项 □ 观察疗效、了解药物作用和不良反应	□ 化疗期间注意事项 □ 观察疗效、各种药物作用和不良反应 □ 恢复期生活和心理护理 □ 出院准备指导	□ 熟知复诊计划，就医指征 □ 办理出院手续 □ 接受出院指导
饮食及活动	□ 常规饮食 □ 鼓励适当活动	□ 常规饮食 □ 鼓励适当活动	□ 常规饮食 □ 鼓励适当活动	□ 常规饮食 □ 鼓励适当活动
患者签名				

附：原表单（2019 年版）

胸膜间皮瘤临床路径表单

适用对象：第一诊断为胸膜间皮瘤（ICD-10：C45. 0）

患者姓名：	性别：　　年龄：　　门诊号：	住院号：
住院日期：　年　月　日	出院日期：　年　月　日	标准住院日：14~20 天

时间	住院第 1 天	住院第 2~4 天
主要诊疗工作	□ 询问病史及体格检查 □ 完成住院病历及首次病程记录书写 □ 开化验单及检查申请单 □ 进行病情评估 □ 需胸腔穿刺、胸膜活检、胸腔镜等手术时向患者及家属交代病情、手术风险及术后注意事项 □ 患者家属签署手术知情同意书	□ 上级医师查房 □ 完成入院检查 □ 注意观察患者体温、咳嗽、痰量的情况 □ 核查辅助检查的结果是否有异常 □ 住院医师完成上级医师查房意见记录等病历书写 □ 向患者及家属交代病情及胸腔穿刺有关注意事项
重点医嘱	**长期医嘱：** □ 呼吸内科护理常规 □ 二级护理常规 □ 普食 □ 镇痛 □ 镇咳 **临时医嘱：** □ 血常规、尿常规、便常规 □ 肝功能、肾功能、电解质、血气分析、血型、凝血功能、输血前检查 □ 肿瘤标志物（CEA、CA125、NSE、CYFRA21 等） □ 肌钙蛋白、心肌酶 □ 血清间皮素相关蛋白 □ 结核菌素试验 □ 抗结核抗体 □ 心电图、胸片 □ 胸部超声胸积液定位 □ 腹部及心脏彩超	**长期医嘱：** □ 呼吸内科护理常规、二级护理 □ 胸腔闭式引流二级护理 □ 普食 □ 镇痛 □ 镇咳 **临时医嘱：** □ 胸腔穿刺抽液 □ 胸液常规、生化、细菌培养、ADA、找抗酸杆菌及癌细胞、间皮瘤细胞 □ 胸膜活检 □ 若胸液大量行胸腔置管闭式引流，记录引流量，第一次抽液不超过 800ml □ 胸部增强 CT □ 腹部增强 CT
主要护理工作	□ 介绍病房环境、设施和设备 □ 入院护理评估	□ 宣教（胸液知识） □ 指导胸穿后注意事项 □ 预防胸膜反应及复张后肺水肿 □ 正确留取标本
病情变异记录	□ 无　□ 有，原因： 1. 2.	□ 无　□ 有，原因： 1. 2.
护士签名		
医师签名		

时间	住院第 5~7 天	住院第 7~8 天
主要诊疗工作	□ 上级医师查房 □ 注意观察患者体温、咳嗽、痰量、胸痛等情况 □ 观察胸液引流情况 □ 根据血液检查结果、胸液常规、胸片、B 超结果制定下一步诊疗方案 □ 核查腹部、胸部增强 CT 结果 □ PET-CT（必要时） □ 若诊断未明，与患者家属签署胸腔镜胸膜组织活检同意书 □ 住院医师完成上级医师查房意见记录等病历书写	□ 上级医师查房 □ 注意观察患者体温、咳嗽、痰量、胸痛、呼吸困难、肺部体征等情况 □ 胸液引流情况，水柱波动情况，若引流液减少，小于 50ml/d，水柱不动，考虑拔除胸腔引流管 □ 核查病理结果，明确诊断 □ 复查胸片了解胸液吸收情况 □ 心肺功能评估 □ 根据各项结果决定下一步治疗方案 □ 准备行化疗治疗 □ 请外科，有无手术指征 □ 住院医师完成上级医师查房意见记录及病情记录
重点医嘱	**长期医嘱：** □ 呼吸内科护理常规、二级护理 □ 胸腔闭式引流二级护理 □ 普食 □ 镇痛 □ 镇咳 **临时医嘱：** □ 有条件内科胸腔镜检查活检 □ 活检组织送病理学检查 □ 胸腔置管水封瓶引流，记录引流量	**长期医嘱：** □ 呼吸内科护理常规、二级护理 □ 胸腔闭式引流二级护理 □ 普食 □ 镇痛 □ 镇咳 **临时医嘱：** □ 请相关科室会诊 □ 胸片检查 □ 若胸液吸收，胸液小于 50ml/d，拔除胸腔引流管
主要护理工作	□ 观察患者症状、体征变化 □ 心理与生活护理 □ 指导胸腔镜胸膜活检后注意事项	□ 观察患者病情变化 □ 心理与生活护理 □ 遵医嘱准确用药
病情变异记录	□ 无 □ 有，原因： 1. 2.	□ 无 □ 有，原因： 1. 2.
护士签名		
医师签名		

时间	住院第 8～14 天	住院第 15～20 天 （出院日）
主要诊疗工作	□ 上级医师查房 □ 住院医师完成病历书写 □ 注意观察患者体温、咳嗽、痰量、胸痛、呼吸困难、肺部体征等情况 □ 选择化疗药物进行化疗 □ 化疗前、化疗期间及化疗后复查血常规、肝功能、肾功能 □ 成分输血、抗感染等支持治疗（必要时） □ 注意化疗药物的不良反应	□ 上级医师查房，明确是否出院 □ 复查胸部 CT □ 完成出院记录、病案首页、出院证明书等，向患者交代出院后的注意事项，如返院复诊的时间、地点
重点医嘱	**长期医嘱：** □ 呼吸内科护理常规二级护理 □ 血压、脉搏、呼吸和心率 q8h □ 普食或半流饮食 □ 镇痛 □ 镇咳 □ 补液治疗（水化） **临时医嘱：** □ 化疗 □ 输血（必要时） □ 复查血、尿、便常规 □ 肝功能、肾功能、电解质 □ 复查血清间皮素相关蛋白	**长期医嘱：** □ 呼吸内科护理常规、二级护理 □ 普食或半流饮食 □ 镇痛 □ 镇咳 □ 叶酸、$VitB_{12}$ **临时医嘱：** □ 复查胸部 CT **出院医嘱：** □ 出院带药 □ 出现呼吸困难、胸痛等症状应立即就诊 □ 若有手术指征，转外科治疗 □ 若需放疗，在门诊进行
主要护理工作	□ 观察患者病情变化 □ 心理与生活护理 □ 观察化疗药物的不良反应	□ 指导患者办理出院手续
病情变异记录	□ 无　□ 有，原因： 1. 2.	□ 无　□ 有，原因： 1. 2.
护士签名		
医师签名		

第十八章

阻塞性睡眠呼吸暂停低通气综合征临床路径释义

一、阻塞性睡眠呼吸暂停低通气综合征编码

1. 原编码：

疾病名称及编码：阻塞性睡眠呼吸暂停低通气综合征（ICD-10：G47.302）

2. 修改编码：

疾病名称及编码：阻塞性睡眠呼吸暂停综合征（ICD-10：G47.301）

二、临床路径检索方法

G47.301

三、国家医疗保障疾病诊断相关分组（CHS-DRG）

MDCB　神经系统疾病及功能障碍

BZ1　神经系统其他疾患

四、阻塞性睡眠呼吸暂停低通气综合征临床路径标准住院流程

（一）适用对象

第一诊断为阻塞性睡眠呼吸暂停低通气综合征（非危重）（ICD-10：G47.302）。

释义

■ 阻塞性睡眠呼吸暂停低通气综合征（Obstructive sleep apnea Hyponea syndrome，OSAHS）指每夜7小时睡眠过程中呼吸暂停及低通气反复发作30次以上，或呼吸暂停-低通气指数（AHI）≥5次/小时，如有条件以呼吸紊乱指数为准。呼吸暂停以阻塞性为主，伴打鼾、睡眠呼吸暂停、白天嗜睡等症状。根据《国际睡眠疾病分类（第3版）》（美国睡眠医学会，2014年），将OSAHS改为Obstructive sleep apnea disorders，即阻塞性睡眠呼吸暂停疾病，并且分为成人阻塞性睡眠呼吸暂停和儿童阻塞性睡眠呼吸暂停。其中，成人和儿童阻塞性睡眠呼吸暂停的诊断标准不同。

（二）诊断依据

根据《阻塞性睡眠呼吸暂停低通气综合征诊治指南（2011年修订版）》（中华医学会呼吸病学分会，睡眠呼吸障碍学组）。

1. 症状：睡眠时打鼾、反复呼吸暂停及觉醒，或自觉憋气，夜尿增多，晨起头痛，口干，醒后疲惫，可伴有白天嗜睡、注意力不集中、记忆力下降、反应迟钝、阳痿、性欲减退、夜间心绞痛等。严重者可出现心理、智力、行为异常。

2. 体征：肥胖（BMI≥28kg/m²），颈粗短、小颌畸形、下颌后缩，鼻甲肥大和鼻息肉、鼻中隔偏曲，口咽部阻塞、悬雍垂肥大、扁桃体和腺样体肥大、舌体肥大等。

3. 多导睡眠监测（PSG）：满足以下任1项OSAHS诊断即成立：①临床有典型的夜间睡眠打

鼾伴呼吸暂停、ESS 评分≥9 分等症状，查体可见上气道任何部位狭窄及阻塞，AHI≥5 次/小时；②日间嗜睡不明显，ESS 评分＜9 分，AHI≥10 次/小时；③ESS 评分＜9 分，AHI≥5 次/小时，存在认知功能障碍、高血压、冠心病、脑血管疾病、2 型糖尿病、失眠等 1 项或 1 项以上 OSAHS 并发症。

释义

■ AHI：Apnea hyponea index，指睡眠中平均每小时睡眠呼吸暂停和低通气的次数之和。睡眠呼吸暂停指睡眠过程中口鼻呼吸气流消失或者明显减弱（较基线幅度下降≥90%，持续事件≥10 秒）；阻塞性睡眠呼吸暂停是指口鼻气流消失，胸腹式呼吸仍然存在。低通气是指睡眠过程中口鼻气流较基线水平下降≥30%并伴有 SaO_2 下降≥3%，持续≥10 秒，或者伴有微觉醒。

■ OSAHS 的诊断方法包括多导睡眠图（PSG）、便携式睡眠呼吸监测等。

多导睡眠图：整夜多导睡眠图是诊断 OSAHS 的标准手段，包括脑电图，多采用 C4A1、C3A2、O1A2 和 O2A1 导联，二导眼电图（EOG）；下颌颏肌电图（EMG）；心电图；口鼻呼吸气流和胸腹呼吸运动；血氧饱和度；体位；鼾声；胫前肌肌电图等。正规监测一般需要整夜不少于 7 小时的睡眠。

便携式睡眠呼吸监测：多采用便携式，如进行单纯血氧饱和度监测、口鼻气流+血氧饱和度或者口鼻气流+鼾声+血氧饱和度+胸腹运动等信号监测，主要适用于基层或者由于睡眠环境改变或者导联过多而不能在睡眠监测室进行检查的中重度患者，可用于初步筛查 OSAHS 患者，也可用于评价疗效和随访。

■ OSAHS 的诊断依据：根据《国际睡眠疾病分类（第 3 版）》（美国睡眠医学会，2014 年），成人阻塞性睡眠呼吸暂停的诊断标准为：同时满足①②，或满足③可诊断 OSAHS：①临床有典型的夜间睡眠打鼾伴呼吸暂停，或伴有白天嗜睡，或伴有夜间憋气，或伴有睡眠质量差，或伴有认知功能障碍、高血压、冠心病、脑血管疾病、2 型糖尿病、失眠等 1 项或 1 项以上 OSAHS 并发症；②同时 PSG 或者便携式睡眠呼吸监测显示，AHI≥5 次/小时，且以阻塞性事件为主；③PSG 或者便携式睡眠呼吸监测显示 AHI≥15 次/小时。

OSAHS 病情严重程度的判断依据（表 18-1）：以 AHI 为主要判断标准，夜间最低 SaO_2 作为参考。

表 18-1 OSAHS 病情严重程度

程度	AHI（次/小时）
轻度	5~15
中度	15~30
重度	＞30

程度	最低 SaO_2（%）
轻度	85~90
中度	80~85
重度	<80

ESS：Epworth sleepiness scale，是主观评价嗜睡的最常用的量表之一（表18-2）。

表18-2 ESS量表

在以下情况有无瞌睡的可能性	从不（0）	很少（1）	有时（2）	经常（3）
坐着阅读时				
看电视时				
在公共场所坐着不动时（如在剧场或开会）				
长时间坐车时中间不休息（超过1小时）				
坐着与人谈话时				
饭后休息时（未饮酒时）				
开车等红绿灯时				
下午静卧休息时				

■ 鉴别诊断：

1. 单纯鼾症：夜间有不同程度鼾症，AHI<5次/小时，白天无症状。

2. 肥胖低通气综合征：$BMI \geq 30kg/m^2$，清醒时 CO_2 潴留，$PaCO_2 > 45mmHg$，90%肥胖低通气综合征患者合并OSAHS。

3. 发作性睡病：主要表现为难以控制的白天嗜睡、发作性猝倒、睡眠瘫痪和睡眠幻觉，多在青少年起病，主要诊断依据为多次小睡睡眠潜伏时间试验（MSLT）时异常的快速眼动期（REM）睡眠。

（三）治疗方案的选择依据

《阻塞性睡眠呼吸暂停低通气综合征诊治指南（2011年修订版）》（中华医学会呼吸病学分会，睡眠呼吸障碍学组）。

1. 内科治疗：

（1）无创持续正压通气治疗：单水平持续正压（CPAP），自动调压（AutoCPAP），双水平正压（BiPAP）呼吸机。符合下列 1 个或几个条件的 OSAHS 患者可考虑无创持续正压通气治疗。

1）年龄超过 50 岁者。

2）AHI≥20 者。

3）AHI≤20，但自觉症状明显（尤其白天嗜睡症状明显者），问卷评分高者。

4）OSAHS 患者经手术治疗，症状改善不明显，或术后复查 AHI 仍较高，低氧血症严重。

5）重叠综合征患者。

6）肥胖，BMI≥28kg/m^2，颈围≥40cm 的患者。

7）睡眠呼吸暂停综合征合并心、脑、肺血管疾病者及 2 型糖尿病者。

8）鼾症或睡眠呼吸暂停综合征不愿或不能接受手术治疗者。

（2）口腔矫正器治疗：适合单纯打鼾和轻-中度 OSAHS 患者，特别有下颌后缩者。

禁忌：重度颞下颌关节炎或功能障碍，严重牙周病，严重牙列缺失者。

（3）一般治疗：

1）肥胖者减肥，属于体位性阻塞性睡眠呼吸暂停患者可采用侧卧位睡眠体位。

2）戒烟戒酒。

3）慎用镇静安眠药。

4）病因治疗：如应用甲状腺素治疗甲状腺功能减低等。

2. 手术治疗：仅适合于手术确实可解除上气道阻塞的患者，应严格掌握手术适应证。

释义

■ 无创正压通气方式的选择：以 CPAP 最常用，CO_2 潴留明显者建议使用 BiPAP。

■ Auto-PAP：自动调定气道正压通气（Automatic adjusting PAP，APAP），也称为 auto-CPAP，其治疗阻塞性睡眠呼吸暂停的原理和 CPAP 类似。也就是在治疗期间，通过鼻面罩，持续向上气道输送一个有效的正压，防止气道塌陷，从而消除呼吸暂停、低通气和打鼾。不同的是，APAP 可以感知因呼吸暂停、低通气和打鼾所引起的气流振动以及上气道阻力和气体流量的改变，从而自动调整并输送出患者实际需要的治疗压力，降低治疗的有效平均压力。

■ BiPAP：一种无创气道内正压通气模式，在吸呼气相提供不同的压力支持，即需要同时设定气道内吸气正压水平和气道内呼气正压水平。对于需要较高 CPAP 水平的阻塞性睡眠呼吸暂停患者可降低呼气期的压力，减少呼吸功，提高舒适度，从而改善患者对 PAP 治疗的顺应性。另外，BiPAP 还常用于 COPD、肥胖低通气综合征和限制性肺部疾病患者的无创治疗。

■ 重叠综合征：OSAHS 合并 COPD 患者。

■ 慎用无创气道正压通气治疗的患者：X 线胸片或者胸部 CT 发现肺大疱；气胸或者纵隔气肿；血压明显降低或者休克时；急性心肌梗死患者血流动力学指标不稳定者；脑脊液漏、颅脑外伤或颅内积气；急性中耳炎、鼻炎、鼻窦炎感染未控制时；青光眼。

（四）标准住院日为5~7天

释义

■ 如果患者条件允许，临床情况稳定，症状好转，治疗后无不良反应，住院时间可以少于上述住院天数。

（五）进入路径标准

1. 第一诊断必须符合ICD-10：G47.302阻塞性睡眠呼吸暂停低通气综合征疾病编码。
2. 当患者同时具有其他疾病诊断，但在住院期间不需要紧急处理，不会对患者健康安全造成危害的，可以进入路径。

释义

■ 诊断可以是临床初步诊断，不一定为临床确诊。

■ 患者同时具有其他疾病，包括同时合并严重心脏疾病、肺部感染、呼吸衰竭等，如果影响第一诊断的临床路径流程实施时均不适合进入本临床路径。

（六）住院期间的检查项目

1. 必需的检查项目：多导睡眠监测。
2. 根据患者情况可选择的检查项目：动脉血气分析、血常规、甲状腺功能、空腹血糖、糖化血红蛋白、OGTT、血脂、肝功能、肾功能、电解质、常规肺功能、胸部CT、心电图、动态心电图、心肌损伤标志物、动态血压、超声心动图、鼻咽部CT、头颅CT或MRI、多次小睡睡眠潜伏时间试验（MSLT）以及可能发生的合并症的相应检查等。

释义

■ 睡眠呼吸监测：如无条件行多导睡眠监测的医院可行便携式睡眠呼吸监测。

■ MSLT：指多次潜伏期试验（multiple sleep latency test，MSLT），是嗜睡的客观评价手段。通过让患者白天进行一系列的小睡来客观判断其白天嗜睡程度的检查方法，每2小时测试1次，每次小睡持续30分钟，计算患者入睡的平均潜伏事件及异常REM睡眠出现的次数，睡眠潜伏事件＜5分钟为嗜睡，5~10分钟为可疑嗜睡，＞10分钟为正常。如果受试者在一次睡眠期后出现2次或2次以上的睡眠起始REM睡眠，则为异常。如果以平均睡眠潜伏期＜5分钟作为发作性睡病的诊断标准，其敏感度为57%，特异度为94%；已出现2次以上REM睡眠发作对发作性睡病诊断的敏感度为84%，特异度为99%。MSLT可以根据检测到的REM睡眠的次数及睡眠潜伏期可靠鉴别发作性睡病及正常对照。

（七）治疗原则

1. 一般治疗：减肥，侧卧位睡眠，抬高床头，戒烟酒，慎用镇静催眠药物，白天避免过度劳累。

2. 病因治疗：如应用甲状腺素治疗甲状腺功能减低等。
3. 无创正压通气治疗，根据病情选择呼吸机类型。
4. 口腔矫治器治疗。
5. 必要时手术治疗。
6. 药物治疗：目前尚无疗效确切的药物。
7. 合并症的治疗：对于并发症及合并症应转到相应科室进行常规治疗。

释义

■ CPAP 压力的选择：通常通过 CPAP 压力滴定来确定。设定合适的气道压力水平是保证疗效的关键。理想的压力水平是指能够消除在各睡眠期及各种体位睡眠时出现的呼吸暂停及打鼾所需的最低压力水平，并保持整夜睡眠中的 SpO_2 在 90% 以上，并能为患者所接受。CPAP 压力滴定包括人工滴定和应用自动调定压力的 CPAP 进行压力调定。应用鼻罩 PAP 治疗的第一夜，应向患者仔细解释 PAP 治疗的意义，操作演示及选择合适的面罩，减少患者焦虑和面罩幽闭恐惧症，以保证治疗的顺应性。初始压力设定，可以从较低的压力开始，如 CPAP 从 4~6cmH_2O 开始，BiPAP 从吸气相（IP）8cmH_2O、呼气相（EP）4cmH_2O 开始，根据夜间睡眠实时监测，每 5~10 分钟升高 CPAP 压力 1~2cmH_2O，使鼾声、呼吸暂停、低通气、呼吸努力相关微觉醒消失，SaO_2 > 90%。如果用 Auto-CPAP 进行压力滴定，选择 90%~95% 的压力水平。一般来说，成人 CPAP 不超过 20cmH_2O，如应用 BiPAP，IP 不超过 30cmH_2O，IP 和 EP 的差值最好在 4~8cmH_2O，如果 CPAP 滴定时患者已明显不适，或者滴定压力已经达到 15cmH_2O 仍有阻塞性事件，可使用 BiPAP 治疗。

■ 气道正压治疗失败的处理：除了少数病情较轻者或者不能配合外，绝大多数阻塞性睡眠呼吸暂停患者能够耐受 PAP 治疗。如果患者不能耐受 PAP，需要积极寻找失败原因，如 PAP 使用不熟练；压力设定不当；诊断是否正常；机器性能不好，鼻罩的大小或者结构不合理；是否合并其他睡眠障碍性疾病；是否饮酒或者有未治疗的鼻部疾病。

■ 对真正治疗失败者采取措施：换用更舒适的 BiPAP、APAP 或者 CPAP-Flex 呼吸机；颌骨手术、UPPP 手术等；佩戴口腔矫正器。

■ PAP 治疗的不良反应：

1. 鼻罩漏气：防止漏气的关键在于选择大小合适的鼻罩，头带松紧适度。经口漏气则可采用口鼻全面罩治疗。
2. 皮肤过敏及鼻背溃疡。
3. 咽部刺激或结膜发红。
4. 鼻塞鼻干。
5. 面罩幽闭恐惧症。
6. 夜间自动去掉鼻罩中断治疗。
7. 噪声影响。

（八）出院标准

1. 无创正压通气治疗适应良好，压力滴定提示治疗效果良好（AHI < 10 次/小时），相关症状明显改善。

2. 没有需要住院治疗的合并症和/或并发症。
3. 病情较轻，仅需一般治疗或口腔矫正器治疗。

释义

■ 气道正压治疗的疗效体现：睡眠期鼾声、憋气减轻，无间歇性缺氧，SaO_2正常；白天嗜睡明显改善或者消失，其他伴随症状如忧郁症显著好转或者消失；相关并发症如高血压、冠心病、心律失常、糖尿病和脑卒中得到改善。

■ 如果出现并发症，是否需要继续住院处理，由主管医师具体决定。

（九）变异及原因分析

1. 存在合并症和/或并发症，需要进行相关的诊断和治疗，延长住院时间。
2. 具有手术指征，转口腔、咽喉头颈外科进一步手术治疗者，归入其他路径。
3. 有明确病因需对因治疗：垂体瘤、甲状腺功能低下等，转入其他路径。
4. 病情危重，需有创通气患者，归入其他路径。

释义

■ 变异分为微小变异和重大变异两大类，前者是不出路径、偏离预定轨迹的病例，后者是需要退出本路径或进入其他路径的病例。

■ 微小变异

并发症：因使用无创通气治疗引起的不耐受，影响睡眠质量，经过对症治疗后可缓解。

医院原因：因医院检验项目的及时性，不能按照要求完成检查；因节假日不能按照要求完成检查。

个人原因：患者不愿配合完成相应检查，短期不愿按照要求出院随诊。

■ 重大变异

疾病本身原因：因基础疾病需要进一步诊断和治疗，如肿瘤；因为合并其他疾病需要进一步诊断和治疗，如合并严重心脏基础疾病和呼吸衰竭；因各种原因需要其他治疗措施等。

并发症：因使用无创通气导致气胸、呼吸困难加重等。

医院原因：与患者或家属发生医疗纠纷。

个人原因：患者要求离院或转院；患者不愿按照要求出院随诊而导致入院时间明显延长。

五、阻塞性睡眠呼吸暂停低通气综合征护理规范

1. 协助患者采取有效措施维持侧卧位睡眠。
2. 向患者宣教戒烟限酒，避免服用安眠药，适当减肥。
3. 告知患者 PAP 佩戴的正确方式及可能的不良反应。
4. 每次使用口鼻面罩前清洗面罩及患者面部，额部用海绵垫防止鼻背溃疡。
5. 采用湿化器减少口干鼻塞等不适。

六、阻塞性睡眠呼吸暂停低通气综合征营养治疗规范

1. 控制能量摄入，根据肥胖程度，每日热能摄入比平均减少 500~1000kcal。肥胖或合并代谢综合征患者建议低盐低脂饮食，并控制热量摄入至 1000~1200kcal/d。

2. 蛋白质供给量应充足，约占总热能比值的 15%~20%，50%以上为优质蛋白质。

3. 限制脂肪摄入，占总能量的 20%~25%；碳水化合物进量适当减少，占总能量的 45%~60%。

4. 新鲜蔬菜和水果应充足，必要时还可补充多种维生素和钙片，以防缺乏。

5. 注意烹调方法，以蒸、煮、炖、拌方法为主，减少油量。

6. 养成良好的饮食习惯，一日三餐定量，少吃零食及甜点，细嚼慢咽。

7. PAP 治疗后如有明显鼻塞口干，可适当增加饮水量。

七、阻塞性睡眠呼吸暂停低通气综合征患者健康宣教

1. 建议患者戒烟限酒，肥胖患者建议减重治疗，可选择运动、节食、减肥药物或手术治疗。

2. 慎用镇静催眠类药物，平时入睡多取侧卧位睡眠，抬高床头。

3. 如日间嗜睡显著，症状未显著改善时应避免开车。

4. 向患者宣教 OSA 主要表现及对全身脏器的影响。

5. 宣教无创通气佩戴、连接方法及使用时常见不良反应。

6. 对于需要无创通气治疗患者，建议坚持 PAP 治疗，如有器械使用问题或不良反应及时与厂商或医疗中心联系。

八、推荐表单

（一）医师表单

睡眠呼吸暂停综合征临床路径医师表单

适用对象：第一诊断为阻塞性睡眠呼吸暂停低通气综合征（ICD-10：G47.300/G47.302）

患者姓名：	性别： 年龄： 门诊号：	住院号：
住院日期： 年 月 日	出院日期： 年 月 日	标准住院日：≤7 日

时间	住院第 1~2 天	住院后第 3~7 天	出院日
主要诊疗工作	□ 询问病史及体格检查 □ 进行病情初步评估，病情严重程度分级 □ 上级医师查房 □ 明确诊断，决定诊治方案 □ 相关并发症及合并症筛查 □ 完成病历书写	□ 上级医师查房 □ 评估辅助检查的结果 □ 病情评估，根据患者病情调整治疗方处理可能发生的并发症 □ 观察治疗反应	□ 住院医师书写病程记录 □ 完成出院小结 □ 向患者交代出院后注意事项 □ 预约复诊日期
重点医嘱	**长期医嘱：** □ 呼吸科护理常规 □ 一级/二级/三级护理常规（根据病情） □ 普通饮食、糖尿病饮食、低盐低脂饮食、糖尿病低盐低脂饮食、鼻饲饮食（根据病情） □ 控制性氧疗（必要时） □ 心电、血氧饱和度监测（必要时）、测血压 bid □ 测三餐前、餐后 2 小时、睡前血糖（必要时） □ 无创辅助通气治疗、持续呼吸功能监测、灭菌注射用水 □ 根据相关并发症及合并症请求相关科室会诊指导治疗用药 **临时医嘱：** □ 多导睡眠监测 □ 血糖、血脂、肝功能、肾功能、电解质（必要时） □ 糖化血红蛋白 □ OGTT（必要时） □ 血常规（必要时） □ 甲状腺功能（必要时） □ 鼻咽部 CT 或 MRI □ 心电图 □ 超声心动图 □ MSLT □ 动态心电图	**长期医嘱：** □ 呼吸科护理常规 □ 一级/二级/三级护理常规（根据病情） □ 普通饮食、糖尿病饮食、低盐低脂饮食、糖尿病低盐低脂饮食、鼻饲饮食（根据病情） □ 控制性氧疗（必要时） □ 心电、血氧饱和度监测（必要时） □ 测血压 bid（必要时） □ 测三餐前、餐后 2 小时、睡前血糖（必要时） □ 无创辅助通气治疗、持续呼吸功能监测、灭菌注射用水 □ 根据相关并发症及合并症请求相关科室会诊指导治疗用药 **临时医嘱：** □ 对症治疗 **临时医嘱：** □ 复查动脉血气分析（必要时） □ 异常指标复查 □ 无创通气手动压力滴定、分段睡眠监测手工压力滴定 □ 相关并发症专业科室会诊及相应诊治（必要时）	**出院医嘱：** □ 出院带药 □ 门诊随诊

续　表

时间	住院第 1~2 天	住院后第 3~7 天	出院日
重点医嘱	□ 动态血压 □ 心肌损伤标志物 □ 头颅 CT □ 食管测压（必要时） □ 血气分析 □ 常规肺功能 □ 胸部 CT（必要时） □ 可能发生的合并症的相应检查（必要时）		
病情变异记录	□ 无　□ 有，原因： 1. 2.	□ 无　□ 有，原因： 1. 2.	□ 无　□ 有，原因： 1. 2.
医师签名			

（二）护士表单

睡眠呼吸暂停综合征临床路径护士表单

适用对象：第一诊断为阻塞性睡眠呼吸暂停低通气综合征（ICD-10：G47.300/G47.302）

患者姓名：	性别：　　年龄：　　门诊号：	住院号：
住院日期：　　年　月　日	出院日期：　　年　月　日	标准住院日：≤7 天

时间	住院 1~2 天	住院后 3~7 天	出院日
主要诊疗工作	□ 介绍环境、医院制度和医护人员 □ 建立护理病历 □ 协助医师进行疾病诊断 □ 进行睡眠呼吸疾病宣教	□ 无创辅助通气治疗、持续呼吸功能监测、灭菌注射用水 □ 无创通气手动压力滴定、分段睡眠监测手工压力滴定	□ 出院宣教，指导呼吸机应用方法以及管道消毒、皮肤气道护理 □ 指导减重 □ 指导办理出院手续
主要护理工作	□ 介绍病房环境、设施和设备 □ 入院护理评估，护理计划 □ 观察患者情况 □ 指导氧疗治疗（必要时） □ 静脉取血，用药指导 □ 无创呼吸机应用日常护理 □ 进行戒烟酒、减肥建议和健康宣教 □ 协助患者完成实验室检查及辅助检查	□ 观察患者一般情况及病情变化 □ 观察治疗反应 □ 指导患者预防面部压疮等 □ 疾病相关健康教育	□ 出院宣教 □ 指导办理出院手续
病情变异记录	□ 无　□ 有，原因： 1. 2.	□ 无　□ 有，原因： 1. 2.	□ 无　□ 有，原因： 1. 2.
护士签名			

（三）患者表单

睡眠呼吸暂停综合征临床路径患者表单

适用对象：第一诊断为阻塞性睡眠呼吸暂停低通气综合征（ICD-10：G47.300/G47.302）

患者姓名：	性别：　年龄：　门诊号：	住院号：
住院日期：　年　月　日	出院日期：　年　月　日	标准住院日：≤7 天

时间	住院第 1 天	住院期间	出院前 1~3 天（出院日）
医患配合	□ 配合询问病史、收集资料，请务必详细告知既往史、用药史、过敏史 □ 配合进行体格检查 □ 有任何不适告知医师	□ 配合完善相关检查，如采血、留尿、心电图、X 线胸片、多导睡眠监测、颈胸部 CT、头颅 MR 等。进行嗜睡程度的评价 □ 医师与患者及家属介绍病情，如有异常检查结果需进一步检查 □ 配合医师调整用药 □ 有任何不适告知医师	□ 接受出院前指导 □ 知道复查程序 □ 获取出院诊断书
护患配合	□ 配合测量体温、脉搏、呼吸、血压、血氧饱和度、体重 □ 配合完成入院护理评估单（简单询问病史、过敏史、用药史） □ 接受入院宣教（环境介绍、病室规定、订餐制度、贵重物品保管等）及疾病知识相关教育 □ 有任何不适告知护士	□ 配合检查和进行呼吸机治疗 □ 配合用药及治疗 □ 配合定时测量生命体征，每日询问大便和体重 □ 每日告知治疗后血压、嗜睡情况 □ 注意活动安全，避免坠床或跌倒 □ 配合执行探视及陪伴	□ 接受出院宣教 □ 办理出院手续 □ 获取出院带药 □ 知道服药方法、作用、注意事项 □ 知道复印病历方法及复诊时间
饮食	□ 正常饮食，糖尿病患者给予糖尿病饮食，冠心病和高血压患者给予低盐低脂饮食 □ 遵医嘱饮食	□ 正常饮食，糖尿病患者给予糖尿病饮食，冠心病和高血压患者给予低盐低脂饮食 □ 遵医嘱饮食	□ 正常饮食，糖尿病患者给予糖尿病饮食，冠心病和高血压患者给予低盐低脂饮食 □ 遵医嘱饮食
排泄	□ 正常排尿便 □ 避免便秘	□ 正常排尿便 □ 避免便秘	□ 正常排尿便 □ 避免便秘
活动	□ 正常适度活动，避免疲劳	□ 正常适度活动，避免疲劳	□ 正常适度活动，避免疲劳

附：原表单（2016版）

睡眠呼吸暂停综合征临床路径表单

适用对象：第一诊断为阻塞性睡眠呼吸暂停低通气综合征（ICD-10：G47.300/G47.302）

患者姓名：	性别：　年龄：　门诊号：	住院号：
住院日期：　年　月　日	出院日期：　年　月　日	标准住院日：≤7日

时间	第1~2天	第3~7天
主要诊疗工作	□ 询问病史及体格检查 □ 进行病情初步评估，病情严重程度分级 □ 上级医师查房 □ 明确诊断，决定诊治方案 □ 相关并发症及合并症筛查 □ 完成病历书写	□ 上级医师查房 □ 评估辅助检查的结果 □ 病情评估，根据患者病情调整治疗方处理可能发生的并发症 □ 观察治疗反应 □ 住院医师书写病程记录
重点医嘱	**长期医嘱：** □ 呼吸睡眠科护理常规 □ 一级/二级/三级护理常规（根据病情） □ 普通饮食、糖尿病饮食、低盐低脂饮食、糖尿病低盐低脂饮食、鼻饲饮食（根据病情） □ 控制性氧疗（必要时） □ 心电、血氧饱和度监测（必要时） □ 测血压 bid □ 测三餐前、餐后2小时、睡前血糖（必要时） □ 无创辅助通气治疗、持续呼吸功能监测、灭菌注射用水 □ 根据相关并发症及合并症请求相关科室会诊指导治疗用药 **临时医嘱：** □ 多导睡眠监测 □ 血糖、血脂、肝功能、肾功能、电解质（必要时） □ 糖化血红蛋白 □ OGTT（必要时） □ 血常规（必要时） □ 甲状腺功能（必要时） □ 鼻咽部CT或MRI □ 心电图 □ 超声心动图 □ MSLT □ 动态心电图 □ 动态血压 □ 心肌损伤标志物 □ 头颅CT □ 食管测压（必要时） □ 血气分析 □ 常规肺功能	**长期医嘱：** □ 呼吸睡眠科护理常规 □ 一级/二级/三级护理常规（根据病情） □ 普通饮食、糖尿病饮食、低盐低脂饮食、糖尿病低盐低脂饮食、鼻饲饮食（根据病情） □ 控制性氧疗（必要时） □ 心电、血氧饱和度监测（必要时） □ 测血压 bid（必要时） □ 测三餐前、餐后2小时、睡前血糖（必要时） □ 无创辅助通气治疗、持续呼吸功能监测、灭菌注射用水 □ 根据相关并发症及合并症请求相关科室会诊指导治疗用药 **临时医嘱：** □ 对症治疗 **临时医嘱：** □ 复查动脉血气分析（必要时） □ 异常指标复查 □ 无创通气手动压力滴定、分段睡眠监测手工压力滴定 □ 相关并发症专业科室会诊及相应诊治（必要时）

续　表

时间	第 1~2 天	第 3~7 天
重点医嘱	□ 胸部 CT（必要时） □ 可能发生的合并症的相应检查（必要时）	
病情变异记录	□ 无　□ 有，原因： 1. 2.	□ 无　□ 有，原因： 1. 2.
护士签名		
医师签名		

时间	出院前 1~3 天	出院前 3~7 天
主要诊疗工作	□ 无创辅助通气治疗、持续呼吸功能监测、灭菌注射用水 □ 无创通气手动压力滴定、分段睡眠监测手工压力滴定	
主要护理工作	□ 介绍病房环境、设施和设备 □ 入院护理评估，护理计划 □ 观察患者情况 □ 指导氧疗治疗（必要时） □ 静脉取血，用药指导 □ 无创呼吸机应用日常护理 □ 进行戒烟酒、减肥建议和健康宣教 □ 协助患者完成实验室检查及辅助检查	□ 观察患者一般情况及病情变化 □ 观察治疗反应 □ 指导患者预防面部压疮等 □ 疾病相关健康教育
病情变异记录	□ 无　□ 有，原因： 1. 2.	□ 无　□ 有，原因： 1. 2.
护士签名		
医师签名		

第十九章

急性呼吸窘迫综合征临床路径释义

一、急性呼吸窘迫综合征编码

疾病名称及编码：急性呼吸窘迫综合征（ICD-10：J80）

二、临床路径检索方法

J80

三、国家医疗保障疾病诊断相关分组（CHS-DRG）

MDCE　呼吸系统疾病及功能障碍

ER3　肺水肿及呼吸衰竭

四、急性呼吸窘迫综合征临床路径标准住院流程

（一）适用对象

第一诊断为急性呼吸窘迫综合征（ICD-10：J80）。

释义

■ 本路径的制订主要参考：全国高等学校教材《内科学》（人民卫生出版社，2018，第9版，葛均波、徐永健、王辰主编）、《急性肺损伤/急性呼吸窘迫综合征诊断治疗指南》（中华医学会重症医学分会，2006年），《急性呼吸窘迫综合征患者机械通气指南（试行）》（中华医学会呼吸病学分会危重症医学学组，2016年）。

■ 急性呼吸窘迫综合征（acute respiratory distress syndrome，ARDS）是指由各种肺内和肺外致病因素所导致的急性弥漫性肺损伤和进而发展的急性呼吸衰竭。主要病理特征是炎症反应导致的肺微血管内皮及肺泡上皮受损，肺微血管通透性增高，肺泡腔渗出富含蛋白质的液体，进而导致肺水肿及透明膜形成。主要病理生理改变是肺容积减少、肺顺应性降低和严重通气/血流比例失调。临床表现为呼吸窘迫及难治性低氧血症，肺部影像学表现为双肺弥漫渗出性改变。

（二）诊断依据

根据“柏林标准”（欧洲危急重症医学学会组建专家小组，2012年）。

1. 起病时间：已知临床诱因后，1周之内新发或原有呼吸系统症状加重。

2. 胸部影像学：X线胸片或CT扫描，可见双肺浸润影，且不能完全用胸腔积液、肺叶/肺不张、结节解释。

3. 肺水肿原因：无法用心力衰竭或液体负荷过多解释的呼吸衰竭，如果无危险因素，需要客观评估（如心脏超声检查）除外高静水压性肺水肿。

4. 低氧血症：①轻度：$200mmHg < PaO_2/FiO_2 \leq 300mmHg$，PEEP或$CPAP \geq 5cmH_2O$（轻度ARDS患者可采用无创通气）；②中度：$100mmHg < PaO_2/FiO_2 \leq 200mmHg$，$PEEP \geq 5cmH_2O$；

③重度：$PaO_2/FiO_2 \leq 100mmHg$，$PEEP \geq 5cmH_2O$。
如果所在地区纬度高于1000米，应引入校正因子计算：[PaO_2/FiO_2（气压/760）]。
注：FiO_2：吸入氧浓度；PaO_2：动脉血氧分压；PEEP：呼气末正压；CPAP：持续气道内正压。

释义

■ 2012年新的急性呼吸窘迫综合征（ARDS）柏林定义对其诊断标准进行了重新定义和解释，简单归纳主要包括以下几个方面。

■ 明确界定了急性起病：从呼吸道症状起病或病情急性加重到进展为ARDS的时间不超过7天。

■ 氧合指数（PaO_2/FiO_2）的测定：在呼气末正压（PEEP）$\geq 5cmH_2O$且持续稳定至少15分钟以上的条件下测定的血气分析结果。

■ 影像学强调了双肺透亮度下降，能排除结节、肺不张、实变、胸腔积液等因素。

■ 与急性左心功能不全的鉴别：呼吸衰竭不能完全用心源性因素或容量负荷过重解释。不要求绝对排除急性左心功能不全，肺动脉楔压（PAWP）也不作为诊断的必要条件。

■ 新的定义取消了原来急性肺损伤（ALI）的诊断，依PaO_2/FiO_2对ARDS的严重程度进行评价：在持续气道内正压（CPAP）或呼气末正压（PEEP）$\geq 5cmH_2O$时，$200mmHg < PaO_2/FiO_2 \leq 300$ mmHg为轻度；$100mmHg < PaO_2/FiO_2 \leq 200mmHg$为中度，$PaO_2/FiO_2 \leq 100mmHg$为重度急性呼吸窘迫综合征。

（三）选择治疗方案的依据

根据《急性肺损伤/急性呼吸窘迫综合征诊断治疗指南》（中华医学会重症医学分会，2006年），《急性呼吸窘迫综合征患者机械通气指南（试行）》（中华医学会呼吸病学分会危重症医学学组，2016年）。
1. 原发病治疗。
2. 呼吸支持治疗：氧疗、无创机械通气、有创机械通气或体外膜式氧合（ECMO）。
3. 限制性液体管理及药物治疗：保证组织器官灌注前提下，实施限制性的液体管理，对症支持治疗。

释义

■ ARDS起病急骤，发展迅速，损害广泛，预后严重，病死率高。要求早期诊断、积极治疗，根据《急性肺损伤/急性呼吸窘迫综合征诊断治疗指南》（中华医学会重症医学分会，2006年），《急性呼吸窘迫综合征患者机械通气指南（试行）》（中华医学会呼吸分会，2016年）等提出的治疗方案。

1. 正确治疗原发基础疾病，预防ARDS的发生。
2. 宜尽早开始抗感染治疗，选用广谱有效抗生素，并给予足够的剂量和疗程。
3. 呼吸支持治疗：氧疗、无创机械通气或有创机械通气、体外膜式氧合（ECMO）。
4. 保证组织器官灌注前提下，实施限制性的液体管理，对症支持治疗。
5. 适当应用糖皮质激素。

■ 一般患者 $PaO_2/FiO_2>200$ mmHg 且 $\leqslant 300$ mmHg 时，可选择氧疗或早期应用无创正压通气（NIPPV）；$PaO_2/FiO_2 \leqslant 200$mmHg 时给予无创或有创机械通气，较高的呼气末正压和小潮气量通气（6~8ml/kg 理想体重）；$PaO_2/FiO_2 \leqslant 100$mmHg 时，除常规有创通气或常规有创通气不能维持时，可考虑俯卧位通气或体外膜式氧合（ECMO）等治疗。

■ 由于非限制性液体管理可能加重 ARDS 患者肺水肿，而在保证组织灌注所需液体的前提下，实施限制性液体管理，即出入量等平衡或负平衡，可有助于减少肺部积液，减轻肺水肿，达到改善氧合的目的。

■ ARDS 治疗是否应用糖皮质激素至今尚无一致意见。应用糖皮质激素的可能益处：①抗炎作用，减轻肺泡壁的炎性反应；②减少血管渗透性，保护肺毛细血管内皮细胞；③稳定细胞溶酶体作用，维护肺泡Ⅱ型细胞分泌表面活性物质功能；④缓解支气管痉挛；⑤减轻组织的纤维化。副作用是感染的发生率和严重性可能增加。

（四）标准住院日：病情复杂多变，4~8 周

释义

■ 由于患者病情复杂，原发基础疾病诊治困难，或容易出现新的合并症或并发症，所需住院时间可能长于上述时间。

（五）进入路径标准

1. 第一诊断必须符合 ICD-10：J80 急性呼吸窘迫综合征疾病编码。
2. 当患者同时具有其他疾病诊断，但在住院期间不需要特殊处理也不影响第一诊断的临床路径流程实施时，可以进入路径。

释义

■ 临床大多数情况下，ARDS 不作为独立的第一诊断出现，而是众多肺内、肺外疾病的严重并发症，所以进入本临床路径可能与其他疾病存在重叠；另外，一旦诊断 ARDS，说明患者的原发基础疾病比较危重，同时也有可能合并其他脏器的严重并发症，可能并不适于进入本临床路径，需慎重评估。

（六）住院期间的检查项目

1. 必需的检查项目：
（1）血常规、尿常规、便常规。
（2）血气分析、肝功能、肾功能、电解质、血糖、凝血功能、脑钠肽（BNP）或 N 端 BNP 前体（NT-proBNP）。
（3）怀疑肺内或肺外感染者：红细胞沉降率、C 反应蛋白（CRP）、降钙素原（PCT）、病原学检查。病原学标本包括感染部位标本、无菌体液等。

(4) X线胸片、心电图。
(5) 有条件应尽量行床旁心脏超声、腹部彩超或肺脏超声等。
2. 根据患者病情进行：感染性疾病筛查（乙型肝炎、丙型肝炎、梅毒、艾滋病等）、胸部CT、支气管镜诊疗、血流动力学监测［脉波指示持续心排血量监测（PiCCO），右心漂浮导管等］及其他有创性检查。

释义

■ 条件允许，行电子支气管镜检查尽快留取支气管肺泡灌洗液送检病原学检查；影像学检查应优先选择胸部CT检查代替X线胸片。

■ 超声心动图可用于临床，对心功能做出评估，部分代替右心漂浮导管检测。

■ 脉波指示持续心排血量监测（PiCCO）监测心排出量和肺水肿可用于替代传统的右心漂浮导管技术。

■ 根据原发基础疾病的临床情况，合理安排相关检查。

（七）治疗方案与药物选择

1. 原发病治疗：如肺部及全身性感染、创伤、休克、烧伤等治疗。
2. 呼吸支持治疗：氧疗、无创机械通气，病情加重时积极使用有创机械通气。对极危重者可酌情使用ECMO。有创机械通气患者，推荐保护性肺通气策略，保留一定程度的自主呼吸。重度患者考虑俯卧位通气，短时间使用肌松剂、镇静剂。
3. 限制性液体管理，对症支持治疗。

释义

■ 针对导致ARDS的原发基础疾病的治疗是改善患者预后的根本措施，如有效的抗感染、抗休克和外科干预措施等（可参考相关原发基础疾病的诊治方案）。

■ 参考此前的呼吸支持方案。重度患者考虑俯卧位通气，制定合理镇静镇痛方案（目标和评估）保证人机同步，慎用肌松药、必要时短时间应用。

（八）出院标准

1. 症状明显缓解。
2. 病情稳定。
3. 无需要住院治疗的合并症和/或并发症。

释义

■ 病情稳定是指引起ARDS的肺内或肺外原发基础疾病基本控制，生命体征稳定，无需较高支持强度的氧疗和机械通气支持。

（九）变异及原因分析

1. 病因明确，需要进行相关诊断和治疗，导致住院时间延长。

2. 病因不明确、治疗无效或者病情进展，需要进行相关诊断和治疗，导致住院时间延长。
3. 伴有影响本病治疗效果的合并症和并发症，需要进行相关诊断和治疗。
4. 合并多器官功能障碍，转入相应路径。

释义

■ ARDS 的大多数原因都是需要干预和治疗的，而且由于原发基础疾病异质性大、病情严重，ARDS 患者亦常并发其他脏器的功能不全。

■ 微小变异：如果原发基础疾病或并发症影响或延误诊断和治疗、因为医院原因致检验项目不能按照要求按时完成、患者不愿配合完成相应检查和治疗、短期不愿按照要求转出 ICU 或出院随诊。

■ 重大变异：因原发基础疾病需要进一步诊断和治疗；病情加重出现更为严重的脏器功能障碍而需要脏器的替代治疗，如有创机械通气、体外膜式氧合（ECMO）、持续肾脏替代治疗（CRRT）等；医院与患者或家属发生医疗纠纷，患者要求离院或转院；患者不愿按照要求出院随诊而导致入院时间明显延长。

五、急性呼吸窘迫综合征给药方案

1. 原发病的治疗是 ARDS 的首要原则和基础，应积极寻找原发病并予以彻底治疗。感染是 ARDS 的常见原因，也是 ARDS 的首位高危因素，而 ARDS 又易并发感染，所以对所有患者都应怀疑感染的可能，除非有明确的其他导致 ARDS 的原因存在。治疗上宜选择广谱抗生素。
2. ARDS 患者应合理限制液体入量：关于补液性质尚存在争议，在 ARDS 早期，除非有低蛋白血症，不宜输注过多胶体液。
3. 重症 ARDS 患者采用肺保护性机械通气时，需合理应用镇静镇痛药物保证人机同步。
4. 在 ARDS 早期和晚期，均有许多研究试图用糖皮质激素减轻肺内炎症反应，但很少能证明糖皮质激素的益处。目前证据不支持大剂量糖皮质激素治疗 ARDS 患者。

六、急性呼吸窘迫综合征护理规范

1. 半卧位卧床，每 2 小时翻身拍背 1 次，预防痰液淤积、肺不张及压疮的发生。
2. 纠正缺氧，辅助氧疗、呼吸支持及呼吸治疗。
3. 密切观察病情变化，观察呼吸频率、节律、血氧饱和度及发绀程度；随时观察中心静脉压的变化，监测血容量及心脏功能；注意抗菌药物的剂量、给药时间及副作用。
4. 加强气道管理，做好气道温湿化，气管插管等人工气道患者应设专人护理。
5. 严格记录液体出入量，防止电解质紊乱和酸碱失衡。
6. 注意鼻胃管或鼻肠管位置固定，保证能量供给。

七、急性呼吸窘迫综合征营养治疗规范

1. ARDS 时机体处于高代谢状态，应补充足够的营养。
2. 静脉营养可引起感染和血栓形成等并发症，应提倡全胃肠营养，不仅可避免静脉营养的不足，而且能够保护胃肠黏膜，防止肠道菌群移位。
3. ARDS 患者应入住 ICU，动态监测呼吸、循环、水电解质、酸碱平衡及其他重要脏器的功能，以便及时调整治疗方案。

八、急性呼吸窘迫综合征患者健康宣教

1. 疾病知识指导：向患者及家属交代疾病的发生、发展和转归。

2. 呼吸训练：指导未行气管插管或拔管患者有效咳嗽咳痰，促进痰液引流。
3. 指导出院患者规范使用药物，知晓剂量、用法和注意事项。
4. 指导出院时低氧血症的患者及家属合理的家庭氧疗方法及注意事项。
5. 据患者康复情况制动合理的作息计划，避免氧耗量较大的活动，并在活动过程中增加休息。
6. 合理安排膳食，加强营养。
7. 戒烟，避免吸入有害烟雾和刺激性气体。
8. 预防感染和交叉感染。

九、推荐表单

（一）医师表单

急性呼吸窘迫综合征临床路径医师表单

适用对象：第一诊断为急性呼吸窘迫综合征（ICD-10：J80）

患者姓名：	**性别：　　年龄：　　门诊号：**	**住院号：**
住院日期：　　年　月　日	**出院日期：**　　年　月　日	**标准住院日：**4～8周

时间	住院第1～3天	住院期间
主要诊疗工作	□ 询问病史及体格检查 □ 进行病情初步评估 □ 上级医师查房 □ 明确ARDS的病因，进行基础疾病治疗及呼吸支持治疗 □ 完善入院检查，完成病历书写	□ 上级医师查房 □ 评估辅助检查的结果 □ 密切观察患者呼吸、氧合情况 □ 病情评估，根据患者病情变化选择相应呼吸支持方式，病情恶化时及时行有创机械通气 □ 观察药物不良反应 □ 住院医师书写病程记录
重点医嘱	**长期医嘱：** □ ARDS护理常规 □ 特级护理 □ 心电、呼吸、血压、血氧饱和度监测 □ 呼吸支持治疗（吸氧、无创通气或有创通气） □ 抗菌药物 **临时医嘱：** □ 血常规、尿常规、便常规 □ 肝功能、肾功能、电解质、血气分析、血型、血糖、凝血功能、感染性疾病筛查 □ 病原学检查及药敏试验 □ X线胸片、心电图 □ 胸部CT、B超、纤维支气管镜、右心漂浮导管等有创性检查（必要时） □ 对症处理	**长期医嘱：** □ ARDS护理常规 □ 特级护理 □ 呼吸支持治疗（吸氧、无创通气或有创通气） □ 抗菌药物 **临时医嘱：** □ 复查血常规、血气分析、肝功能、肾功能、电解质 □ 复查X线胸片 □ 异常指标复查 □ 病原学检查 □ 有创性检查（必要时）
病情变异记录	□ 无　□ 有，原因： 1. 2.	□ 无　□ 有，原因： 1. 2.
医师签名		

时间	出院前 1~3 天	出院日
主要诊疗工作	□ 上级医师查房 □ 评估治疗效果 □ 确定出院后治疗方案 □ 完成上级医师查房记录	□ 完成出院小结 □ 向患者交代出院后注意事项 □ 预约复诊日期
重点医嘱	**长期医嘱：** □ 呼吸内科护理常规 □ 二级/三级护理（根据病情） □ 吸氧（必要时） □ 根据病情调整抗菌药物 **临时医嘱：** □ 复查血常规、X 线胸片（必要时） □ 根据需要，复查有关检查	**出院医嘱：** □ 出院带药 □ 门诊随诊
病情变异记录	□ 无　□ 有，原因： 1. 2.	□ 无　□ 有，原因： 1. 2.
医师签名		

（二）护士表单

急性呼吸窘迫综合征临床路径护士表单

适用对象：第一诊断为急性呼吸窘迫综合征（ICD-10：J80）

患者姓名：	性别： 年龄： 门诊号：	住院号：
住院日期： 年 月 日	出院日期： 年 月 日	标准住院日：4~8 周

时间	住院第 1~3 天	住院第 2~6 周	住院第 7~8 周
健康宣教	□ 介绍主管医师、护士 □ 介绍环境、设施 □ 介绍住院注意事项 □ 入院护理评估，护理计划 □ 随时观察患者情况 □ 静脉取血，用药指导 □ 进行健康教育 □ 教育患者协助完成实验室检查及辅助检查	□ 密切监测生命体征 □ 注意痰液引流 □ 观察治疗效果及药物反应 □ 疾病相关健康教育	□ 康复和锻炼 □ 定时复查 □ 出院带药服用方法 □ 饮食休息等注意事项指导 □ 讲解增强体质的方法，减少并发症发生的机会
护理处置	□ 核对患者，佩戴腕带 □ 建立入院护理病历 □ 卫生处置：剪指甲、沐浴、更换病号服	□ 随时观察患者病情变化 □ 遵医嘱正确使用抗菌药物	□ 办理出院手续 □ 书写出院小结
基础护理	□ 特级护理 □ 床旁护理 □ 患者安全管理	□ 特级或一级护理（根据病情） □ 床旁护理 □ 患者安全管理	□ 二级/三级护理（根据病情） □ 晨晚间护理 □ 患者安全管理
专科护理	□ 护理查体 □ 呼吸频率、血氧饱和度监测 □ 需要时填写坠床及压疮防范表 □ 心理护理	□ 呼吸频率、血氧饱和度监测 □ 观察患者一般情况 □ 观察疗效、各种药物作用和不良反应 □ 观察呼吸支持的方式、强度和患者对治疗的反应 □ 提供并发症征象的依据	□ 病情观察：评估患者生命体征，特别是呼吸频率及血氧饱和度 □ 恢复期生活和心理护理 □ 帮助患者办理出院手续 □ 出院指导
病情变异记录	□ 无 □ 有，原因： 1. 2.	□ 无 □ 有，原因： 1. 2.	□ 无 □ 有，原因： 1. 2.
护士签名			

（三）患者表单

急性呼吸窘迫综合征临床路径患者表单

适用对象：第一诊断为急性呼吸窘迫综合征（ICD-10：J80）

患者姓名：	性别：　　年龄：　　门诊号：	住院号：
住院日期：　　年　月　日	出院日期：　　年　月　日	标准住院日：4~8 周

时间	入院 1~3 天	住院第 2~6 周	住院第 7~8 周
医患配合	□ 配合询问病史、收集资料，请务必详细告知既往史、用药史、过敏史 □ 配合进行体格检查 □ 有任何不适告知医师	□ 配合完善相关检查，如采血、留尿、心电图、X 线胸片等 □ 医师向患者及家属介绍病情，如有异常检查结果需进一步检查 □ 配合用药及治疗 □ 配合医师调整用药 □ 有任何不适告知医师	□ 接受出院前指导 □ 知道复查程序 □ 获取出院诊断书
护患配合	□ 配合测量体温、脉搏、呼吸、血压、血氧饱和度、体重 □ 配合完成入院护理评估单（简单询问病史、过敏史、用药史） □ 接受入院宣教（环境介绍、病室规定、订餐制度、贵重物品保管等） □ 有任何不适告知护士	□ 配合测量体温、脉搏、呼吸，询问每日排便情况 □ 接受相关实验室检查宣教，正确留取标本，配合检查 □ 有任何不适告知护士 □ 接受输液、服药治疗 □ 配合氧疗或机械通气治疗 □ 注意活动安全，避免坠床、跌倒或脱管 □ 配合执行探视及陪伴 □ 接受疾病及用药等相关知识指导	□ 接受出院宣教 □ 办理出院手续 □ 获取出院带药 □ 知道服药方法、作用、注意事项 □ 知道复印病历方法
饮食	□ 根据情况选择正常饮食/鼻饲饮食/全胃肠外营养支持	□ 根据情况选择正常饮食/鼻饲饮食/部分胃肠外营养支持	□ 正常饮食
排泄	□ 正常排尿便/导尿	□ 正常排尿便/导尿	□ 正常排尿便
活动	□ 安静休息	□ 安静休息	□ 适量活动

附：原表单（2019 年版）

急性呼吸窘迫综合征临床路径表单

适用对象：第一诊断为急性呼吸窘迫综合征（ICD-10：J80）

患者姓名：	性别：　　年龄：　　门诊号：	住院号：
住院日期：　　年　月　日	出院日期：　　年　月　日	标准住院日：4~8 周

时间	住院第 1~3 天	住院期间
主要诊疗工作	□ 询问病史及体格检查 □ 进行病情初步评估 □ 上级医师查房 □ 明确 ARDS 的病因，进行原发病治疗及呼吸支持治疗 □ 完善入院检查，完成病历书写	□ 上级医师查房 □ 评估辅助检查的结果 □ 密切观察患者呼吸、氧合情况 □ 病情评估，根据患者病情变化选择相应呼吸支持方式，病情恶化时及时行有创机械通气 □ 观察药物不良反应 □ 住院医师书写病程记录
重点医嘱	**长期医嘱：** □ 特级护理 □ 心电、呼吸、血压、血氧饱和度监测 □ 呼吸支持治疗（吸氧、无创通气或有创通气） □ 抗感染药物 **临时医嘱：** □ 血常规、尿常规、便常规 □ 肝功能、肾功能、电解质、血气分析、血型、血糖、凝血功能、BNP 或 NT-proBNP □ 病原学检查及药敏试验 □ X 线胸片、心电图、心脏超声 □ 胸部 CT、纤维支气管镜、血流动力学监测等有创性检查（必要时） □ 对症处理	**长期医嘱：** □ 特级护理 □ 呼吸支持治疗（吸氧、无创通气或有创通气、必要时 ECMO） □ 抗感染治疗 □ 营养支持 **临时医嘱：** □ 复查血常规、血气分析、肝功能、肾功能、电解质 □ 复查 X 线胸片 □ 异常指标复查 □ 病原学检查 □ 有创性检查（必要时）
主要护理工作	□ 介绍病房环境、设施和设备 □ 入院护理评估，护理计划 □ 随时观察患者情况 □ 静脉取血，用药指导 □ 进行健康教育 □ 协助患者完成实验室检查及辅助检查	□ 密切监测生命体征 □ 注意痰液引流 □ 观察治疗效果及药物反应 □ 疾病相关健康教育
病情变异记录	□ 无　□ 有，原因： 1. 2.	□ 无　□ 有，原因： 1. 2.
护士签名		
医师签名		

时间	出院前 1~3 天	（出院日）
主要诊疗工作	□ 上级医师查房 □ 评估治疗效果 □ 确定出院后治疗方案 □ 完成上级医师查房记录	□ 完成出院小结 □ 向患者交代出院后注意事项 □ 预约复诊日期
重点医嘱	**长期医嘱：** □ 呼吸内科护理常规 □ 二级/三级护理（根据病情） □ 吸氧（必要时） □ 根据病情调整抗菌药物 **临时医嘱：** □ 复查血常规、X 线胸片（必要时） □ 根据需要，复查有关检查	**出院医嘱：** □ 出院带药 □ 门诊随诊
主要护理工作	□ 观察患者一般情况 □ 观察疗效、各种药物作用和副作用 □ 恢复期生活和心理护理 □ 出院准备指导	□ 帮助患者办理出院手续 □ 出院指导
病情变异记录	□ 无　□ 有，原因： 1. 2.	□ 无　□ 有，原因： 1. 2.
护士签名		
医师签名		

第二篇

呼吸疾病
临床路径释义药物信息表

Therapeutic Drugs

第一章

支气管舒张药

第一节　肾上腺素受体激动药

■ 药品名称	特布他林　Terbutaline
适应证	用于预防和缓解支气管哮喘以及与支气管和肺气肿有关的可逆性支气管痉挛
制剂与规格	硫酸特布他林片[保(甲)]：①2.5mg；②5mg 特布他林口服液：100ml：30mg 硫酸特布他林注射液[保(乙)]：①1ml：0.25mg；②2ml：0.5mg 硫酸特布他林气雾剂[保(乙)]：①5ml：50mg（200揿/瓶）；②10ml：0.1g（400揿/瓶） 特布他林干粉吸入剂[保(乙)]：0.5mg×200揿
用法与用量	1. 吸入：①气雾剂：一次0.25~0.50mg（1~2揿），一日3~4次，重症患者一次1.5mg（6揿），24小时内的总量不应超过6mg（24揿）；②雾化液：成人及20kg以上儿童，一次5mg，一日3次。20kg以下儿童，一次2.5mg，一日3次，不应超过4次 2. 口服：①成人，开始1~2周，一次1.25mg，一日2~3次；以后可加至一次2.5mg，一日3次；②儿童，按体重一次0.065mg/kg（一次总量不应超过1.25mg），一日3次 3. 静脉注射：一次0.25mg，必要时15~30分钟1次，但4小时内用量不应超过0.5mg
注意事项	1. 不足20周、正在分娩，严重心血管疾病、阴道大出血、子痫及严重子痫先兆、绒毛膜羊膜炎患者禁用。死胎、宫内感染、严重妊娠毒血症，应停药 2. 未控制甲亢、高血压、心脏病、糖尿病患者慎用。正在使用糖皮质激素者、糖尿病及正在使用排钾利尿药的患者慎用 3. 过量连续使用，或与盐酸肾上腺素、盐酸异丙肾上腺素同用，可发生心律不齐，甚至心脏停搏 4. 静滴时，应密切监测母体及胎儿心率、血压等情况，视病情及时调整剂量 5. 硫酸特布他林注射液在临床使用时，雾化吸入和静脉滴注不建议同时使用，以防药性叠加产生不良后果。注射液雾化吸入：成人，一次0.50~0.75mg，一日2~3次。儿童，一次0.25~0.50mg，一日2~3次
禁忌	对本品及其他肾上腺素受体激动药过敏者或处方中其他成分过敏者禁用
不良反应	按所推荐剂量，不良反应发生率低，多为轻度，可耐受，不影响继续治疗。主要症状有：中枢神经系统：震颤、神经质、头晕、头痛、偶有嗜睡；心血管系统：心悸、心动过速

续 表

特殊人群用药	儿童：由于没有足够的临床实验证实该药在儿童使用的安全性和有效性，本品静脉滴注时不推荐在小于12岁的儿童中使用
	老年人：由于没有足够的临床实验证实该药在老年人使用的安全性和有效性，本品静脉滴注时不推荐在大于60岁的老年人中使用 妊娠与授乳期妇女：在小鼠和兔子的生殖试验中，皮下给药剂量达到成人每日最大给药剂量的1500倍也没有证据说明对生育力的损害或对胎儿有影响；对近临产的狒狒静脉给予特布他林，剂量为成人皮下给药最大剂量的4倍，可观察到母体和胎儿血糖升高，但在孕妇还没有足够的对照试验证实。由于动物生殖试验并不总是与人体反应一致，孕妇确有需要时方可考虑应用并仔细权衡利弊。本品是否排入人乳尚不明确，授乳期妇女慎用
药典	USP、Eur. P.、Chin. P.
国家处方集	CNF
其他推荐依据	中华医学会呼吸病学分会哮喘学组. 中国支气管哮喘防治指南（基层版）[J]. 中华结核和呼吸杂志，2013，36（5）：331-336.
■ 药品名称	沙丁胺醇 Salbutamol
适应证	用于治疗支气管哮喘或喘息型支气管炎等伴有支气管痉挛的呼吸道疾病
制剂与规格	硫酸沙丁胺醇片：2.4mg 沙丁胺醇胶囊剂：①4mg；②8mg 沙丁胺醇缓释、控释片剂[保(乙)]：①4mg；②8mg 沙丁胺醇缓释胶囊[保(乙)]：①4mg；②8mg 硫酸沙丁胺醇注射剂[保(乙)]：2ml∶0.48mg 硫酸沙丁胺醇吸入气雾剂[基,保(甲)]：每瓶含主药20mg，可供200次喷吸，每次喷吸100μg 沙丁胺醇干粉吸入剂[保(甲)]：①0.2mg；②0.4mg 沙丁胺醇雾化溶液[保(甲)]：0.25%∶20ml 沙丁胺醇粉雾剂[保(甲)]：①0.2mg；②0.4mg
用法与用量	1. 口服：每日3次，每次2~4mg，儿童酌减 2. 皮下或肌内注射：每次0.5mg 3. 静脉注射：每次0.25mg，缓慢注入 4. 静脉滴注：滴入速度为3~20μg/min 5. 喷雾吸入：每4~6小时1次，每次喷吸0.1~0.2mg
注意事项	1. 久用可产生耐药性，不仅降低疗效，且可加重哮喘 2. 心血管功能不全、高血压、甲状腺功能亢进、对β受体激动剂过敏者慎用 3. 本品与异丙托溴铵合用，平喘疗效增加，作用时间延长，且几乎无副作用 4. β受体阻断剂如普萘洛尔能减弱本品对支气管扩张作用，故不宜合用 5. 如同时应用其他肾上腺素受体激动剂，可使作用增加，导致毒性反应 6. 气雾剂乙醇溶液（0.2%），每支可揿200次，每揿相当于游离碱0.1mg，成人一次1~2揿，一日3~4次 7. 雾化剂20ml∶0.1g，一次1ml，小儿一次0.5ml，均加生理盐水到2ml吸入

续　表

	8. 复方沙丁胺醇气雾剂，雾化吸入液 2.5 毫升/瓶（100 喷）；定量气雾剂，每个定量含 21μg 溴化异丙托品一水化物、120μg 沙丁胺醇硫酸盐。单剂量雾化吸入液含 0.52mg 溴化异丙托品，3.01mg 沙丁胺醇硫酸盐；气雾剂：成人（包括老年人）一次 2 喷，一日 4 次。需要时可用至最大剂量，即 24 小时内 12 喷。单剂量雾化吸入液：可通过合适的雾化器或间歇正压通气机给药。成人（包括老年人）和 12 岁以上的青少年，一次 1 个单剂量（小瓶），一日 3~4 次。用于需要多种支气管扩张剂联合应用的患者，并用于治疗支气管痉挛合并中度至重度慢性气道阻塞疾病
禁忌	对本品及其他肾上腺素受体激动药过敏者禁用
不良反应	常见肌肉震颤；亦可见恶心、心率加快或心律失常；但见头晕、头痛、目眩、口舌发干、烦躁、高血压、失眠、呕吐、面部潮红、低钾血症等
特殊人群用药	肝功能、肾功能不全患者：需减量 老年人：慎用 妊娠与授乳期妇女：慎用
药典	USP、Eur. P.、Chin. P.、Jpn. P.、Pol. P.、Int. P.
国家处方集	CNF
其他推荐依据	
■ **药品名称**	**班布特罗　Bambuterol**
适应证	支气管哮喘、慢性喘息性支气管炎、阻塞性肺气肿和其他伴有支气管痉挛的肺部疾病
制剂与规格	盐酸班布特罗片剂[保(甲)]：①10mg；②20mg 班布特罗口服溶液剂[保(乙)]：1mg/ml
用法与用量	成人起始剂量为 10mg，睡前服用 1 次。部分患者可能需要 20mg
注意事项	未经控制的甲状腺功能亢进者慎用。同时患有糖尿病者，服用本药时建议调整降糖药物。肥厚型心肌病患者不得服用本药
禁忌	1. 对本品、特布他林及拟交感胺类药物过敏者禁用 2. 肥厚型心肌病患者禁用
不良反应	肌肉震颤、头痛、心悸、心动过速等；偶见强直性肌肉痉挛
特殊人群用药	肝功能、肾功能不全患者：肝硬化、严重肝功能不全患者应个体化给予一日剂量；严重肾功能不全患者起始剂量应减少 妊娠与授乳期妇女：慎用
药典	Eur. P.
国家处方集	CNF
其他推荐依据	
■ **药品名称**	**丙卡特罗　Procaterol**
适应证	用于治疗支气管哮喘、喘息性支气管炎、肺气肿等

续 表

制剂与规格	盐酸丙卡特罗片[保(甲)]：①0.025mg；②0.05mg 丙卡特罗栓剂：0.1mg 丙卡特罗气雾剂：5μg×100 喷
用法与用量	1. 口服：每次 50~100μg，每日 3 次，10 日为一疗程，可连用 3 个疗程 2. 栓剂肛门塞入：早、晚各 0.1mg（100μg），10 日为一疗程，可连用 3 个疗程 3. 气雾吸入：每次 10~20μg（即喷吸 1~2 下），每日 3 次
注意事项	1. 甲状腺功能亢进、高血压、心脏病、糖尿病慎用 2. 与盐酸肾上腺素、盐酸异丙肾上腺素合用，可引起心律失常、心率增快 3. 抑制过敏反应，可影响皮肤敏感试验的结果。如作抗原皮肤试验，应于试验前 12 小时停药 4. 临睡前服药可以有效防止夜间哮喘发作
禁忌	对本品及肾上腺素受体激动药过敏者禁用
不良反应	偶见口干、鼻塞、倦怠、恶心、胃部不适、肌颤、头痛、眩晕或耳鸣；亦见皮疹、心律失常、心悸、面部潮红等
特殊人群用药	儿童：婴幼儿慎用 老年人：慎用 妊娠与授乳期妇女：慎用
药典	Jpn. P.、Chin. P.
国家处方集	CNF
其他推荐依据	
■ 药品名称	**福莫特罗 Formoterol**
适应证	用于治疗支气管哮喘、慢性气管炎、喘息型支气管炎、肺气肿等气道阻塞性疾病所引起的呼吸困难，尤其适用于需要长期服用肾上腺素 β_2 受体激动剂的患者和夜间发作型的哮喘患者
制剂与规格	富马酸福莫特罗干粉吸入剂[保(乙)]：①1g：10mg，每吸 4.5μg，60 吸/支；②1g：20mg，每吸 9.0μg，60 吸/支
用法与用量	吸入给药，剂量应个体化。成人常规剂量为一天 1~2 次，每次 4.5~9μg，早晨和/或晚间给药；有些患者须提高剂量，每日 1~2 次，一次9~18μg，每天最多可 36μg。肝肾功能损害的患者可以使用常规剂量。哮喘夜间发作，可于晚间给药 1 次
注意事项	1. 对需要规律性使用 β_2 受体激动剂的哮喘患者，应同时规律性地使用适量的抗炎药。即使在使用本品而症状得到改善后，患者仍应继续使用抗炎药。如果症状持续或需增加支气管扩张药剂量以控制症状，这显示哮喘症状加重，需对治疗药作再次调整。治疗不应于哮喘恶化时开始，急性发作时，可使用短效的 β_2 受体激动剂 2. 和所有 β_2 受体激动剂一样，甲状腺功能亢进、嗜铬细胞瘤、肥厚型梗阻性心肌病、特发性主动脉瓣膜下狭窄、严重高血压、颈内动脉-后交通动脉瘤或其他严重的心血管病患者（如心肌缺血、心动过速或严重心力衰竭者）应慎用

续　表

	3. 福莫特罗能引起 QT 间期延长，因此伴有 QT 间期延长的患者应慎用。由于 β_2 受体激动剂影响血糖代谢，用药初期，糖尿病患者应注意血糖的控制。β_2 受体激动剂也可能造成低血钾症，哮喘急性发作时应更加注意，因缺氧会增加此危险性。联合用药也可能增加血钾降低的作用，因此在上述情况下，建议监测血钾浓度 4. 本药每喷含乳糖 450μg，此剂量即使对乳糖不耐受者也不会引起异常
禁忌	对本品过敏者禁用
不良反应	常见头痛、心悸、震颤；偶见烦躁不安、失眠、肌肉痉挛、心动过速；罕见皮疹、荨麻疹、心房颤动、室上性心动过速、期前收缩、支气管痉挛、低钾血症或高钾血症
特殊人群用药	肝功能、肾功能不全患者：肝肾功能不全、严重肝硬化患者慎用 妊娠与授乳期妇女：慎用
药典	Jpn. P.、Eur. P.
国家处方集	CNF
其他推荐依据	
■ 药品名称	**沙美特罗　Salmeterol**
适应证	用于长期常规治疗哮喘的可逆性呼吸道阻塞和慢性支气管炎。还可用于需常规使用支气管扩张剂的患者及预防夜间哮喘发作或控制日间哮喘的不稳定（如运动前或接触致敏原前）
制剂与规格	沙美特罗气雾剂[保(乙)]：①25μg：60 喷；②25μg：120 喷 昔萘酸沙美特罗气雾剂：①4. 2g：1. 5mg（60 喷）；②14g：7. 25mg（200 喷）
用法与用量	气雾吸入：①每次 50μg，每天 2 次；②严重病例，每次 100μg，每天 2 次；③儿童每次 25μg，每天 2 次
注意事项	1. 患有心功能不全、心律失常、甲状腺功能亢进、高血压、糖尿病者慎用 2. 本品因起效较慢，不适合单独用于急性哮喘发作患者，此时应先用短效 β_2 受体激动剂
禁忌	对本品过敏者、对牛奶过敏的患者禁用
不良反应	可见震颤、心悸及头痛等。偶见心律失常、肌痛、肌肉痉挛、水肿、血管神经性水肿；罕见口咽部刺激征
特殊人群用药	妊娠与授乳期妇女：慎用
药典	Eur. P.
国家处方集	CNF
其他推荐依据	

第二节 抗胆碱支气管舒张药

■ 药品名称	异丙托溴铵 Ipratropine Bromide
适应证	预防及治疗支气管哮喘和喘息样支气管炎，尤其是对 β 受体激动剂引起的肌肉震颤、心动过速等不能耐受患者更为适用
制剂与规格	异丙托溴铵气雾剂[保(甲)]：0.04%，4mg（10ml），200 揿，每揿 20μg 吸入用异丙托溴铵溶液[保(甲)]：0.025%，5mg（20ml）
用法与用量	1. 气雾吸入：剂量应按个体要求调整。成人及儿童间歇及长期治疗，喷雾每次 2 揿（20 或 40μg），每天 2~4 次。为保持无症状，应每 4 小时吸入 1 次。发作时，可 2 小时后重复吸入 1 次 2. 雾化吸入：每次 40~80μg
注意事项	1. 闭角型青光眼、前列腺肥大和幽门梗阻的患者禁用 2. 本品误入眼部，可引起视物模糊
禁忌	1. 对阿托品及其衍生物过敏患者禁用 2. 对本品过敏者禁用
不良反应	常见头痛、恶心和口干；少见心动过速、心悸、眼部调节障碍、胃肠动力障碍和尿潴留等抗胆碱能不良反应；可能引起咳嗽、局部刺激；罕见吸入刺激产生的支气管痉挛，变态反应等
特殊人群用药	儿童：慎用 妊娠与授乳期妇女：妊娠及授乳妇女应用本品的案例性尚未完全肯定，应慎用
药典	Eur. P.、Jpn. P.
国家处方集	CNF
其他推荐依据	
■ 药品名称	噻托溴铵 Tiotropium Bromide
适应证	用于慢性阻塞性肺部疾病的维持治疗，包括慢性支气管炎、肺气肿伴随呼吸困难的维持治疗及急性发作的预防
制剂与规格	噻托溴铵粉吸入剂[基,保(乙)]（胶囊，每粒含噻托溴铵一水合物 22.5μg，相当于噻托溴铵 18μg，用 Handi Haler 装置给药）
用法与用量	吸入，每次 18μg，每日 1 次。通常在每日清晨或中午使用
注意事项	1. 闭角型青光眼患者慎用（本品可引起眼痛、视物模糊、幻视以及结膜充血） 2. 前列腺肥大、膀胱颈梗阻患者慎用（本品可引起尿潴留以及膀胱不适） 3. 心律失常者慎用 4. 正确使用喷雾装置，避免对眼睛喷射 5. 长期使用易引起龋齿。龋齿患者使用本品更易引起口干 6. 本品不能用于支气管痉挛急性发作的初始治疗 7. 本品打开包装后应在 9 天内使用

续　表

禁忌	对噻托溴铵、阿托品或其衍生物过敏的患者禁用
不良反应	常见口干、便秘、念珠菌感染、鼻窦炎、咽炎；少见全身过敏反应、心动过速、心房颤动、心悸、排尿困难、尿潴留等
特殊人群用药	肝功能、肾功能不全患者：应使用推荐剂量 儿童：18 岁以下的患者慎用 老年人：应使用推荐剂量 妊娠与授乳期妇女：慎用
药典	
国家处方集	CNF
其他推荐依据	

第三节　茶碱类支气管舒张药

■ 药品名称	茶碱　Theophylline
适应证	适用于支气管哮喘、喘息型支气管炎、阻塞性肺气肿等缓解喘息症状，也可用于心力衰竭时喘息
制剂与规格	茶碱片[保(甲)]：0. 1g 茶碱缓释片[保(甲)]：①0. 1g[基]；②0. 4g 茶碱缓释胶囊[保(甲)]：①0. 1g；②0. 2g；③0. 3g 茶碱控释片[保(甲)]：0. 1g 复方茶碱片：每片含茶碱 25mg，盐酸麻黄碱 10mg，非那西丁 100mg，苯巴比妥 10mg，氨基比林 100mg，咖啡因 15mg，可可碱 25mg，颠茄浸膏 2mg
用法与用量	口服： 1. 片剂：成人每日 3 次，每次 0. 1~0. 2g 2. 缓释片：0. 25g，每日 2 次 3. 控释片：每日或每 12 小时 1 次，每次 0. 2g 或 0. 4g
注意事项	1. 本品的有效血药浓度范围窄，个体间差异大，有条件者应进行血药浓度监测，根据血药浓度调整用药量 2. 酒精中毒、充血性心力衰竭的茶碱清除率低，应适当减少用量。抽烟者能加快本品的代谢，应增加用量 3. 心律失常和严重心脏病、甲状腺功能亢进及溃疡病患者慎用 4. 注意控释片整个药片结构特殊，勿碎嚼，否则易引起到不良反应 5. 缓释片有效血药浓度上升持久、平稳，定时、定量释药，重现性好 6. 口服本品对胃黏膜有刺激，宜在饭后服用 7. 静脉给药时，忌与维生素 C、促皮质激素、氢化可的松、去甲肾上腺素及盐酸四环素等配伍 8. 本品与西咪替丁、红霉素、林可霉素、普萘洛尔、别嘌呤醇、喹诺酮类药物同用，可使茶碱的血药浓度升高

续　表

	9. 正在服用茶碱的患者，如静脉注射氢化可的松，可使茶碱血药浓度迅速升高 10. 苯妥英钠使本品代谢加速，血浓度降低，应酌增用量 11. 用药期间血尿酸和尿儿茶酚胺的测定值可升高
禁忌	对茶碱不能耐受的患者禁用；未治愈的潜在癫痫患者禁用；严重心功能不全患者及急性心肌梗死伴有血压降低者禁用
不良反应	常见头痛、恶心、呕吐和失眠；少见消化不良、震颤和眩晕。血药浓度较高时可见发热、失水、惊厥等，严重者甚至呼吸心搏停止
特殊人群用药	肝功能、肾功能不全患者：肝肾功能不全的患者，应酌情调整用药剂量或延长给药间隔 儿童：慎用 老年人：慎用 妊娠与授乳期妇女：慎用
药典	Eur. P.、Jpn. P.、Pol. P.、USP、Viet. P.
国家处方集	CNF
其他推荐依据	
■ 药品名称	**氨茶碱　Aminophylline**
适应证	用于支气管哮喘和喘息性支气管炎，也可用于心源性哮喘及胆绞痛
制剂与规格	氨茶碱片[基,保(甲)]：①100mg；②200mg 氨茶碱注射液[保(甲)]：①2ml：0.125g；②2ml：0.25g[基]；③2ml：0.5g[基]；④10ml：0.25g 复方长效氨茶碱片：白色外层含氨茶碱100mg、氯苯那敏2mg、苯巴比妥15mg、氢氧化铝15mg；棕色内层含氨茶碱和茶碱各100mg 氨茶碱缓释片[基,保(甲)]：100mg 止喘栓：成人用，每个含氨茶碱0.4g，盐酸异丙嗪0.025g，苯佐卡因0.045g；小儿用，每个含量减半
用法与用量	1. 口服：①成人，每次0.1~0.2g，每天3次；②小儿，每次3~5mg/kg，每天3次。根据国人每次口服氨茶碱所获药动学参数，目前常规用量（每次0.1g，每天3次）平均血药浓度仅达4~7μg/ml，低于有效血药浓度（10~20μg/ml）。故在患者胃肠道能够耐受的情况下，可适当增加剂量，推荐剂量为每次0.2g，每8小时口服1次 2. 静脉注射或静脉滴注：成人每次0.25~0.5g，小儿每次2~3mg/kg，以25%~50%葡萄糖注射剂20~40ml稀释后缓慢静脉注射（不得少于10分钟）或以5%葡萄糖注射剂500ml稀释后静脉滴注。因刺激性大，不宜肌内注射 3. 直肠给药：栓剂或保留灌肠，每次0.3~0.5g，每天1~2次 4. 极量：每次0.5g，每天1g。治疗病态窦房结综合征时，静脉滴注，每天0.25g，10~14天为1个疗程
注意事项	参见茶碱
禁忌	对本品过敏的患者、活动性消化道溃疡和未经控制的惊厥性疾病禁用
不良反应	恶心、呕吐、易激动、失眠；心动过速、心律失常；发热、脱水、惊厥甚至呼吸、心搏骤停致死

续 表

特殊人群用药	肝功能、肾功能不全患者：应酌情调整用药剂量或延长给药间隔 儿童：新生儿慎用 老年人：慎用 孕妇与授乳期妇女：慎用
药典	Eur. P.、Int. P.、USP、Viet. P.
国家处方集	CNF
其他推荐依据	
■ 药品名称	二羟丙茶碱 Diprophylline
适应证	用于治疗支气管哮喘，喘息性支气管炎、阻塞性肺气肿以及心源性水肿、心绞痛等
制剂与规格	二羟丙茶碱片[保(乙)]：①0. 1g；②0. 2g 二羟丙茶碱注射剂[保(乙)]：2ml：0. 25g
用法与用量	1. 肌注部位有酸痛感 2. 静滴时以 5%~10%葡萄糖注射液稀释至 1~2mg/ml，1 日总量不超过 1. 5~2. 0g 3. 本品遇光易分解，宜避光贮存 4. 不能与氨茶碱或其他茶碱类药物同用
注意事项	1. 肌注部位有酸痛感 2. 哮喘急性严重发作患者不首选本品 3. 茶碱类药物可致心律失常和/或使原有的心律失常恶化；若患者心动过速和/或心律的任何异常改变均应密切注意 4. 高血压或者消化道溃疡病史的患者慎用本品 5. 大剂量可致中枢兴奋，预服镇静药可防止
禁忌	对本品过敏禁用，活动性消化道溃疡和未经控制的惊厥性疾病禁用
不良反应	类似茶碱。剂量过大时可出现恶心、呕吐、易激动、失眠、心动过速、心律失常，可见发热、脱水、惊厥等症状，严重者甚至呼吸、心搏骤停
特殊人群用药	儿童：新生儿慎用 老年人：慎用 妊娠与授乳期妇女：慎用
药典	Eur. P.、Chin. P.、Pol. P.、USP
国家处方集	CNF
其他推荐依据	

第二章

糖皮质激素

■ 药品名称	倍氯米松　Beclomethasone
适应证	1. 气雾吸入后直接作用于呼吸道而发挥平喘作用 2. 适用于支气管哮喘、慢性阻塞性肺疾病、皮炎、湿疹、银屑病（牛皮癣）和瘙痒，以及过敏性或炎症性鼻炎等
制剂与规格	丙酸倍氯米松气雾剂[保(甲)]：50 微克/揿，200 揿 碟式干粉剂[保(甲)]：①100mg；②200mg
用法与用量	气雾吸入：成人一般每次揿 2 下，每日 3~4 次，最大每日量可至 16 揿；儿童每次 1~2 揿，每日2~4 次。碟式干粉吸入剂：将碟式吸纳器上的刺针刺破小泡，患者即可用嘴吸入碟式吸纳器内的粉末。成人每次 200~400mg，每日 2~4 次；儿童每次 100mg，每日 2~4 次
注意事项	少数患者发生声音嘶哑和口腔咽喉部念珠菌感染，每次用药后漱口，避免药液残留于咽喉部可减少发病率
禁忌	对本品过敏或本品中其他附加成分过敏者禁用
不良反应	常见口腔及喉部的念珠菌病、声嘶，喉部刺激；偶见免疫系统失调，如皮疹、风疹、瘙痒症及红斑；罕见异常支气管痉挛，眼、脸部、嘴唇和喉部的水肿，呼吸困难和支气管痉挛和过敏反应等。儿童和青少年生长发育迟缓、骨矿物质密度减少等内分泌失调
特殊人群用药	儿童：对于长期使用糖皮质激素的儿童和青少年，应密切随访其生长状况 妊娠与授乳期妇女：慎用
药典	
国家处方集	CNF
其他推荐依据	
■ 药品名称	布地奈德　Budesonide
适应证	适用于支气管哮喘的症状和体征的长期控制
制剂与规格	布地奈德气雾剂[保(乙)]：①50 微克/喷，10ml：10mg，10ml：20mg；②0.1 毫克/喷，5ml：20mg[基]；③0.2 毫克/喷，15ml：30mg，15ml：60mg 布地奈德福莫特罗粉吸入剂[保(乙)]：0.1 毫克/喷，0.2 毫克/喷；每喷0.1~0.2mg
用法与用量	气雾剂：成人初始剂量 400~1600μg/d，分 2 次吸入，维持剂量 200~400μg；儿童 100~200μg，分 2~4 次吸入 干粉吸入剂：成人轻症 400~800μg/d，重症 800~1600μg/d，分 2~4 次用
注意事项	1. 吸入皮质激素为控制呼吸道炎症的预防性药物，其起效慢，即使是在患者无症状时仍应规律使用

续 表

	2. 吸入糖皮质激素仅能较低程度地起到应急性支气管扩张作用，故不应作为哮喘发作的首要治疗手段 3. 肺结核、真菌或病毒感染者慎用 4. 给药后漱口，可降低口腔真菌感染机会
禁忌	对本品过敏者、2 岁以下儿童禁用
不良反应	轻度喉部刺激、舌部和口腔刺激，咳嗽、口干、溃疡、声嘶、咽部疼痛不适；味觉减弱；口咽部念珠菌感染；头痛、头晕；恶心、腹泻、体重增加、疲劳；速发或迟发的过敏反应等；罕见皮肤淤血、肾上腺功能减退和生长缓慢
特殊人群用药	儿童：长期接受吸入治疗的儿童应定期测量身高。2 岁以下儿童应慎用或不用 妊娠与授乳期妇女：慎用
药典	Eur. P.、Pol. P.
国家处方集	CNF
其他推荐依据	
■ 药品名称	氟替卡松 Fluticasone Propionate
适应证	丙酸氟替卡松吸入气雾剂：适用于成人及 4 岁和 4 岁以上儿童哮喘的预防性治疗 丙酸氟替卡松鼻喷雾剂：用于预防和治疗季节性过敏性鼻炎（包括花粉症）和常年性过敏性鼻炎
制剂与规格	丙酸氟替卡松吸入气雾剂[基,保(乙)]：①50 微克/揿×120 揿/盒；②125 微克/揿×60 揿/盒 丙酸氟替卡松鼻喷雾剂[保(乙)]：50μg×120 喷
用法与用量	1. 丙酸氟替卡松吸入气雾剂：成人及 16 岁以上儿童，每次 100~1000μg，每日 2 次。通常为每次 2 揿，每日 2 次。应依病情的严重程度给予患者合适的初始剂量。处方医师应了解丙酸氟替卡松控制疾病所需的剂量可低于其他一些吸入型皮质激素。通常初始剂量为：轻度哮喘，每次 100~250μg，每日 2 次。中度哮喘，每次250~500μg，每日 2 次。重度哮喘，每次 500~1000μg，每日 2 次。4 岁以上儿童每次 50~100μg，每日 2 次 2. 丙酸氟替卡松鼻喷雾剂：成人和 12 岁以上儿童，每日 1 次，每个鼻孔各 2 喷，以早晨用药为好，某些患者需每日 2 次，每个鼻孔各 2 喷。当症状得到控制时，维持剂量为每日 1 次，每鼻孔各 1 喷。若症状复发，可相应增加剂量，每日最大剂量为每个鼻孔不超过 4 喷。老年患者，用量同成年患者。4~11 岁的儿童：每日 1 次，每个鼻孔各 1 喷。某些患者需每日 2 次，每鼻孔各 1 喷，最大剂量为每鼻孔不超过 2 喷
注意事项	1. 丙酸氟替卡松吸入气雾剂：①只能经口腔吸入。使用前轻轻摇动药瓶。对吸气和吸药同步进行有困难的患者可以借助储雾罐。患者应注重本药吸入气雾剂用于预防性的治疗，即使无症状也应定期使用。用药后 4~7 天内显效；②气雾剂主要用于哮喘长期的常规治疗，不适用于缓解急性哮喘症状，患者此时应该选用快速短效的吸入型支气管扩张剂，并重新评估患者的治疗方案，若需要应考虑增加抗炎治疗并不可突然中断本吸入气雾剂的治疗；③起始剂量应根据病情的严重程度而定。若本品不能达到医师处方的准确儿童剂量，请使用氟替卡松的其他制剂，如准纳器、碟式吸纳器或其他气雾剂。给药剂量超过 1000μg（500μg 每日 2 次）时，应借助储雾罐以减少对口腔和咽喉的副作用；④非常罕见血糖水平增高的报道。对有糖尿病史的患者，应考虑其可能性；⑤与其他吸入型糖皮质激素一样，应特别慎用于那些活动期或静止期肺结核的患者；⑥应经常检查患者使用气雾剂装置的技术，确认给药与吸药同时进行以保证药物可最大程度到达肺部

续 表

	2. 丙酸氟替卡松鼻喷雾剂：①只能经鼻腔吸入。应在接触过敏原之前使用本品，以防止过敏性鼻炎症状的发生；②必须规律地用药才能获得最大疗效，最佳疗效会在连续治疗的3~4天后才能达到；③如果连续使用7天，症状仍无改善或虽然症状有改善但不能完全控制，则需停药并去医院检查；④未经医师许可连续使用本品不得超过3个月；⑤12岁以下儿童应在医师指导下使用本品，如需长期使用应规律地监测身高；⑥正在服用其他糖皮质激素药物的患者使用前应咨询医师或到医院检查
禁忌	对本品过敏者禁用
不良反应	常见口腔及喉部的念珠菌病、声嘶；偶见免疫系统失调、皮肤过敏反应。罕见血管神经性水肿、呼吸困难或支气管痉挛和过敏样反应，异常支气管痉挛、眼、脸部、嘴唇和喉部的水肿、白内障、青光眼，以及库欣综合征、肾上腺抑制、儿童和青少年生长发育迟缓等
特殊人群用药	肝功能、肾功能不全患者：肝功能或肾功能损害的患者无须调整剂量。应将剂量逐渐减少至可有效控制哮喘的最低剂量 老年人：无须调整剂量。应将剂量逐渐减少至可有效控制哮喘的最低剂量 儿童：如长期接受吸入性糖皮质激素治疗，应定期监测身高 妊娠与授乳期妇女：妊娠期妇女慎用
药典	USP、Eur. P.
国家处方集	CNF
其他推荐依据	
■ 药品名称	**氢化可的松 Hydrocortisone**
适应证	主要用于肾上腺皮质功能减退症的替代治疗及先天性肾上腺皮质功能增生症的治疗，也可用于类风湿关节炎、风湿性发热、痛风、支气管哮喘、过敏性疾病，并可用于严重感染和抗休克治疗等
制剂与规格	氢化可的松片[保(甲)]：①4mg；②10mg[基]；③20mg[基] 氢化可的松注射剂（0.5%）[基,保(甲)]：①2ml∶10mg；②5ml∶25mg；③20ml∶100mg 醋酸氢化可的松注射剂（混悬剂）[保(甲)]：5ml∶25mg 注射用氢化可的松琥珀酸钠[保(甲)]：①50mg；②100mg
用法与用量	1. 口服：成人肾上腺皮质功能减退症，每日剂量20~30mg，清晨服2/3，午餐后服1/3。有应激情况时，应适当加量，可增至每日80mg（8片），分3次服用。小儿的治疗剂量为按体表面积每日20~25mg/m^2，分3次，每8小时服1次 2. 静脉滴注：一次100mg，必要时可用至300mg，用0.9%氯化钠注射液或5%葡萄糖注射液稀释至0.2mg/ml后滴注。疗程不超过3~5日
注意事项	下列疾病患者一般不宜使用，特殊情况应权衡利弊使用，但应注意病情恶化可能：严重的精神病（过去或现在）和癫痫，活动性消化性溃疡病，新近胃肠吻合手术，骨折，创伤修复期，角膜溃疡，肾上腺皮质功能亢进症，高血压，糖尿病，抗菌药物不能控制的感染如水痘、麻疹、真菌感染、较重的骨质疏松等
禁忌	肾上腺皮质激素过敏者、有严重精神病史、癫痫、活动性消化性溃疡、新近胃肠吻合术者、肾上腺皮质功能亢进、严重骨质疏松、青光眼、严重糖尿病者禁用

续 表

不良反应	偶见局部组织刺激、过敏反应、皮肤瘙痒、烧灼感或干燥感；长期大量应用可致皮肤萎缩、色素脱失、毛细血管扩张、酒渣样皮炎、口周皮炎、医源性库欣综合征表现；动脉粥样硬化、下肢水肿、创面愈合不良、月经紊乱、股骨头坏死、儿童生长发育受抑制、有欣快感、激动烦躁不安、定向力障碍等精神症状；其他不良反应如肌无力、肌萎缩、胃肠道反应等
特殊人群用药	肝功能、肾功能不全患者：肾功能损伤、肾结石患者慎用；肝功能受损者宜选择氢化可的松琥珀酸钠注射液 儿童：儿童尽量应用小剂量 妊娠与授乳期妇女：慎用
药典	USP、Eur. P.、Chin. P.
国家处方集	CNF
其他推荐依据	
■ 药品名称	甲泼尼龙 Methylprednisolone
适应证	1. 抗炎治疗：风湿性疾病、结缔组织疾病、过敏状态、季节性或全年性过敏性鼻炎、眼部带状疱疹、虹膜炎、虹膜睫状体炎 2. 免疫抑制治疗：器官移植 3. 治疗血液疾病及肿瘤
制剂与规格	甲泼尼龙片[保(甲)]：①2mg；②4mg[基] 甲泼尼龙醋酸酯注射液[保(乙)]：①1ml：20mg；②1ml：40mg 注射用甲泼尼龙琥珀酸钠[保(乙)]：①40mg[基]；②125mg；③500mg[基]
用法与用量	1. 口服：开始时一般为一日 16~40mg，分次服用。维持剂量一日4~8mg 2. 静脉注射：推荐剂量 30 mg/kg，以最少 30 分钟时间。此剂量可于 48 小时内，每 4~6 小时重复 1 次。静脉输注须最少 30 分钟
注意事项	1. 长期每天服用分次给予糖皮质激素会抑制儿童的生长。每 24 小时的总量不应少于 0. 5mg/kg 2. 注意用药时可能掩蔽感染症状或并发新感染
禁忌	见氢化可的松
不良反应	大剂量可致心律失常。其他见氢化可的松
特殊人群用药	妊娠与授乳期妇女：妊娠期服用大剂量可能引起胎儿畸形，妊娠期及授乳期妇女慎用
药典	USP
国家处方集	CNF
其他推荐依据	
■ 药品名称	泼尼松龙 Prednisolone
适应证	用于过敏性与自身免疫性炎症性疾病。如风湿病、类风湿性关节炎、红斑狼疮、严重支气管哮喘、肾病综合征、血小板减少性紫癜、粒细胞减少症、急性淋巴性白血病、各种肾上腺皮质功能不足症、剥脱性皮炎、无疱疮神经性皮炎、类湿疹等。也用于某些严重感染及中毒、恶性淋巴瘤的综合治疗

续 表

制剂与规格	醋酸泼尼松龙片[保(乙)]：①1mg；②5mg 泼尼松龙注射液[保(乙)]：①1ml：25mg；②5ml：125mg 泼尼松龙磷酸酯钠注射液[保(乙)]：1ml：20mg
用法与用量	1. 口服：用于治疗过敏性、自身免疫性炎症性疾病，成人开始一日15~40mg，需要时可用到60mg或一日0.5~1.0mg/kg，发热患者分3次服用，体温正常者每日晨起1次顿服。病情稳定后逐渐减量，维持量5~10mg，视病情而定。小儿开始用量一日1mg/kg 2. 肌内注射：一日10~40mg，必要时可加量 3. 静脉滴注：一次10~20mg，加入5%葡萄糖注射液500ml中滴注 4. 静脉注射：用于危重患者，一次10~20mg，必要时可重复
注意事项	以下疾病一般不宜使用：严重精神病（过去或现在）和癫痫，活动性消化性溃疡病，新近胃肠吻合手术，骨折，创伤修复期，角膜溃疡，肾上腺皮质功能亢进症，高血压，糖尿病，抗菌药物不能控制的感染如水痘、麻疹、真菌感染、较重的骨质疏松症等
禁忌	1. 对糖皮质激素过敏者禁用 2. 活动性肺结核者禁用 3. 未进行抗感染治疗的急性化脓性眼部感染者禁用 4. 妊娠期妇女禁用 5. 严重精神疾病者、癫痫、活动性消化性溃疡、糖尿病、新近胃肠吻合手术、骨折、创伤修复期、角膜溃疡、未能控制的感染者、较重的骨质疏松者禁用
不良反应	由本品所致的水、钠潴留作用较氢化可的松弱，一般不易引起水钠潴留和电解质紊乱。长期超生理剂量的应用，可出现向心性肥胖、满月脸、紫纹、皮肤变薄、肌无力、肌萎缩、低血钾、水肿、恶心、呕吐、高血压、糖尿病、痤疮、多毛、感染、胰腺炎、伤口愈合不良、骨质疏松、诱发或加重消化道溃疡、儿童生长抑制、诱发精神症状等。眼部长期大量应用，可引起眼压升高，导致视神经损害等
特殊人群用药	妊娠与授乳期妇女：孕妇及授乳期妇女在权衡利弊情况下，尽可能避免使用
药典	USP、Eur. P.、Chin. P.
国家处方集	CNF
其他推荐依据	
■ 药品名称	泼尼松 Prednisone
适应证	用于过敏性与自身免疫性炎症性疾病。如风湿病、类风湿关节炎、红斑狼疮、严重支气管哮喘、肾病综合征、血小板减少性紫癜、粒细胞减少症、急性淋巴性白血病、各种肾上腺皮质功能不足症、剥脱性皮炎、无疱疮神经性皮炎、类湿疹等。也用于某些严重感染及中毒、恶性淋巴瘤的综合治疗
制剂与规格	泼尼松片[基,保(甲)]：5mg
用法与用量	常用剂量：一日0.5~1.0mg/kg，重者可给予一日1.5~2.0mg/kg，血小板≥100×10^9/L并稳定后，逐步减量至维持剂量，维持量一般不超过一日15mg为宜。足量用药4周（最长不超过6周）仍无效者应快速减量至停药
注意事项	1. 注意皮质激素的不良反应并对症处理；防治脏器功能损伤，包括抑酸、补钙等 2. 高血压、糖尿病、消化性溃疡、精神病、青光眼患者慎用

续 表

禁忌	糖皮质激素过敏者、活动性肺结核、严重精神疾病者、活动性消化性溃疡、糖尿病、创伤修复期、未能控制的感染等禁用
不良反应	由本品所致的水、钠潴留作用较可的松弱，长期超生理剂量的应用，可出现并发感染、向心性肥胖、满月脸紫纹、皮肤变薄、肌无力、肌萎缩、低血钾、水肿、恶心、呕吐、高血压、糖尿病、痤疮、多毛、感染、胰腺炎、伤口愈合不良、骨质疏松、诱发或加重消化道溃疡、儿童生长抑制、诱发精神症状等。滴眼可引起眼压升高，导致视神经损害、视野缺损等
特殊人群用药	妊娠与授乳期妇女：妊娠期妇女慎用
药典	USP、Eur. P.、Chin. P.
国家处方集	CNF
其他推荐依据	

第三章

色甘酸盐及相关治疗药物

■ 药品名称	色甘酸钠　Sodium Cromoglicate
适应证	吸入用色甘酸钠胶囊、色甘酸钠气雾剂：用于预防支气管哮喘发作，对轻度哮喘可能有治疗作用。色甘酸钠滴鼻液：用于防治过敏性鼻炎
制剂与规格	吸入用色甘酸钠胶囊：20mg 色甘酸钠气雾剂[保(乙)]：①14g∶700mg（每揿含色甘酸钠 3.5mg）；②19.97g∶700mg（每揿含色甘酸钠 5mg） 色甘酸钠滴鼻液[保(乙)]：10ml∶0.2g
用法与用量	1. 吸入用色甘酸钠胶囊（干粉）：经口吸入，一次 20mg，一日 4 次；症状减轻后，一日 40~60mg，维持量，一日 20mg。鼻吸入，一侧 10mg，一日 4~6 次 2. 色甘酸钠气雾剂：气雾吸入一次 3.5~7mg，一日 3~4 次，一日最大剂量 32mg 3. 色甘酸钠滴鼻液：滴入鼻内一次 5~6 滴，一日 5~6 次
注意事项	1. 不要中途突然停药，以免引起哮喘发作 2. 本品并非直接舒张支气管而属预防性作用，故应在哮喘易发季节前 1~3 周用药
禁忌	对本品过敏者禁用
不良反应	鼻刺痛、烧灼感、喷嚏、头痛、嗅觉改变、一过性支气管痉挛，罕见鼻出血、皮疹等
特殊人群用药	肝功能、肾功能不全患者：慎用 妊娠与授乳期妇女：慎用
药典	USP、Eur. P.、Jpn. P.、Chin. P.
国家处方集	CNF
其他推荐依据	
■ 药品名称	奈多罗米钠　Nedocromil Sodium
适应证	预防支气管哮喘
制剂与规格	奈多罗米钠气雾剂：①50 喷（112mg）；②112 喷（224mg）
用法与用量	喷雾吸入： 1. 本药通过一种特殊的吸入装置吸入肺部。吸入之前摇晃药罐 1 分钟。饮水以湿润咽喉，将吸入器的接口放在离口两个指头远的地方，并且把头向后仰。按压吸入器的同时慢慢地深呼吸 5 秒钟，屏住呼吸 10 秒钟，以保证药物渗入肺中。如果处方要求吸入 2 次。2 次之间必须间隔至少 1 分钟 2. 预防哮喘发作：一次 4mg，一日 2 次，必要时可增加到一日 4 次 3. 预防运动性哮喘：可于运动前吸入 2~4mg

续　表

注意事项	1. 本品仅用于预防性治疗，急性哮喘发作时使用无效 2. 应规律用，无论昼夜，一次使用时最好间隔等时间。不要自行决定增加用量，使用次数或停药 3. 为了防止口干或者嘶哑，用后应漱口
禁忌	对本品过敏者禁用
不良反应	咽喉干燥或刺激感、嘶哑、口腔异味、胃部不适、头痛、恶心、呕吐；罕见皮疹、咽喉疼痛、言语困难、咳嗽、喘鸣、呼吸困难或者胸痛等
特殊人群用药	尚不明确
药典	
国家处方集	CNF
其他推荐依据	
■ 药品名称	酮替芬　Ketotifen
适应证	用于过敏性支气管哮喘
制剂与规格	富马酸酮替芬片[保(乙)]：①0.5mg；②1mg 富马酸酮替芬胶囊[保(乙)]：①0.5mg；②1mg 富马酸酮替芬口服溶液：5ml∶1mg
用法与用量	口服： 1. 成人：一次1mg，一日2次，极量一日4mg 2. 儿童：4~6岁，一次0.4mg；6~9岁，一次0.5mg；9~14岁，一次0.6mg；均为一日1~2次
注意事项	1. 服药期间不得驾驶机、车、船、机械作业及操作精密仪器 2. 过敏体质慎用 3. 本品性状发生改变时禁止使用
禁忌	对本品过敏、车辆驾驶员、机械操作者以及高空作业者工作时禁用
不良反应	常见嗜睡、倦怠、口干、恶心等胃肠道反应。偶见头痛、头晕、迟钝、体重增加
特殊人群用药	儿童：用量请咨询医师或药师 妊娠与授乳期妇女：慎用
药典	Eur. P.、Jpn. P.、Chin. P.
国家处方集	CNF
其他推荐依据	

第四章

白三烯受体阻断药

■ 药品名称	孟鲁司特 Montelukast
适应证	用于哮喘的预防和长期治疗，包括预防白天和夜间的哮喘症状，治疗对阿司匹林敏感的哮喘患者以及预防运动诱发的支气管收缩；用于减轻季节性过敏性鼻炎引起的症状
制剂与规格	孟鲁司特钠咀嚼片[保(乙)]：①5mg；②4mg 孟鲁司特钠片[保(乙)]：10mg
用法与用量	口服： 1. 15 岁及以上成人患者每日 1 次，每次 10mg 2. 6~14 岁儿童患者每日 1 次，每次 5mg 3. 2~5 岁儿童患者每日 1 次，每次 4mg；睡前服用咀嚼片
注意事项	1. 口服本品不用于急性哮喘发作 2. 在医师的指导下可逐渐减少合并使用的吸入糖皮质激素 3. 在减少全身用糖皮质激素剂量时，偶见嗜酸性粒细胞增多症、血管性皮疹、肺部症状恶化、心脏并发症和神经病变。因此患者在减少全身糖皮质激素剂量时，应加以注意并作适当的临床监护
禁忌	对本品任何成分过敏者禁用
不良反应	不良反应较轻微，通常不需终止治疗。临床试验中，本药治疗组有≥1%的患者出现与用药有关的腹痛和头痛
特殊人群用药	妊娠与授乳期妇女：慎用
药典	
国家处方集	CNF
其他推荐依据	
■ 药品名称	扎鲁司特 Zafirlukast
适应证	用于轻中度慢性哮喘的预防及长期治疗。对于用 β_2 受体激动剂治疗不能完全控制病情的哮喘患者，本品可作为一线维持治疗
制剂与规格	扎鲁司特片：①20mg；②40mg
用法与用量	口服：成人及 12 岁以上儿童，起始剂量一次 20mg，一日 2 次。维持剂量，一次 20mg，一日 2 次。根据临床反应，剂量可逐步增加至一次最大量 40mg，一日 2 次时疗效更佳
注意事项	1. 如发生血清转氨酶升高等肝功能不全症状或体征，应对患者进行相应的处理

续 表

	2. 若出现系统性嗜酸性粒细胞增多，有时临床体征表现为系统性脉管炎，与变应性肉芽肿性血管炎临床特点相一致，常与减少口服糖皮质激素的用量有关 3. 本品不适用解除哮喘急性发作时的支气管痉挛 4. 不宜用本品突然替代吸入或口服的糖皮质激素治疗 5. 对于易变性哮喘或不稳定性哮喘的治疗效果尚不明确
禁忌	对本产品及其组分过敏、肝功能不全者禁用
不良反应	头痛、胃肠道反应、皮疹、过敏反应（荨麻疹和血管性水肿）、轻微的肢体水肿（极少）、挫伤后出血障碍、粒细胞缺乏症、AST 及 ALT 升高、高胆红素血症。罕见肝衰竭
特殊人群用药	妊娠与授乳期妇女：慎用
药典	
国家处方集	CNF
其他推荐依据	

第五章

抗组胺药

■ 药品名称	苯海拉明　Diphenhydramine
适应证	1. 急性重症过敏反应，可减轻输血或血浆所致的过敏反应 2. 手术后药物引起的恶心、呕吐 3. 帕金森病和锥体外系症状 4. 牙科局麻，当患者对常用的局麻药高度过敏时，1%苯海拉明液可作为牙科用局部麻醉药 5. 其他过敏反应病，不宜口服用药者
制剂与规格	盐酸苯海拉明片[保(甲)]：①12.5mg；②25mg[基]；③50mg 盐酸苯海拉明注射液[基,保(甲)]：1ml：20mg
用法与用量	1. 盐酸苯海拉明片：口服，一般一次 25~50mg，一日 2~3 次，餐后服用 2. 盐酸苯海拉明注射液：深部肌内注射，一次 20mg（一次 1 支），一日 1~2 次
注意事项	1. 幽门十二指肠梗阻、消化性溃疡所致幽门狭窄、膀胱颈狭窄、甲状腺功能亢进、心血管病、高血压以及下呼吸道感染（包括哮喘）者慎用本品 2. 对其他乙醇胺类高度过敏者，对本品也可能过敏 3. 应用本药后避免驾驶车辆、高空作业或操作机器 4. 本品的止吐作用可给某些疾病的诊断造成困难
禁忌	对本品过敏或对其他乙醇胺类药物高度过敏者，妊娠及授乳期妇女、新生儿、早产儿、重症肌无力者，驾驶车船、从事高空作业、机械作业者工作期间禁用
不良反应	常见中枢神经抑制作用、共济失调、恶心、呕吐、食欲减退等；少见气急、胸闷、咳嗽、肌张力障碍等；有报道给药后可发生牙关紧闭并伴喉痉挛；偶可引起皮疹、粒细胞减少、贫血及心律失常
特殊人群用药	肝功能、肾功能不全患者：肾衰竭时，给药的间隔时间应延长 儿童：新生儿、早产儿禁用 老年人：慎用 妊娠与授乳期妇女：禁用
药典	Eur. P.、Jpn. P.、USP、Chin. P.
国家处方集	CNF
其他推荐依据	
■ 药品名称	氯苯那敏　Chlorphenamine
适应证	本品适用于皮肤过敏症：荨麻疹、湿疹、皮炎、药疹、皮肤瘙痒症、神经性皮炎、虫咬症、日光性皮炎。也可用于过敏性鼻炎、血管舒缩性鼻炎、药物及食物过敏
制剂与规格	马来酸氯苯那敏片[基,保(甲)]：4mg 氯苯那敏注射液[保(乙)]：①1ml：10mg；②2ml：20mg

续　表

用法与用量	1. 口服：成人一次1片，一日3次 2. 肌内注射：一次5~20mg，一日1~2次
注意事项	1. 服药期间不得驾驶机、车、船，从事高空作业、机械作业及操作精密仪器 2. 儿童剂量请向医师或药师咨询 3. 膀胱颈梗阻、幽门十二指肠梗阻、甲状腺功能亢进、青光眼、消化性溃疡、高血压和前列腺肥大者慎用
禁忌	对本品过敏者，高空作业者、车辆驾驶人员、机械操作人员工作时间禁用
不良反应	主要有嗜睡、口渴、多尿、咽喉痛、困倦、虚弱感、心悸、皮肤淤斑、出血倾向
特殊人群用药	老年人：应在医师指导下使用 儿童：新生儿、早产儿不宜使用 妊娠与授乳期妇女：慎用
药典	Eur. P.、Jpn. P.、USP、Chin. P.
国家处方集	CNF
其他推荐依据	
■ 药品名称	赛庚啶　Cyproheptadine
适应证	用于荨麻疹、丘疹性荨麻疹、湿疹、皮肤瘙痒等过敏性疾病
制剂与规格	盐酸赛庚啶片[基,保(甲)]：2mg
用法与用量	口服：成人一次2~4mg，一日2~3次
注意事项	1. 服药时避免用酒精饮料 2. 驾驶机、车、船、从事高空作业、机械作业者工作期间禁用 3. 过敏体质者慎用
禁忌	妊娠及授乳期妇女禁用，青光眼、尿潴留和幽门梗阻患者禁用，对本品过敏者禁用
不良反应	嗜睡、口干、乏力、头晕、恶心等
特殊人群用药	儿童：2岁以下小儿慎用 老年人：慎用 妊娠与授乳期妇女：禁用
药典	Eur. P.、Jpn. P.、USP、Chin. P.
国家处方集	CNF
其他推荐依据	
■ 药品名称	异丙嗪　Promethazine
适应证	1. 皮肤黏膜的过敏：适用于长期的、季节性的过敏性鼻炎，血管运动性鼻炎，过敏性结膜炎，荨麻疹，血管神经性水肿，对血液或血浆制品的过敏反应，皮肤划痕症 2. 晕动病：防治晕车、晕船、晕飞机 3. 用于麻醉和手术前后的辅助治疗，包括镇静、催眠、镇痛、止吐 4. 用于防治放射病性或药源性恶心、呕吐

续 表

制剂与规格	异丙嗪片[保(甲)]：①25mg[基]；②50mg 盐酸异丙嗪注射液[基,保(甲)]：2ml：50mg
用法与用量	1. 异丙嗪片：口服：①成人一次 12.5mg，一日 4 次，餐后及睡前服用，必要时睡前可增至 25mg；②儿童常用量为按体重一次 0.125mg/kg 或按体表面积 3.75mg/m^2，每 4～6 小时 1 次 2. 盐酸异丙嗪注射液：肌内注射：①成人用量：抗过敏，一次 25mg，必要时 2 小时后重复，严重过敏时可用肌注 25～50mg，最高量不得超过 100mg，在特殊紧急情况下，可用灭菌注射用水稀释至 0.25%，缓慢静脉注射；止吐，12.5～25mg，必要时每 4 小时重复 1 次；镇静催眠，一次 25～50mg；②小儿常用量：抗过敏，每次按体重 0.125mg/kg 或按体表面积 3.75mg/m^2，每4～6 小时 1 次；抗眩晕，睡前可按需给予，按体重 0.25～0.50mg/kg 或按体表面积 7.5～15.0mg/m^2。或一次 6.25～12.5mg，每日 3 次；止吐，每次按体重 0.25～0.50mg/kg 或按体表面积 7.5～15.0mg/m^2，必要时每 4～6 小时重复；或每次 12.5～25.0mg，必要时每4～6 小时重复；镇静催眠，必要时每次按体重 0.5～1mg/kg 或每次 12.5～25.0mg
注意事项	1. 已知对吩噻嗪类药高度过敏的人，也对本品过敏 2. 下列情况应慎用：急性哮喘，膀胱颈部梗阻，骨髓抑制，心血管疾病，昏迷，闭角型青光眼，高血压，胃溃疡，前列腺肥大症状明显者，幽门或十二指肠梗阻，呼吸系统疾病（尤其是儿童，服用本品后痰液黏稠，影响排痰，并可抑制咳嗽反射），癫痫患者（注射给药时可增加抽搐的严重程度），黄疸，Reye 综合征（异丙嗪所致的锥体外系症状易与 Reye 综合征混淆） 3. 应用异丙嗪时，应特别注意有无肠梗阻或药物的逾量、中毒等问题，因其症状体征可被异丙嗪的止吐作用所掩盖
禁忌	禁用于新生儿、早产儿和婴儿、临产前 1～2 周妊娠期妇女
不良反应	常见嗜睡，视物模糊或色盲（轻度）、眩晕、口鼻咽干燥、耳鸣、皮疹、胃痛或胃部不适感、反应迟钝（儿童多见）、低血压、恶心或呕吐，甚至出现黄疸。还可增加皮肤光敏性、噩梦、易兴奋、易激动、幻觉、中毒性谵妄，儿童易发生锥体外系反应。少见血压增高，白细胞减少、粒细胞减少症及再生障碍性贫血
特殊人群用药	肝功能、肾功能不全患者：肝功能不全和各类肝脏疾病、肾衰竭患者慎用 儿童：小于 3 个月的婴儿体内药物代谢酶不足，不宜应用本品。还有可能引起肾功能不全。新生儿或早产儿、患急性病或脱水的小儿以及患急性感染的儿童禁用 老年人：老年人用本药易发生头晕、滞呆、精神错乱、低血压。还易发生锥体外系症状，特别是帕金森病、静坐不能和持续性运动障碍，用量大或胃肠道外给药时更易发生 妊娠与授乳期妇女：孕妇在临产前 1～2 周应禁用此药，以免诱发婴儿的黄疸和锥体外系症状；授乳期妇女慎用
药典	Eur. P.、Jpn. P.、USP、Chin. P.
国家处方集	CNF
其他推荐依据	
■ 药品名称	氮䓬斯汀 Azelastine
适应证	季节性过敏性鼻炎（花粉症）和常年性过敏性鼻炎及慢性特发性荨麻疹
制剂与规格	盐酸氮䓬斯汀鼻喷雾剂[保(乙)]：10ml：10mg 盐酸氮䓬斯汀片：①0.5mg；②1mg

续 表

用法与用量	1. 盐酸氮䓬斯汀鼻喷雾剂：喷鼻，1喷/鼻孔，早晚各1次，每日2次（相当于每日0.56mg盐酸氮䓬斯汀剂量）或遵医嘱。喷药时保持头部直立。在症状消失前应坚持使用，但连续使用不超过6个月 2. 盐酸氮䓬斯汀片：口服，一次2mg，一日2次，早餐前1小时服1次，临睡前服用1次，或遵医嘱
注意事项	1. 用药后不宜进行驾驶车辆、操作机器和高空作业等精神集中的工作 2. 勿同时服用其他抗组胺药 3. 饮酒或服用其他神经中枢系统抑制药物时应避免使用本品
禁忌	对盐酸氮䓬斯汀、依地酸高度敏感的患者、6岁以下儿童、妊娠初期3个月妇女、授乳期妇女禁用
不良反应	嗜睡、头晕、口干、多梦、咳嗽、腹痛、恶心、乏力、鼻痛等
特殊人群用药	儿童：6岁以下儿童禁用 妊娠与授乳期妇女：妊娠初期3个月、授乳期妇女禁用
药典	Eur. P.
国家处方集	CNF
其他推荐依据	
■ 药品名称	氯马斯汀 Clemastine
适应证	主要用于过敏性鼻炎、荨麻疹及其他过敏性皮肤病
制剂与规格	富马酸氯马斯汀片：1.34mg
用法与用量	口服：一次1片，一日2次
注意事项	用药期间不宜驾驶车辆、高空作业、从事危险工种、操作精密机器
禁忌	下呼吸道感染（包括哮喘）患者禁用。新生儿、早产儿禁用
不良反应	可见嗜睡、眩晕、食欲减退、恶心、呕吐、口干、低血压、心悸、心动过速、疲乏、神经质、不安、震颤、失眠、欣快感、视物模糊、抽搐、尿频、排尿困难、月经提前、痰液黏稠、鼻塞、胸闷、血小板减少、粒细胞计数减少、溶血性贫血、瘙痒、荨麻疹、过敏性休克等
特殊人群用药	老年人：对成人常规剂量较敏感，易发生低血压、精神错乱、滞呆和头晕，应酌情减量 儿童：新生儿、早产儿禁用 妊娠与授乳期妇女：慎用
药典	Eur. P.、Jpn. P.、USP、Chin. P.
国家处方集	CNF
其他推荐依据	
■ 药品名称	阿伐斯汀 Acrivastine
适应证	过敏性鼻炎、过敏性皮肤疾病、慢性自发性荨麻疹、症状性皮肤划痕症、胆碱性荨麻疹、特发性获得性寒冷性荨麻疹和瘙痒性湿疹

续 表

制剂与规格	阿伐斯汀胶囊[保(乙)]：8mg×8 粒/盒
用法与用量	口服：成人和 12 岁以上儿童每次 8mg，每日 2 次
注意事项	从事驾车和操作机器等高警觉性工作的患者慎用
禁忌	已知对阿伐斯汀和曲普利啶过敏、肾衰竭者禁用
不良反应	瞌睡、皮疹，罕见过敏症状
特殊人群用药	肝功能、肾功能不全患者：肝功能损害者慎用 儿童：12 岁以下儿童不宜使用 老年人：慎用 妊娠与授乳期妇女：慎用
药典	
国家处方集	CNF
其他推荐依据	
■ 药品名称	左卡巴斯汀 Levocabastine
适应证	用于过敏性鼻炎的症状治疗，减轻季节性过敏性鼻炎和过敏性结膜炎的症状
制剂与规格	盐酸左卡巴斯汀气雾剂[保(乙)]：10ml：5mg 盐酸左卡巴斯汀滴眼液：4ml：2mg
用法与用量	1. 盐酸左卡巴斯汀气雾剂：本品为微悬浮液，用前必须摇匀。成人和儿童：常规剂量每鼻孔每次喷 2 下，每日 2 次，也可增加至每次每鼻孔喷 2 下，每日 3~4 次，连续用药直至症状消除。患者在用前必须清洗鼻道（如擤鼻涕等），喷药时将药物吸入，第一次喷药前使气雾泵源充满，直至能很好地喷出气雾，然后再开始使用 2. 盐酸左卡巴斯汀滴眼液：每侧一次 1 滴，一日 3~4 次，可持续用药，直至症状缓解
注意事项	本品无镇静作用，对精神运动性活动亦无影响。故汽车驾驶员和机械操作患者可以使用本品。需警告的是嗜睡仍可能发生，如发生该情况，应停止驾驶机、车、船，从事高空作业、机械作业及操作精密仪器
禁忌	对本品所含成分过敏者禁用
不良反应	偶有使用本品后，出现暂时而轻微的局部刺痛感（鼻刺激和灼烧感），轻度头痛；罕见变态反应
特殊人群用药	肝功能、肾功能不全患者：由于盐酸左卡巴斯汀由肾脏排泄，故肾损伤患者使用时应特别注意 儿童：12 岁以下儿童不宜使用本品 妊娠与授乳期妇女：除非特别需要，妊娠期妇女不宜使用本品；授乳期妇女慎用
药典	Eur. P.
国家处方集	CNF
其他推荐依据	
■ 药品名称	依巴斯汀 Ebastine
适应证	荨麻疹、过敏性鼻炎、湿疹、皮炎、皮肤瘙痒症等

续 表

制剂与规格	依巴斯汀片[保(乙)]：10mg
用法与用量	口服：成人：一次 10mg，一日 1 次
注意事项	1. 驾驶或操纵机器期间慎用 2. 动物（大鼠）实验表明，本品可进入乳汁，本品服药期间应避免授乳
禁忌	对本品及其辅料过敏者禁用
不良反应	有时困倦，偶见头痛头晕，口干，胃部不适，嗜酸性粒细胞增多，ALT、ALP 升高。罕见皮疹、水肿、心动过速
特殊人群用药	肝功能、肾功能不全患者：有肝功能障碍者或障碍史者慎用 老年人：通常老年人的生理功能衰退，应注意从小剂量（5mg）一日 1 次开始服药 妊娠与授乳期妇女：妊娠期和可能妊娠的妇女慎用，授乳期妇女慎用
药典	Eur. P.
国家处方集	CNF
其他推荐依据	
■ 药品名称	咪唑斯汀 Mizolastine
适应证	本品是长效的组胺 H_1 受体阻断剂，适用于成人或 12 岁以上的儿童所患的荨麻疹等皮肤过敏症状、季节性过敏性鼻炎（花粉症）及常年性过敏性鼻炎
制剂与规格	咪唑斯汀片：10mg 咪唑斯汀缓释片[保(乙)]：10mg
用法与用量	口服：成人和 12 岁以上儿童：每日 1 次，每次 10mg。本品为缓释薄膜衣片，不能掰开或嚼碎服用
注意事项	1. 如有心脏病、心源性不适或心悸病史，应慎用 2. 在个别病例中观察到，咪唑斯汀具有轻微的延长 QT 间期的可能性，该延长作用的程度适度，不伴随心脏节律紊乱。对高危患者特别是怀疑有电解质失衡和心律失常的患者，应当定时监测相关指标 3. 禁与咪唑类抗真菌药（全身用药）或大环内酯类抗生素以及已知可延长 QT 间期的药物（如Ⅰ类和Ⅲ类抗心律失常药）合用 4. 从事驾驶及完成复杂工作者慎用
禁忌	对本品任何一种成分过敏者、严重的肝功能损害患者、严重的心脏病或有心律失常（心动过缓、心律不齐或心动过速）病史、晕厥病史、严重心动过缓者，以及明显或可疑 QT 间期延长或电解质失衡，特别是低钾血症患者禁用
不良反应	偶见思睡、乏力、食欲增加并伴有体重增加。罕见口干、腹泻（包括消化不良）或头痛。极罕见过敏反应、血管性水肿、全身性皮疹、荨麻疹、瘙痒、低血压等
特殊人群用药	老年人：老年患者可能对咪唑斯汀潜在的镇静作用和对心脏复极化作用较为敏感 妊娠与授乳期妇女：孕期尤其初期 3 个月及授乳期不建议使用
药典	
国家处方集	CNF

续 表

其他推荐依据	
■ 药品名称	茶苯海明 Dimenhydrinate
适应证	用于防治晕动病，如晕车、晕船、晕机所致的恶心、呕吐
制剂与规格	茶苯海明片[保(乙)]：①25mg；②50mg
用法与用量	口服：抗过敏，一次 50mg，一日 2~3 次。预防晕动病，一次 50mg，出发前 0.5~1 小时口服。出现恶心、呕吐、眩晕等症状时含服，成人一次 20~40mg，一日 60~120mg，一日不超过 240mg；7~12 岁儿童一次 10mg，一日 3~6 次，一日不超过 120mg
注意事项	1. 服药期间不得驾驶机、车、船，从事高空作业、机械作业及操作精密仪器 2. 服用本品期间不得饮酒或含有酒精的饮料。不得与其他中枢神经抑制药（如一些镇静安眠药）及三环类抗抑郁药同服
禁忌	对本品成分及其他乙醇胺药物过敏者，驾驶车船，从事高难度、有危险性的机器操作者，孕妇、新生儿、早产儿禁用
不良反应	表情呆滞、嗜睡、注意力不集中、头晕、恶心、呕吐；少见幻觉、幻想、夜间视力下降、皮疹、锥体外系症状
特殊人群用药	老年人：慎用 儿童：新生儿、早产儿禁用 妊娠与授乳期妇女：妊娠期妇女禁用
药典	Eur. P.、Jpn. P.、USP、Chin. P.
国家处方集	CNF
其他推荐依据	
■ 药品名称	氯雷他定 Loratadine
适应证	用于缓解过敏性鼻炎的鼻部或非鼻部症状，如喷嚏、流涕、鼻痒、眼痒及眼部烧灼感等。亦适用于减轻慢性荨麻疹及其他过敏性皮肤病的症状及体征
制剂与规格	氯雷他定片[保(甲)]：①10mg[基]；②5mg
用法与用量	口服：成人及大于 12 岁的儿童每天 1 次，每次 10mg。2~12 岁儿童：体重> 30kg，每次 10mg，每天 1 次；体重≤30kg，每次 5mg，每天 1 次
注意事项	1. 抗组胺药能清除或减轻皮肤对所有变应原的阳性反应，因此在作皮试前约 48 小时应停止使用氯雷他定 2. 本品对心脏功能无影响，但偶有心律失常报道，有心律失常病史者应慎用
禁忌	具有过敏反应或特异体质的患者禁用
不良反应	常见的不良反应有乏力、头痛、嗜睡、口干、胃肠道不适（包括恶心、胃炎）以及皮疹等；偶见健忘及晨起面部、肢端水肿；罕见的不良反应有视物模糊、血压降低或升高、晕厥、癫痫发作、乳房肿大、脱发、过敏反应、肝功能异常、心动过速、心悸、运动功能亢进、黄疸、肝炎、肝坏死、多形性红斑等

续　表

特殊人群用药	肝功能、肾功能不全患者：对肝功能不全者，消除半衰期有所延长，请在医师指导下使用，可按10毫克/次，隔日1次服用；肾功能不全者慎用 儿童：慎用 老年人：慎用 妊娠与授乳期妇女：由于本品可以从乳汁分泌，而抗组胺药对婴儿的危险性大，特别对新生儿和早产儿，服药期必须停止授乳；孕妇、授乳期妇女慎用
药典	USP
国家处方集	CNF
其他推荐依据	
■ 药品名称	地氯雷他定　Desloratadine
适应证	用于缓解慢性特发性荨麻疹、过敏性结膜炎及常年性过敏性鼻炎的全身及局部症状
制剂与规格	地氯雷他定片[保(乙)]：5mg
用法与用量	口服：成人及12岁以上的青少年，每日1次，每次5mg（1片）
注意事项	1. 由于抗组胺药能清除或减轻皮肤对所有变应原的阳性反应，因而在进行任何皮肤过敏性试验前48小时，应停止使用本品 2. 肝损伤、膀胱颈阻塞、尿道张力过强、前列腺肥大、青光眼患者慎用
禁忌	对本产品活性成分或赋形剂过敏者禁用。严重高血压、严重冠心病、甲状腺功能亢进症者、授乳期妇女禁用
不良反应	恶心、头晕、头痛、困倦、口干、乏力，偶见嗜睡、健忘及晨起面部、肢端水肿
特殊人群用药	儿童：慎用 妊娠与授乳期妇女：妊娠期妇女慎用，授乳期妇女禁用
药典	
国家处方集	CNF
其他推荐依据	
■ 药品名称	曲普利啶　Triprolidine
适应证	用于治疗各种过敏性疾患，包括过敏性鼻炎、荨麻疹、皮肤瘙痒、支气管哮喘及动植物引起的过敏
制剂与规格	盐酸曲普利啶胶囊[保(乙)]：2.5mg 曲普利啶片[保(乙)]：2.5mg
用法与用量	口服：成人每次2.5~5mg，每日2次
注意事项	1. 眼内压增高、闭角型青光眼、甲状腺功能亢进、血管性疾患及高血压、支气管哮喘、前列腺增生、膀胱颈阻塞、消化道溃疡均需慎用 2. 服药期间不得驾驶机、车、船，从事高空作业、机械作业及操作精密仪器
禁忌	已知对本药有过敏反应的患者、急性哮喘发作期内的患者、早产婴儿及新生儿、授乳期妇女均禁用

续 表

不良反应	偶见恶心、轻度口干、倦乏等，减量或停药后可自行消失
特殊人群用药	儿童：12 岁以下儿童慎用，早产儿、新生儿禁用 老年人：应在医师指导下使用 妊娠与授乳期妇女：孕妇应在医师指导下使用，授乳期妇女禁用
药典	USP
国家处方集	CNF
其他推荐依据	
■ 药品名称	去氯羟嗪　Decloxizine
适应证	过敏性疾病，如急、慢性荨麻疹
制剂与规格	盐酸去氯羟嗪片[保(乙)]：①25mg；②50mg
用法与用量	口服：成人一次 25~50mg，一日 3 次
注意事项	过敏体质者慎用
禁忌	对本品过敏者、新生儿、早产儿以及驾驶车船、从事高空作业、机械作业者工作期间禁用
不良反应	个别患者可有口干、嗜睡
特殊人群用药	老年人：慎用 儿童：新生儿、早产儿禁用 妊娠与授乳期妇女：慎用
药典	
国家处方集	CNF
其他推荐依据	
■ 药品名称	西替利嗪　Cetirizine
适应证	用于季节性或常年性过敏性鼻炎、由过敏原引起的荨麻疹及皮肤瘙痒
制剂与规格	盐酸西替利嗪片[保(乙)]：10mg
用法与用量	口服： 1. 成人：一次 10mg，一日 1 次或遵医嘱。如出现不良反应，可改为早晚各 5mg 2. 儿童：①12 岁以上的儿童用法用量同成人；②6~11 岁儿童，根据症状的严重程度不同，推荐起始剂量为 5mg 或 10mg，一日 1 次；③2~5 岁儿童，推荐起始剂量为 2.5mg，一日 1 次；最大剂量可增至 5mg，一日 1 次，或 2.5mg 每 12 小时 1 次
注意事项	司机、操作机器或高空作业人员慎用
禁忌	酒后避免使用，妊娠期及授乳期妇女禁用，对本品过敏者禁用
不良反应	不良反应轻微且多为一过性，有困倦、嗜睡、头痛、眩晕、激动、口干及胃肠道不适等；偶有 AST 及 ALT 轻度升高
特殊人群用药	肝功能、肾功能不全患者：肾功能损害者用量应减半 妊娠与授乳期妇女：禁用

续　表

药典	Eur. P.
国家处方集	CNF
其他推荐依据	
■ 药品名称	左西替利嗪　Levocetirizine
适应证	治疗下述疾病的过敏相关症状，如季节性过敏性鼻炎、常年性过敏性鼻炎、慢性特发性荨麻疹
制剂与规格	盐酸左西替利嗪分散片[保(乙)]：5mg 盐酸左西替利嗪口服溶液[保(乙),限儿童]：10ml：5mg
用法与用量	口服：用少量水分散溶解后口服或直接吞服。成人及6岁以上儿童：每日1次，每次5mg。2~6岁儿童：每日1次，每次半片。空腹或餐中或餐后均可服用。轻度肾功能损害患者无需调整剂量，中度肾功能损害患者：每2日1次，每次5mg，重度肾功能损害患者：每3日1次，每次5mg
注意事项	合并服用酒精或其他中枢神经系统抑制剂可能导致其警戒性降低和操作能力削弱
禁忌	对本品任何成分过敏者或者对哌嗪类衍生物过敏者，肾病晚期患者以及伴有特殊遗传性疾病（患有罕见的半乳糖不耐受症、原发性肠乳糖酶缺乏或葡萄糖-乳糖吸收不良）的患者禁用
不良反应	常见头痛、嗜睡、口干、疲倦、衰弱、腹痛；少见乏力；罕见过敏反应、呼吸困难、恶心、血管性水肿、瘙痒、荨麻疹、皮疹和体重增加；本品服药过量症状为嗜睡，且无特效的解毒药
特殊人群用药	肝功能、肾功能不全患者：中重度肾功能损害患者应调整用法与用量 老年人：慎用 儿童：6岁以下儿童慎用，2周岁以下儿童用药的安全性尚未确定 妊娠与授乳期妇女：慎用
药典	
国家处方集	CNF
其他推荐依据	
■ 药品名称	特非那定　Terfenadine
适应证	治疗季节性过敏性鼻炎，常年性过敏性鼻炎，急、慢性荨麻疹等
制剂与规格	特非那定分散片：60mg 特非那定胶囊：①60mg；②30mg 特非那定混悬液：5ml：30mg
用法与用量	口服：成人及12岁以上者，一次60mg（1片），一日2次；6~12岁儿童，一次30mg（半片），一日2次，或遵医嘱
注意事项	有心脏病及电解质异常（如低钙、低钾、低镁）及甲状腺功能低下的患者慎用
禁忌	明显肝功能损害者、器质性心脏病尤其是房室传导阻滞、先天性心电图QT间期延长综合征者、对本品过敏者禁用

续 表

不良反应	头痛、头晕、疲乏、腹部不适、恶心、呕吐、食欲增加、大便习惯改变、口干、鼻干、咽干、皮疹；罕见室性心律失常、尖端扭转性室性心动过速、心室颤动、心搏骤停、低血压、心房扑动、晕厥、眩晕、心电图 QT 间期延长等，多由于药物相互作用引起
特殊人群用药	妊娠与授乳期妇女：慎用
药典	Eur. P.
国家处方集	CNF
其他推荐依据	
■ 药品名称	非索非那定 Fexofenadine
适应证	1. 季节性过敏性鼻炎：适用于缓解成人和 6 岁及 6 岁以上儿童的季节性过敏性鼻炎症状，症状包括打喷嚏，流鼻涕，鼻、腭、喉部发痒，眼睛发痒、水肿、发红 2. 慢性特发性荨麻疹：适用于治疗成人和 6 岁及 6 岁以上儿童的慢性特发性荨麻疹的皮肤症状，能够显著减轻瘙痒程度、减少风团数量
制剂与规格	盐酸非索非那定片：①30mg；②60mg；③180mg 盐酸非索非那定胶囊：60mg
用法与用量	口服： 1. 过敏性鼻炎：成人、12 岁及 12 岁以上儿童，盐酸非索非那定的推荐剂量为 60mg、一日 2 次，或 180mg、一日 1 次。肾功能不全的患者推荐起始剂量为 60mg，一日 1 次。6~11 岁儿童，盐酸非索非那定的推荐剂量为 30mg，一日 2 次，肾功能不全的儿童患者推荐起始剂量为 30mg，一日 1 次 2. 慢性特发性荨麻疹：成人、12 岁及 12 岁以上儿童，盐酸非索非那定的推荐剂量为 60mg，一日 1 次。肾功能不全患者推荐起始剂量为 60mg，一日 1 次。6~11 岁儿童，盐酸非索非那定的推荐剂量为 30mg，一日 2 次。肾功能不全的儿童患者推荐起始剂量为 30mg，一日 1 次
注意事项	见【特殊人群用药】
禁忌	对本品成分过敏者禁用
不良反应	1. 治疗季节性过敏性鼻炎时发生的不良反应：恶心、痛经、嗜睡、消化不良、疲乏、头痛、背痛。6~11 岁儿童患者发生的不良反应有头痛、意外损伤、咳嗽、发热、疼痛、中耳炎、上呼吸道感染 2. 治疗慢性特发性荨麻疹时发生的不良反应：眩晕、嗜睡、背痛、鼻窦炎
特殊人群用药	儿童：盐酸非索非那定对 6 岁以下儿童患者的安全性和疗效尚未建立
	老年人：尚不能确定老年患者与年轻患者的反应是否有差异。但是由于该药物经肾脏充分排泄，肾功能损伤的患者药物毒性反应发生的危险性有可能增加。而老年患者很可能有肾功能的下降，因此剂量的选择需谨慎，必要时需要进行肾功能监测 妊娠与授乳期妇女：怀孕期间只有当潜在的利益远大于对胎儿的危害时才能使用非索非那定；授乳期妇女未进行充分的、良好对照的研究，因为许多药物均可以经乳汁分泌，授乳期妇女应慎用盐酸非索非那定
药典	
国家处方集	CNF

续　表

其他推荐依据	
■ 药品名称	羟嗪　Hydroxyzine
适应证	用于轻度焦虑、紧张、情绪激动以及更年期焦虑和不安等神经和精神症状，更适用于伴有胃溃疡的焦虑患者。也用于过敏性皮肤和晕动症
制剂与规格	盐酸羟嗪片：25mg 盐酸羟嗪注射液：2ml：200mg
用法与用量	1. 口服：一次 25~50mg，一日 2~3 次 2. 肌内注射：一次 100~200mg
注意事项	1. 本药和氨茶碱存在交叉过敏 2. 用药前后及用药时应定期检查肝功能和白细胞计数 3. 用药期间不宜驾驶车辆、操作机械和高空作业 4. 服药期间勿饮酒 5. 哮喘患者应慎用
禁忌	对本药过敏患者、白细胞减少患者、癫痫患者、妊娠及授乳期妇女、6 岁以下儿童禁用
不良反应	嗜睡、口干、颤抖、惊厥、无力、头痛、晕眩、低血压与心悸。偶见皮疹、骨髓抑制，可能诱发癫痫。长期使用可产生依赖性
特殊人群用药	肝功能、肾功能不全患者：慎用 儿童：6 岁以下儿童禁用 妊娠与授乳期妇女：禁用
药典	USP、Jpn. P.
国家处方集	CNF
其他推荐依据	

第六章

过敏原免疫治疗药

■ 药品名称	奥马珠单抗 Omalizumab
适应证	本品为抗免疫球蛋白 E（IgE）的重组人源化（嵌合）单克隆抗体。用于过敏性哮喘，尤其是采用糖皮质激素吸入疗法不能控制症状的中重度、持续性哮喘
制剂与规格	注射用奥马珠单抗：202. 5mg
用法与用量	1. 静脉给药：用于中度或重度常年性过敏性哮喘，本药 2. 5μg/kg 或 5. 5μg/kg（按血清 IgE 的 μg/ml 计），与口服和/或吸入糖皮质激素联用。其中第 1、第 4 日分别给予半量。第 7 日给予全量，以后每 2 周给予全量 1 次，共 20 周 2. 皮下给药：用于皮肤试验阳性或常年气源性致敏原体外反应阳性、吸入糖皮质激素不能完全控制症状的中至重度常年性哮喘，推荐用量一次 150~375mg，每 2~4 周 1 次（详细剂量请参考说明书剂量推荐表）
注意事项	1. 使用本药开始治疗后，勿骤停全身性或吸入性糖皮质激素用药 2. 用药后如出现风疹样皮疹，无需停药可自行好转，也可给予抗组胺药对抗 3. 皮下给药前，本品每 202. 5mg 先用无菌注射用水 1. 4ml 完全溶解，然后皮下注射 5~10 秒。如 40 分钟后仍不能完全溶解，则不能使用。超过 150mg 的剂量宜分次皮下给予 4. 本品用量是以治疗前测得的血清 IgE 量及体重为依据，过敏性哮喘患者的基础 IgE 值一般为 850μg/ml（350U/ml）。不可以本品治疗后测得 IgE 值为依据
禁忌	禁用于对本药过敏者。肝肾功能不全者、急性支气管痉挛或哮喘持续状态患者以及有对其他抗体制剂（尤其是来源于小鼠的制剂）过敏史者慎用
不良反应	可出现头痛、眩晕、疲乏、哮喘加重及急性而轻微的哮喘发作、上呼吸道感染和病毒性感染，偶可出现风疹样皮疹；常见皮下注射部位反应
特殊人群用药	肝功能、肾功能不全患者：慎用
药典	
国家处方集	CNF
其他推荐依据	

第七章

黏液溶解药

■ 药品名称	溴己新　Bromhexine
适应证	用于急、慢性支气管炎，支气管扩张等有多量黏痰而不易咳出的患者
制剂与规格	盐酸溴己新片[基,保(甲)]：8mg 盐酸溴己新注射液[保(乙)]：①2ml；②4ml 注射用盐酸溴己新[保(乙)]：4mg
用法与用量	1. 口服：成人，一次1~2片，一日3次 2. 肌内注射或静脉注射。一次4mg（1支），一日8~12mg（2~3支）。静脉注射时用葡萄糖注射液稀释后使用
注意事项	1. 本品对胃肠道黏膜有刺激性，胃炎或胃溃疡患者慎用 2. 过敏体质者慎用
禁忌	对本品过敏者禁用
不良反应	偶有恶心、胃部不适，可能使血清转氨酶暂时升高
特殊人群用药	肝功能、肾功能不全患者：肝功能不全患者应在医师指导下使用
药典	Eur. P.、Jpn. P.、Chin. P.
国家处方集	CNF
其他推荐依据	
■ 药品名称	氨溴索　Ambroxol
适应证	用于痰液黏稠不易咳出者
制剂与规格	盐酸氨溴索片[基,保(甲)]：30mg 盐酸氨溴索注射液[保(乙)]：2ml：15mg 注射用盐酸氨溴索[保(乙)]：15mg 盐酸氨溴索气雾剂：2ml：15mg
用法与用量	1. 口服：成人及12岁以上儿童：一次30mg，一日3次，餐后口服。长期服用一次30mg，一日2次；12岁以下儿童：5~12岁，一次15mg，一日3次；2~5岁，一次7.5mg，一日3次；2岁以下儿童，一次7.5mg，一日2次。餐后口服。长期服用一日2次即可 2. 雾化吸入：一次15~30mg，一日3次 3. 肌内注射：将本品用5%葡萄糖注射液或氯化钠注射液10~20ml稀释后缓慢注射 4. 皮下注射：一次15mg，一日2次

续 表

	5. 静脉注射：成人及12岁以上儿童：每天2~3次，每次15 mg，慢速静脉输注；严重病例可以增至每次2mg。每15mg用5ml无菌注射用水溶解，注射应缓慢。儿童：6~12岁儿童：每天2~3次，每次15mg；2~6岁儿童：每天3次，每次7.5mg；2岁以下儿童：每天2次，每次7.5mg；均为慢速静脉输注。婴儿呼吸窘迫综合征（IRDS）的治疗：每日用药总量以婴儿体重计算，30mg/kg，分4次给药。应使用注射器泵给药，静脉注射时间至少5分钟 6. 静脉滴注：一次15~30mg，一日2次，用氯化钠注射液或5%葡萄糖注射液100ml稀释后30分钟内缓慢滴注
注意事项	1. 应避免与中枢性镇咳药（如右美沙芬等）同时使用，以免稀化的痰液堵塞气道 2. 本品为一种黏液调节剂，仅对咳痰症状有一定作用，在使用时应注意咳嗽、咳痰的原因，如使用7日后未见好转，应及时就医
禁忌	对本品过敏者、妊娠初期3个月妇女禁用
不良反应	上腹部不适、食欲缺乏、胃痛、胃部灼热、消化不良、恶心、呕吐、腹泻、皮疹；罕见头痛、眩晕、血管性水肿。快速静脉注射可引起腰部疼痛和疲乏无力感
特殊人群用药	儿童：用量请咨询医师或药师 妊娠与授乳期妇女：慎用
药典	Eur. P.、Chin. P.
国家处方集	CNF
其他推荐依据	
■ 药品名称	糜蛋白酶 Chymotrypsin
适应证	用于上呼吸道浓痰的液化
制剂与规格	注射用糜蛋白酶[保(乙)]：①800U；②4000U
用法与用量	用前将本品以氯化钠注射液适量溶解，配成2~5mg/ml的溶液，喷雾吸入
注意事项	1. 使用时须严密观察，如发生过敏反应，应立即停止使用，并用抗组胺类药治疗 2. 本品不可静脉注射 3. 本品溶解后不稳定，宜用时新鲜配制 4. 用前需做过敏试验
禁忌	严重肝病、凝血功能不正常者以及正在应用抗生素患者禁用
不良反应	注射部位出现疼痛、肿胀和红斑
特殊人群用药	肝功能、肾功能不全患者：严重肝病患者禁用
药典	Eur. P.、USP、Chin. P.
国家处方集	CNF
其他推荐依据	
■ 药品名称	乙酰半胱氨酸 Acetylcysteine
适应证	用于浓稠痰黏液过多的呼吸系统疾病：急性支气管炎、慢性支气管炎急性发作、支气管扩张症

续　表

制剂与规格	乙酰半胱氨酸胶囊[保(乙)]：200mg 乙酰半胱氨酸颗粒[基,保(乙)]：①100mg；②200mg 乙酰半胱氨酸泡腾片[保(乙)]：600mg 乙酰半胱氨酸喷雾剂：①500mg；②1000mg 乙酰半胱氨酸注射液：20ml：4g 注射用乙酰半胱氨酸：8g
用法与用量	1. 口服。成人，每次0.2g，每日2~3次；泡腾片：一次600mg，一日1次；COPD，一次600mg；儿童每次0.1g，每日2~3次 2. 雾化吸入：以0.9%氯化钠溶液配成10%溶液喷雾吸入，一次1~3ml，每日2~3次 3. 气管滴入：以5%溶液经气管插管或直接滴入气管内，一次1~2ml，每日2~6次 4. 气管注入：以5%溶液用注射器自气管的甲状软骨环骨膜处注入气管腔内，一次2ml，一日2次
注意事项	1. 支气管哮喘患者在用本品治疗期间应严密监控，如发生支气管痉挛须立即停药 2. 有消化道溃疡史者慎用
禁忌	对本品过敏、孕妇、支气管哮喘者禁用；授乳期妇女用药期间停止授乳
不良反应	偶见恶心、呕吐，极少见皮疹、支气管痉挛
特殊人群用药	肝功能、肾功能不全患者：肝功能不全者本品血液浓度增高，应适当减量 妊娠与授乳期妇女：妊娠期妇女禁用，授乳期妇女用药期间停止授乳
药典	USP、Eur. P.、Chin. P.
国家处方集	CNF
其他推荐依据	
■ 药品名称	羧甲司坦　Carbocisteine
适应证	用于治疗慢性支气管炎、支气管哮喘等疾病引起的痰液黏稠、咳痰困难患者
制剂与规格	羧甲司坦片[保(甲)]：①250mg[基]；②600mg 羧甲司坦片（儿童用）[保(甲)]：100mg 羧甲司坦颗粒[保(甲)]：①250mg；②500mg 羧甲司坦泡腾片：500mg
用法与用量	口服： 1. 成人：一次0.25~0.50g，一日3次 2. 儿童：2~4岁，一次0.1g，一日3次；5~8岁，一次0.2g，一日3次；8~12岁，一次0.25 g，一日3次
注意事项	1. 消化道溃疡史患者慎用 2. 本品仅对咳痰症状有一定作用
禁忌	对本品过敏、消化道溃疡活动期禁用
不良反应	恶心、胃部不适、腹泻、轻度头痛、皮疹
特殊人群用药	儿童：慎用 妊娠与授乳期妇女：慎用

续 表

药典	Jpn. P.、Eur. P.、Chin. P.
国家处方集	CNF
其他推荐依据	
■ 药品名称	厄多司坦 Erdosteine
适应证	用于急性和慢性支气管炎痰液黏稠所致的呼吸道阻塞
制剂与规格	厄多司坦片：150mg
用法与用量	口服：一次 2 片（300mg），一日 2 次
注意事项	1. 服药期间，应避免同服强力镇咳药，亦不能同服使支气管分泌物减少的药物 2. 有胃溃疡或十二指肠溃疡的患者，慎用本品
禁忌	对本品过敏者禁用。不足 15 岁的儿童、严重肝肾功能不全者禁用
不良反应	偶见较轻微的头痛和胃肠道反应，如恶心、呕吐、上腹隐痛等症状
特殊人群用药	妊娠与授乳期妇女：慎用 肝功能、肾功能不全患者：严重肝功能、肾功能不全者禁用 儿童：15 以下儿童禁用
药典	
国家处方集	CNF
其他推荐依据	
■ 药品名称	美司坦 Mecysteine
适应证	用于慢性支气管炎、感冒等引起的痰液稠厚和咯痰困难
制剂与规格	盐酸美司坦片：100mg
用法与用量	口服：成人，一次 100mg，一日 3 次
注意事项	1. 过敏体质者慎用 2. 有消化道溃疡病史患者慎用
禁忌	对本品过敏者、消化道溃疡活动期禁用
不良反应	偶见轻度头晕、恶心、胃部不适
特殊人群用药	妊娠与授乳期妇女：慎用
药典	
国家处方集	CNF
其他推荐依据	
■ 药品名称	α 链道酶 Dornase Alfa
适应证	用于有大量脓痰的呼吸系统感染如支气管扩张、肺脓肿溃疡等

续 表

制剂与规格	注射用α链道酶：①10万U；②25 000U
用法与用量	吸入：一次（5~10）万U，临用前，一次剂量用10%丙二醇或氯化钠注射液2~3ml溶解，一日3~4次，连用4~6日 腔内注射：一次5万U 肌内注射：一次100万U，隔日1次
注意事项	1. 用于治疗支气管扩张、肺脓肿溃疡时，若胸膜腔有纤维蛋白膜块沉积或有黏性渗出物堵塞，可直接注射到腔内 2. 用药后若发生咽部疼痛及一次喷雾后应立即漱口 3. 本药在室温下或过度稀释后可迅速灭活，溶液须临用前配置
禁忌	禁用于对牛血清生物制剂过敏的患者、对汞化合物包括硫柳汞过敏的患者、急性化脓性蜂窝织炎患者、有支气管胸腔瘘管的活动性肺结核患者
不良反应	咽部疼痛、乏力、胃肠道反应、皮疹、发热等
特殊人群用药	尚不明确
药典	
国家处方集	CNF
其他推荐依据	

第八章

祛痰药

■ 药品名称	氯化铵　Ammonium Chloride
适应证	用于干燥及痰不易咳出者（多用于急性呼吸道炎症和痰黏不易咳出，常与其他镇咳祛痰药配成复方制剂）
制剂与规格	氯化铵片：0.3g
用法与用量	口服： 1. 成人常用量：祛痰，一次 0.3g，一日 3 次；酸化尿液，一次 0.6~2.0g，一日 3 次 2. 儿童常用量：按体重一日 40~60mg/kg 或按体表面积 1.5g/m^2，分 4 次服
注意事项	1. 用药 7 天未缓解者，立即就医 2. 过敏体质者慎用 3. 消化性溃疡患者在医师指导下使用
禁忌	禁用于对本品过敏者，肝肾功能严重损害尤其是肝性脑病、肾衰竭、尿毒症患者，代谢性酸中毒者
不良反应	可引起恶心、呕吐、胃痛等刺激症状
特殊人群用药	肝功能、肾功能不全患者：肝肾功能异常者慎用 老年人：慎用 妊娠与授乳期妇女：在医师指导下使用
药典	Eur. P.、USP、Chin. P.
国家处方集	CNF
其他推荐依据	
■ 药品名称	复方甘草片（合剂）　Compound Liquorice Tablets（Mixture）
适应证	用于镇咳祛痰
制剂与规格	复方甘草片[保(甲)]：每片含甘草流浸膏粉 112.5mg，阿片粉 4mg，樟脑 2mg，八角茴香油 2mg，苯甲酸钠 2mg 复方甘草合剂[保(甲)]：每 100ml 含甘草流浸膏 12ml，甘油 12ml，酒石酸锑钾 0.024g，浓氨溶液适量、复方樟脑酊 12ml，乙醇 3ml 复方甘草氯化铵合剂：含 3%氯化铵的复方甘草合剂
用法与用量	1. 复方甘草片：口服或含化。成人一次 3~4 片，一日 3 次 2. 合剂：一次 5~10ml，一日 3 次
注意事项	1. 本品不宜长期服用，如服用 3~7 天症状未缓解，请即时咨询医师 2. 胃炎及胃溃疡患者慎用

续　表

	3. 如服用过量或发生严重不良反应时应立即就医 4. 运动员慎用
禁忌	对本品成分过敏者禁用
不良反应	有轻微恶心、呕吐
特殊人群用药	妊娠与授乳期妇女：慎用 儿童：用量按医嘱
药典	
国家处方集	CNF
其他推荐依据	

第九章
镇咳药

■ 药品名称	可待因 Codeine
适应证	1. 镇咳：用于较剧的频繁干咳，如痰液量较多宜并用祛痰药 2. 镇痛：用于中度以上的疼痛 3. 镇静：用于局麻或全麻时
制剂与规格	磷酸可待因片[基,保(甲)]：①15mg；②30mg 磷酸可待因缓释片：①15mg；②30mg 磷酸可待因糖浆：①10ml；②100ml
用法与用量	1. 成人常用量：口服，一次 15～30mg，一日 30～90mg；极量：口服一次 100mg，一日 250mg 2. 小儿常用量：镇痛，口服一次按体重 1.0～1.5mg/kg，分 3 次服
注意事项	1. 下列情况应慎用：①支气管哮喘；②急腹症，在诊断未明确时，可能因掩盖真相造成误诊；③胆结石，可引起胆管痉挛；④原因不明的腹泻，可使肠道蠕动减弱、减轻腹泻症状而误诊；⑤颅脑外伤或颅内病变，本品可引起瞳孔变小，模糊临床体征；⑥前列腺肥大病，因本品易引起尿潴留而加重病情 2. 重复给药可产生耐药性，久用有成瘾性 3. 本品为国家特殊管理的麻醉药品，长期应用可产生耐受性、成瘾性，也可引起便秘 4. 务必严格遵守国家对麻醉药品的管理条例规定使用 5. 磷酸可待因缓释片必须整片吞服，不可截开或嚼碎
禁忌	对本品过敏的患者禁用；多痰患者禁用；婴幼儿、未成熟新生儿禁用
不良反应	常见幻想，呼吸微弱，缓慢或不规则，心率或快或慢；少见惊厥，耳鸣，震颤或不能自控的肌肉运动，荨麻疹，瘙痒、皮疹或脸肿等过敏反应；长期应用产生依赖性，常用量引起依赖性的倾向较其他吗啡类为弱，典型症状为食欲减退、腹泻、牙痛、恶心呕吐、流涕、寒战等
特殊人群用药	儿童：本品可透过胎盘，使胎儿成瘾，引起新生儿的戒断症状如过度啼哭、打喷嚏、打呵欠、腹泻、呕吐等。分娩期应用本品可引起新生儿呼吸抑制 妊娠与授乳期妇女：可经乳汁排出，授乳期妇女慎用
药典	Eur. P.、USP、Jpn. P.、Chin. P.
国家处方集	CNF
其他推荐依据	
■ 药品名称	福尔可定 Pholcodine
适应证	用于剧烈干咳和中等度疼痛
制剂与规格	福尔可定片：①5mg；②10mg；③15mg

续 表

用法与用量	口服： 1. 成人：一次 5~15mg，一日 3 次。极量一日 60mg 2. 儿童：1~5 岁，一次 2.0~2.5mg，一日 3 次；5 岁以上，一次 2.5~5.0mg，一日 3 次
注意事项	可致成瘾性
禁忌	有严重高血压、冠心病或正服用单胺氧化酶抑制剂的患者禁用本品；对本品各成分过敏者禁用
不良反应	偶见恶心、嗜睡等，具有吗啡类药品的不良反应
特殊人群用药	儿童：新生儿和儿童易于耐受此药，不致引起便秘和消化紊乱
药典	Eur. P.、Chin. P.
国家处方集	CNF
其他推荐依据	

■ 药品名称	喷托维林 Pentoxyverine
适应证	镇咳，适用于各种原因引起的干咳
制剂与规格	枸橼酸喷托维林片[基,保(甲)]：25mg
用法与用量	口服： 1. 成人常用量：一次 25mg，一日 3~4 次 2. 小儿常用量：5 岁以上一次 6.25~12.5mg，一日 2~3 次
注意事项	痰量多者宜与祛痰药并用
禁忌	青光眼、心功能不全者、孕妇及授乳期妇女、驾车及操作机器者禁用
不良反应	偶有便秘、轻度头痛、头晕、嗜睡、口干、恶心、腹泻、皮肤过敏等
特殊人群用药	妊娠与授乳期妇女：禁用
药典	Eur. P.、Jpn. P.、Chin. P.
国家处方集	CNF
其他推荐依据	

■ 药品名称	阿桔片 Compound Platycodon Tablets
适应证	有镇咳、祛痰作用，用于急性支气管炎及慢性支气管炎等有痰的咳嗽
制剂与规格	阿桔片：每片含阿片粉 30mg，桔梗粉 90mg，硫酸钾 180mg
用法与用量	每次 1~2 片，一日 3 次
注意事项	因本品有成瘾性，不应长期使用
禁忌	严重肝功能不全、肺源性心脏病、支气管哮喘者、婴儿及授乳期妇女禁用
不良反应	长期使用易成瘾

续 表

特殊人群用药	肝功能、肾功能不全患者：严重肝功能不全者禁用 儿童：婴儿禁用 妊娠与授乳期妇女：授乳期妇女禁用
药典	
国家处方集	CNF
其他推荐依据	
■ 药品名称	苯丙哌林 Benproperine
适应证	主要用于刺激性干咳，如急、慢性支气管炎及各种原因引起的咳嗽
制剂与规格	磷酸苯丙哌林片：20mg 磷酸苯丙哌林胶囊：20mg
用法与用量	口服：一次 20~40mg，一日 3 次
注意事项	1. 服用时需整粒吞服，切勿嚼碎，以免引起口腔麻木 2. 本药无祛痰作用，如咳痰症状明显，不宜使用 3. 服药者不可驾驶汽车及进行有危险性的机械操作
禁忌	对本品过敏者禁用
不良反应	偶见口干、胃部灼烧感、头晕、嗜睡、食欲缺乏、乏力和药疹等
特殊人群用药	老年人：高龄者因肝功能、肾功能多减退，药物剂量应以一日 10mg 开始 妊娠与授乳期妇女：孕妇慎用
药典	
国家处方集	CNF
其他推荐依据	
■ 药品名称	二氧丙嗪 Dioxopromethazine
适应证	适用于镇咳、平喘，也适用于治疗荨麻疹及皮肤瘙痒症等
制剂与规格	盐酸二氧丙嗪片[保(乙)]：5mg
用法与用量	成人常用量：口服一次 5mg（1 片），一日 3 次；极量：一次 10mg（2 片），一日 30mg（6 片）。儿童用量酌减
注意事项	1. 治疗量与中毒量接近，不得超过极量 2. 癫痫患者慎用
禁忌	高空作业及驾驶车辆、操纵机器者禁用
不良反应	常见困倦、乏力、嗜睡
特殊人群用药	肝功能、肾功能不全患者：慎用
药典	
国家处方集	CNF

续 表

其他推荐依据	
■ 药品名称	右美沙芬 Dextromethorphan
适应证	1. 氢溴酸右美沙芬口服剂型：用于干咳，包括上呼吸道感染（如感冒和咽炎）、支气管炎等引起的咳嗽 2. 氢溴酸右美沙芬注射液：适用于上呼吸道感染（感冒、咽喉炎、鼻窦炎等）、急性或慢性支气管炎、支气管哮喘、支气管扩张症、肺炎、肺结核等引起的咳嗽症状的控制，也可用于胸膜腔穿刺术、支气管造影术及支气管镜检查时引起咳嗽的治疗。尤其适用于干咳及手术后无法进食的咳嗽患者
制剂与规格	氢溴酸右美沙芬分散片[保(乙)]：①15mg×12 片×1 板；②15mg×12 片×2 板 氢溴酸右美沙芬口服溶液[保(乙)]：120ml：180mg 氢溴酸右美沙芬注射液：1ml：5mg
用法与用量	1. 氢溴酸右美沙芬分散片：口服。成人一次 15~30mg，一日 3~4 次 2. 溴酸右美沙芬口服溶液：口服。12 岁以上儿童及成人：一次 10~20ml（2~4 瓶盖），一日3~4 次。12 岁以下：1~3 岁（体重 10~15kg），每次 3ml，每日 3~4 次；4~6 岁（体重 16~21kg），每次 4ml，每日 3~4 次；7~9 岁（体重 22~27kg），每次 5ml，每日 3~4 次；10~12 岁（体重 28~32kg），每次 6ml，每日 3~4 次 3. 氢溴酸右美沙芬注射液：皮下或肌内注射，通常成人每次 1~2ml，每日 1~2 次，可由临床医师根据患者年龄及咳嗽严重程度情况增减本品用量
注意事项	1. 用药 7 天，症状未缓解，请咨询医师或药师 2. 哮喘患者、痰多的患者慎用 3. 服药期间不得驾驶机、车、船，从事高空作业、机械作业及操作精密仪器 4. 痰多难以咳出的患者应慎用本品 5. 一旦出现呼吸抑制或过敏症状，应立即停药，并给予相应治疗措施 6. 本品注射液应避免在神经分布丰富部位注射，也应避免在同一个部位反复注射
禁忌	有精神病史，妊娠 3 个月内及授乳期妇女，对本品过敏者，驾驶及操作机器者，服用单胺氧化酶抑制药停药不满 2 周的患者禁用
不良反应	头晕、头痛、嗜睡、易激动、嗳气、食欲减退、便秘、恶心、皮肤过敏，停药后上述反应可自行消失。过量可引起神志不清、支气管痉挛、呼吸抑制
特殊人群用药	肝功能、肾功能不全患者：慎用
	儿童：必须在成人监护下使用 老年人：剂量酌减 妊娠与授乳期妇女：孕妇慎用
药典	USP
国家处方集	CNF
其他推荐依据	
■ 药品名称	复方氢溴酸右美沙芬糖浆 Compound Dextromethorphan Hydrobromide Syrup
适应证	用于上呼吸道感染（如普通感冒和流行性感冒）、支气管炎等引起的咳嗽、咯痰
制剂与规格	糖浆剂：100ml 含氢溴酸右美沙芬 0.3g，愈创木酚甘油醚 2.0g

续 表

用法与用量	口服。成人一次10ml，一日3次，24小时不超过4次
注意事项	1. 用药7天，症状未缓解，请咨询医师或药师 2. 儿童用量请咨询医师或药师 3. 抑郁症、消化道溃疡、痰量过多、哮喘等患者以及老年人应在医师指导下使用 4. 孕妇及授乳期妇女慎用 5. 服药期间不得驾驶机、车、船，从事高空作业、机械作业及操作精密仪器 6. 如服用过量或出现严重不良反应，应立即就医 7. 对本品过敏者禁用，过敏体质者慎用 8. 本品性状发生改变时禁止使用 9. 请将本品放在儿童不能接触的地方 10. 如正在使用其他药品，使用本品前请咨询医师或药师
禁忌	妊娠初期3个月内妇女禁用；对本品成分过敏者禁用
不良反应	可见头晕、头痛、嗜睡、易激动、嗳气、食欲缺乏、便秘、恶心、皮肤过敏等，停药后上述反应可自行消失
特殊人群用药	肝功能、肾功能不全患者：尚不明确 儿童：用量请咨询医师或药师 老年人：应在医师指导下使用 妊娠与授乳期妇女：孕妇及授乳期妇女慎用；妊娠初期3个月内禁用
药典	
国家处方集	
其他推荐依据	

第十章

通便药

第一节　容积性泻药

■ 药品名称	欧车前亲水胶　Psyllium Hydrophilic Mucilloid
适应证	便秘及相关疾病：功能性便秘、肠易激综合征、结肠憩室病、痔、肛裂、肛肠手术及其他外科手术后，维持正常排便功能；非特异性腹泻；高胆固醇血症；非胰岛素依赖型糖尿病的辅助治疗
制剂与规格	欧车前亲水胶散：6 克/包
用法与用量	口服：成人，每次 6g，每天 1～3 次，饭后半小时服用。6g 用约 300ml 水搅匀
注意事项	1. 需有足量的水来服用本品，以使其充分溶解，服后多饮水，有助于增强疗效；同时避免阻塞食管 2. 橙味剂型每包含 21mg 苯丙氨酸，苯丙酮尿症患者慎用
禁忌	1. 原因不明的腹痛、炎症性肠道病变、肠梗阻、肠麻痹、胃肠出血及粪便嵌塞禁用 2. 对本品过敏者禁用 3. 妊娠及授乳期妇女、婴幼儿禁用 4. 长期卧床者或吞咽困难者禁用
不良反应	常见腹胀、恶心、肠胀气、肠梗阻、粪便嵌塞、肠绞痛等，宜从小剂量开始可避免，坚持服用症状可消失。对车前子敏感者，吸入或摄入本品可能会引起过敏反应。亦有支气管痉挛、鼻炎等变态反应
特殊人群用药	老年人：应认真监护
药典	
国家处方集	CNF
其他推荐依据	

第二节　渗透性泻药

■ 药品名称	乳果糖　Lactulose
适应证	1. 主要用于预防和治疗各种肝病（肝硬化、黄疸性肝炎、门体分流术后）引起的高氨血症及血氨增高所致的肝性脑病 2. 作为缓泻剂，用于慢性或急性便秘。尤其适用于下列情况：①恢复老人或儿童正常的排便习惯；②预防大便干结成硬块；③药物引起的便秘；④手术后或必须卧床的患者；⑤肛裂或痔疮排便疼痛；⑥孕妇和产妇等 3. 可作为促生素（使肠腔内的 pH 降低，改变肠腔内的菌群，利于正常菌群生存） 4. 治疗内毒素血症和炎症性肠病的辅助用药
制剂与规格	乳果糖粉：①5g；②100g 乳果糖溶液：①10ml：6.7g；②100ml：66.7g；③300ml：200g 乳果糖口服溶液[保(乙)]：①10ml：5g；②100ml：50g；③15ml：10g[基]
用法与用量	口服： 1. 肝性脑病：起初 1~2 天，每次 10~20g，每天 2~3 次；后改为每次 3~5g，每天 2~3 次。以每天排软便 2~3 次为宜 2. 便秘：每次 5~10g，每天 1~2 次。便秘治疗剂量可根据个人反应来调节，如果 48 小时内未见效果，可以增加剂量
注意事项	1. 用药量以保持一日 2~3 次软便为宜，大便的 pH 应保持 5.5 左右 2. 如有上消化道出血，在用三腔管时可以从胃管中灌药，亦可灌肠 3. 剂量过大可致腹泻、恶心、胃肠胀气等 4. 治疗期间不能用其他轻泻药
禁忌	1. 本品过敏者禁用 2. 胃肠道梗阻和急腹症者禁用 3. 对乳糖或半乳糖不耐受者、乳酸血症者禁用 4. 尿毒症和糖尿病酸中毒者禁用
不良反应	偶见腹部不适、胀气或腹痛；剂量大时偶见恶心、呕吐。长期大量使用致腹泻时可出现水电解质失衡。不良反应在减量或停药不久后消失
特殊人群用药	妊娠与授乳期妇女：妊娠初始 3 个月妇女慎用
药典	Chin. P.、Eur. P.、Jpn. P.
国家处方集	CNF
其他推荐依据	
■ 药品名称	聚乙二醇 4000　Macrogol 4000
适应证	成人便秘的症状治疗
制剂与规格	聚乙二醇 4000 粉剂：每袋 10g

续　表

	聚乙二醇电解质散：本品有 A、B 两剂组成，A 含聚乙二醇 4000 13.125g；B 含碳酸氢钠 0.1785g、氯化钠 0.3507g、氯化钾 0.0466g 复方聚乙二醇电解质散：本品由 A、B、C 三剂组成。A 包含氯化钾 0.74g、碳酸氢钠 1.68g；B 包含氯化钠 1.46g、硫酸钠 5.68g；C 包含聚乙二醇 4000 60g
用法与用量	口服：每次 10g，每日 2 次，分别在早、晚餐前服用，将每 10g 本药溶解在一杯水中服用
注意事项	1. 在治疗便秘时不要长期使用 2. 服药过程中如出现不成形便，或每日大便 2 次以上，停药 1 天 3. 治疗过程中不同时服用其他通便药
禁忌	1. 对本品过敏者禁用 2. 炎症性器质性肠病（溃疡性结肠炎、克罗恩病）、肠梗阻、肠穿孔、胃潴留、消化道出血、中毒性肠炎、中毒性巨结肠和肠扭转患者禁用 3. 未确诊的腹痛禁用
不良反应	因为在消化道内不被吸收或吸收量极少，潜在毒性极低。可能会导致腹泻，少数甚至腹胀、腹痛，恶心，停药后 24~48 小时将恢复正常。重新再服用小剂量即可。罕有过敏反应，如皮疹、荨麻疹和水肿。特例报道有过敏性休克
特殊人群用药	儿童：应为短期治疗，疗程最好不超过 3 个月 妊娠与授乳期妇女：慎用
药典	Chin. P.、Eur. P.、Jpn. P.
国家处方集	CNF
其他推荐依据	
■ 药品名称	硫酸镁　Magnesium Sulfate
适应证	用于便秘、肠内异常发酵，亦可与驱虫剂并用；与活性炭合用，可治疗食物或药物中毒；用于阻塞性黄疸及慢性胆囊炎
制剂与规格	硫酸镁散剂：500 克/袋 硫酸镁溶液：100ml：33g
用法与用量	口服：导泻，每次口服 5~20g，一般为清晨空腹服，同时饮 100~400ml 水，也可用水溶解后服用；利胆，每次 2~5g，一日 3 次，饭前或两餐间服。也可服用 33%溶液，每次 10ml
注意事项	1. 中枢抑制药中毒需导泻时，应避免使用硫酸镁，改用硫酸钠。因镁离子在肠道吸收虽少，但可在体内蓄积发生吸收作用，对中枢抑制，加重中枢抑制药中毒的昏迷 2. 神经节阻滞药如美卡拉明等抑制副交感神经功能，减弱肠蠕动和排便反射，引起腹胀，此时禁用硫酸镁等容积性泻药，以免陡然增加肠内容而不能排便，加剧腹胀不适 3. 口服时多饮水以稀释之
禁忌	急腹症、肠道失血、妊娠及经期妇女禁用
不良反应	可能引起嗳气、腹痛、食欲减退等。连续服用硫酸镁可引起便秘，部分患者可出现麻痹性肠梗阻，停药后好转
特殊人群用药	肝功能、肾功能不全患者：肾功能不全者慎用 儿童：慎用 老年人：慎用

续 表

药典	Chin. P.、Eur. P.、Jpn. P.、Pol. P.、Viet. P.
国家处方集	CNF
其他推荐依据	

第三节 刺激性泻药

■ 药品名称	比沙可啶 Bisacodyl
适应证	用于急、慢便秘和习惯性便秘；用于腹部 X 线检查或内镜检查前清洁和排空肠道；用于手术前后、分娩前清洁肠道
制剂与规格	比沙可啶片：①5mg；②10mg 比沙可啶栓：①5mg；②10mg 泡腾散剂：含本药 5mg
用法与用量	1. 口服给药：每次 5~10mg，每天 1 次。整片吞服 2. 直肠给药：每次 100mg，每天 1 次
注意事项	1. 突然出现的和持续性排便习惯改变者慎用 2. 进餐 1 小时内不宜服用此药，服此药后 2 小时内不得服用制酸药和牛奶 3. 本药刺激性较强，不得咀嚼或压碎后服用
禁忌	1. 对本品过敏者禁用 2. 急腹症（阑尾炎、肠梗阻和胃肠炎等）、炎症性肠病、严重水、电解质紊乱者禁用 3. 6 岁以下儿童不建议用此药；新生儿禁忌直肠给药
不良反应	偶见明显的腹部绞痛，停药后即消失；直肠给药有时有刺激性，反复应用可能引起直肠炎；可引起过度腹泻；可出现尿色异常和低钾血症
特殊人群用药	儿童：6 岁以下儿童慎用 妊娠与授乳期妇女：慎用
药典	Chin. P.、Eur. P.、Jpn. P.、Pol. P.、USP
国家处方集	CNF
其他推荐依据	
■ 药品名称	酚酞 Phenolphthalein
适应证	用于习惯性顽固性便秘；在结肠、直肠内镜检查或 X 线检查时用作清洁肠道
制剂与规格	酚酞片：①50mg；②100mg
用法与用量	口服给药：每次 50~200mg，睡前顿服。卧床不起者每次 200mg。极量为每次 500mg，每天 1g。根据患者情况而增减

续　表

注意事项	1. 酚酞可干扰酚磺酞排泄试验（PSP），使尿色变成品红或橘红色，同时酚磺酞排泄加快 2. 长期应用可使血糖升高、血钾降低 3. 长期应用可引起对药物的依赖性
禁忌	1. 对本品过敏者禁用 2. 阑尾炎、肠梗阻、直肠出血未明确诊断的患者、充血性心力衰竭和高血压、粪块阻塞者禁用 3. 婴儿和授乳期妇女禁用
不良反应	偶见肠绞痛、出血倾向；罕见过敏反应
特殊人群用药	儿童：幼儿慎用，婴儿禁用 妊娠与授乳期妇女：妊娠期妇女慎用，授乳期妇女禁用
药典	Chin. P.、Eur. P.、Jpn. P.、Pol. P.、USP
国家处方集	CNF
其他推荐依据	
■ 药品名称	蓖麻油　Oleum Ricini
适应证	主要用于外科手术消化道检查前的肠道准备；也用于习惯性便秘，服用后 2~8 小时起效
制剂与规格	油剂：每瓶 20ml
用法与用量	口服：每次 10~20ml，睡前服。如用于清洁肠道，每次 30~40ml，提前 5~6 小时服用
注意事项	本品可促进脂溶性药物在肠道内吸收，不宜同服
禁忌	月经期、妊娠期及腹部炎症患者禁用；忌与脂溶性驱虫药同用
不良反应	一般有恶心，泻后有短期的便秘及反射性盆腔内充血
特殊人群用药	儿童：婴儿慎用 妊娠与授乳期妇女：妊娠期妇女禁用
药典	Chin. P.、Eur. P.、Jpn. P.、USP
国家处方集	CNF
其他推荐依据	
■ 药品名称	甘油　Glycerol
适应证	润滑性通便药，用于清洁灌肠或便秘
制剂与规格	甘油栓剂：①1.5g；②3g 甘油灌肠剂[基,保(甲)]：110ml 开塞露（含甘油）[保(甲)]：①10ml；②20ml
用法与用量	直肠给药：栓剂，1 粒/次，塞入肛门。成人用 3g，小儿用 1.5g，适用于小儿及年老体弱者较为适宜。灌肠剂，常用清洁灌肠一次 110ml，重复 2~3 次，便秘一次 60ml，小儿用量酌减

续 表

注意事项	1. 灌肠剂，取下帽盖，让少量药液流出滋润管口，插入肛门内（儿童插入3~7cm，成人插入6~10cm）。用手挤压灌肠容器，将药液慢慢注入直肠内，注完后，将注入管缓缓拔出，然后用棉球按住肛门，通常5~15分钟可以排便 2. 严重心力衰竭患者慎用 3. 冬天本品宜用40℃温水预热后使用
禁忌	肠道穿孔，恶心呕吐，剧烈腹痛患者禁用
不良反应	尚不明确
特殊人群用药	儿童：新生儿、婴儿慎用
药典	Chin. P.、Eur. P.、Int. P.、Jpn. P.、USP、Viet. P.
国家处方集	CNF
其他推荐依据	
■ 药品名称	液状石蜡 Liquid Paraffin
适应证	主要用于年老体弱以及有高血压、疝气、痔、动脉瘤等患者的便秘，以免排便用力，加重病情
制剂与规格	甘油栓剂：①1.5g；②3g
用法与用量	口服：每天2~3次，每次10~20ml；或每次30ml，睡前服
注意事项	1. 妨碍脂溶性维生素钙磷吸收 2. 防止误入气管 3. 不宜长期服用
禁忌	婴幼儿禁用
不良反应	曾有报道，在全身性吸收液状石蜡后，在肝、脾或肠系膜淋巴结内发生异物肉芽肿或液状石蜡瘤
特殊人群用药	儿童：婴幼儿禁用
药典	Chin. P.、Eur. P.、Jpn. P.、Pol. P.、USP
国家处方集	CNF
其他推荐依据	

第十一章

调节水电解质紊乱和酸碱平衡药

■ 药品名称	葡萄糖注射液　Glucose Injection
适应证	1. 补充能量和体液；用于各种原因引起的进食不足或大量体液丢失（如呕吐、腹泻等），全静脉内营养，饥饿性酮症 2. 用于低糖血症、高钾血症、高渗溶液用作组织脱水剂；用于配制腹膜透析液、药物稀释剂；用于静脉法葡萄糖耐量试验、供配制 GIK（极化液）液用
制剂与规格	葡萄糖注射液[保(甲)]：①250ml：125g；②100ml：50g；③20ml：10g[基]；④500ml：25g；⑤20ml：1g[基]；⑥10ml：0.5g[基]；⑦500ml：50g；⑧500ml：125g
用法与用量	1. 补充热能：患者因某些原因进食减少或不能进食时，一般可予 25%葡萄糖注射液静脉注射，并同时补充体液。葡萄糖用量根据所需热能计算 2. 全静脉营养疗法：葡萄糖是此疗法最重要的能量供给物质。在非蛋白质热能中，葡萄糖与脂肪供给热量之比为 2：1，具体用量依据临床热量需要而定。根据补液量的需要，葡萄糖可配制为 25%~50%的不同浓度，必要时加入胰岛素，每 5~10g 葡萄糖加入正规胰岛素 1U。由于正常应用高渗葡萄糖溶液，对静脉刺激性较大，并需输注脂肪乳剂，故一般选用大静脉滴注 3. 低糖血症：重者可先予用 50%葡萄糖注射液 20~40ml 静脉推注 4. 饥饿性酮症：严重者应用 5%~25%葡萄糖注射液静脉滴注，每日 100g 葡萄糖可基本控制病情 5. 脱水：等渗性脱水给予 5%葡萄糖注射液静脉滴注 6. 高钾血症：应用 10%~25%注射液，每 2~4g 葡萄糖加 1U 正规胰岛素输注，可降低血清钾浓度。但此疗法仅使细胞外钾离子进入细胞内，体内总钾含量不变。如不采取排钾措施，仍有再次出现高钾血症的可能 7. 组织脱水：高渗溶液（一般采用 50%葡萄糖注射液）快速静脉注射 20~50ml，但作用短暂。临床上应注意防止高血糖，目前少用。用于调节腹膜透析液渗透压时，50%葡萄糖注射液 20ml 即 10g 葡萄糖可使 1L 腹膜透析液渗透压提高 55mOsm/kg H_2O
注意事项	下列情况慎用：①胃大部分切除患者作口服糖耐量试验时易出现倾倒综合征及低血糖反应，应改为静脉葡萄糖试验；②周期性麻痹、低钾血症患者；③应激状态或应用糖皮质激素时容易诱发高血糖；④水肿及严重心功能不全、肝硬化腹水者，易致水潴留，应控制输液量；心功能不全者尤应控制滴速
禁忌	糖尿病酮症酸中毒未控制者禁用；高血糖非酮症性高渗状态禁用
不良反应	静脉炎；高浓度葡萄糖注射液外渗可致局部肿痛；反应性低血糖；高血糖非酮症昏迷；长期单纯补给葡萄糖时易出现低钾、低钠及低磷血症；原有心功能不全者补液过快可致心悸、心律失常，甚至急性左侧心力衰竭；1 型糖尿病患者应用高浓度葡萄糖时偶有发生高钾血症
特殊人群用药	儿童：补液过快、过多，可致心悸、心律失常，甚至急性左心衰竭 老年人：补液过快、过多，可致心悸、心律失常，甚至急性左心衰竭 妊娠与授乳期妇女：分娩时注意过多葡萄糖可刺激胎儿胰岛素分泌，发生产后婴儿低血糖
药典	USP、Eur. P.、Jpn. P.、Chin. P.

续 表

国家处方集	CNF
其他推荐依据	
■ 药品名称	转化糖 Invert Sugar
适应证	适用于需要非口服途径补充水分或能源的患者补液治疗。尤其是下列情况：①糖尿病患者的能量补充；②烧创伤、术后及感染等胰岛素抵抗（糖尿病状态）患者的能量补充；③药物中毒；④酒精中毒
制剂与规格	注射剂：①500ml：葡萄糖25g与果糖25g；②250ml：果糖6.25g与葡萄糖6.25g；③250ml：果糖12.5g与葡萄糖12.5g
用法与用量	静脉滴注：成人用量为每次250~1000ml，滴注速度应低于每小时0.5g/kg（以果糖计）。根据患者年龄、体重、临床情况和实验室检测结果调整剂量
注意事项	1. 本品过量使用或不正确使用有可能引起严重的酸中毒，故不推荐肠外营养中完全替代葡萄糖 2. 水肿及严重心功能不全者应严格控制输液 3. 本品不得用于甲醇中毒的治疗，因其能加剧甲醇氧化成甲醛 4. 本品启封后立即使用，输液后的剩余药液切勿贮藏再用 5. 未诊断的遗传性果糖不耐受症患者使用本品可能有致命的危险 6. 有酸中毒倾向以及高尿酸血症患者慎用；糖尿病患者不宜过多输注
禁忌	遗传性果糖不耐受患者禁用，痛风和高尿酸血症者禁用
不良反应	可能会引起面部潮红，风疹、发热等变态反应。大剂量、快速输注可能导致乳酸中毒和高尿酸血症。长期单纯使用可引起电解质紊乱
特殊人群用药	肝功能、肾功能不全患者：严重肝病患者、肾功能不全患者慎用 妊娠与授乳期妇女：慎用
药典	USP
国家处方集	CNF
其他推荐依据	
■ 药品名称	氯化钠注射液 Sodium Chloride Injection
适应证	各种原因所致的失水，包括低渗性、等渗性和高渗性失水；高渗性非酮症糖尿病昏迷，应用等渗或低渗氯化钠可纠正失水和高渗状态；低氯性代谢性碱中毒；外用生理盐水冲洗眼部、洗涤伤口等；浓氯化钠主要用于各种原因所致的水中毒及严重的低钠血症
制剂与规格	氯化钠注射液[基,保(甲)]：①50ml∶0.45g；②100ml∶0.9g；③250ml∶2.25g；④500ml∶4.5g；⑤1000ml∶9g 浓氯化钠注射液[基,保(甲)]：10ml∶1g 复方氯化钠注射液（林格液）[保(甲)]：①250ml；②500ml；③1000ml。每100ml含氯化钠0.85g、氯化钾0.03g、氯化钙0.003g 乳酸钠林格注射液[保(甲)]：500ml含氯化钠1.5g、氯化钾0.75g、氯化钙0.05g，乳酸钠1.55g

续　表

用法与用量	1. 高渗性失水、高渗性失水时患者脑细胞和脑脊液渗透浓度升高，若治疗使血浆和细胞外液钠浓度和渗透浓度过快下降，可致脑水肿。故一般认为，在治疗开始的 48 小时内，血浆 Na^+浓度每小时下降不超过 0.5mmol/L。若患者存在休克，应先予氯化钠注射液，并酌情补充胶体，待休克纠正，血钠＞155mmol/L，血浆渗透浓度＞350mOsm/L，可予 0.6%低渗氯化钠注射液。待血浆渗透浓度＜330mOsm/L，改用 0.9%氯化钠注射液。补液总量根据下列公式计算，作为参考：补液总量（L）＝［血钠浓度（mmol/L）－142］/血钠浓度（mmol/L）×0.6×体重（kg），一般第 1 日补给半量，余量在以后 2~3 日内补给，并根据心肺肾功能酌情调节 2. 等渗性失水、原则给予等渗溶液，如 0.9%氯化钠注射液或复方氯化钠注射液，但上述溶液的 Cl^-浓度明显高于血浆，单独大量使用可致高氯血症，故可将 0.9%氯化钠注射液和 1.25%碳酸氢钠或 1.86%（1/6M）乳酸钠以 7：3 的比例配制后补给。后者 Cl^-浓度为 107mmol/L，并可纠正代谢性酸中毒。补给量可按体重或血细胞比容计算，作为参考：①按体重计算：补液量（L）＝［体重下降（kg）×142］/154；②按血细胞比容计算：补液量（L）＝（实际血细胞比容－正常血细胞比容）×体重（kg）×0.2/正常血细胞比容。正常血细胞比容男性为 48%，女性为 42% 3. 低渗性失水、严重低渗性失水时，脑细胞内溶质减少以维持细胞容积。若治疗使血浆和细胞外液钠浓度和渗透浓度迅速回升，可致脑细胞损伤。一般认为，当血钠低于 120mmol/L 时，治疗使血钠上升速度在每小时 0.5mmol/L，不超过每小时 1.5mmol/L。当血钠低于 120mmol/L 时或出现中枢神经系统症状时，可给予 3%~5%氯化钠注射液缓慢滴注。一般要求在 6 小时内将血钠浓度提高至 120mmol/L 以上。补钠量（mmol/L）＝［142－实际血钠浓度（mmol/L）］×体重（kg）×0.2。待血钠回升至 120~125mmol/L 以上。可改用等渗溶液或等渗溶液中酌情加入高渗葡萄糖注射液或 10%氯化钠注射液 4. 低氯性碱中毒，给予 0.9%氯化钠注射液或复方氯化钠注射液（林格液）500~1000ml，以后根据碱中毒情况决定用量 5. 外用用生理盐水洗涤伤口、冲洗眼部
注意事项	1. 下列情况慎用：水肿性疾病，如肾病综合征、肝硬化、腹水、充血性心力衰竭、急性左心衰竭、脑水肿及特发性水肿等；急性肾衰竭少尿期，慢性肾衰竭尿量减少而对利尿药反应不佳者；高血压；低钾血症 2. 根据临床需要，检查血清中钠、钾、氯离子浓度；血液中酸碱浓度平衡指标、肾功能及血压和心肺功能 3. 浓氯化钠不可直接静脉注射或滴注，应加入液体稀释后应用
禁忌	妊娠高血压者禁用
不良反应	输液容量过多和滴速过快，可致水钠潴留，引起水肿、血压升高、心率加快、胸闷、呼吸困难、急性左心衰竭。不适当给予高渗氯化钠可致高钠血症。过敏、过快输注低渗氯化钠，可致溶血及脑水肿
特殊人群用药	儿童：严格控制补液量和速度 老年人：严格控制补液量和速度
药典	USP、Eur. P.、Jpn. P.、Chin. P.
国家处方集	CNF
其他推荐依据	

续 表

■ 药品名称	氯化钾 Potassium Chloride
适应证	1. 治疗各种原因引起的低钾血症，如进食不足、呕吐、严重腹泻、应用排钾性利尿药、低钾性家族周期性麻痹、长期应用糖皮质激素和补充高渗葡萄糖后引起的低钾血症等 2. 预防低钾血症，当患者存在失钾情况，尤其是如果发生低钾血症对患者危害较大时（如使用洋地黄类药物的患者），需预防性补充钾盐，如进食很少、严重或慢性腹泻、长期服用肾上腺皮质激素、失钾性肾病、Bartter 综合征等 3. 洋地黄中毒引起频发性、多源性早搏或快速心律失常
制剂与规格	氯化钾注射液[保(甲)]：①10ml：1.0g；②10ml：1.5g[基] 氯化钾片[保(甲)]：①0.25g；②0.5g 氯化钾缓释片[基,保(甲)]：①0.5g×12 片×2 板；②0.5g×12 片×5 板 氯化钾口服液：100ml：10g
用法与用量	1. 氯化钾注射液：每 1g 氯化钾的含钾量为 13.4mmol。用于严重低钾血症或不能口服者。一般用法将 10%氯化钾注射液 10～15ml 加入 5%葡萄糖注射液 500ml 中滴注。补钾剂量、浓度和速度根据临床病情和血钾浓度及心电图缺钾图形改善而定。钾浓度不超过 3.4g/L（45mmol/L），补钾速度不超过 0.75g/h（10mmol/h），每日补钾量为 3.0～4.5g（40～60mmol）。在体内缺钾引起严重快速室性异位心律失常时，如尖端扭转型心室性心动过速、短阵、反复发作多行性室性心动过速、心室扑动等威胁生命的严重心率失常时，钾盐浓度要高（0.5%，甚至 1%），滴速要快，1.5g/h（20mmol/h），补钾量可达每日 10g 或 10g 以上。如病情危急，补钾浓度和速度可超过上述规定。但需严密动态观察血钾及心电图等，防止高钾血症发生。小儿剂量每日按体重 0.22g/kg（3mmol/kg）或按体表面积 3g/m^2 计算 2. 氯化钾口服剂型：常规剂量成人每次 0.5～1.0g，每日 2～4 次，饭后服用，并按病情调整剂量。一般成人每日最大剂量为 6g；氯化钾缓释片不要嚼碎应吞服，对口服片剂出现胃肠道反应者可改用口服溶液，稀释于冷开水或饮料中分次内服。儿童宜用溶液，一日 0.075～0.22g/kg，稀释于冷开水或饮料中，分次服用
注意事项	1. 氯化钾注射液不得直接静脉注射，未经稀释不得进行静脉滴注 2. 下列情况慎用：①代谢性酸中毒伴有少尿时；②肾上腺皮质功能减弱者；③急慢性肾衰竭；④急性脱水，因严重时可致尿量减少，尿 K^+ 排泄减少；⑤家族性周期性麻痹，低钾性麻痹应给予补钾，但需鉴别高钾性或正常血钾性周期性麻痹；⑥慢性或严重腹泻可致低钾血症，但同时可致脱水和低钠血症，引起肾前性少尿；⑦胃肠道梗阻、慢性胃炎、溃疡病、食管狭窄、憩室、肠张力缺乏、溃疡性肠炎者，不宜口服补钾，因此时钾对胃肠道的刺激增加，可加重病情；⑧传导阻滞性心律失常，尤其当应用洋地黄类药物时；⑨大面积烧伤、肌肉创伤、严重感染、大手术后 24 小时和严重溶血，上述情况本身可引起高钾血症；⑩肾上腺性异常综合征伴盐皮质激素分泌不足 3. 用药期间需作以下随访检查：①血钾；②心电图；③血镁、钠、钙；④酸碱平衡指标；⑤肾功能和尿量
禁忌	高钾血症者、急慢性肾功能不全者忌用
不良反应	1. 本品可刺激静脉内膜引起疼痛 2. 滴注速度较快、应用过量或原有肾功能损害时，应注意发生高钾血症 3. 口服偶见胃肠道刺激症状，如恶心、呕吐、咽部不适、胸痛、腹痛、腹泻，甚至消化性溃疡及出血
特殊人群用药	老年人：老年人肾脏清除 K^+ 功能下降，应用钾盐时较易发生高钾血症 妊娠与授乳期妇女：妊娠期妇女用药资料尚不明确，动物实验未见补钾对妊娠动物有不良作用

续　表

药典	USP、Eur. P.、Jpn. P.、Chin. P.
国家处方集	CNF
其他推荐依据	
■ 药品名称	枸橼酸钾　Potassium Citrate
适应证	用于防治各种原因引起的低钾血症。防止泌尿系结石
制剂与规格	枸橼酸钾颗粒剂：2g（含 1.45g 枸橼酸钾） 枸橼酸钾口服液：①100ml：10g；②200ml：20g
用法与用量	1. 枸橼酸钾颗粒剂：温开水冲服，每次 1~2 包，一日 3 次或遵医嘱 2. 枸橼酸钾口服液：口服，每次 10~20ml 包，一日 3 次或遵医嘱
注意事项	1. 用药期间注意复查血钾浓度 2. 排尿量低于正常水平的患者慎用 3. 餐后服用以避免本品盐类缓泻作用 4. 服用本品时应当用适量液体冲服，防止摄入高浓度钾盐制剂而产生对胃肠损伤的作用
禁忌	伴有少尿或氮质血症的严重肾功能损害患者、未经治疗的艾迪生病、急性脱水、中暑性痉挛、无尿、严重心肌损害、家族性周期性麻痹和各种原因引起的高钾血症患者禁用
不良反应	口服可有异味感及胃肠道刺激症状。应用过量或原有肾功能损害时易发生高钾血症
特殊人群用药	尚不明确
药典	USP、Eur. P.、Chin. P.
国家处方集	CNF
其他推荐依据	
■ 药品名称	门冬氨酸钾镁　Potassium Aspartate and Magnesium Aspartate
适应证	电解质补充药。用于低钾血症，低钾及洋地黄中毒引起的心律失常，病毒性肝炎，肝硬化和肝性脑病的治疗
制剂与规格	门冬氨酸钾镁片剂[保(乙)]：每片含钾 36mg，镁 11.8mg 门冬氨酸钾镁口服液：①10ml：钾 103mg、镁 34mg；②5ml：钾 103mg、镁 34mg 门冬氨酸钾镁注射液[保(乙)]：①10ml：钾 114mg、镁 42mg；②20ml：钾 228mg、镁 84mg
用法与用量	1. 口服：一次 1~2 片或一次 1 支口服液，一日 3 次 2. 静脉滴注：一次 10~20ml，一日 1 次，加入 5%葡萄糖注射液 250ml 或 500ml 中缓慢静滴，或遵医嘱
注意事项	1. 本品注射液未经稀释不得进行注射；滴注速度应缓慢 2. 用于防治低钾血症时，需同时随访血镁浓度 3. 除洋地黄中毒外，其他房室传导阻滞患者慎用 4. 肾功能损害患者、活动性消化道溃疡患者慎用 5. 不宜与保钾利尿药合用
禁忌	高血钾、高血镁、严重肾功能障碍及三度房室传导阻滞患者禁用，心源性休克（收缩压低于 90mmHg）禁用

续 表

不良反应	滴注速度太快可引起高钾血症和高镁血症，还可出现恶心、呕吐、面部潮红、胸闷、血压下降，偶见血管刺激性疼痛。极少数可出现心率减慢，减慢滴速或停药后即可恢复。大剂量应用可能引起腹泻
特殊人群用药	儿童：无可靠数据表明本品对儿童有任何毒作用 老年人：老年人肾脏清除能力下降，应慎用 妊娠与授乳期妇女：慎用
药典	Eur. P.
国家处方集	CNF
其他推荐依据	
■ 药品名称	口服补液盐 Oral Rehydration Salts
适应证	用于防治腹泻、呕吐、经皮肤和呼吸道等液体丢失引起的轻、中度失水，可补充水、钾和钠
制剂与规格	口服补液盐Ⅰ[基,保(甲)]：每包 14.75g（大袋氯化钠 1.75g、葡萄糖 11g，小袋氯化钾 0.75g、碳酸氢钠 1.25g） 口服补液盐Ⅱ[基,保(甲)]：每包 13.95g（氯化钠 1.75g，葡萄糖 10g，氯化钾 0.75g，枸橼酸钠 1.45g）
用法与用量	口服：将每包散剂溶于 1000ml 的凉开水中，搅匀，充分溶解后口服。①成人轻至中度脱水：一次 500ml，酌情调整剂量；或按 50ml/kg 计算总量，分次于 4~6 小时服完；总量一日不得超过 3000ml，其余应与静脉补液；②儿童轻度脱水：开始时 50ml/kg，4 小时内服用，直至腹泻停止，或按一日每千克体重口服 50~160ml，分次于 6 小时内服完
注意事项	1. 各种水肿性疾病、忌钠盐性疾病、高钾血症、高血糖症患者慎用 2. 腹泻停止后即停服 3. 严重脱水时应用静脉输液法 4. 应注意随访检查：血压、体重、血电解质（主要为血钠和血钾）、脱水体征、粪便量 5. 当剂量超过一日 100ml/kg 时，需给予饮水，以免发生高钠血症
禁忌	禁用于少尿或无尿；严重脱水、有休克征象；严重腹泻，粪便量超过每小时 30ml/kg；葡萄糖吸收障碍；由于严重呕吐等原因不能口服者；肠梗阻、肠麻痹和肠穿孔
不良反应	常见恶心、呕吐、咽部不适、胸痛、高钠血症、水钠潴留等
特殊人群用药	儿童：一般不用于早产儿；婴幼儿应用本品时需少量多次给予，并在口服补液盐应用间期予以授乳或日常喂养 老年人：无特殊注意事项 妊娠与授乳期妇女：妊娠期妇女及授乳期用药资料尚不明确
药典	
国家处方集	CNF
其他推荐依据	

续　表

■ 药品名称	复方（糖）电解质注射液
适应证	应用本品的主要目的时调节体液平衡，同时补充部分的电解质和能量。输液总量的计算应根据“（生理维持量+既往丢失量+预计丢失量）×安全系数”全面考虑；应根据不同的需要选择处方合理的产品。复方（糖）电解质输液采用工业化生产，使用方便快捷，减少临床配置可能造成的污染及输液差错的发生。此外，近年国内上市了含复合糖（包括葡萄糖、果糖、木糖等）和利用醋酸代替乳酸的复方电解质注射液和复方糖电解质输液，对某些临床情况有其特殊适应证
制剂与规格	复方（糖）电解质注射液：①250ml；②500ml
用法与用量	静脉滴注：按照年龄、体重及症状可适当增减，成人用量一次 500~1000ml，每小时不超过 500ml；儿童每小时 50~100ml
注意事项	1. 高钾血症、少尿、艾迪生病、严重烧伤、氮质血症患者及糖尿病患者应慎用 2. 最好在患者的尿量为一日 500ml 或每小时 20ml 以上时使用 3. 用药时根据临床需要可做下列检查及观察：血气分析或血二氧化碳结合力检查；血清 Na^+、K^+、Ca^{2+}、Cl^-浓度测定；肾功能测定，包括血尿素氮、肌酐等；血压；心肺功能状态，如水肿、气急、发绀、肺部啰音、颈静脉充盈、肝-颈静脉回流征等，按需做静脉压或中心静脉压测定
禁忌	乳酸血症患者禁用乳酸盐
不良反应	快速大量给药时，可能出现水肿、血压升高、心率加快、胸闷、呼吸困难、甚至急性左侧心力衰竭。静脉滴注浓度较高、速度较快或静脉较细时，易刺激静脉内膜引起疼痛。滴注速度较快或原有肾功能损害时，应注意发生高钾血症
特殊人群用药	儿童：补液量和速度应严格控制 老年人：补液量和速度应严格控制 妊娠与授乳期妇女：有妊娠高血压综合征者应注意避免水钠潴留
药典	
国家处方集	CNF
其他推荐依据	
■ 药品名称	碳酸氢钠　Sodium Bicarbonate
适应证	1. 治疗代谢性酸中毒：治疗轻至中度代谢性酸中毒，以口服为宜。重度代谢性酸中毒则应静脉滴注，如严重肾脏病 、循环衰竭、心肺复苏、体外循环及严重的原发性乳酸性酸中毒、糖尿病酮症酸中毒等 2. 碱化尿液：用于尿酸性肾结石的预防，减少磺胺类药物的肾毒性，及急性溶血防止血红蛋白沉积在肾小管 3. 作为制酸药，治疗胃酸过多引起的症状 4. 静脉滴注对某些药物中毒有非特异性的治疗作用，如巴比妥类、水杨酸类药物及甲醇等中毒。但本品禁用于吞食强酸中毒时的洗胃，因本品与强酸反应产生大量二氧化碳，导致急性胃扩张甚至胃破裂
制剂与规格	碳酸氢钠注射液[保(甲)]：①10ml：0. 5g[基]；②100ml：5g；③250ml：12. 5g[基] 碳酸氢钠片[基,保(甲)]：①0. 3g；②0. 5g

续　表

用法与用量	1. 碳酸氢钠注射液：①代谢性酸中毒，静脉滴注，所需剂量按下式计算：补碱量（mmol）=（-2.3-实际测得的BE值）×0.25×体重（kg），或补碱量（mmol）=［正常的 CO_2CP-实际测得的 CO_2CP（mmol）］×0.25×体重（kg）。除非体内丢失碳酸氢盐，一般先给计算剂量的1/3～1/2，4～8小时内滴注完毕；②心肺复苏抢救时，首次1mmol/kg，以后根据血气分析结果调整用量（每1g碳酸氢钠相当于12mmol碳酸氢根）；③碱化尿液，成人：静脉滴注，2～5mmol/kg，4～8小时内滴注完毕；④静脉用药还应注意下列问题：静脉应用的浓度范围为1.5%（等渗）至8.4%；应从小剂量开始，根据血中pH值、碳酸氢根浓度变化决定追加剂量；短时期大量静脉输注可致严重碱中毒、低钾血症、低钙血症。当用量超过每分钟10ml高渗溶液时，可导致高钠血症、脑脊液压力下降甚至颅内出血，此在新生儿及2岁以下小儿更易发生。故以5%溶液输注时，速度不能超过每分钟8mmol钠。但在心肺复苏时因存在致命的酸中毒，应快速静脉输注 2. 碳酸氢钠片：口服。成人，用于制酸，一次0.5～1.0g，每日3次，餐前服用；碱化尿液，首次4g，以后每4小时1～2g；代谢性酸中毒，一次0.5～2.0g，每日3次
注意事项	1. 对诊断的干扰：对胃酸分泌试验或血、尿pH测定结果有明显影响 2. 下列情况慎用：①少尿或无尿，因能增加钠负荷；②钠潴留并有水肿时，如肝硬化、充血性心力衰竭、肾功能不全、妊娠高血压综合征；③原发性高血压，因钠负荷增加可能加重病情 3. 下列情况不作静脉内用药：①代谢性或呼吸性碱中毒；②因呕吐或持续胃肠负压吸引导致大量氯丢失，而极有可能发生代谢性碱中毒；③低钙血症时，因本品引起碱中毒可加重低钙血症表现
禁忌	禁用于吞食强酸中毒时的洗胃
不良反应	大量注射、存在肾功能不全或长期应用时可出现心律失常、肌肉痉挛、疼痛、异常疲倦虚弱、呼吸减慢、口内异味、尿频、尿急、持续性头痛、食欲减退、恶心呕吐等
特殊人群用药	妊娠与授乳期妇女：长期或大量应用可致代谢性碱中毒，并且钠负荷过高引起水肿等，妊娠期妇女慎用。本品可经乳汁分泌，但对婴儿的影响尚无有关资料
药典	USP、Eur. P.、Jpn. P.、Chin. P.
国家处方集	CNF
其他推荐依据	
■ 药品名称	乳酸钠　Sodium Lactate
适应证	用于纠正代谢性酸中毒，腹膜透析液中缓冲剂，高钾血症伴严重心律失常QRS波增宽者，碱化尿液、预防和治疗尿酸结石、婴儿肠炎等
制剂与规格	乳酸钠注射液[保(甲)]：①10ml：1.12g；②20ml：2.24g；③50ml：5.6g
用法与用量	1. 代谢性酸中毒：按酸中毒程度计算剂量，静脉滴注，碱缺失（mmol/L）×0.3×体重（kg）=所需乳酸钠（mol/L）的体积（ml），目前已不用乳酸钠纠正代谢性酸中毒 2. 高钾血症：首次可予静脉滴注11.2%注射液40～60ml，以后酌情给药。严重高钾血症导致缓慢异位心律失常，特别是心电图QRS波增宽时，应在心电图监护下给药。有时需高达200ml才能奏效，此时应注意血钠浓度及防止心力衰竭 3. 乳酸钠需在有氧条件下经肝脏氧化代谢成碳酸氢根才能发挥纠正代谢性酸中毒的作用，故不及碳酸氢钠作用迅速和稳定，现已少用。但在高钾血症伴酸中毒时，仍以使用乳酸钠为宜 4. 制剂为11.2%高渗溶液，临床应用时可根据需要配制成不同渗透压浓度；等渗液浓度为1.86%

续 表

注意事项	1. 水肿及高血压患者，应用时宜谨慎 2. 给药速度不宜过快，以免发生碱中毒、低钾及低钙血症 3. 下列情况应慎用：①糖尿病患者服用双胍类药物尤其是苯乙双胍，阻碍肝脏对乳酸的利用，易引起乳酸中毒；②水肿患者伴有钠潴留倾向时；③高血压患者可增高血压；④心功能不全者；⑤缺氧及休克，组织供血不足及缺氧时，乳酸氧化成丙酮酸进入三羧酸循环代谢速度减慢，以致延缓酸中毒的纠正速度；⑥酗酒、水杨酸中毒、Ⅰ型糖原贮积病时有发生乳酸性酸中毒倾向，不宜再用乳酸钠纠正酸碱平衡；⑦糖尿病酮症酸中毒时乙酰乙酸、β-羟丁酸及乳酸均升高，且常伴有循环不良或脏器供血不足，乳酸降解速度减慢 4. 应根据临床需要作下列检查及观察：①血气分析或二氧化碳结合力检查；②血清钠、钾、钙、氯浓度测定；③肾功能测定，包括血肌酐、尿素氮等；④血压；⑤心肺功能状态，如水肿、气急、发绀、肺部啰音、颈静脉充盈，肝-颈静脉反流等，按需作静脉压或中心静脉压测定；⑥肝功能不全表现黄疸、神志改变、腹水等，应于使用乳酸钠前后及过程中，经常随时进行观察 5. 应用本品如遇有析出物时可加热溶解后使用
禁忌	1. 心力衰竭及急性肺水肿禁用 2. 脑水肿禁用 3. 严重乳酸性酸中毒禁用 4. 严重肝功能不全禁用 5. 严重肾衰竭（少尿或无尿时）禁用
不良反应	1. 低血钙者应用本药纠正酸中毒后，常出现手足发麻、疼痛、搐搦、呼吸困难等症状 2. 可出现心力衰竭、肺水肿的表现，如心率加速、胸闷、气急等 3. 血压升高 4. 体重增加、水肿 5. 可出现低钾血症 6. 焦虑惊恐、出汗、感觉异常、震颤、眩晕等反应
特殊人群用药	肝功能、肾功能不全患者：慎用 老年人：慎用
药典	USP、Eur. P.、Chin. P.
国家处方集	CNF
其他推荐依据	
■ 药品名称	**复合磷酸氢钾 Compound Potassium Dihydrogen Phosphate**
适应证	用于完全胃肠外营养疗法中作为磷的补充剂，如中等以上手术或其他创伤需禁食5日以上的患者的磷的补充剂。本品亦可用于某些疾病所致的低磷血症
制剂与规格	复合磷酸氢钾注射液：2ml[基]（每毫升含磷酸氢二钾三水结晶物319.5mg、磷酸二氢钾217.7mg）
用法与用量	将本品稀释200倍以上，供静脉滴注。一般在完全胃肠外营养疗法中，每千卡热量加入本品2.5ml（相当PO_4^{3-} 8mmol），并控制滴注速度
注意事项	1. 本品严禁直接注射，必须稀释200倍以上，方可经静脉注射，并需注意控制滴注速度 2. 本品仅限于不能进食的患者使用

续 表

	3. 本品与含钙注射液配伍时易析出沉淀，不合理使用 4. 如过量使用本品可出现高磷血症、低钙血症、肌肉颤搐、痉挛、胃肠道不适等，出现中毒症状，应立即停药
禁忌	尚不明确
不良反应	1. 高钾血症，表现为心律失常、口唇麻木或刺痛、四肢乏力等 2. 可出现高磷血症，并诱发低钙血症。表现为手足麻木、搐搦、肌痉挛、呼吸困难等
特殊人群用药	肝功能、肾功能不全患者：肾衰竭患者不宜应用
药典	
国家处方集	CNF
其他推荐依据	

第十二章

胃黏膜保护剂

■ 药品名称	吉法酯　Gefarnate
适应证	胃及十二指肠溃疡、急慢性胃炎、胃酸过多、胃灼热、腹胀、消化不良、空肠溃疡及痉挛
制剂与规格	吉法酯片[保(乙)]：50mg
用法与用量	口服给药：①胃、十二指肠溃疡及急性胃炎，每次 0.8g，每天 3 次，餐中或餐后服用。症状较轻者疗程 4~5 周，重症者疗程 2~3 个月；②肠胃不适、胃酸过多、胃胀及消化不良等，可根据病情每次 0.4~0.8g，每天 3 次 肌内注射：每天 50~100mg
注意事项	青光眼患者慎用
禁忌	对本品过敏者、妊娠期妇女禁用
不良反应	口干、恶心、心悸、便秘
特殊人群用药	妊娠与授乳期妇女：授乳期妇女慎用，妊娠期妇女禁用
药典	Chin. P.、Eur. P.、Jpn. P.、USP
国家处方集	CNF
其他推荐依据	
■ 药品名称	硫糖铝　Sucralfate
适应证	胃及十二指肠溃疡
制剂与规格	硫糖铝片[保(乙)]：①0.25g；②0.5g 硫糖铝胶囊剂[保(乙)]：0.25g 硫糖铝混悬剂[保(乙)]：①5ml：1g；②10ml：1g；③200ml：20g
用法与用量	口服，吞服、吮服或用温开水冲服。餐前 1 小时及临睡前口服，一次 4 片，一日 3~4 次。疗程4~6 周，或遵医嘱
注意事项	1. 不宜与多酶片合用，因可与多酶片中的胃蛋白酶络合，降低多酶片的疗效；而多酶片中含胃蛋白酶、胰酶和淀粉酶，其药理作用正与本品相拮抗，亦降低硫糖铝的疗效 2. 本品可干扰脂溶性维生素的吸收 3. 连续应用不宜超过 8 周
禁忌	对本品过敏者、早产儿及未成熟的新生儿禁用
不良反应	常见便秘；少见口干、恶心、呕吐、腹泻、皮疹、眩晕、瘙痒、低磷血症、骨软化
特殊人群用药	肝功能、肾功能不全患者：肾功能不全慎用 妊娠与授乳期妇女：不宜服用

续 表

药典	Chin. P.、Jpn. P.、USP
国家处方集	CNF
其他推荐依据	
■ 药品名称	枸橼酸铋钾 Bismuth Potassium Citrate
适应证	用于治疗胃、十二指肠溃疡及胃炎
制剂与规格	枸橼酸铋钾口服溶液：110mg（以铋计） 枸橼酸铋钾胶囊[基,保(甲)]：0.3g（含铋 110mg） 枸橼酸铋钾颗粒[基,保(甲)]：110mg（以铋计） 枸橼酸铋钾片[基,保(甲)]：110mg（以铋计）
用法与用量	成人：口服，一次 1g，一日 4 次，饭前 1 小时及睡前空腹嚼碎服用
注意事项	1. 本品须空腹时服用，嚼碎与唾液搅和或研成粉末后服下能发挥最大疗效 2. 本品短期治疗即可使溃疡完全愈合，但愈合后仍可能复发。对严重十二指肠溃疡效果差。应配合内镜或 X 线检查观察溃疡愈合情况 3. 本品如必须与制酸药合用，制酸药应在硫糖铝服后 1 小时给予 4. 长期大剂量服用本品，可能会造成体液中磷的缺乏，因此甲状腺功能亢进、佝偻病等低磷血症患者不宜长期服用 5. 本品连续应用不宜超过 8 周
禁忌	对本品过敏者、妊娠及授乳期妇女、严重肾功能不全者禁用
不良反应	口中氨味、舌苔及大便呈灰黑色、恶心、呕吐、食欲减退、腹泻、便秘；头痛、头晕、失眠、长期大剂量服用可导致铋性脑病；肾毒性；铋性脑病相关的骨关节病；皮疹
特殊人群用药	肝功能、肾功能不全患者：肝功能不全者慎用，严重肾功能不全者禁用 儿童：慎用 妊娠与授乳期妇女：禁用
药典	
国家处方集	CNF
其他推荐依据	
■ 药品名称	胶体果胶铋 Colloidal Bismuth Peetin
适应证	用于治疗胃及十二指肠溃疡、慢性胃炎、消化道出血
制剂与规格	胶囊剂[基,保(甲)]：50mg
用法与用量	口服：成人 3 粒/次，每日 4 次，三餐前服用，睡前加服 1 次，或遵医嘱，儿童用量酌减。治疗消化道出血时，将囊内药物倒出，用水冲开搅匀服用，日剂量 1 次服用
注意事项	1. 服本品后，大便呈黑褐色属正常现象 2. 本品不宜与强制酸剂同服
禁忌	对本品过敏者、严重肾功能不全患者、妊娠期妇女禁用
不良反应	便秘

续　表

特殊人群用药	肝功能、肾功能不全患者：严重肾功能不全者禁用 妊娠与授乳期妇女：妊娠期妇女禁用
药典	
国家处方集	CNF
其他推荐依据	
■ 药品名称	替普瑞酮　Teprenone
适应证	用于急性胃炎、慢性胃炎急性加重期，胃黏膜病变（糜烂、出血、潮红、水肿等）的改善；胃溃疡
制剂与规格	替普瑞酮胶囊[保(乙)]：50mg
用法与用量	口服：每次1粒胶囊（50mg），每天3次，均于饭后30分钟内服用。可根据年龄、症状酌情适当增减
注意事项	出现皮疹、全身瘙痒等皮肤症状时，应停止用药
禁忌	对本品过敏者禁用
不良反应	1. 消化系统：可出现便秘、腹胀、腹泻、口渴、恶心、腹痛等症状，也可出现ALT及AST轻度升高 2. 精神神经系统：可出现头痛等症状 3. 皮肤：可出现皮疹、全身瘙痒等症状 4. 其他：有时会出现血清总胆固醇升高、上睑发红或发热等症状
特殊人群用药	妊娠与授乳期妇女：慎用 儿童：慎用
药典	Jpn. P.
国家处方集	CNF
其他推荐依据	
■ 药品名称	瑞巴派特　Rebamipide
适应证	用于胃溃疡，以及急性胃炎、慢性胃炎的急性加重期胃黏膜病变（糜烂、出血、充血、水肿等）的改善
制剂与规格	瑞巴派特[保(乙)]：100mg
用法与用量	胃溃疡：通常成人一次100 mg，一日3次，早、晚及睡前口服。急性胃炎、慢性胃炎的急性加重期胃黏膜病变（糜烂、出血、充血水肿等）的改善：成人一次100 mg，一日3次口服
注意事项	1. 不推荐本药单独用于幽门螺杆菌感染 2. 服药期间若出现瘙痒、皮疹或湿疹等过敏反应，或出现氨基转移酶显著升高时应立即停药，并进行适当治疗
禁忌	对本品过敏者禁用

续 表

不良反应	可见腹胀、便秘、口渴、头晕、恶心、呕吐、胃灼热、嗳气、腹痛、腹泻、喉部异物感、肝功能异常、血尿素氮升高、乳房肿胀、溢乳、月经紊乱及过敏症状（瘙痒、皮疹、湿疹）等
特殊人群用药	儿童人：对儿童的安全性尚未确定 老年人：由于一般老年患者生理功能低下，应注意消化系统的不良反应 妊娠与授乳期妇女：用于妊娠期妇女时，须认真权衡利弊；授乳期妇女在服用期间应暂停授乳
药典	Jpn. P.
国家处方集	CNF
其他推荐依据	
■ 药品名称	米索前列醇　Misoprostol
适应证	用于治疗胃溃疡、十二指肠溃疡，也可预防与治疗非甾体抗炎药引起的出血性消化道溃疡；与抗孕激素药物米非司酮序贯应用，用于终止停药 49 天以内的早期妊娠；与米非司酮、依沙吖啶合用终止中、晚期妊娠
制剂与规格	米索前列醇片[基,保(甲)]：200μg
用法与用量	口服： 1. 胃溃疡和十二指肠溃疡：每次 200μg，每天 4 次，于餐前和睡前口服。疗程 4~8 周，如溃疡复发可继续延长疗程 2. 预防抗炎所致的消化性溃疡：每次 200μg，每天 2~4 次，剂量应根据个体差异、临床情况不同而定 3. 抗早孕：停药≤49 天的健康早孕妇女，要求药物流产时，服用米非司酮 150mg，分次服用（每次 25mg，每天 2 次，连服 3 天）或每次口服 200mg，服药前后应禁食 2 小时。服用米非司酮 36~48 小时后，再空腹顿服米索前列醇 400~600μg
注意事项	1. 有使用前列腺素类药物禁忌者，如青光眼、哮喘、过敏性结肠炎、过敏体质等 2. 低血压者慎用，因前列腺素 E 类药物有使外周血管扩张产生低血压的现象 3. 与米非司酮配伍用于终止早孕时，必须按药物流产常规的要求进行观察和随访
禁忌	对前列腺素类过敏者禁用；青光眼、哮喘、过敏性结肠炎及过敏体质等禁用；有心、肝、肾或肾上腺皮质功能不全者禁用；妊娠及授乳期妇女禁用
不良反应	腹泻、腹痛、消化不良、肠胀气、恶心及呕吐；月经过多、阴道出血、经期前后阴道出血；皮肤瘙痒，偶有眩晕、头痛；倦怠、震颤、惊厥、呼吸困难、发热、心悸、低血压、心动过缓
特殊人群用药	肝功能、肾功能不全患者：禁用 妊娠与授乳期妇女：禁用
药典	Eur. P.
国家处方集	CNF
其他推荐依据	

第十三章

纤维蛋白溶解药

■ 药品名称	尿激酶　Urokinase for Injedtion
适应证	用于急性心肌梗死、急性脑血栓和脑栓塞、肢体周围动静脉血栓、中央视网膜动静脉血栓及其他新鲜血栓闭塞性疾病及高凝、低纤溶状态如肾病综合征、肾功能不全等；眼部炎症、外伤性组织水肿、血肿等
制剂与规格	注射用尿激酶[保(甲)]：①500U；②1000U；③5000U；④1 万 U；⑤2 万 U；⑥5 万 U；⑦10 万 U；⑧20 万 U；⑨25 万 U[基]；⑩50 万 U；⑪150 万 U；⑫250 万 U
用法与用量	1. 静脉注射：①急性脑血栓和脑栓塞、外周动静脉血栓：每天（2~4）万 U，溶于 20~40ml 氯化钠注射剂中，分 1~2 次给药。疗程为 7~10 天，剂量可根据病情增减；②眼科：每天 5000~20 000U，疗程为 7~10 天，剂量可根据病情增减 2. 静脉滴注：①急性脑血栓和脑栓塞、外周动静脉血栓：每天（2~4）万 U，溶于 5%葡萄糖氯化钠注射剂或低分子右旋糖酐注射剂 500ml 中，分 1~2 次给药。疗程为 7~10 天，剂量可根据病情增减；②急性心肌梗死：每天（50~150）万 U，溶于 0.9%氯化钠注射剂或 5%葡萄糖注射剂 50~100ml 中，于 30~60 分钟内均匀滴入，剂量可依患者体重及体质情况作调整；③肺栓塞：首剂 4000U/kg，于 30~45 分钟滴注完，继以每小时4000U/kg [也有使用（100~150）万 U 的用法]。静脉泵入，持续 24~48 小时。近年来对大块肺栓塞伴血流动力学紊乱的患者主张大剂量滴注 60~120 分钟，以迅速改善血流动力学指标，之后维持溶栓 24~36 小时。重症肺栓塞在血管造影后通过导管溶栓也有成功的报道；④深静脉血栓：急性大块血栓无溶栓禁忌证者，应尽早应用尿激酶溶栓治疗。首剂 4000U/kg，于 30~45 分钟输入，继以每小时 4000U/kg [也有使用（80~120）万 U 的用法，剂量还可酌减为（60~80）万 U]。维持溶栓 48~72 小时。患者若能耐受，必要时可滴注5~7 天。若血栓仍不能溶解，可开始用肝素抗凝治疗；⑤眼科：每天 5000~20 000U，疗程为 7~10 天，剂量可根据病情增减。冠状动脉输注：急性心肌梗死：（20~100）万 U，溶于 0.9%氯化钠注射剂或 5%葡萄糖注射剂 20~60ml 中，按每分钟（1~2）万 U 的速度滴入，剂量可依患者体重、体质情况及溶栓效果等情况作调整。导管插入动脉血栓：先以每分钟 4000U 剂量给药，直到出现顺行性血流后再减量为每分钟 2000U，1 小时后再减至每分钟 1000U，直到动脉内腔血流正常
注意事项	1. 药物对检验值或诊断的影响：可有丙氨酸氨基转移酶（ALT）升高；部分患者可出现血细胞比容中度降低，但并无出血表现 2. 用前应检测出血时间、部分凝血活酶生成时间、凝血酶原时间、凝血酶时间、血小板计数、血红蛋白、血细胞比容等，以排除出血体质 3. 本药在酸性药液中易分解降效，故所用的稀释液宜接近中性。用葡萄糖注射剂稀释时应选择 pH≥4.5 的产品 4. 必须在短时间（15~30 分钟）内给予足够的尿激酶初量以中和体内尿激酶抗体。但初量过大能使体内纤溶酶原库及凝血因子Ⅰ、Ⅴ、Ⅷ耗竭而影响溶栓效果 5. 本药只供静脉注射和心内注射，不可作肌内注射或局部注射 6. 本药溶液必须在临用前新鲜配制，随配随用。尿激酶用灭菌注射用水 5ml 溶解（不可用其他溶液溶解），制成的药液允许显浅稻草黄色（色深或不能完全溶解者不可应用）。溶

续 表

	解时应将瓶轻轻转动，切勿用力振摇（因可产生不溶物），制得的药液要求通过 0.45μm 终端过滤器或小型赛璐珞过滤器，以除去不溶性颗粒，再按用法内的要求进行稀释备用 7. 溶解好的药液易失活，未用完的药液应丢弃，不宜保存再用 8. 溶栓治疗后必须给予抗血小板及抗凝药物以抑制潜在性血栓复发倾向。因此，在开始溶栓治疗之初，宜将尿激酶与低剂量阿司匹林（160mg）合用，待溶栓后，继续使用阿司匹林 1 个月，以降低急性期及 15 个月内的死亡率，但出血倾向会略加重 9. 使用尿激酶并发出血时，轻度出血采取相应措施症状可缓解；严重出血应立即停药，失血时输全血（最好用鲜血，不要用代血浆）能得到有效控制，紧急状态下可考虑用氨基己酸、氨甲苯酸对抗尿激酶作用 10. 用药过程中若出现发热，可用对乙酰氨基酚对症退热处理，但不可用阿司匹林或其他有抗血小板作用的退热药 11. 溶栓过程中，若发生未完全溶解的血栓脱落，应继续溶栓使栓子溶解 12. 本药可引起注射部位针孔出血，在用药期间一般不宜作穿刺等操作 13. 肺栓塞的溶解常伴随血流动力学变化，要注意采取维持血压措施 14. 深静脉血栓的溶栓治疗可加速血栓溶解，促进血流迅速重建，理论上说是一种较抗凝更可取的治疗措施，但由于溶栓治疗的大出血发生率较肝素抗凝治疗为高，故溶栓治疗不作为深静脉血栓患者的常规治疗。近年来对重症静脉血栓患者，也可通过导管直接插入栓子内，用大剂量尿激酶局部溶栓。肾静脉、上腔静脉、锁骨下静脉和颅内静脉（包括乙状窦静脉）血栓，采用导管插入血栓部位，以尿激酶溶栓，均有成功的报道。但治疗颅内静脉血栓必须谨慎。下肢静脉因存在静脉瓣，所以下肢血栓的导管局部输注疗效常有限。慢性腹腔静脉血栓（如上腔静脉或肝静脉血栓）患者，经肝静脉滴注溶栓药后，药物在肝内灭活，故疗效差。但也有少数成功的报道 15. 动脉血栓的溶栓配合手术治疗，可使手术范围缩小，因此应及时溶栓，并且插入多孔导管溶栓可提高成功率
禁忌	禁用于急性内脏出血，急性颅内出血，陈旧性脑梗死，近 2 个月内进行过颅内或脊髓内外科手术，颅内肿瘤，动静脉畸形或动脉瘤，血液凝固异常、严重难控制的高血压患者，主动脉夹层，感染性心内膜炎。相对禁忌证包括延长的心肺复苏术，严重高血压，近 4 周内的外伤，3 周内手术或组织穿刺，分娩后 10 日，活动性溃疡病，重症肝脏疾病
不良反应	常见出血；其他有头痛，恶心，呕吐，食欲缺乏；少见有发热，过敏等
特殊人群用药	妊娠与授乳期妇女：妊娠及授乳期妇女应权衡利弊使用本品
药典	Chin. P.、Eur. P.、Jpn. P.
国家处方集	CNF
其他推荐依据	
■ 药品名称	链激酶 Streptokinase
适应证	用于治疗血栓栓塞性疾病，如血栓性静脉炎（深静脉血栓形成）、周围动脉的血栓形成或栓塞、急性肺栓塞（包括急性 2 叶以上的完全栓塞、多发性梗死总面积相当于 2 叶以上、多发性梗死伴休克或血流动力学不稳定、中等栓塞者原有慢性心肺疾病而血流动力学不稳定等），血管外科手术后的血栓形成，导管给药所致的血栓形成，急性心肌梗死，中央视网膜动静脉栓塞等
制剂与规格	注射用重组链激酶[保(甲)]：①10 万 U；②15 万 U；③20 万 U；④25 万 U；⑤30 万 U；⑥50 万 U；⑦75 万 U；⑧150 万 U

续 表

用法与用量	静脉滴注：成人：①肺栓塞：初始剂量为25万U，在30~45分钟滴完，然后以每小时10万U维持24~48小时；②深静脉血栓：滴注部位以患肢为宜（若累及下肢，可选用踝或足背静脉；若上肢受累，可选用同侧前臂静脉）。初始剂量为25万U，在30~45分钟滴完，然后以每小时10万U维持48~72小时。如血栓范围广而患者能耐受，可滴注5~7天；仍不能溶解者则代以肝素抗凝治疗；③视网膜动脉闭塞：本药的溶栓效果较差，需在闭塞1~2小时内恢复血流才能使视网膜组织功能恢复。一般须用药12~24小时；④心肌梗死：一次性应用，剂量为150万U，于30~60分钟滴完，之后每分钟给药3000U，持续15~150分钟。溶栓后常以口服华法林预防再梗死
注意事项	1. 本药溶解时，用生理盐水或5%葡萄糖溶液稀释，不可剧烈振荡，以免活性降低。溶液在5℃左右可保持12小时，室温下要及时应用，放置稍久即可能活性降低 2. 在使用链激酶过程中，应尽量避免肌内注射及动脉穿刺，因可能引起血肿；严重出血时可用凝血药对抗 3. 本药剂量经个体化调整（根据链激酶耐受试验）后，可在比常规推荐剂量低的剂量下达到溶栓目的，这样可降低不良反应的严重程度 4. 给药3~4天后常伴有抗体生成，其中80%抗体滴度可维持1年，50%可维持2~4年 5. 原则上手术或外伤后3天内不得使用本药，但若产生急性栓塞必须紧急治疗时，亦可考虑应用高剂量的链激酶以减少出血机会，但应严密注意手术部位的出血问题 6. 在用本药前使用过肝素者，须先以鱼精蛋白中和；若是使用双香豆素类抗凝血药，则须测定凝血状况，正常才能使用本药 7. 多巴酚丁胺2mg/ml与链激酶3万U/ml合用，可有微量晶体形成 8. 溶栓并发症的处理：①出血，非穿刺部位或非常见部位发生出血，应立即停止溶栓治疗，并测定凝血酶时间值，若凝血酶时间值超越治疗范围，应予重复检查，直到低于治疗范围。用量过大引起出血者，可用氨基己酸或氨甲苯酸等药物止血，更严重者可补充纤维蛋白原或全血。若病情需要，可考虑用半剂量启动，避免再次用冲击量，每12小时测定1次凝血酶时间。②变态反应，药物引起的中等发热可服用非甾体抗炎药，激素对预防发热无效。过敏反应由免疫复合物机制参与，较少见，激素无预防作用。③栓子脱落：一旦发生，应继续溶栓使栓子溶解。④再栓塞：溶栓治疗后必须给予抗血小板及抗凝药物以抑制潜在性血栓复发倾向。因此，在开始溶栓治疗之初，宜将链激酶与低剂量阿司匹林（160mg）合用，待溶栓后，继续使用阿司匹林1个月，以降低急性期及15个月内的病死率，但出血倾向会略加重 9. 用药同时进行溶栓监测：溶栓治疗开始后4小时以及之后每6~12小时，需监测凝血酶时间，凝血酶时间值以延长1.5~5倍为宜。而测定纤维蛋白（原）降解产物对溶栓状态、出血危险性及临床处理均无参考意义。给药12小时后凝血酶时间自40~60秒变成20~30秒时，链激酶应减量（自每小时10万U减至每小时5万U），6小时后重复测定凝血酶时间，若凝血酶时间回升到40~60秒，可继续按此量输注：若凝血酶时间仍在20~30秒，则应将药量减至每小时2.5万U，若复测凝血酶时间仍不回升，则应停药代之以肝素抗凝。溶栓过程中若凝血酶时间为基础值的5倍以上，应立即停止治疗。每2~4小时重复测定凝血酶时间，直到恢复治疗范围，本药可减半量滴注，然后每6小时监测凝血酶时间，每4小时监测生命体征 10. 给药前0.5小时，先肌内注射异丙嗪25mg，静脉注射地塞米松2.5~5mg或氢化可的松25~50mg，以预防不良反应（出血倾向、感冒样寒战、发热等）。治疗结束时，可用低分子右旋糖酐作为过渡，以防血栓再度形成 11. 在治疗深静脉血栓时，因上下肢静脉血流小，深静脉血栓溶栓治疗常不足以使血栓溶解，故本药经导管滴注或经导管插入血栓内滴注可提高成功率。本药1次制备的稀释液

续　表

	应在6小时内滴完，不能超过8小时。2~6小时后，新鲜血栓即可发生溶解 12. 心肌梗死在发病6小时内，溶栓治疗的效果好。因此，对胸痛持续30分钟以上、硝酸甘油及其他扩张冠状动脉药物不能缓解的ST段抬高的急性心肌梗死者，即有指征考虑溶栓治疗 13. 在溶解血凝块方面，静脉内给药与冠状动脉内给药同样有效。两种途径导致的溶栓并发症也相同。由于静脉内给药更利于操作，而冠状动脉内给药耗时更多，因此静脉给药通常为优先选择的途径
禁忌	2周内有出血、手术、外伤史、心肺复苏或不能实施压迫止血的血管穿刺患者，近期有溃疡病史、食管静脉曲张、溃疡性结肠炎或出血性视网膜病变患者，未控制的高血压（血压≥160/110mmHg）或疑为主动脉夹层者、凝血障碍及出血性疾病患者，严重肝功能、肾功能障碍患者，近期患过链球菌感染者禁用。二尖瓣狭窄合并心房颤动伴左房血栓者、感染性心内膜炎患者以及妊娠妇女禁用
不良反应	可见发热，寒战，恶心，呕吐，肩背痛，过敏性皮疹；低血压（静脉滴注）；罕见过敏性休克；出血；脑出血；再灌注心律失常，偶见缓慢心律失常、加速性室性自搏性心律、室性期前收缩或心室颤动等；偶见溶血性贫血，黄疸及ALT升高；溶栓后继发性栓塞
特殊人群用药	肝功能、肾功能不全患者：严重肝功能、肾功能障碍患者禁用 妊娠与授乳期妇女：妊娠妇女禁用
药典	
国家处方集	CNF
其他推荐依据	
■ 药品名称	阿替普酶　Alteplase
适应证	1. 用于急性心肌梗死 2. 血流不稳定的急性大面积肺栓塞 3. 急性缺血性脑卒中
制剂与规格	注射剂：①20mg包装盒内有一个含20mg活性成分（干粉总重933mg）的小瓶及一个内装20ml注射用水的注射用小瓶；②50mg包装盒内有一个含50mg活性成分（干粉总重2333mg）的小瓶及一个内装50ml注射用水的注射用小瓶
用法与用量	1. 静脉注射：将50mg的本药溶解为1mg/ml的浓度，注射给药 2. 静脉滴注：将本药100mg溶于注射用生理盐水500ml中，在3小时内按以下方式滴完，即前2分钟先注入本药10mg，以后60分钟内滴入50mg，最后120分钟内滴完余下的40mg。①负荷给药法（front loading）：总剂量为100mg，先弹丸（bolus）注射15mg，然后30分钟内再静脉滴注50mg，接着1小时内静脉滴注剩余35mg；②按体重法：先静脉弹丸注射15mg，接着30分钟静脉滴注0.75mg/kg，然后1小时内静脉滴注0.5mg/kg；③二次弹丸法（two bolus）：总量100mg，分2次静脉弹丸注射，间隔30分钟，此方法可有88%的再通率
注意事项	1. 用药期间应监测心电图。本药一般不能与其他药物配伍静脉滴注，也不能与其他药物共用一条静脉血管来滴注 2. 患者的凝血酶原时间超过15秒时，禁止本药和口服抗凝药同时使用 3. 使用本药时可见注射部位出血，但不影响继续用药，发现出血迹象则应停药 4. 本药每天最大剂量不能超过150mg，否则会增加颅内出血的危险性

续　表

禁忌	近期内有严重出血、消化道溃疡、结肠炎、食管静脉曲张、主动脉瘤、出血性疾病和出血倾向、近期在2周内有过手术、外伤、穿刺、活体组织检查者、严重高血压、近期6个月内发生中风者禁用。妊娠期妇女、临产前2周内和产后14日内者禁用。70岁以上老年患者、严重肝功能不全者禁用
不良反应	常见出血、过敏、恶心、呕吐、发热、呼吸困难、低血压；罕见胆固醇栓塞
特殊人群用药	肝功能、肾功能不全患者：严重肝功能不全者禁用 老年人：70岁以上老年患者禁用 妊娠与授乳期妇女：妊娠期妇女、临产前2周内和产后14日内者禁用
药典	USP、Eur. P.
国家处方集	CNF
其他推荐依据	

第十四章

抗凝血药

■ 药品名称	肝素 Heparin
适应证	治疗静脉血栓栓塞；预防附壁血栓；治疗急性周围动脉栓塞；治疗静脉血栓栓塞；不稳定型心绞痛；心肌梗死溶栓治疗后预防冠状动脉在栓塞
制剂与规格	肝素钠注射液[保(甲)]：①2ml∶1000U；②2ml∶5000U[基]；③2ml∶12 500U[基] 肝素钙注射液[保(甲)]：①0. 2ml∶5000U；②0. 5ml∶12 500U；③0. 8ml∶20 000U
用法与用量	1. 成人常用量：深部皮下注射：一次5000～10 000U，以后每8小时8000～10 000U或每12小时15 000～20 000U，或据凝血试验监测结果调整剂量。每24小时总量30 000～40 000U。静脉滴注：一日20 000～40 000U，加至氯化钠注射液1000ml中持续滴注。静滴前应静脉注射5000U作为初始剂量。预防性治疗：高危血栓形成者，外科术前2小时5000U皮下注射，但避免硬膜外麻醉，然后每隔8～12小时给5000U，共约7日 2. 儿童用量：静脉注射，按体重一次50 U/kg，然后每4小时给予50～100U。静脉滴注，按体重50U/kg，以后按体表面积24小时给予20 000U/m^2，加至氯化钠注射液中缓慢滴注
注意事项	1. 不可肌内注射给药 2. 用药期间定期测凝血时间，避免肌内注射其他药物 3. 以下情况慎用：有过敏性疾病及哮喘病史，要进行易致出血的操作（如口腔手术等）者，已口服足量的抗凝血药者，月经量过多者；出血性器质性病变；视网膜血管疾患
禁忌	以下情况禁用：对本品过敏；有自发出血倾向者；血液凝固迟缓者（如血友病、紫癜、血小板减少等）；外伤或术后渗血；先兆流产或产后出血者；亚急性感染性心内膜炎；海绵窦细菌性血栓形成；胃、十二指肠溃疡；严重肝肾功能不全；重症高血压；胆囊疾病及黄疸
不良反应	自发性出血倾向，有黏膜、伤口、齿龈渗血，皮肤淤斑或紫癜，月经量过多等；严重时有内出血征象、麻痹性肠梗阻、咯血、呕血、血尿、血便及持续性头痛；偶见过敏反应，过量甚至可使心脏停搏。肌内注射可引起局部血肿，静脉注射可致短暂血小板减少症（肝素诱导血小板减少症）；长期使用有时反可形成血栓ALT 、AST升高
特殊人群用药	肝功能、肾功能不全患者：慎用 妊娠与授乳期妇女：妊娠后期和产后妇女慎用
药典	USP、Eur. P.
国家处方集	CNF
其他推荐依据	

■ 药品名称	依诺肝素 Enoxaparin
适应证	预防静脉血栓栓塞性疾病；治疗伴有或不伴有肺栓塞的深静脉栓塞；治疗不稳定性心绞痛及非Q波心梗；血液透析体外循环

续 表

制剂与规格	依诺肝素钠注射液[保(乙)]：①0.2ml：2000U 抗Ⅹa；②0.4ml：4000U 抗Ⅹa；③0.6ml：6000U 抗Ⅹa；③0.8ml：8000U 抗Ⅹa；④1.0ml：10 000U 抗Ⅹa
用法与用量	1. 预防静脉血栓栓塞性疾病：外科中度血栓形成危险，2000 AⅩa IU（0.2ml）qd，术前2小时开始皮下注射，持续7~10天 。外科高度血栓形成倾向，4000 AⅩa IU（0.4ml）qd，术前12小时开始皮下注射，可连续用至3周。内科患者，4000 AⅩa IU（0.4ml）qd，皮下注射6~14天 2. 治疗伴有或不伴有肺栓塞的深静脉栓塞 150 AⅩa IU/kg qd，或 100 AⅩa IU/kg，一日2次，皮下注射10天 3. 治疗不稳定型心绞痛及非Q波心肌梗死 100 AⅩa IU/kg，每12小时皮下注射1次（与阿司匹林同用），皮下注射2~8天 4. 血液透析体外循环 防止血栓形成：50~100 AⅩa IU/kg，血管内给药；出现纤维蛋白环时：再给予50~100 AⅩa IU/kg
注意事项	1. 同肝素 2. 禁止肌内注射 3. 用药期间进行血小板计数监测，如显著下降，应停用本品 4. 在治疗不稳定型心绞痛使用动脉导管时，应保留鞘管至给药后6~8小时。下一次治疗应在拔鞘管后6~8小时开始 5. 针头必须垂直进入皮下组织，再注射全过程应保持皮肤褶皱
禁忌	禁用于：对肝素及低分子肝素过敏；严重的凝血障碍；低分子肝素或肝素诱导的血小板减少症史；活动性消化道溃疡；有出血倾向的器官损伤；急性感染性心内膜炎。以下情况下不推荐使用：严重的肾功能损害；出血性脑卒中；难以控制的动脉高压等；与其他药物共用（见药物相互作用）
不良反应	可见出血，部分注射部位淤点、淤斑；罕见注射部位坚硬炎性结节，局部或全身过敏反应，血小板减少症，免疫性血小板减少症伴有血栓形成，骨质疏松倾向，转氨酶升高
特殊人群用药	肝功能、肾功能不全患者：慎用 儿童：本品不推荐用于儿童 老年人：肾功能在正常范围内的老年人预防性用药时无须调整剂量或一日用药次数 妊娠与授乳期妇女：妊娠期妇女仅在必要时才可使用；授乳期妇女使用时应停止授乳
药典	Eur. P.
国家处方集	CNF
其他推荐依据	
■ 药品名称	**那屈肝素 Nadroparin**
适应证	在外科手术中，用于静脉血栓形成中度或高度危险的情况，预防静脉血栓栓塞性疾病。治疗已形成的深静脉血栓。联合阿司匹林用于不稳定性心绞痛和非Q波性心梗急性期的治疗。在血液透析中预防体外循环中的血凝块形成
制剂与规格	那屈肝素钙注射液[保(乙)]：①0.3ml：2850U 抗Ⅹa；②0.4ml：3800U 抗Ⅹa；③0.6ml：5700U 抗Ⅹa（欧洲药典单位）
用法与用量	本品1ml相当于9500U抗凝血因子Ⅹa。皮下注射 1. 预防性治疗：常规适用于所有全麻下施行手术的患者。①中度血栓栓塞形成危险的手术：对于中度血栓栓塞形成危险的手术，每日注射2850IU（0.3 ml）约在术前2小时进行第1

续 表

	次注射。②高度血栓栓塞形成危险的手术：髋关节和膝关节手术。使用的剂量应该随患者的体重进行调节。每日注射的剂量是：38IU/kg。术前，如手术前12小时；术后，如手术后12小时；以后每日使用，一直到手术后第3天。从手术后第4天起剂量调整为57IU/kg，依据患者体重范围决定剂量（体重< 51kg者，从术前到术后第3天每日每次用0.2ml；从第4天起每日每次用0.3ml。体重为51~70kg者，从术前到术后第3天每日每次用0.3ml；从第4天起每日每次用0.4ml。体重> 70kg者，从术前到术后第3天每日每次用0.4ml；从第4天起每日每次用0.6ml） 2. 治疗性用药：①对已形成的深静脉栓塞的治疗：一次85IU/kg。每12小时注射1次。每次注射剂量可依据患者的体重范围，按0.1ml/10kg的剂量每12小时注射。体重为40~49kg者，每次用0.4ml；体重为50~59kg者，每次用0.5ml；体重为60~69kg者，每次用0.6ml；体重为70~79kg者，每次用0.7ml；体重为80~89kg者，每次用0.8ml；体重为90~99kg者，每次用0.9ml；体重≥100kg者，每次用1ml。治疗持续时间不应超过10天，除非禁忌，口服抗凝药物应尽早使用。②治疗不稳定型心绞痛和非Q波性心肌梗死：一次86 IU/kg。每12小时注射1次。联合使用阿司匹林（推荐剂量：在160~325mg的负荷剂量后，口服剂量75~325mg）。初始的86IU/kg剂量可通过一次性静脉推注和皮下注射给药。治疗时间一般在6天左右达到临床稳定。依据患者体重范围调整剂量：体重< 50kg者，初始的一次性静脉推注用0.4ml，以后每12小时皮下注射0.4ml；体重为50~59kg者，初始的一次性静脉推注用0.5ml，以后每12小时皮下注射0.5ml；体重为60~69kg者，初始的一次性静脉推注用0.6ml，以后每12小时皮下注射0.6ml；体重为70~79kg者，初始的一次性静脉推注用0.7ml，以后每12小时皮下注射0.7ml；体重为80~89kg者，初始的一次性静脉推注用0.8ml，以后每12小时皮下注射0.8ml；体重为90~99kg者，初始的一次性静脉推注用0.9ml，以后每12小时皮下注射0.9ml；体重≥100kg者，初始的一次性静脉推注用1ml，以后每12小时皮下注射1ml。血液透析，通过血管注射。对于无出血危险或血透持续4小时左右的患者，应在透析开始时通过动脉端单次注射大约65IU/kg剂量的低分子肝素。可依据患者体重范围调整使用剂量：体重< 51kg者，给予0.3ml；体重为51~70kg者，给予0.4ml；体重> 70kg者，给予0.6ml。如有必要，可依据患者个体情况或血透技术条件调整使用剂量。如有出血危险，可将标准剂量减半
注意事项	1. 同肝素 2. 禁止肌内注射 3. 整个过程中必须监测血小板计数 4. 以下情况慎用，严重动脉性高血压，消化性溃疡病史，其他可能引起出血的器质性损伤，脉络膜-视网膜血管疾病，脑部、脊髓或眼科手术的术后期 5. 在治疗不稳定型心绞痛使用动脉导管时，应保留鞘管至给药后6~8小时。下一次治疗应在拔鞘管后6~8小时开始 6. 针头必须垂直进入皮下组织，再注射全过程应保持皮肤褶皱 7. 0.6ml鱼精蛋白注射液可用来中和相当于0.1ml本品产生的抗凝作用；要求在24小时内分2~4次注射所计算的鱼精蛋白的总量
禁忌	同依诺肝素
不良反应	同依诺肝素
特殊人群用药	肝功能、肾功能不全患者：慎用 妊娠与授乳期妇女：不建议妊娠期间使用本品，除非治疗益处超过可能风险；不建议母乳喂养期间使用
药典	Eur. P.

续　表

国家处方集	CNF
其他推荐依据	
■ 药品名称	达肝素　Dalteparin
适应证	急性深静脉血栓。进行血液透析和血液过滤期间防止在体外循环系统中发生凝血。不稳定型冠状动脉疾病，如不稳定型心绞痛和非Q波型心肌梗死。预防与手术有关的血栓形成
制剂与规格	达肝素钠注射液[保(乙)]：①0.2ml：2500U 抗Ⅹa；②0.2ml：5000U 抗Ⅹa；③0.3ml：7500U 抗Ⅹa
用法与用量	1. 急性深静脉血栓的治疗：①200IU/kg，一日1次，皮下注射。每日总量不可超过18 000IU。或100IU/kg，一日2次，皮下注射，该剂量适用于出血危险较高的患者。通常治疗中无需监测，但可进行功能性抗Ⅹa测定。皮下注射后3~4小时取血样，可测得最大血药浓度。推荐的血药浓度范围为0.5~1.0IU 抗Ⅹa/ml；②持续静脉输注用法：推荐的初始剂量为100IU/kg，每12小时可重复给药。用本品的同时可以立即口服拮抗剂维生素K。本品治疗应持续到凝血酶原复合物水平（凝血因子Ⅱ、Ⅶ、Ⅸ、Ⅹ）降至治疗水平。通常联合治疗至少需要5天 2. 血液透析和血液过滤期间预防凝血：①慢性肾衰竭，患者无已知出血危险。血液透析和血液过滤超过4小时：快速静脉注射30~40IU/kg，继以每小时10~15IU/kg静脉输注。血液透析和血液过滤不超过4小时：剂量同上，或静脉快速注射5000IU；给予的剂量通常使血浆抗Ⅹa浓度保持在0.5~1.0IU/ml的范围内。②急性肾衰竭，患者有高度出血危险：静脉快速注射5~10IU/kg，继以每小时4~5IU/kg静脉输注。进行急性血液透析的患者治疗间歇较短，应监测抗Ⅹa血浆浓度保持在0.2~0.4IU/ml的范围内 3. 不稳定型冠状动脉疾病：如不稳定型心绞痛和非Q波型心肌梗死，皮下注射120 IU/kg，每日2次。最大剂量为10 000IU/12h。至少治疗6天，如医师认为必要可以延长。此后，推荐使用固定剂量作为延长期治疗，直至进行血管重建操作［如经皮介入（PCI）或者冠状动脉旁路搭桥（CABG）］。除非有特别的禁忌，推荐同时使用低剂量阿司匹林。总治疗周期不应超过45天，应根据患者的性别和体重来选择剂量：体重80kg以下的女性患者和体重70kg以下的男性患者：每12小时皮下注射5000IU。体重超过80kg（含80kg）的女性患者和体重超过70kg（含70kg）的男性患者：每12小时皮下注射7500IU 4. 预防与手术有关的血栓形成：中度血栓风险的患者，术前1~2小时皮下注射2500IU，术后每日早晨皮下注射2500IU直到患者可以活动，一般需5~7天或更长。皮下注射5000IU，每天1次，一般需12~14天，持续性活动受限的患者可更长。通常不需监控抗凝血功能。高度血栓风险的患者（患有某些肿瘤的特定患者和某些矫形手术）：术前晚间皮下注射5000IU，术后每晚皮下注射5000IU。治疗须持续到患者可以活动为止，一般需5~7天或更长。另外也可术前1~2小时皮下注射2500IU，术后8~12小时皮下注射2500IU，然后每日早晨皮下注射5000IU。即使患者已可活动，全髋关节置换手术后的治疗应持续最多至5周
注意事项	1. 同肝素 2. 禁止肌内注射 3. 用药期间应监测血小板计数 4. 以下情况慎用，如血小板减少症和血小板缺陷，未控制的高血压，高血压性或糖尿病性视网膜病，近期手术后大剂量使用时等 5. 在治疗不稳定型心绞痛使用动脉导管时，应保留鞘管至给药后6~8小时。下一次治疗应在拔鞘管后6~8小时开始

续 表

	6. 针头必须垂直进入皮下组织，再注射全过程应保持皮肤褶皱 7. 不同的低分子肝素产品存在差异，不能互换，使用时应遵守各自产品的使用方法、剂量等要求 8. 紧急应用，1mg 鱼精蛋白可以抑制 100U 达肝素钠的作用（注：鱼精蛋白只能中和达肝素钠 25%~50%抗凝血因子Ⅹa 的活性）
禁忌	禁用于对本品或其他低分子肝素过敏；急性胃、十二指肠溃疡；急性脑出血；严重凝血系统疾病；脓毒性心内膜炎；中枢神经系统、眼部、耳部的损伤或手术；进行急性深静脉血栓治疗伴用局部麻醉
不良反应	可出现注射部位皮下血肿，暂时性轻微血小板减少症（Ⅰ型），暂时性 AST 、ALT 升高，罕见皮肤坏死，脱发，过敏反应，注射部位以外的出血；很少见过敏样反应，严重的免疫介导型血小板减少症（Ⅱ型）伴动、静脉血栓或血栓栓塞
特殊人群用药	肝功能、肾功能不全患者：严重肝功能、肾功能不全者慎用 妊娠与授乳期妇女：不推荐妊娠期妇女使用；授乳期妇女慎用
药典	Eur. P.
国家处方集	CNF
其他推荐依据	
■ 药品名称	磺达肝癸钠　Fondaparinux
适应证	用于进行下肢重大骨科手术如髋关节骨折、重大膝关节手术或者髋关节置换术等患者，预防静脉血栓栓塞事件的发生。无指征进行紧急（＜120 分钟）介入治疗（PCI）的不稳定型心绞痛或非 ST 段抬高心肌梗死（UA/NSTEMI）患者使用溶栓或初始不接受其他形式再灌注治疗的 ST 段抬高心肌梗死（STEMI）患者的治疗
制剂与规格	磺达肝癸钠注射液[保(乙)]：0. 5ml：2. 5mg
用法与用量	1. 接受重大骨科手术的患者：推荐剂量为 2. 5mg，一日 1 次，术后皮下注射给药。初始剂量应在手术结束后 6 小时给予，并且需在确认已止血的情况下。治疗应持续到静脉血栓栓塞风险消失以后，通常到患者可以下床活动，至少在手术后 5~9 天。进行髋关节骨折手术的患者，应考虑将本品的使用时间再延长 24 天 2. UA/NSTEMI 治疗：推荐剂量为 2. 5mg，一日 1 次，术后皮下注射给药。做出诊断后尽早开始治疗，治疗持续最长 8 日，不足 8 日出院，则至出院为止 3. STEMI 治疗：推荐剂量为 2. 5mg，一日 1 次，术后皮下注射给药。首剂应静脉内给药，之后剂量通过皮下注射给药。治疗应尽早开始治疗，治疗持续最长 8 日，不足 8 日出院，则至出院为止。在 UA/NSTEMI 或 STEMI 患者中，将接受冠状动脉旁路移植术的患者中，若可能，在手术前的 24 小时内不应给予本品，可在术后 48 小时再次开始用药
注意事项	1. 下列情况慎用：出血危险高的患者（如血小板＜ $50×10^9$/L、胃肠道活动性溃疡疾病）、近期颅内出血或脑、脊髓或眼科手术后不久，以及老年、体重＜ 50kg、肌酐清除率明显降低 2. 本品在 17 岁以下患者中的安全性和疗效尚没有研究 3. 不能通过肌内注射给予 4. 磺达肝癸钠是一种人工合成的、活化因子Ⅹ选择性抑制剂。不能灭活凝血酶（活化因子Ⅱ），血小板没有作用
禁忌	禁用于已知对磺达肝癸钠或本品中任何赋形剂成分过敏；具有临床意义的活动性出血；急性细菌性心内膜炎；肌酐清除率＜ 20ml/min 的严重肾脏损害

续　表

不良反应	常见出血（血肿、血尿、咯血、齿龈出血等）；不常见贫血，呼吸困难，皮疹，瘙痒
特殊人群用药	肝功能、肾功能不全患者：严重肝功能受损使用本药不需要进行剂量调整 老年人：由于肾功能通常随年龄增加而降低，老年患者出血风险会增加，应慎用本药 妊娠与授乳期妇女：除非明确需要，不应用于孕妇及授乳期妇女
药典	USP
国家处方集	CNF
其他推荐依据	
■ 药品名称	**华法林　Warfarin**
适应证	预防和治疗深静脉血管栓塞及肺栓塞，预防心肌梗死后血栓栓塞并发症或心房颤动、心瓣膜病或人工瓣膜置换术后引起的血栓栓塞并发症（卒中或体循环栓塞）
制剂与规格	华法林片[基,保(甲)]：①1mg；②2.5mg；③3mg；④5mg
用法与用量	口服。成人常用量，初始3日，3~4mg/d。之后给维持量2.5~5.0mg/d
注意事项	1. 治疗期间应严密监测凝血酶原时间，并根据INR值调整用量。若发生轻度出血，或凝血酶原时间延长至正常的2.5倍以上，应减量或停药 2. 严重出血可静注维生素 K_1，必要时可输全血、血浆或凝血酶原复合物
禁忌	禁用于妊娠妇女，出血倾向或血液恶病质，近期手术，消化性溃疡，严重高血压，细菌性心内膜炎，脑血管疾病，精神病，动脉瘤，心包炎，心包积液，酒精中毒，严重肝、肾损害
不良反应	出血；早期表现有淤斑，紫癜，齿龈出血，鼻出血，伤口出血经久不愈，月经量过多等；肠壁血肿可致亚急性肠梗阻，硬膜下颅内血肿和穿刺部位血肿；偶见恶心、呕吐，腹泻，瘙痒性皮疹，过敏反应及皮肤坏死；罕见双侧乳房坏死，微血管病或溶血性贫血以及大范围皮肤坏疽
特殊人群用药	肝功能、肾功能不全患者：严重肝功能、肾功能不全者禁用 老年人：老年人应慎重以较低剂量开始给药 妊娠与授乳期妇女：禁用
药典	USP、Eur. P.、Chin. P.
国家处方集	CNF
其他推荐依据	

第十五章

止血药

■ 药品名称	酚磺乙胺　Etamsylate
适应证	防治各种手术前后的出血，也可用于血小板功能不良、血管脆性而引起的出血
制剂与规格	注射用酚磺乙胺[保(乙)]：0.5g
用法与用量	肌内注射、静脉注射、静脉滴注。用氯化钠注射液2ml溶解后使用，也可稀释于氯化钠注射液或5%葡萄糖注射液中使用。①肌内注射或静脉注射：一次0.5g，一日0.5~1.5g。静脉滴注：一次0.5g，一日2~3次，或遵医嘱。预防术后出血：术前15~30分钟静脉滴注或肌内注射0.5g，必要时2小时后再注射0.25g，或遵医嘱。②儿童：低出生体重新生儿，12.5mg/kg，肌内注射或静脉注射，每6小时1次
注意事项	1. 本品可与维生素K注射液混合使用 2. 血栓栓塞性疾病患者或有此病史者慎用 3. 禁与碳酸氢钠注射液配伍，以免引起变色反应
禁忌	1. 对本品及其中任何成分过敏者禁用 2. 急性卟啉症患者禁用
不良反应	可有恶心、头痛、皮疹、暂时性低血压等，静脉注射后偶可发生过敏性休克
特殊人群用药	肝功能、肾功能不全患者：肾功能不全者慎用 儿童：慎用 老年人：慎用 妊娠与授乳期妇女：慎用
药典	Eur. P.、Pol. P.
国家处方集	CNF
其他推荐依据	
■ 药品名称	氨基己酸　Aminocaproic Acid
适应证	适用于预防及治疗纤维蛋白溶解亢进引起的各种出血。①前列腺、尿道、肺、肝、胰、脑、子宫、肾上腺、甲状腺等富有纤溶酶原激活物脏器的外伤或手术出血，组织纤溶酶原激活物（t-PA）、链激酶或尿激酶过量引起的出血；②弥散性血管内凝血（DIC）晚期，以预防继发性纤维蛋白溶解亢进症；③可作为血友病患者拔牙或口腔手术后出血或月经过多的辅助治疗
制剂与规格	氨基己酸片[保(乙)]：0.5g 氨基己酸注射液[保(乙)]：①10ml：2g；②20ml：4g
用法与用量	口服： 1. 成人：一次2g，一日3~4次，依病情用7~10日或更久

续 表

	2. 儿童：一次 0.1g/kg，一日 3～4 次 3. 静脉滴注：本品在体内有效抑制纤维蛋白溶解的浓度至少为 130μg/ml。对外科手术出血或内科大量出血者，迅速止血，要求迅速达到上述血液浓度。初始剂量：4～6g，溶于 100ml 氯化钠注射液或 5%～10%葡萄糖溶液中，于 15～30 分钟滴完。持续剂量为每小时 1g，滴注或口服 4. 局部应用：0.5%溶液冲洗膀胱用于术后膀胱出血；拔牙后可用 10%溶液漱口和蘸药的棉球填塞伤口
注意事项	1. 慎用于：心功能损害患者，尿道出血，上尿道病变引起的血尿，肝静脉闭塞性疾病，骨骼肌病的患者 2. 本品排泄快、需持续给药、否则难以维持稳定的浓度 3. 对凝血功能异常引起的出血疗效差；对严重出血、伤口大量出血肿瘤出血等无止血作用 4. 不能阻止小动脉出血，术中有活动性动脉出血，仍需结扎止血 5. 使用避孕药或雌激素的妇女，服用氨基己酸时可增加血栓形成的风险 6. 禁止快速静脉注射
禁忌	血栓形成倾向或过去有血管栓塞者、弥散性血管内凝血患者禁用
不良反应	常见恶心、呕吐和腹泻；其次为眩晕、瘙痒、头晕、耳鸣、全身不适、鼻塞、皮疹等。快速静脉滴注可出现低血压、心律失常，少数人可发生惊厥及心脏或肝脏损害。大剂量或疗程超过 4 周可产生肌痛、软弱、疲劳、肌红蛋白尿，甚至肾衰竭等，停药后可缓解恢复
特殊人群用药	肝功能、肾功能不全患者：肝功能、肾功能损害者慎用
药典	USP、Eur. P.、Pol. P.
国家处方集	CNF
其他推荐依据	
■ 药品名称	氨甲环酸 Tranexamic Acid
适应证	用于急性或慢性、局限性或全身性原发性纤维蛋白溶解亢进引起的各种出血。①前列腺、尿道、肺、肝、胰、脑、子宫、肾上腺、甲状腺等富有纤溶酶原激活物脏器的外伤或手术出血；②用作组织纤溶酶原激活物（t-PA）、链激酶或尿激酶的拮抗物；③人工终止妊娠、胎盘早剥、死胎和羊水栓塞引起的纤维蛋白溶解性出血；④局部先溶性增高的月经过多，眼前房出血及严重鼻出血；⑤防止或减轻凝血因子Ⅷ或凝血因子Ⅸ缺乏的血友病患者拔牙或口腔手术后出血；⑥中枢动脉瘤破裂所致的轻度出血；⑦治疗遗传性血管神经性水肿，可减少其发作次数和严重度；⑧血友病患者发生活动性出血，可联合应用本药
制剂与规格	氨基环酸片[保(乙)]：①0.125g；②0.25g 氨基环酸注射液[保(甲)]：①2ml：0.1g；②5ml：0.25g[基]；③2ml：0.2g；④5ml：0.5g[基]
用法与用量	1. 口服：一次 1.0～1.5 g，一日 2～6g 2. 静脉给药：一次 0.25～0.5g，一日 0.75～2g 。以葡萄糖或氯化钠注射液稀释后使用
注意事项	1. 月经不规则、既往血栓栓塞病史、血尿患者慎用 2. 密切监测弥散性血管内凝血的症状 3. 长期治疗的患者监测肝功能，定期行眼科检查。如果出现色觉异常，停药 4. 静脉滴注速率不超过 1ml/min，以防止低血压
禁忌	严重肾衰竭，活动性血管内凝血，血栓栓塞疾病，色觉疾病，蛛网膜下腔出血禁用

续 表

不良反应	偶有药物过量所致颅内血栓形成和出血；尚有腹泻、恶心及呕吐；较少见经期不适；注射后少见视物模糊、头痛、头晕、疲乏等
特殊人群用药	肝功能、肾功能不全患者：肝功能、肾功能损害者慎用 妊娠与授乳期妇女：慎用
药典	USP、Eur. P.、Jpn. P.
国家处方集	CNF
其他推荐依据	
■ 药品名称	氨甲苯酸 Aminomethybenzoic Acid
适应证	用于纤维蛋白溶解亢进引起的各种出血，如肺、肝、胰、前列腺、肾上腺、甲状腺等手术出血，组织纤溶酶原激活物（t-PA）、链激酶或尿激酶过量引起的出血，妇产科和产后出血及肺结核咯血或痰中带血、血尿、前列腺肥大出血、上消化道出血等
制剂与规格	氨甲苯酸片[保(甲)]：①0. 125g；②0. 25g 氨甲苯酸注射液[基,保(甲)]：①5ml：0. 5g；②10ml：0. 1g
用法与用量	口服： 1. 成人一次 0. 25~0. 5g，一日 3 次，一日最大剂量 2g；5 岁以下儿童一次 0. 1~0. 125g，一日 2~3 次 2. 静脉注射：成人一次 0. 1~0. 3g，用 5%葡萄糖或氯化钠注射液 10~20ml 稀释后缓慢注射，一日最大用量 0. 6g。新生儿一次 0. 02~0. 03g；5 岁以下儿童一次 0. 05~0. 1g
注意事项	血栓形成倾向、心肌梗死者、肾盂实质性病变大量血尿者、血友病慎用
禁忌	血栓栓塞病史者禁用
不良反应	常见腹泻、恶心、呕吐；偶见用药过量导致血栓形成倾向
特殊人群用药	肝功能、肾功能不全患者：肾功能不全者慎用
药典	
国家处方集	CNF
其他推荐依据	
■ 药品名称	甲萘氢醌 Menadione
适应证	用于维生素 K 缺乏所致的凝血障碍性疾病
制剂与规格	醋酸甲萘氢醌片[基,保(甲)]：①2mg；②4mg 醋酸甲萘氢醌注射液：①1ml：5mg；②1ml：10mg
用法与用量	1. 口服：一次 2~4mg，一日 3 次 2. 肌内或皮下注射：成人，一次 5~15mg，一日 1~2 次；儿童，一次 5~10mg，一日 1~2 次
注意事项	1. 对肝素引起的出血无效 2. 外伤出血无必要使用本品
禁忌	1. 对本品过敏者禁用

续　表

	2. 严重肝脏疾患或肝功能不全者禁用 3. 妊娠晚期禁用
不良反应	恶心、呕吐等胃肠道反应；偶见过敏反应
特殊人群用药	肝功能、肾功能不全患者：有肝脏功能损伤的患者，本品的疗效不明显，盲目加量可加重肝损伤
药典	Chin. P.
国家处方集	CNF
其他推荐依据	
■ 药品名称	**维生素 K_1　Vitamin K_1**
适应证	用于维生素 K 缺乏引起的出血，如梗阻性黄疸、胆瘘、慢性腹泻等所致出血，香豆素类、水杨酸钠
制剂与规格	维生素 K_1 片[保(乙)]：10mg 维生素 K_1 注射液[基,保(甲)]：1ml：10mg
用法与用量	口服：一次 10mg，一日 3 次或遵医嘱。注射：低凝血酶原血症，肌内或深部皮下注射，一次 10mg，一日 1~2 次，24 小时内总量不超过 40mg。预防新生儿出血
注意事项	1. 对肝素引起的出血无效 2. 严重梗阻性黄疸、小肠吸收不良所致腹泻者，不宜使用 3. 静脉注射宜缓慢，给药速度不宜超过每分钟 1mg
禁忌	肝脏疾患或肝功能不良者禁用
不良反应	静脉注射偶可发生过敏样反应，速度过快可出现面部潮红、出汗、支气管痉挛、心动过速、低血压等；肌内注射可引起局部红肿和疼痛；新生儿可能出现高胆红素血症、黄疸和溶血性贫血
特殊人群用药	肝功能、肾功能不全患者：肝脏疾患或肝功能不良者禁用
药典	USP、Eur. P.、Chin. P.、Int. P.、Jpn. P.、Viet. P.
国家处方集	CNF
其他推荐依据	
■ 药品名称	**卡巴克络　Carbazochrome**
适应证	适用于因毛细血管损伤及通透性增加所致的出血，如鼻出血、视网膜出血、咯血、胃肠出血、血尿、痔疮及子宫出血等
制剂与规格	卡巴克络水杨酸钠盐片：①2. 5mg；②5mg 卡巴克络水杨酸钠盐注射液：①1ml：5mg；②2ml：10mg 卡巴克络磺酸钠盐（卡络磺钠）注射液：①1ml：5mg；②2ml：10mg
用法与用量	1. 口服：卡巴克络水杨酸钠盐片，成人一次 2. 5~5mg，一日 3 次 2. 肌内注射：卡巴克络水杨酸钠盐注射液，一次 5~10mg，一日 2~3 次 3. 静脉滴注：卡巴克络磺酸钠盐注射液，成人一次 60~80mg，临用前，加灭菌注射用水或 0. 9%氯化钠注射液适量溶解

续 表

注意事项	1. 癫痫史及精神病史患者慎用 2. 本品水杨酸钠盐不能用于静脉注射
禁忌	1. 对本品过敏者禁用 2. 对水杨酸过敏者禁用本品水杨酸钠盐
不良反应	本品毒性低，可产生水杨酸样反应，如恶心、呕吐、头晕、耳鸣、视力减退等。对癫痫患者可引起异常脑电活动。注射部位有痛感
特殊人群用药	妊娠与授乳期妇女：慎用
药典	Jpn. P.
国家处方集	CNF
其他推荐依据	
■ 药品名称	鱼精蛋白 Protamine
适应证	用于因注射肝素过量所引起的出血
制剂与规格	硫酸鱼精蛋白注射液[基,保(甲)]：① 5ml：50mg；②10ml：100mg
用法与用量	1. 成人：静脉注射，抗肝素过量，用量与最后 1 次肝素使用量相当（1mg 硫酸鱼精蛋白可中和 100U 肝素）。每次不超过 50mg。缓慢静注。一般以每分钟 0.5ml（5mg）的速度静注，在 10 分钟内注入量以不超过 50mg 为度。由于本品自身具有抗凝作用，因此 2 小时内（即本品作用有效持续时间内）不宜超过 100mg。除非另有确凿依据，不得加大剂量 2. 儿童：静脉滴注，抗自发性出血，一日 5~8mg/kg，分 2 次，间隔 6 小时，每次以 300~500ml 0.9%氯化钠注射液稀释后使用，3 日后改用半量。一次用量不超 25mg；静脉注射，抗肝素过量，用量与最后一次肝素使用量相当。一般用其 1%溶液，每次不超过 2.5ml（25mg），缓慢静注
注意事项	1. 本品易破坏，口服无效。禁与碱性物质接触 2. 静脉注射速度过快可致热感、皮肤发红、低血压心动过缓等 3. 对鱼类过敏者应用时应慎重 4. 用鱼精蛋白锌胰岛素过敏者，用本品偶可发生严重过敏反应
禁忌	对本品过敏者禁用
不良反应	可见心动过缓、胸闷、呼吸困难及血压降低；肺动脉高压或高血压；恶心、呕吐、面部潮红、潮热及倦怠；极个别对鱼类食物过敏患者发生过敏反应；用鱼精蛋白锌胰岛素患者偶可发生严重过敏反应；可加重心脏手术体外循环所致的血小板减少
特殊人群用药	妊娠与授乳期妇女：慎用
药典	Eur. P.
国家处方集	CNF
其他推荐依据	
■ 药品名称	血凝酶 Hemocoagulase
适应证	用于需减少流血或止血的各种医疗情况下，如外科、内科、妇产科、眼科、耳鼻喉科、口腔科等临床科室的出血及出血性疾病。预防出血：如手术前用药，可减少出血倾向，避免或减少手术及手术后出血

续　表

制剂与规格	注射用血凝酶：①1U；②2U 注射用尖吻蝮蛇血凝酶：1U 注射用白眉蛇毒血凝酶[保(乙)]：①0.5U；②2U
用法与用量	静脉、肌内或皮下注射，也可局部使用： 1. 一般出血：成人，一次1~2U；儿童，一次0.3~0.5U 2. 紧急出血，立即静脉注射0.25~0.5U，同时肌内注射1U 3. 外科手术：手术前1小时，肌内注射1U，或手术前15分钟静脉注射1U。术后每日肌内注射1U，连用3天 4. 咯血：每12小时皮下注射1U，必要时，开始时再加静脉注射1U，最好加入10ml的0.9%氯化钠注射液中注射 5. 异常出血：剂量加倍，间隔6小时肌内注射1U，致出血完全停止 6. 局部外用：本药溶液可直接以注射器喷射于血块清除后的创面局部，并酌情以敷料压迫（如拔牙、鼻出血等）
注意事项	1. 大、中动脉，大静脉受损的出血，必须首先用外科手术处理 2. 弥散性血管内凝血（DIC）导致的出血时慎用 3. 血液中缺乏血小板或某些凝血因子时，宜在补充血小板、凝血因子或输注新鲜血液的基础上应用 4. 在用药期间，应注意监测患者的凝血时间
禁忌	1. 对本药或同类药物过敏者禁用 2. 有血栓病史者禁用
不良反应	偶见过敏样反应
特殊人群用药	妊娠与授乳期妇女：妊娠期妇女不宜使用
药典	
国家处方集	CNF
其他推荐依据	
■ 药品名称	人纤维蛋白原　Human Fibrinogen
适应证	先天性纤维蛋白原减少或缺乏症；获得性纤维蛋白原减少症；严重肝脏损伤、肝硬化、弥散性血管内凝血、产后大出血、因大手术、外伤或内出血等引起的纤维蛋白原缺乏而造成的凝血障碍
制剂与规格	冻干人纤维蛋白原[基,保(乙)]：①500mg；②1.0g；③1.5g；④2.0g
用法与用量	1. 用法：用前先将本品及灭菌注射用水预温到30~37℃，然后按瓶签标示量注入预温的灭菌注射用水，置30~37℃水浴中，轻轻摇动使本品完全溶解。用带有滤网装置的输液器进行静脉滴注，滴速以60滴/分钟为宜 2. 用量：应据病情及临床检验结果决定，一般首次静滴1~2g，如需要可酌情继续给药
注意事项	1. 在治疗消耗性凝血疾病时，需注意只有在肝素的保护及抗凝血酶Ⅲ水平正常的前提下，凝血因子替代疗法才有效 2. 不同厂家生产的纤维蛋白原可能活性不完全相同，在相互替换时需要注意调整用量 3. 溶解时切忌剧烈振摇以免蛋白变性
禁忌	对本品过敏者禁用

续 表

不良反应	少数过敏体质患者会出现变态反应，如出现皮疹、发热等严重反应者应采取应急处理措施
特殊人群用药	妊娠与授乳期妇女：慎用
药典	Eur. P.
国家处方集	CNF
其他推荐依据	
■ 药品名称	人凝血因子Ⅷ Human Blood Coagulation Factor Ⅷ
适应证	治疗甲型血友病和获得性凝血因子Ⅷ缺乏症伴发的出血（包括该类患者术中及术后出血）。其冷沉淀物亦可用于治疗血管性血友病、低纤维蛋白原血症及凝血因子Ⅷ缺乏症。并可作为纤维蛋白原的来源用于弥散性血管内凝血
制剂与规格	冻干人凝血因子Ⅷ[基,保(乙)]：①50U；②100U；③200U；④250U；⑤300U；⑥400U；⑦500U；⑧1000U
用法与用量	1. 用法：将本品和灭菌注射用水预温至25~37℃后，按瓶签标示量溶解本品（不得剧烈摇动以免产生泡沫及引起蛋白变性）。用装有过滤针头的注射器上吸取本品溶液，以带有滤网的输注装置给药。滴注速度一般以每分钟60滴为宜 2. 用量：给药剂量须视病情、体重、出血类型、需要提高的凝血因子Ⅷ血浆浓度及体内是否存在抗体而定。下列公式可用于计算剂量：所需凝血因子Ⅷ剂量（U）/次=0.5×患者体重（kg）×需提升的凝血因子Ⅷ活性水平（正常的%）。一般推荐剂量如下：①轻、中度出血：单一剂量10~15IU/kg，将凝血因子Ⅷ水平提高到正常人水平的20%~30%。②较严重出血或小手术：需将凝血因子Ⅷ水平提高到正常人水平的30%~50%，通常首次剂量15~25IU/kg；如需要，每隔8~12小时给予维持剂量10~15IU/kg。③大出血：危及生命的出血或出血累及重要器官，首次剂量30~50 U/kg，或将血浆凝血因子Ⅷ浓度提高到正常人水平的60%~100%的剂量，然后每隔8~12小时给予维持剂量20~25IU/kg。④手术：只有当凝血因子Ⅷ抑制物水平无异常增高时，方可考虑择期手术。手术开始时血液中凝血因子Ⅷ浓度需达到正常人水平的60%~100%。通常在术前按30~40U/kg给药。术后4天内凝血因子Ⅷ最低应保持在正常人水平的60%，接下去的4天减至40%。⑤获得性凝血因子Ⅷ抑制物增多症：应给予大剂量的凝血因子Ⅷ，一般超过治疗血友病患者所需剂量一倍以上
注意事项	1. 大量反复输入本品时，应注意出现过敏反应、溶血反应及肺水肿的可能性，对有心脏病的患者尤应注意 2. 本品对于因缺乏凝血因子Ⅸ所致的乙型血友病，或因缺乏凝血因子Ⅺ所致的丙型血友病均无疗效，故在用前应确诊患者系属凝血因子Ⅷ缺乏，方可使用本品 3. 本品不得用于静脉以外的注射途径 4. 配制好的制剂需立即输用，并在1小时内用完；给药速度宜慢，不要超过10ml/min。配制好的溶液不可再冷藏
禁忌	对本品过敏者禁用
不良反应	可能出现过敏反应，严重者血压下降及休克；由纯化猪血浆制备的产品可引起血小板减少及出血；注射局部烧灼感或炎症；偶见头晕、疲乏、口干、鼻出血、恶心及呕吐等；A、B或AB血型患者大量输注时偶见溶血；有高纤维蛋白原血症或血栓形成的报道
特殊人群用药	儿童：用药安全性资料不足，需慎重 妊娠与授乳期妇女：用药安全性资料不足，需慎重

续　表

药典	USP、Eur. P.
国家处方集	CNF
其他推荐依据	

第十六章

其他治疗药物

■ 药品名称	小牛脾提取物注射液　Calf Spleen Extractive Injection
适应证	用于提高机体免疫力。可在治疗再生障碍性贫血、原发性血小板减少症、放射线引起的白细胞减少症、各种恶性肿瘤、改善肿瘤患者恶病质时配合使用
制剂与规格	注射剂：2ml：5mg 多肽：380μg 核糖
用法与用量	肌内注射：一次 2~8ml，一日 1 次或遵医嘱。静脉滴注：一次 10ml，溶于 500ml 的 0.9%氯化钠注射液或 5%~10%葡萄糖注射液中，一日 1 次或遵医嘱
注意事项	1. 发现溶液混浊、颜色异常或有沉淀异物、瓶身细微破裂或漏气，不得使用 2. 为防止患者出现过敏反应，建议患者在第一次静脉输液时，开始时速度应慢，每分钟 10~20 滴 3. 严格掌握适应证、禁忌证，询问有关药物过敏史，有过敏史或过敏体质者应慎用 4. 单独使用，并注意配伍禁忌，严格按照说明书的要求使用，药物浓度不宜过高 5. 注意不良反应的早期表现，严密监测患者的生命体征，备好抢救药品，一旦出现不良反应，立即停药并迅速采取有效的抢救措施
禁忌	对本品过敏者禁用
不良反应	免疫系统：偶见皮疹、荨麻疹、丘疹；极个别患者可能对本品有过敏反应，较严重者可能出现过敏性休克，因此要充分注意观察，一旦发生异常时，应立即停药，并给予适当的处置 消化系统：个别患者用药后偶有恶心、呕吐、腹痛或不适等症状，减量或停药后可消失 呼吸系统：多发生在过敏反应时，主要表现为呼吸困难、胸闷、呼吸急促等 注射部位：个别患者可能出现注射部位疼痛、红肿或硬结，减量或停药后均可消失 其他：极个别患者用药可出现寒战、高热或发热、大汗、畏寒等症状，可能与输液反应有关，可减慢输液速度或停药
特殊人群用药	肝功能、肾功能不全患者：尚不明确 儿童：目前尚无有关儿童使用本品的临床资料，尚不足以对儿童应用的安全性进行评价 老年人：临床应用中，老年患者使用本品，其疗效及安全性与普通人群相比未发现显著差异 妊娠与授乳期妇女：目前尚无有关妊娠妇女使用本品的临床资料，尚不足以对妇女妊娠期间应用的安全性进行评价。该药及其代谢产物是否在人乳中分泌尚无研究资料，因此，接受本品治疗的妇女不应授乳
药典	
国家处方集	
其他推荐依据	刘晓玲. 小牛脾提取物注射液治疗晚期非小细胞肺癌 49 例［J］. 中国药业，2015，24（23）：159-161.
■ 药品名称	注射用胰蛋白酶　Trypsin for Injection
适应证	用于清除血凝块、脓液、坏死组织及炎性渗出物，用于坏死性创伤、溃疡、血肿、脓肿及炎

续　表

	症等的辅助治疗。眼科用本品治疗各种眼部炎症、出血性眼病以及眼外伤、视网膜震荡等本品还可应用于毒蛇咬伤，使毒素分解破坏
制剂与规格	冻干粉针剂[保(乙)]：1.25万单位/瓶；2.5万单位/瓶
用法与用量	1. 肌内注射，一次1.25万单位~5万单位，一日1次 2. 结膜下注射，一次1250~5000单位，每日或隔日1次 3. 滴眼，浓度250单位/毫升，每日4~6次 4. 泪道冲洗，浓度250单位/毫升 5. 毒蛇咬伤，以0.25%~0.5%盐酸普鲁卡因注射液溶解成5000单位/毫升浓度的溶液以牙痕为中心，在伤口周围作浸润注射或在肿胀部位上方作环状封闭。每次用量5万~10万单位
注意事项	1. 用药前先用针头蘸本品溶液作皮肤划痕试验。显示阴性反应，方可注射 2. 本品在水溶液中不稳定，溶解后效价下降较快．故应在临用前配制溶液
禁忌	1. 不可用于急性炎症部位、出血空腔、肺出血一周以内 2. 肝功能、肾功能不全、血凝机制异常和有出血情况的患者禁用
不良反应	1. 注射局部疼痛、硬结 2. 本品可引起组胺释放、产生全身反应，有寒战、发热、头痛、头晕、胸痛、腹痛、皮疹、血管神经性水肿、呼吸困难、眼压升高、白细胞减少等。症状轻时不影响继续治疗，给予抗组胺药和对症药物即可控制，严重时应即停药 3. 本品偶可致过敏性休克
特殊人群用药	儿童：未进行该项实验且无可靠参考文献。老年人：未进行该项实验且无可靠参考文献。妊娠与授乳期妇女：未进行该项实验且无可靠参考文献
药典	Martindale. P.、Chin. P.
国家处方集	
其他推荐依据	
■ 药品名称	胸腺五肽　Thymopentin
适应证	1. 1ml：1mg（胸腺五肽注射液）、1mg（注射用胸腺五肽）适应证： （1）用于18岁以上的慢性乙型肝炎患者 （2）各种原发性或继发性T细胞缺陷病（如儿童先天性免疫缺陷病） （3）某些自身免疫性疾病（如类风湿性关节炎、系统性红斑狼疮） （4）各种细胞免疫功能低下的疾病 （5）肿瘤的辅助治疗 2. 1ml：10mg（胸腺五肽注射液）、10mg（注射用胸腺五肽）适应证：恶性肿瘤患者因放疗、化疗所致的免疫功能低下 国内、外文献资料中有胸腺五肽用于下列情况者，但国内尚无1mg以上剂量用药安全性和有效性的资料 （1）用于18岁以上的慢性乙型肝炎患者。因18岁以后胸腺开始萎缩，细胞免疫功能减退 （2）各种原发性或继发性T细胞缺陷病 （3）某些自身免疫性疾病（如类风湿关节炎、系统性红斑狼疮等） （4）各种细胞免疫功能低下的疾病 （5）肿瘤的辅助治疗

续 表

制剂与规格	胸腺五肽注射液：①1ml：1mg；②1ml：10mg 注射用胸腺五肽：①1mg；②10mg
用法与用量	胸腺五肽注射液： 1. 1ml：1mg：肌内注射，或加入 250ml 0.9%氯化钠注射液静脉慢速单独滴注。一次 1 支，一日1~2 次；15~30 日为一疗程，或遵医嘱 2. 1ml：10mg：肌内注射或皮下注射。每周 3 次，用药 3~6 周。参考源自意大利的文献资料，本品每天可以用到 50mg 剂量 注射用胸腺五肽： 1. 1mg：肌内注射，用前加灭菌注射用水 1ml 溶解；或溶于 250ml 0.9%氯化钠注射液静脉慢速单独滴注。一次 1 支，一日 1~2 次；15~30 日为一疗程，或遵医嘱 2. 10mg：肌内注射或皮下注射。每周 3 次，用药 3~6 周。参考源自意大利的文献资料，本品每天可以用到 50mg 剂量 注：国内尚无此大剂量（10mg）使用本品的安全性和有效性资料
注意事项	1. 本品是通过增强患者的免疫功能而发挥治疗作用的，故而对正在接受免疫抑制治疗的患者（如器官移植受者）应慎重使用本品，除非治疗带来的裨益明显大于危险性 2. 慢性乙型肝炎患者治疗期间应定期检查肝功能 3. 18 岁以下患者慎用
禁忌	对本品有过敏反应者或器官移植初期需免疫抑制者禁用
不良反应	1. 耐受性良好，个别可见恶心、发热、头晕、胸闷、无力等不良反应，少数患者偶有嗜睡感 2. 慢性乙型肝炎患者使用时可能 ALT 水平短暂上升，如无肝衰竭预兆出现，仍可继续使用本品
特殊人群用药	肝功能、肾功能不全患者：尚不明确 儿童：18 岁以下患者，本品的安全性和有效性尚未确立，慎用 老年人：本品未进行该项实验且无可靠参考文献。必须使用时，遵医嘱 妊娠与授乳期妇女：动物生育研究显示，在对照组及本药治疗组，其胚胎异常影响无任何差异。目前尚不知道本药是否对胚胎有伤害，或是否影响生育能力。故本药只能在十分必要时才给予孕妇使用。目前尽管未证实本品经人乳排出，但用于授乳期妇女仍应特别慎重
药典	Chin. P.
国家处方集	
其他推荐依据	李怡斯，敖舒婷，金言. 胸腺五肽辅助治疗肺癌对免疫功能影响及其疗效的系统评价 [J]. 集成技术，2015，4（4）：75-81.
■ 药品名称	**注射用核糖核酸Ⅱ　Ribonucleic Acid for Injection Ⅱ**
适应证	免疫调节药。适用于胰腺癌、肝癌、胃癌、肺癌、乳腺癌、软组织肉瘤及其他癌症的辅助治疗，对乙型肝炎的辅助治疗有较好的效果。本品亦可用于其他免疫功能低下引起的各种疾病
制剂与规格	注射剂：①50mg；②100mg

续 表

用法与用量	静脉注射或肌内注射。以 5%葡萄糖注射液或 0.9%氯化钠注射液溶解后静脉注射，100~300mg（2~6 支），一日 1 次；以 2ml 无菌生理盐水或无菌注射用水溶解后肌内注射，50~100mg（1~2 支），一日 1 次
注意事项	1. 给药后如出现荨麻疹、体温升高者应停止使用 2. 注射部位红肿直径在 10cm 以上者应停止使用 3. 过敏性体质患者慎用 4. 据文献报道，本品与甲磺酸培氟沙星葡萄糖注射液、硫酸依替米星注射液、葡萄糖酸依诺沙星注射液序贯使用时，可出现浑浊现象，在临床用药中应避免与上述药物直接接触，两种药物使用应间隔一段时间 5. 本品保存不当可能影响产品质量，应避免光照和高温（应在 20°C 以下保存）。用药前和配制后应认真检查本品及滴注液，发现药液出现浑浊、沉淀、变色、结晶等药物性状改变以及瓶身有裂纹、松盖等现象时，均不得使用 6. 药品与稀释液配药后，应即配即用，不可长时间放置。静脉滴注时，建议滴速小于 40 滴/分钟。首次用药，宜选用小剂量，慢速滴注 7. 本品应在有抢救条件的医疗机构使用，应对患者用药全过程监护（特别是前 30 分钟），防止突发事件，对有严重过敏史或首次用药的患者用药应慎重。若出现皮肤瘙痒、心悸、发绀等症状，应立即停药并积极救治，以避免过敏性休克等严重不良反应的发生。一旦发生过敏性休克，除立即停药外，可给予抗组胺或激素等抗过敏治疗
禁忌	对本品过敏者禁用
不良反应	上市后监测收集到以下不良反应： 1. 过敏反应：皮疹、瘙痒、潮红、发绀、血压下降、喉头水肿、过敏性休克等 2. 全身性反应：头晕、畏寒、寒战、发热、乏力、面色苍白、多汗、抽搐、意识模糊等 3. 呼吸系统：咳嗽、呼吸急促、咽喉痛等 4. 心脑血管系统：心悸、胸闷、心律失常、血压升高等 5. 皮肤及其附件：局部红肿、红斑疹、斑丘疹、荨麻疹等 6. 消化系统：恶心、呕吐、口干、腹泻、胃部不适等 7. 用药部位：注射部位疼痛、红肿、麻木、静脉炎等
特殊人群用药	肝功能、肾功能不全患者：尚不明确 儿童：本品未进行该项实验且无可靠参考文献 老年人：本品未进行该项实验且无可靠参考文献 妊娠与授乳期妇女：本品未进行该项实验且无可靠参考文献
药典	
国家处方集	
其他推荐依据	任朝英，贾漪涛，赵武杰，等. 伽玛刀配合注射用核糖核酸Ⅱ治疗中晚期非小细胞肺癌 42 例临床观察［J］. 医药前沿，2015，5（6）：20-21.

第十七章

呼吸系统疾病中成药治疗用药

■ 药品名称	感冒清热颗粒（口服液）　Ganmao Qingre Keli（Koufuye）
药物组成	荆芥穗、防风、紫苏叶、白芷、柴胡、薄荷、葛根、芦根、苦地丁、桔梗、苦杏仁
功能与主治	疏风散寒，解表清热。用于风寒感冒，头痛发热，恶寒身痛，鼻流清涕，咳嗽，咽干
临床应用	感冒：外感风寒或内有郁热所致，症见头痛发热，恶寒身痛，鼻流清涕，咳嗽，咽干，舌红，苔薄白或薄黄，脉浮；上呼吸道感染见上述证候者
制剂与规格	颗粒剂[基,保(甲)]：每袋装①12g；②6g（无蔗糖）；③3g（含乳糖） 口服液：每支装 10ml
用法与用量	1. 颗粒剂：开水冲服。一次 1 袋，一日 2 次 2. 口服液：口服。一次 10ml，一日 2 次
注意事项	1. 服药期间忌食辛辣、油腻食物 2. 与环孢素 A 同用，可能引起环孢素 A 血药浓度升高
禁忌	尚不明确
不良反应	服用本品后有发生药疹的不良反应报道
特殊人群用药	尚不明确
药典	Chin. P.（2020 年版）
其他推荐依据	国家药典委员会. 中华人民共和国药典临床用药须知（2010 年版）：中药成方制剂卷［M］. 北京：中国医药科技出版社，2011.

■ 药品名称	柴胡注射液　Chaihu Zhusheye
药物组成	柴胡
功能与主治	清热解表。用于感冒、流行性感冒及疟疾的发热
临床应用	1. 感冒：外感风热所致，症见发热，微恶风，头胀痛，汗出，咽干或咽痛，或咽喉红肿疼痛，鼻塞流浊涕，咳嗽，咳黄黏痰，口渴欲饮，舌边尖红，苔薄白或薄黄，脉浮数；上呼吸道感染见上述证候者 2. 时行感冒：外感时邪所致，症见高热恶寒，头身疼痛，口干口渴，舌红苔薄白，脉浮数；流行性感冒见上述证候者 3. 疟疾：感受疟邪，邪伏少阳，正邪交争所致寒战高热，头痛，烦渴 此外，还有柴胡注射液用于治疗寻常疣、银屑病、单纯疱疹病毒性角膜炎、流行性腮腺炎以及穴位注射治疗痤疮的临床报道
制剂与规格	注射液[基,保(甲)]：每支装 2ml
用法与用量	肌内注射：一次 2~4ml，一日 1~2 次

续　表

注意事项	1. 本品为退热解表药，无发热者不宜 2. 过敏体质者慎用 3. 若发现浑浊、沉淀、变色、漏气或瓶身细微破裂，均不得使用
禁忌	对本药过敏者禁用；孕妇禁用
不良反应	据文献报道，柴胡注射液所致不良反应包括过敏性休克、过敏性哮喘、晕厥、眩晕、昏迷、急性肺水肿、大疱性表皮松解型药疹、致死等，其中头晕、恶心和过敏反应比例较大
特殊人群用药	儿童：禁用 妊娠与授乳期妇女：孕妇禁用
药典	
其他推荐依据	国家药典委员会. 中华人民共和国药典临床用药须知（2010 年版）：中药成方制剂卷［M］. 北京：中国医药科技出版社，2011.
■ 药品名称	**藿香正气水（颗粒、片、合剂、口服液、滴丸、胶囊、软胶囊）　Huoxiang Zhengqi Shui（Keli，Pian，Heji，Koufuye，Diwan，Jiaonang，Ruanjiaonang）**
药物组成	1. 广藿香油、紫苏叶油、白芷、厚朴（姜制）、大腹皮、生半夏、陈皮、苍术、茯苓、甘草浸膏（水、片、颗粒、滴丸、口服液、软胶囊由以上药物组成） 2. 广藿香、紫苏叶、白芷、厚朴（姜制）、大腹皮、法半夏、陈皮、白术（炒）茯苓、桔梗、生姜、大枣、甘草（合剂、胶囊由以上药物组成）
功能与主治	解表化湿，理气和中。用于外感风寒、内伤湿滞或夏伤暑湿所致的感冒，症见头痛昏重、胸膈痞闷、脘腹胀痛、呕吐泄泻；胃肠型感冒见上述证候者
临床应用	1. 感冒：外感风寒、内伤湿滞所致的恶寒发热，头身困重疼痛，胸脘满闷，恶心纳呆，舌质淡红，舌苔白腻，脉浮缓；胃肠型感冒见上述证候者 2. 呕吐：湿阻中焦所致的呕吐，脘腹胀痛，伴发热恶寒，周身酸困，头身疼痛；胃肠型感冒见上述证候者 3. 泄泻：湿阻气机所致的泄泻暴作，便下清稀，肠鸣，腹痛，脘闷，纳呆，伴见恶寒发热，周身酸楚；胃肠型感冒见上述证候者 4. 中暑：外感暑湿、气机受阻所致的突然恶寒发热，头晕昏沉，胸脘满闷，恶心欲呕，甚则昏仆，舌苔白厚腻 此外，藿香正气水还有治疗霍乱、水土不服、皮肤癣的报道
制剂与规格	水［基,保(甲)］：每支装 10ml 片剂［保(甲)］：每片重 0.3g 滴丸［保(甲)］：每袋装 2.5g 口服液［保(甲)］：每支装 10ml 软胶囊［基,保(甲)］：每粒装 0.45g 颗粒剂［保(甲)］：每袋装 5g
用法与用量	1. 水：口服。一次 5~10ml，一日 2 次，用时摇匀 2. 颗粒剂：开水冲服。一次 5g，一日 2 次；儿童酌减 3. 片剂：口服。一次 4~8 片，一日 2 次 4. 合剂：口服。一次 10~15ml，一日 3 次，用时摇匀 5. 口服液：口服。一次 5~10ml，一日 2 次，用时摇匀

续　表

	6. 滴丸：口服。一次 2.5~5g，一日 2 次 7. 胶囊剂：口服。一次 4 粒，一日 2 次，小儿酌减 8. 软胶囊：口服。一次 2~4 粒，一日 2 次
注意事项	1. 风热感冒者慎用 2. 服药期间饮食宜清淡
禁忌	尚不明确
不良反应	据文献报道，藿香正气水的不良反应有药疹、紫癜、休克等过敏反应及肠梗阻、上消化道出血、小儿低血糖
特殊人群用药	妊娠与授乳期妇女：孕妇慎用
药典	Chin. P.（2020 年版）
其他推荐依据	国家药典委员会. 中华人民共和国药典临床用药须知（2010 年版）：中药成方制剂卷［M］. 北京：中国医药科技出版社，2011.
■ 药品名称	**一清颗粒　Yiqing Keli**
药物组成	大黄、黄芩、黄连
功能与主治	清热泻火解毒，化瘀凉血止血。用于火毒血热所致的身热烦躁、目赤口疮、咽喉及牙龈肿痛、大便秘结、吐血、咯血、衄血、痔血；咽炎、扁桃体炎、牙龈炎见上述证候者
临床应用	1. 暴风客热：火毒血热上攻于目所致的目赤肿痛，口渴咽干，大便秘结，小便黄赤，舌红苔黄，脉数；急性结膜炎见上述证候者 2. 口疮：心脾火毒熏蒸口舌所致的口舌发红，起小疱或溃烂，疼痛，灼热，口臭，便秘，舌红苔黄，脉数；急性口炎、口疮见上述证候者 3. 喉痹：肺胃火毒客于咽喉所致的咽喉红肿疼痛，声音嘶哑，口干喜饮，便秘，尿赤，舌红苔黄，脉数；急性咽炎见上述证候者 4. 乳蛾：肺胃火毒熏灼咽核所致的咽核红肿疼痛，吞咽时疼痛加重，口干喜饮，便秘，尿赤，舌红苔黄，脉数；急性扁桃体炎见上述证候者 5. 便秘：火毒内热结于胃肠所致的大便干燥，小便黄赤，烦躁，兼有腹胀，腹痛，口干口臭，舌红苔黄燥，脉滑数 6. 牙宣：胃火炽盛，熏蒸牙龈所致的牙龈红肿疼痛，烦渴多饮，口臭，便秘，尿黄，舌红苔黄，脉数；牙龈（周）炎见上述证候者 7. 吐血：火毒血热灼伤胃络所致的吐血，血色鲜红，夹有食物残渣，身热烦躁，牙龈肿痛，便秘，尿赤，舌红苔黄，脉数有力；胃及十二指肠溃疡出血见上述证候者 8. 咯血：火毒血热灼伤肺络所致的咯血，血色鲜红，夹有痰涎，咽痒，咳嗽，舌红苔黄，脉数有力；支气管扩张见上述证候者 9. 衄血：肺胃热盛，灼伤络脉所致的鼻出血，齿龈或牙缝出血，血色鲜红，身热，烦躁，口鼻干燥，牙龈肿痛，大便秘结，小便黄赤，舌红苔黄，脉数有力；干燥性鼻炎、萎缩性鼻炎、牙周炎见上述证候者 10. 便血：火热壅遏肠道，灼伤络脉所致的大便带血，血色鲜红，肛门肿胀，舌红苔黄，脉数；胃及十二指肠溃疡出血、痔疮、肛裂出血见上述证候者
制剂与规格	颗粒剂：每袋装 7.5g[基]
用法与用量	开水冲服。一次 7.5g，一日 3~4 次

续 表

注意事项	1. 阴虚火旺者慎用 2. 服药期间忌食辛辣、油腻食物，戒烟酒 3. 中病即止，不可过量、久用 4. 出现腹泻时可酌情减量 5. 出血量多者，应采取综合急救措施
禁忌	尚不明确
不良反应	尚不明确
特殊人群用药	老年人：体弱年迈者慎用
药典	Chin. P.（2020 年版）
其他推荐依据	国家药典委员会. 中华人民共和国药典临床用药须知（2010 年版）：中药成方制剂卷［M］. 北京：中国医药科技出版社，2011.
■ 药品名称	防风通圣丸 Fangfeng Tongsheng Wan
药物组成	麻黄、荆芥穗、防风、薄荷、大黄、芒硝、滑石、栀子、石膏、黄芩、连翘、桔梗、当归、白芍、川芎、白术（炒）、甘草
功能与主治	解表通里，清热解毒。用于外寒内热，表里俱实，恶寒壮热，头痛咽干，小便短赤，大便秘结，瘰疬初起，风疹湿疮
临床应用	1. 感冒：外感风寒、内有蕴热所致恶寒壮热，头痛，咽干，小便短赤，大便秘结，舌红苔黄厚，脉浮紧或弦数；上呼吸道感染见上述证候者 2. 风疹湿疮：内蕴湿热、复感风邪所致恶寒发热，头痛，咽干，小便短赤，大便秘结，丹斑瘾疹，瘙痒难忍或湿疮；荨麻疹、湿疹见上述证候者 3. 瘰疬：颈部单侧或双侧见结块肿大如豆，兼见恶寒发热，小便短赤，大便秘结；淋巴结结核早期见上述证候者 此外，还有用于治疗扁平疣、三叉神经痛、肥胖症、急性细菌性痢疾、鼻窦炎风热证的报道
制剂与规格	水丸：每 20 丸重 1g 浓缩丸[基,保(甲)]：每 8 丸相当于原药材 6g
用法与用量	口服。水丸一次 6g，一日 2 次；浓缩丸一次 8 丸，一日 2 次
注意事项	1. 虚寒证者慎用 2. 服药期间忌烟酒及辛辣、生冷、油腻食物
禁忌	尚不明确
不良反应	文献报道本品可致过敏性皮疹
特殊人群用药	妊娠与授乳期妇女：孕妇慎用
药典	Chin. P（2020 年版）
其他推荐依据	国家药典委员会. 中华人民共和国药典临床用药须知（2010 年版）：中药成方制剂卷［M］. 北京：中国医药科技出版社，2011.
■ 药品名称	百合固金丸（口服液） Baihe Gujin Wan（Koufuye）
药物组成	百合、熟地黄、麦冬、川贝母、玄参、地黄、当归、白芍、桔梗、甘草

续 表

功能与主治	养阴润肺，化痰止咳。用于肺肾阴虚，燥咳少痰，痰中带血，咽喉疼痛
临床应用	咳嗽：肺肾阴虚所致燥咳，症见干咳少痰，痰中带血，咳声嘶哑，午后潮热，口燥咽干，舌红少苔，脉细数；慢性支气管炎见上述证候者 此外，本药有用于治疗肺结核、支气管扩张、肺手术后咳嗽的临床报道
制剂与规格	丸剂[保(乙)]：①大蜜丸每丸重9g；②浓缩丸每8丸相当原生药3g 口服液[保(乙)]：①每瓶装10ml；②每瓶装20ml；③每瓶装100ml
用法与用量	1. 丸剂：口服。水蜜丸一次6g，大蜜丸一次1丸，一日2次；浓缩丸一次8丸，一日3次 2. 口服液：一次10~20ml，一日3次
注意事项	1. 本品为阴虚燥咳所设，外感咳嗽，寒湿痰喘者慎用 2. 本品滋阴碍脾，脾虚便溏、食欲不振者慎用 3. 服药期间忌食辛辣燥热、生冷油腻食物
禁忌	尚不明确
不良反应	尚不明确
特殊人群用药	尚不明确
药典	Chin. P.（2015年版）
其他推荐依据	国家药典委员会. 中华人民共和国药典临床用药须知（2010年版）：中药成方制剂卷［M］. 北京：中国医药科技出版社，2011.
■ 药品名称	**鱼腥草注射液 Yuxingcao Zhusheye**
药物组成	鲜鱼腥草
功能与主治	清热解毒，消痈排脓，利湿通淋。用于痰热壅肺所致的肺脓疡；湿热下注所致的尿路感染；热毒壅盛所致的痈疖
临床应用	1. 肺痈：肺感毒邪，蕴而成痈所致咳嗽，发热，胸痛，咯吐腥臭浊痰，甚则脓血相兼，口干咽燥，舌红，苔黄腻，脉滑数；肺脓疡见上述证候者 2. 风温肺热：风热犯肺所致发热恶寒，鼻流浊涕，咽痛声嘶或咳嗽，咯痰不畅或咳喘胸痛，咯黄痰或带血，烦渴喜饮，舌红苔黄，脉浮数或滑数；肺部感染见上述证候者 3. 疮疡：感受毒邪或内火壅盛而外发，症见患部红肿热痛，或身热恶寒，小便黄赤，舌红苔黄，脉数有力；皮肤化脓性感染见上述证候者 4. 淋证：湿热下注，膀胱气化不利而致小便短数，灼热刺痛，溺色黄赤，少腹拘急胀痛，或有寒热，口苦，舌红，苔黄腻，脉濡数；尿路感染见上述证候者。 此外，本品还有用于湿热毒邪蕴结所致的带状疱疹、流行性腮腺炎的报道
制剂与规格	注射剂[保(乙)]：①2ml；②10ml；③50ml；④100ml
用法与用量	肌内注射：一次2ml，一日4~6ml
注意事项	1. 若发现浑浊、沉淀、变色、漏气或瓶身细微破裂，均不得使用 2. 心脏病者慎用 3. 过敏体质及有对其他药物过敏史者慎用 4. 用药期间，忌食辛辣、刺激、油腻食物 5. 使用本品时，应严密观察不良反应，必要时采取相应的控制及救治措施

续　表

禁忌	1. 对本品过敏者禁用 2. 孕妇、儿童禁用 3. 禁用静脉输注
不良反应	据文献报道，鱼腥草注射液导致的过敏反应以药疹、过敏性休克、喉头水肿最为常见，其他的不良反应有呼吸道阻塞症状（胸闷、气急、喘鸣、憋气、发绀、呼吸困难等），消化系统表现（恶心、呕吐、腹痛、腹泻等），循环系统表现（心悸、出汗、面色苍白、肢冷、发绀等），意识方面的改变（烦躁、头晕、头痛、意识不清）等 严重不良反应有肺水肿、喉水肿、过敏性紫癜、大疱表皮松解型药疹、剥脱性皮炎、重症多形性红斑、过敏性哮喘、肉眼血尿、胃肠道反应、呼吸骤停等
特殊人群用药	老年人：慎用 儿童：禁用 妊娠与授乳期妇女：妊娠妇女禁用
药典	
其他推荐依据	国家药典委员会. 中华人民共和国药典临床用药须知（2010 年版）：中药成方制剂卷［M］. 北京：中国医药科技出版社，2011.
■ **药品名称**	**通宣理肺丸（胶囊、口服液、片、颗粒、膏）** Tongxuan Lifei Wan（Jiaonang，Koufuye，Pian，Keli）
药物组成	紫苏叶、麻黄、前胡、苦杏仁、桔梗、陈皮、半夏（制）、茯苓、黄芩、枳壳（炒）、甘草
功能与主治	解表散寒，宣肺止嗽。用于风寒束表、肺气不宣所致的感冒咳嗽，症见发热、恶寒、咳嗽、鼻塞流涕、头痛、无汗、肢体酸痛
临床应用	咳嗽：风寒外束，肺气不宣，气逆痰阻所致发热恶寒，恶寒较甚，头痛鼻塞，咳嗽痰白，无汗而喘，骨节身痛，舌苔薄白，脉象浮紧；感冒、急性支气管炎见上述证候者 此外，尚可治疗急性鼻炎、慢性鼻炎、荨麻疹
制剂与规格	丸剂[基,保(甲)]：①水蜜丸，每 100 丸重 10g；②大蜜丸，每丸重 6g 胶囊剂[基,保(甲)]：每粒装 0.36g 口服液[保(乙)]：每支装 10ml 片剂[保(甲)]：薄膜衣，每片重 0.3g 颗粒剂[保(甲)]：每块重 9g 膏剂：每瓶装 60g
用法与用量	1. 丸剂：口服，水蜜丸一次 7g，大蜜丸一次 2 丸，一日 2~3 次 2. 胶囊剂：口服，一次 2 粒，一日 2~3 次 3. 口服液：口服，一次 20ml，一日 2~3 次 4. 片剂：口服，一次 4 片，一日 2~3 次 5. 颗粒剂：开水冲服，一次 1 块，一日 2 次 6. 膏剂：口服，一次 15g，一日 2 次
注意事项	1. 风热或痰热咳嗽、阴虚干咳者慎用 2. 服药期间，饮食宜清淡，忌烟、酒及辛辣食物 3. 本方含有麻黄，心脏病、高血压病患者慎用
禁忌	尚不明确

续 表

不良反应	尚不明确
特殊人群用药	妊娠与授乳期妇女：孕妇慎用
药典	Chin. P.（2020 年版）
其他推荐依据	国家药典委员会. 中华人民共和国药典临床用药须知（2010 年版）：中药成方制剂卷［M］. 北京：中国医药科技出版社，2011.
■ 药品名称	参苓白术散　Shengling Baizhu San
药物组成	人参、白术（炒）、茯苓、山药、莲子、白扁豆（炒）、薏苡仁（炒）、砂仁、桔梗、甘草
功能与主治	补脾胃，益肺气。用于脾胃虚弱，食少便溏，气短咳嗽，肢倦乏力
临床应用	1. 泄泻：脾胃气虚，运化失常所致，症见大便溏泻，饮食不消，或大便次数增多，或大便稀薄，脘腹胀闷不舒，纳食减少，或咳嗽无力，痰白清稀，面色萎黄，肢倦乏力，舌淡苔白腻，脉濡而弱；肠易激综合征、胃肠功能紊乱、慢性结肠炎、消化不良、放射性直肠炎见上述证候者 2. 厌食：脾胃气虚，升降失司所致，症见厌食或拒食，纳呆腹胀，面色萎黄，乏力，自汗，精神欠佳，肌肉不实，或形体羸瘦，大便溏薄，舌淡苔腻，脉无力；小儿厌食症、消化不良、小儿缺锌症、神经性厌食见上述证候者 3. 咳嗽：脾肺气虚，夹湿生痰所致，症见咳嗽，气短，痰白量多，咳声重浊，因痰而嗽，痰出咳平，进甘甜腻食物加重，胸脘痞闷，呕恶食少，体倦乏力，大便时溏，舌苔白腻，脉濡滑；支气管哮喘、肺气肿、慢性肺心病、老年慢性呼吸道感染见上述证候者 此外，本品有治疗老年人急性腹泻、艾滋病相关性腹泻、周期性麻痹、口腔黏膜病、中心性浆液性脉络膜视网膜病变的报道
制剂与规格	散剂：每袋装 12g
用法与用量	口服，一次 6~9g，一日 2~3 次
注意事项	1. 湿热内蕴所致泄泻、厌食、水肿及痰火咳嗽者不宜使用 2. 宜饭前服用 3. 服药期间忌食荤腥油腻，不易消化食物 4. 忌恼怒、忧郁、劳累过度，保持心情舒畅
禁忌	尚不明确
不良反应	尚不明确
特殊人群用药	妊娠与授乳期妇女：妊娠妇女慎用
药典	Chin. P.（2020 年版）
其他推荐依据	国家药典委员会. 中华人民共和国药典临床用药须知（2010 年版）：中药成方制剂卷［M］. 北京：中国医药科技出版社，2011.
■ 药品名称	桂附地黄丸（胶囊）　Guifu Dihuang Wan（Jiaonang）
药物组成	肉桂、附子（制）、熟地黄、酒萸肉、山药、茯苓、泽泻、牡丹皮
功能与主治	温补肾阳。用于肾阳不足，腰膝酸冷，肢体水肿，小便不利或反多，痰饮喘咳，消渴

续 表

临床应用	1. 腰痛：由肾阳亏虚，腰府失养所致，症见腰膝酸软，畏寒怕冷，四肢欠温，少气乏力，夜尿频多，舌淡，脉沉细；腰肌劳损见上述证候者 2. 水肿：由肾阳衰弱，不能温化水湿所致，症见面浮身肿，腰以下尤甚，按之凹陷不起，心悸，气促，畏寒神疲，腰部酸胀，小便不利，舌淡，脉沉细 3. 喘咳：由肾阳不足，摄纳无权所致，症见喘促日久，气息短促，呼多吸少，动则喘甚，气不得续，咳嗽时轻时重，常因咳甚而尿出，面青，肢冷，或尿后余沥，脉微细或沉弱；慢性支气管炎见上述证候者 4. 消渴：由肾阳不足，气化不利所致，症见小便频数，腰膝酸软，四肢欠温，畏寒怕冷，神倦乏力，耳轮干枯，舌淡苔白，脉沉细；2 型糖尿病见上述证候者 此外，本品还可用于糖尿病肾病性水肿
制剂与规格	丸剂[保(乙)]：水蜜丸：每 100 丸重 20g；小蜜丸：每瓶 120g；大蜜丸：每丸重 9g；浓缩丸：每 8 丸相当于原生药 3g 胶囊剂[保(乙)]：每粒装 0. 34g
用法与用量	1. 丸剂：口服。水蜜丸一次 6g，小蜜丸一次 9g，大蜜丸一次 1 丸，一日 2 次 2. 浓缩丸：口服。一次 8 丸，一日 3 次 3. 胶囊剂：口服。一次 7 粒，一日 2 次
注意事项	1. 肺热津伤、胃热炽盛、阴虚内热消渴者慎用 2. 治疗期间宜节制房事 3. 本品药性温热，中病即可，不可过量服用 4. 本品含附子有毒，不可过量、久服 5. 服药期间忌食生冷、油腻食物
禁忌	尚不明确
不良反应	尚不明确
特殊人群用药	妊娠与授乳期妇女：孕妇慎用
药典	Chin. P.（2020 年版）
其他推荐依据	国家药典委员会. 中华人民共和国药典临床用药须知（2010 年版）：中药成方制剂卷［M］. 北京：中国医药科技出版社，2011.
■ 药品名称	清开灵注射液 Qingkailing Zhusheye
药物组成	胆酸、猪去氧胆酸、珍珠母（粉）、水牛角（粉）、栀子、板蓝根、黄芩苷、金银花
功能与主治	清热解毒，化痰通络，醒神开窍。用于热病，神昏，中风偏瘫，神志不清；急性肝炎、上呼吸道感染、肺炎、脑血栓形成、脑出血见上述证候者
临床应用	1. 外感发热：外感温热邪毒所致高热烦躁，口渴饮冷，胸闷咳喘，痰多色黄，甚至神昏谵语，四肢抽搐，角弓反张，或斑疹，吐衄，舌绛苔黄，脉数；上呼吸道感染、肺炎、流行性脑脊髓膜炎、流行性乙型脑炎见上述证候者 2. 中风：热毒内盛，痰阻清窍所致突然昏倒，不省人事，半身不遂，口舌歪斜，言语不利，牙关紧闭，面赤气粗，舌苔黄腻，脉弦滑；脑血栓形成、脑出血见上述证候者 本品还有用于热毒内盛所致的肺性脑病、肝性脑病、胰腺炎的报道
制剂与规格	注射剂[保(甲)]：①每支装 2ml；②每支装 10ml

续 表

用法与用量	1. 肌内注射，一日 2~4ml 2. 重症患者静脉滴注，一日 20~40ml，以 10%葡萄糖注射液 200ml 或氯化钠注射液 100ml 稀释后使用
注意事项	1. 药物过敏史者慎用。如出现过敏反应应及时停药并做脱敏处理 2. 久病体虚患者应慎用 3. 若发现浑浊、沉淀、变色、漏气或瓶身细微破裂，均不得使用。如经 10%葡萄糖或氯化钠注射液稀释后，出现混浊亦不得使用 4. 药物配伍：到目前为止，已确认清开灵注射液不能与硫酸庆大霉素、青霉素 G 钾、肾上腺素、阿拉明、乳糖酸红霉素、多巴胺、山梗菜碱、硫酸美芬丁胺等药物配伍使用 5. 清开灵注射液稀释以后，必须在 4 小时以内使用 6. 输液速度：滴速勿快，儿童以 20~40 滴/分钟为宜，成年人以 40~60 滴/分钟为宜
禁忌	孕妇禁用
不良反应	尚不明确
特殊人群用药	妊娠与授乳期妇女：妊娠期妇女禁用
药典	Chin. P.（2020 年版）
其他推荐依据	国家药典委员会. 中华人民共和国药典临床用药须知（2010 年版）：中药成方制剂卷［M］. 北京：中国医药科技出版社，2011.
■ 药品名称	**血塞通软胶囊　Xuesaitong Ruanjiaonang**
□ 其他名称	**理洫王**
药物组成	三七总皂苷
功能与主治	活血祛瘀、通脉活络。用于瘀血闭阻脉络证的中风中经络恢复期，症见偏瘫，半身不遂，口舌歪斜，舌强言蹇或不语。或用于心血瘀阻型冠心病心绞痛，症见胸闷，胸痛，心悸，舌紫暗或有瘀斑
临床应用	1. 中风：用于瘀阻脑络所致的中风，症见偏瘫，半身不遂，口舌歪斜，偏身麻木，舌强言蹇或不语，舌质暗，脉涩；脑卒中见上述证候者 2. 胸痹：用于瘀阻心脉所致的胸痹心痛，症见胸闷，胸痛，甚则胸痛彻背，痛处固定不移，入夜尤甚，心悸气短，舌紫暗，或有瘀斑，脉弦涩；冠心病、心绞痛见上述证候者
制剂与规格	软胶囊剂：每粒装 0.33g（含三七总皂苷 60mg）
用法与用量	口服，一次 2 粒，一日 2 次
注意事项	尚不明确
禁忌	孕妇禁用
不良反应	尚不明确
特殊人群用药	肝功能、肾功能不全患者：尚不明确 儿童：尚不明确 老年人：尚不明确 妊娠与授乳期妇女：妊娠期妇女禁用，授乳期妇女用药尚不明确
药典	

续　表

其他推荐依据	刘涛，刘盛冬，王毅. 血塞通软胶囊对COPD患者血液流变学及运动功能的影响［J］. 大家健康：学术版，2014，8（18）：14.
■ 药品名称	**治咳川贝枇杷滴丸　Zhike Chuanbei Pipa Diwan**
药物组成	枇杷叶、川贝母、桔梗、水半夏、薄荷脑
功能与主治	宣肺降气，清热化痰。用于痰热郁肺所致咳嗽，症见咳嗽、咯痰，咽干、咽痛，发热，全身不适；感冒及支气管炎见上述证候者
临床应用	咳嗽：由痰热阻肺，肺失宣降所致。症见咳嗽，痰黏或黄，咽干、咽痛，胸满气逆，苔薄黄或黄腻，脉滑数；上呼吸道感染、支气管炎见上述证候者
制剂与规格	滴丸剂[保(乙)]：每丸重30mg
用法与用量	口服或含服。一次3~6丸，一日3次
注意事项	1. 忌烟、酒及辛辣、生冷、油腻食物 2. 不宜在服药期间同时服用滋补性中药 3. 有支气管扩张、肺脓疡、肺心病、肺结核患者出现咳嗽时应去医院就诊 4. 服药3天症状无缓解，应去医院就诊 5. 本品性状发生改变时禁止服用 6. 儿童必须在成人监护下使用 7. 对本品过敏者禁用，过敏体质者慎用 8. 请将本品放在儿童不能接触的地方 9. 如正在使用其他药品，使用本品前请咨询医师或药师
禁忌	孕妇禁用
不良反应	尚不明确
特殊人群用药	肝功能、肾功能不全患者：尚不明确 儿童：应在医师指导下服用 老年人：应在医师指导下服用 妊娠与授乳期妇女：孕妇禁用，授乳期妇女用药尚不明确
药典	Chin. P.（2020年版）
国家处方集	
其他推荐依据	中国标准化协会中医药标准化分会. 中成药临床应用指南：呼吸系统疾病分册［M］. 北京：中国中医药出版社，2016：27.
■ 药品名称	**复方芩兰口服液　Fufang Qinlan Koufuye**
药物组成	金银花、黄芩、连翘、板蓝根
功能与主治	辛凉解表，清热解毒。用于外感风热引起的发热、咳嗽、咽痛
临床应用	感冒　因风热之邪犯肺所致，症见发热、咳嗽、咽痛；急性上呼吸道感染见上述证候者
制剂与规格	口服液[保(乙)]：①每支装10ml；②每支装20ml
用法与用量	口服，一次10~20ml，一日3次；小儿酌减或遵医嘱

续 表

注意事项	1. 忌烟、酒及辛辣、生冷、油腻食物 2. 不宜在服药期间同时服用滋补性中药 3. 风寒感冒者不适用，其表现为恶寒重，发热轻，无汗，头痛，鼻塞，流清涕，喉痒咳嗽 4. 高血压、心脏病、肝病、糖尿病、肾病等慢性病严重者应在医师指导下服用 5. 儿童、年老体弱者、孕妇应在医师指导下服用 6. 服药 3 天症状无缓解，应去医院就诊 7. 对本品过敏者禁用，过敏体质者慎用 8. 本品性状发生改变时禁止使用 9. 儿童必须在成人监护下使用 10. 请将本品放在儿童不能接触的地方 11. 如正在使用其他药品，使用本品前请咨询医师或药师 12. 病重者应配合其他治疗措施
禁忌	尚不明确
不良反应	尚不明确
特殊人群用药	尚不明确
药典	Chin. P.（2020 年版）
其他推荐依据	石存忠，甄会，刘新桥. 复方芩兰口服液治疗急性上呼吸道感染外感风热证的多中心临床评价［J］. 中国新药杂志，2018（9）：1012-1018.
■ 药品名称	**咳露口服液 Kelu Koufuye**
药物组成	川贝母、枇杷叶、紫菀、麻黄、黄芩、罂粟壳、甘草、薄荷脑、蜂蜜、蔗糖、苯甲酸钠
功能与主治	清热，宣肺，平喘，化痰止咳；用于感冒咳嗽及急、慢性支气管炎等
临床应用	1. 咳嗽：风热犯肺、内郁化火所致。症见咽喉肿痛，胸满气短，感冒咳嗽见上述证候者 2. 肺炎喘嗽：因风热闭肺，肺失肃降，热灼津为痰，阻滞气道所致，症见发热微汗，咳嗽痰稠，呼吸急促，气急鼻煽，喉中痰鸣；急性支气管炎、早期肺炎见上述证候者
制剂与规格	口服液：①60ml；②120ml；③180ml
用法与用量	口服。一次 10~20ml，一日 3 次。小儿酌减
注意事项	1. 心脏病患者慎用 2. 本品如有少量沉淀，可摇匀后服用
禁忌	孕妇忌服
不良反应	尚不明确
特殊人群用药	肝功能、肾功能不全患者：尚不明确 儿童：尚不明确 老年人：尚不明确 妊娠与授乳期妇女：孕妇忌服
药典	
其他推荐依据	肖艳芳，殷会丽，王静. 步长咳露口服液治疗小儿支气管肺炎的疗效观察［J］. 中国社区医师（医学专业），2012，14（311）：254.

续 表

■ 药品名称	舒眠胶囊 Shumian Jiaonang
药物组成	酸枣仁（炒）、柴胡（酒炒）、白芍（炒）、合欢花、合欢皮、僵蚕（炒）、蝉蜕、灯心草
功能与主治	疏肝解郁、宁心安神。用于肝郁伤神所致的失眠症。症见失眠多梦，精神抑郁或急躁易怒，胸胁苦满或胸膈不畅，口苦目眩，舌边尖略红，苔白或微黄，脉弦
临床应用	不寐：因肝气郁结，心神暗伤，神不安宁所致。症见不易入睡，心烦多梦，精神抑郁，急躁易怒，胸胁苦满，目眩口苦。睡眠障碍、抑郁、焦虑见上述证候者
制剂与规格	胶囊剂[保(乙)]：每粒装 0.4g
用法与用量	口服。一次 3 粒，一日 2 次，晚饭后临睡前各服用 1 次。疗程为 4 周
注意事项	注意避免精神刺激，酗酒，过度疲劳；睡前避免摄食过量，不参加导致过度兴奋的活动等
禁忌	尚不明确
不良反应	少数人服药后出现胃部不适
特殊人群用药	尚不明确
药典	
其他推荐依据	刘炜. 舒眠胶囊治疗呼吸系统疾病所致失眠 30 例临床观察［J］. 贵阳中医学院学报，2003，25（1）：19-20.
■ 药品名称	止嗽化痰颗粒 Zhisou Huatan Keli
药物组成	桔梗、知母、前胡、陈皮、大黄（制）、甘草（炙）、川贝母、石膏、苦杏仁、紫苏叶、葶苈子、款冬花（炙）、百部（炙）、玄参、麦冬、密蒙花、天冬、五味子（制）、枳壳（炒）、瓜蒌子、半夏（姜制）、木香、马兜铃（制）、桑叶、罂粟壳
功能与主治	清肺止嗽，化痰定喘。用于久嗽、痰喘气逆、喘息不眠
临床应用	1. 咳嗽：痰热内壅，肺失宣肃所致，症见久嗽，痰多，喘息，不眠，胸膈满闷，尿黄，便干，舌红苔黄，脉滑数；急、慢性支气管炎见上述证候者 2. 喘证：风寒束肺，郁而化热，肺失宣降所致。症见喘息气促，胸部胀闷或胀痛，鼻扇，咳而不爽，舌质淡红，苔薄白或黄，脉浮数；喘息型支气管炎见上述证候者
制剂与规格	颗粒剂[保(乙)]：每袋装 3g
用法与用量	开水冲服。一次 3g，一日 1 次。临睡前服用。或遵医嘱
注意事项	1. 风寒咳嗽不宜服用 2. 本品含有马兜铃药材，该药材含马兜铃酸，马兜铃酸可引起肾脏损害等不良反应 3. 本品为处方药，必须凭医师处方购买，在医师指导下使用，并定期检查肾功能，如发现肾功能异常应立即停药 4. 儿童及老年人慎用，孕妇、婴儿及肾功能不全者禁用 5. 运动员慎用

续 表

	6. 禁用于已知为 CYP2D6 超快代谢者。可待因超快代谢患者存在遗传变异，与其他人相比，这类患者能够更快、更完全地将罂粟壳中的可待因转化为吗啡。血液中高于正常浓度的吗啡可能产生危及生命或致死性呼吸抑制，有的患者会出现药物过量的体征，如极度嗜睡、意识混乱或呼吸变浅，目前有与可待因超快代谢为吗啡相关的死亡不良事件报道。在扁桃体切除术和/或腺样体切除术后接受可待因治疗，存在使用可待因在 CYP2D6 超快代谢的儿童中发生过呼吸抑制和死亡的证据 7. 请将本品放在儿童不能接触的地方 8. 服药期间不得驾驶机、车、船，从事高空作业、机械作业及操作精密仪器
禁忌	尚不明确
不良反应	尚不明确
特殊人群用药	肝功能、肾功能不全患者：肾功能不全者禁用 儿童：12 岁以下儿童禁用本品。对于患有慢性呼吸系统疾病的 12~18 岁儿童和青少年不宜使用本品 老年人：慎用 妊娠与授乳期妇女：授乳期妇女禁用，授乳期母亲使用可待因可分泌至乳汁
药典	
其他推荐依据	国家药典委员会. 中华人民共和国药典临床用药须知（2015 年版）：中药成方制剂卷［M］. 北京：中国医药科技出版社，2017.
■ 药品名称	清肺消炎丸　Qingfei Xiaoyan Wan
药物组成	麻黄、石膏、地龙、牛蒡子、葶苈子、人工牛黄、苦杏仁（炒）、羚羊角
功能与主治	清肺化痰，止咳平喘。用于痰热阻肺，咳嗽气喘，胸胁胀痛，吐痰黄稠；上呼吸道感染、急性支气管炎、慢性支气管炎急性发作见上述证候者
临床应用	1. 咳嗽：痰热阻肺，肺失宣降所致。症见咳嗽，胸胁胀痛，咯吐黄痰，舌红，苔黄，脉滑数；上呼吸道感染、急慢性支气管炎、肺部感染、社区获得性肺炎见上述证候者 2. 喘证：因痰热阻肺，肺失宣降所致。症见气喘，咳嗽，胸胁满胀，咯吐黄痰，舌红苔黄，脉滑数；喘息型支气管炎见上述证候者 3. 肺胀：痰热郁肺所致的慢性阻塞性肺疾病和肺源性心脏病 4. 时行感冒：邪热犯肺所致的流行性感冒
制剂与规格	水丸[保(乙)]：每 60 丸重 5g；水蜜丸：每 60 丸重 8g
用法与用量	口服： 儿童：周岁以内小儿一次 10 丸，1~3 岁一次 20 丸，3~6 岁一次 30 丸，6~12 岁一次 40 丸，12 岁以上一次 60 丸，一日 3 次 成人：一次 60 丸，一日 3 次
注意事项	1. 运动员慎用；运动员应在医师指导下使用 2. 忌烟、酒及辛辣、生冷、油腻食物 3. 不宜在服药期间同时服用滋补性中药 4. 风寒表证引起的咳嗽、心功能不全者慎用 5. 支气管扩张、肺脓疡、肺心病、肺结核患者出现咳嗽时应去医院就诊 6. 高血压、心脏病患者慎用。有肝病、肾病等慢性病严重者应在医师指导下服用 7. 儿童、孕妇、授乳期妇女、年老体弱及脾虚便溏者应在医师指导下服用

续　表

	8. 服药期间，若患者发热体温超过 38.5℃，或出现喘促气急者，或咳嗽加重、痰量明显增多者应去医院就诊 9. 服药 3 天症状无缓解，应去医院就诊 10. 对本品过敏者禁用，过敏体质者慎用 11. 本品性状发生改变时禁止使用 12. 儿童必须在成人监护下使用 13. 请将本品放在儿童不能接触的地方 14. 如正在使用其他药品，使用本品前请咨询医师或药师
禁忌	尚不明确
不良反应	尚不明确
特殊人群用药	肝功能、肾功能不全患者：肝病、肾病等慢性病严重者应在医师指导下服用 儿童：须在成人监护下使用，并在医师指导下使用 老年人：医师指导下使用 妊娠与授乳期妇女：医师指导下使用
药典	Chin. P.（2020 年版）
国家处方集	
其他推荐依据	张洪春，中华中医药学会，中国标准化协会中医药标准化分会，等. 中医临床诊疗指南释义·呼吸病分册［M］. 北京：中国中医药出版社，2015.
■ 药品名称	金水宝片　Jinshuibao Pian
药物组成	发酵虫草菌粉（CS-4）
功能与主治	补益肺肾、秘精益气。用于肺肾两虚，精气不足，久咳虚喘，神疲乏力，不寐健忘，腰膝酸软，月经不调，阳痿早泄；慢性支气管炎、慢性肾功能不全、高脂血症、肝硬化见上述证候者
临床应用	咳嗽：肺肾两虚，精气不足所致。症见咳嗽无力，久咳不已，自汗，盗汗；慢性支气管炎见上述证候者
制剂与规格	片剂[基,保(乙)]：每片重 0.42g（含发酵虫草菌粉 0.25g）
用法与用量	口服。一次 4 片，一日 3 次；用于慢性肾功能不全者，一次 8 片，一日 3 次；或遵医嘱
注意事项	尚不明确
禁忌	尚不明确
不良反应	尚不明确
特殊人群用药	肝功能、肾功能不全患者：应在医师指导下使用 儿童：应在医师指导下使用 老年人：应在医师指导下使用 妊娠与授乳期妇女：应在医师指导下使用
药典	Chin. P.（2020 年版）
国家处方集	

续 表

其他推荐依据	牟玮，宋雅琳，张硕，等. 冬虫夏草治疗慢性阻塞性肺疾病临床疗效的系统评价［J］. 中国循证医学杂志，2013，13（11）：1373-1381.
■ 药品名称	珠贝定喘丸　Zhubei Dingchuan Wan
药物组成	珍珠、川贝母、琥珀、人工牛黄、细辛、葶苈子、肉桂油、陈皮、紫苏油、麻黄、五味子、猪胆粉、人参、氨茶碱、盐酸异丙嗪
功能与主治	理气化痰，镇咳平喘，补气温肾。用于治疗支气管哮喘、慢性支气管炎等久病喘咳，痰涎壅盛等症
临床应用	哮证：因宿痰内伏所致，如屡次外感风寒（或风热），上焦津液失布，凝聚为痰；或寒饮内停犯肺；或偏食酿成痰饮，上犯于肺；或脾肾阳气不足，致痰浊聚集于体内，上犯于肺；或本病日久，致肺气不足，而出现痰气交阻、呼吸困难的征象；支气管哮喘、慢性支气管炎见上述证候者
制剂与规格	丸剂：每丸含氨茶碱 8mg
用法与用量	含服或用温开水送服，成人一次 6 丸，3~4 岁儿童一次 1 丸，5~6 岁一次 2 丸，7~8 岁一次 3 丸，9~10 岁一次 4 丸，11~12 岁一次 5 丸，一日 3 次；或遵医嘱
注意事项	1. 孕妇及妇女月经期慎用 2. 运动员慎用
禁忌	尚不明确
不良反应	尚不明确
特殊人群用药	肝功能、肾功能不全患者：尚不明确 儿童：尚不明确 老年人：尚不明确 妊娠与授乳期妇女：孕妇慎用
药典	
其他推荐依据	席日升. 珠贝定喘丸治疗支气管哮喘疗效分析［J］. 河北医药，2012，34（9）：1351-1352.
■ 药品名称	双黄连颗粒　Shuanghuanglian Keli
药物组成	金银花、连翘、黄芩。辅料为糊精、环拉酸钠
功能主治	疏风解表，清热解毒。用于外感风热所致的感冒，症见发热、咳嗽、咽痛
临床应用	感冒：外感风热所致，症见发热，微恶风，汗泄不畅，头胀痛，鼻塞，流黄浊涕，咳嗽，舌红苔薄黄，脉浮数；上呼吸道感染见上述证候者 曾有指南指出，本药还可应用于流行性感冒等疾病
制剂与规格	颗粒剂[基,保(甲)]：每袋装 5g（相当于净饮片 30g，无蔗糖）
用法与用量	口服或开水冲服。一次 5g，一日 3 次；6 个月以下，一次 1.0~1.5g；6 个月至 1 岁，一次 1.5~2.0g；1~3 岁，一次 2.0~2.5g；3 岁以上儿童酌量或遵医嘱
注意事项	1. 忌烟、酒及辛辣、生冷、油腻食物 2. 不宜在服药期间同时服用滋补性中药 3. 风寒感冒者不适用 4. 有高血压、心脏病、糖尿病等慢性病严重者，年老体弱及脾虚便溏者，应在医师指导下服用

续　表

	5. 发热体温超过 38.5℃的患者，应去医院就诊 6. 服药 3 天症状无缓解，应去医院就诊 7. 对本品过敏者禁用，过敏体质者慎用 8. 如正在使用其他药品，使用本品前请咨询医师或药师
禁忌	尚不明确
不良反应	尚不明确
特殊人群用药	肝功能、肾功能不全患者：肝病、肾病等慢性病严重者应在医师指导下服用 儿童：应在医师指导下服用 老年人：应在医师指导下服用 妊娠与授乳期妇女：应在医师指导下服用
药典	Chin. P.（2020 年版）
其他推荐依据	王远魁. 流行性感冒诊断与治疗指南（2011 年版）[J]. 全科医学临床与教育，2011，34（3）：401-410.
■ 药品名称	痰热清注射液/胶囊　Tanreqing Zhusheye/Jiaonang
药物组成	黄芩、熊胆粉、山羊角、金银花、连翘，注射剂辅料为丙二醇
功能与主治	清热、化痰、解毒。用于风温肺热病痰热阻肺证
临床应用	注射剂：症见：发热、咳嗽、咯痰不爽、咽喉肿痛、口渴、舌红、苔黄；肺炎早期、急性支气管炎、慢性支气管炎急性发作以及上呼吸道感染属上述证候者 胶囊：症见发热、恶风、咳嗽、咯痰或咽痛、流涕、口干等
制剂与规格	注射剂[保(乙)]：每支装 10ml 胶囊：每粒装 0.4g
用法与用量	注射剂：常用量，成人一般一次 20ml，重症患者一次可用 40ml，加入 5%葡萄糖注射液或 0.9%氯化钠注射液 250~500ml，静脉滴注，控制滴数每分钟不超过 60 滴，一日 1 次；儿童按体重 0.3~0.5ml/kg，最高剂量不超过 20ml，加入 5%葡萄糖注射液或 0.9%氯化钠注射液 100~200ml，静脉滴注，控制滴数每分钟 30~60 滴，一日 1 次；或遵医嘱 胶囊：口服。一次 3 粒，每日 3 次。疗程 7 天
注意事项	注射剂： 1. 本品不良反应包括极其罕见过敏性休克，应在有抢救条件的医疗机构使用。用药过程中应密切观察；一旦出现过敏反应或其他严重不良反应，应立即停药并及时救治，并追溯原因 2. 严格按照药品说明书规定的功能主治使用，禁止超功能主治用药。本品用于风温肺热病属痰热阻肺证及风热感冒等，对寒痰阻肺和风寒感冒属不对症治疗范畴，故而在临床使用过程中要注意寒热辩证合理应用 严格掌握用法用量。按照药品说明书推荐剂量、调配要求、给药速度使用药品。不过快滴注和长期连续用药使用，控制给药速度 稀释溶媒的温度要适宜，确保在输液时药液为室温，一般在 20~30℃之间为宜 药液稀释倍数不低于 1∶10（药液：溶媒），稀释后药液必须在 4 小时内使用

续 表

	3. 用药前应认真检查药品以及配制后的滴注液，发现药液出现浑浊、沉淀、变色、结晶等均不得使用；若药品及配置后液体出现药物性状改变以及瓶盖漏气、瓶身细微破裂者，包装破损时均不得使用 4. 本品应单独使用。禁忌与其他药品混合配伍使用 5. 如需联合用药，在换药时需先用5%葡萄糖注射液或0.9%氯化钠注射液（50ml以上）冲洗输液管或更换新的输液器，并应保持一定的时间间隔，以免药物相互作用产生不良反应 6. 该药在输液过程中，液体应经过过滤器，若发现有气泡，应减慢滴速。严格控制输液速度，儿童以30~40滴/分为宜，成年人以30~60滴/分为宜，滴速过快或有渗漏可引起头晕、胸闷或局部疼痛 7. 用药前应仔细询问患者情况、用药史和过敏史。老人、授乳期妇女、初次使用中药注射剂的患者应慎重使用，并加强监测 胶囊： 1. 本品尚未有体温超过39.1℃的临床研究数据 2. 本品尚未有白细胞总数> 10×10^9/L，中性粒细胞> 80%的临床研究数据 3. 体脾胃虚寒者慎用
禁忌	注射剂： 1. 对本品或含有黄芩、熊胆粉、山羊角、金银花、连翘制剂有过敏或醇类过敏者禁用；过敏体质者或严重不良反应病史者禁用 2. 肝肾衰竭者禁用 3. 严重肺心病伴有心衰者禁用 4. 孕妇、24个月以下婴幼儿禁用 胶囊：过敏体质及对本品过敏者禁用
不良反应	注射剂： 1. 个别患者可出现头晕、胸闷、恶心呕吐、腹泻 2. 偶见潮红、皮疹或瘙痒等过敏反应 3. 罕见心悸、寒战、呼吸困难 4. 极其罕见过敏性休克 5. 其他不良反应：过敏样反应、口干、发热、眶周颜面水肿、输液部位不适 胶囊：个别患者出现腹胀
特殊人群用药	尚不明确
药典	
其他推荐依据	中西医联合治疗社区获得性肺炎专家共识（2014年版）
■ 药品名称	**蛹虫草菌粉胶囊　Yongchongcao Junfen Jiaonang**
药物组成	蛹虫草菌粉。辅料为：淀粉
功能与主治	补肺益肾、止咳化痰。用于慢性支气管炎证属肺肾气虚、肾阳不足者。症见咳嗽气喘、咯痰、自汗、恶风、易感、身寒肢冷、腰酸肢软、乏力、头昏耳鸣等
临床应用	因肺肾气虚，或肾阳不足，症见咳嗽气喘、咯痰、自汗、恶风、易感、身寒肢冷、腰酸肢软、乏力、头昏耳鸣；慢性支气管炎见上述证候者 因肺肾气虚，症见喘息、气短，动则加重；乏力或自汗，动则加重；易感冒，恶风；腰膝酸软；耳鸣，头昏或面目虚浮；小便频数、夜尿多，或咳而遗尿；舌质淡、舌苔白，脉沉细或细弱；慢性阻塞性肺病见上述证候者

续 表

	因气阳虚衰，内闭外脱，症见呼吸困难，喘促，或需机械通气，伴神昏或烦躁，汗出肢冷，二便失禁，唇紫发暗，舌质淡暗，苔少或微腻，脉浮大无根或沉弱无力；新型冠状病毒肺炎危重型见上述证候者 因肾阳不足，髓海空虚，主症见精液清冷，精子稀少，活率低，活动力弱；畏寒肢冷，睾丸较小而质软，大便溏，小便清长；次症：精神萎靡，腰膝酸软，性欲减退，阴茎痿软不举，健忘恍惚，头晕耳鸣，舌淡苔薄白，脉沉细或沉迟无力；少精子症见上述证候者 还可治疗肾间质纤维化、糖尿病肾病、紫癜性肾炎
制剂与规格	每粒装 0.25 克
用法与用量	口服：一次 4 粒，一日 3 次
注意事项	1. 忌不易消化食物 2. 感冒发热病人不宜服用 3. 有高血压、心脏病、肝病、糖尿病、肾病等慢性病严重者应在医师指导下服用 4. 儿童、孕妇、哺乳期妇女应在医师指导下服用 5. 服药 4 周症状无缓解，应去医院就诊 6. 对本品过敏者禁用，过敏体质者慎用 7. 本品性状发生改变时禁止使用 8. 儿童必须在成人监护下使用 9. 请将本品放在儿童不能接触的地方 10. 如正在使用其他药品，使用本品前请咨询医师或药师
禁忌	慢性支气管炎急性期患者忌用
不良反应	目前尚未检索到不良反应报道
特殊人群用药	尚不明确
药典	
医保目录	
基本药物目录	
其他推荐依据	

第十八章

手术预防用抗菌药物

第一节　抗菌药物预防性应用的基本原则*

一、非手术患者抗菌药物的预防性应用

(一) 预防用药目的

预防特定病原菌所致的或特定人群可能发生的感染。

(二) 预防用药基本原则

1. 用于尚无细菌感染征象但暴露于致病菌感染的高危人群。

2. 预防用药适应证和抗菌药物选择应基于循证医学证据。

3. 应针对一种或二种最可能细菌的感染进行预防用药，不宜盲目地选用广谱抗菌药或多药联合预防多种细菌多部位感染。

4. 应限于针对某一段特定时间内可能发生的感染，而非任何时间可能发生的感染。

5. 应积极纠正导致感染风险增加的原发疾病或基础状况。可以治愈或纠正者，预防用药价值较大；原发疾病不能治愈或纠正者，药物预防效果有限，应权衡利弊决定是否预防用药。

6. 以下情况原则上不应预防使用抗菌药物：普通感冒、麻疹、水痘等病毒性疾病；昏迷、休克、中毒、心力衰竭、肿瘤、应用肾上腺皮质激素等患者；留置导尿管、留置深静脉导管以及建立人工气道（包括气管插管或气管切口）患者。

(三) 对某些细菌性感染的预防用药指征与方案

在某些细菌性感染的高危人群中，有指征的预防性使用抗菌药物，预防对象和推荐预防方案，见附录 1：抗菌药物在预防非手术患者某些特定感染中的应用。此外，严重中性粒细胞缺乏（ANC$\leqslant 0.1\times 10^9$/L）持续时间超过 7 天的高危患者和实体器官移植及造血干细胞移植的患者，在某些情况下也有预防用抗菌药物的指征，但由于涉及患者基础疾病、免疫功能状态、免疫抑制剂等药物治疗史等诸多复杂因素，其预防用药指征及方案需参阅相关专题文献。

二、围手术期抗菌药物的预防性应用

围手术期抗菌药物预防用药，应根据手术切口类别（表 1-1）、手术创伤程度、可能的污染细菌种类、手术特续时间、感染发生机会和后果严重程度、抗菌药物预防效果的循证医学证据、对细菌耐药性的影响和经济学评估等因素，综合考虑决定是否预防用抗菌药物。但抗菌药物的预防性应用并不能代替严格的消毒、灭菌技术和精细的无菌操作，也不能代替术中保温和血糖控制等其他预防措施。

---

* 内容引自：《关于印发抗菌药物临床应用指导原则（2015 年版）的通知》（国卫办医发〔2015〕43 号）

1. 清洁手术（Ⅰ类切口）：手术脏器为人体无菌部位，局部无炎症、无损伤，也不涉及呼吸道、消化道、泌尿生殖道等人体与外界相通的器官。手术部位无污染，通常不需预防用抗菌药物。但在下列情况时可考虑预防用药：①手术范围大、手术时间长、污染机会增加；②手术涉及重要脏器，一旦发生感染将造成严重后果者，如头颅手术、心脏手术等；③异物植入手术，如人工心瓣膜植入、永久性心脏起搏器放置、人工关节置换等；④有感染高危因素如高龄、糖尿病、免疫功能低下（尤其是接受器官移植者）、营养不良等患者。

2. 清洁-污染手术（Ⅱ类切口）：手术部位存在大量人体寄殖菌群，手术时可能污染手术部位引致感染，故此类手术通常需预防用抗菌药物。

3. 污染手术（Ⅲ类切口）：已造成手术部位严重污染的手术。此类手术需预防用抗菌药物。

4. 污秽-感染手术（Ⅳ类切口）：在手术前即已开始治疗性应用抗菌药物，术中、术后继续，此不属预防应用范畴。

表 1-1　手术切口类别

切口类别	定义
Ⅰ类切口（清洁手术）	手术不涉及炎症区，不涉及呼吸道、消化道、泌尿生殖道等人体与外界相通的器官
Ⅱ类切口（清洁-污染手术）	上、下呼吸道，上、下消化道，泌尿生殖道手术，或经以上器官的手术，如经口咽部手术、胆道手术、子宫全切除术、经直肠前列腺手术，以及开放性骨折或创伤手术等
Ⅲ类切口（污染手术）	造成手术部位严重污染的手术，包括：手术涉及急性炎症但未化脓区域；胃肠道内容物有明显溢出污染；新鲜开放性创伤但未经及时扩创；无菌技术有明显缺陷如开胸、心脏按压者
Ⅳ类切口（污秽-感染手术）	有失活组织的陈旧创伤手术；已有临床感染或脏器穿孔的手术

注：1. 本指导原则均采用以上分类。而目前我国在病案首页中将手术切口分为Ⅰ类、Ⅱ类、Ⅲ类，其Ⅰ类与本指导原则中Ⅰ类同，Ⅱ类相当于本指导原则中Ⅱ类、Ⅲ类，Ⅲ类相当于本指导原则中Ⅳ类。参考本指导原则时应注意两种分类的区别。

2. 病案首页 0 类系指体表无切口或经人体自然腔道进行的操作以及经皮腔镜操作，其预防用药参考附录 3。

（一）抗菌药物品种选择

1. 根据手术切口类别、可能的污染菌种类及其对抗菌药物敏感性、药物能否在手术部位达到有效浓度等综合考虑。

2. 选用对可能的污染菌针对性强、有充分的预防有效的循证医学证据、安全、使用方便及价格适当的品种。

3. 应尽量选择单一抗菌药物预防用药，避免不必要的联合使用。预防用药应针对手术路径中可能存在的污染菌。如心血管、头颈、胸腹壁、四肢软组织手术和骨科手术等经皮肤的手术，通常选择针对金黄色葡萄球菌的抗菌药物。结肠、直肠和盆腔手术，应选用针对肠道革兰阴性菌和脆弱拟杆菌等厌氧菌的抗菌药物。

4. 头孢菌素过敏者，针对革兰阳性菌可用万古霉素、去甲万古霉素、克林霉素；针对革兰阴性杆菌可用氨曲南、磷霉素或氨基糖苷类。

5. 对某些手术部位感染会引起严重后果者，如心脏人工瓣膜置换术、人工关节置换术等，若术前发现有耐甲氧西林金黄色葡萄球菌（MRSA）定植的可能或者该机构 MRSA 发生率高，可选用万古霉素、去甲万古霉素预防感染，但应严格控制用药持续时间。

6. 不应随意选用广谱抗菌药物作为围手术期预防用药。鉴于国内大肠埃希菌对氟喹诺酮类药物耐药率高，应严格控制氟喹诺酮类药物作为外科围手术期预防用药。

7. 常见围手术期预防用抗菌药物的品种选择，见附录 2：抗菌药物在围手术期预防应用的品种选择。

（二）给药方案

1. 给药方法：给药途径大部分为静脉输注，仅有少数为口服给药。静脉输注应在皮肤、黏膜切开前0.5~1小时内或麻醉开始时给药，在输注完毕后开始手术，保证手术部位暴露时局部组织中抗菌药物已达到足以杀灭手术过程中沾染细菌的药物浓度。万古霉素或氟喹诺酮类等由于需输注较长时间，应在手术前1~2小时开始给药。

2. 预防用药维持时间：抗菌药物的有效覆盖时间应包括整个手术过程。手术时间较短（<2小时）的清洁手术术前给药一次即可。如手术时间超过3小时或超过所用药物半衰期的2倍以上，或成人出血量超过1500ml，术中应追加一次。清洁手术的预防用药时间不超过24小时，心脏手术可视情况延长至48小时。清洁-污染手术和污染手术的预防用药时间亦为24小时，污染手术必要时延长至48小时。过度延长用药时间并不能进一步提高预防效果，且预防用药时间超过48小时，耐药菌感染机会增加。

三、侵入性诊疗操作患者的抗菌药物的预防应用

随着放射介入和内镜诊疗等微创技术的快速发展和普及，我国亟待规范诊疗操作患者的抗菌药物预防应用。根据现有的循证医学证据、国际有关指南推荐和国内专家的意见，对部分常见特殊诊疗操作的预防用药提出了建议，见附录3：特殊诊疗操作抗菌药物预防应用的建议。

第二节　第一代头孢菌素类

■ 药品名称	头孢唑林　Cefazolin
□ 其他名称	新泰林
抗菌谱与适应证	第一代头孢菌素类。除肠球菌属、耐甲氧西林葡萄球菌属外，对其他革兰阳性球菌均有良好抗菌活性，肺炎链球菌和溶血性链球菌对其高度敏感，对部分大肠埃希菌、奇异变形杆菌和肺炎克雷伯菌有良好抗菌活性。临床用于敏感菌所致的呼吸道感染、尿路感染、皮肤软组织感染、骨和关节感染、肝胆系统感染、感染性心内膜炎、败血症及眼、耳、鼻、咽喉部感染；外科手术预防用药
制剂与规格	注射用头孢唑林钠[保(甲)]：①0.5g[基]；②1g[基]；③1.5g；④2g 注射用五水头孢唑林钠[保(甲乙)]：①0.5g[基]；②1g[基]；③1.5g；④2g
用法与用量	成人常用剂量：一次0.5~1g，一日2~4次，严重感染可增至一日6g，分2~4次静脉给予，或遵医嘱 用于预防外科手术后感染时，一般为术前0.5~1小时肌内注射或静脉给药1g，手术时间超过6小时者术中加用0.5~1g，术后每6~8小时给药0.5~1g，至手术后24小时止 儿童：一日50~100mg/kg，分2~3次静脉缓慢推注，静脉滴注或肌内注射
注意事项	1. 交叉过敏反应：对青霉素过敏患者应用本品时应根据患者情况充分权衡利弊后决定 2. 对诊断的干扰：应用本品和其他头孢菌素的患者抗球蛋白（Coombs）试验可出现阳性；孕妇产前应用这类药物，此阳性反应也可出现于新生儿。当应用本品的患者尿中头孢类含量超过10mg/ml时，以磺基水杨酸进行尿蛋白测定可出现假阳性反应。以硫酸铜法测定尿糖可呈假阳性反应。血清丙氨酸氨基转移酶、门冬氨酸氨基转移酶、碱性磷酸酶和血尿素氮在应用本品过程中皆可升高。如采用Jaffe反应进行血清和尿肌酐值测定时可有假性增高

续 表

	3. 有胃肠道疾病史者，特别是溃疡性结肠炎、局限性肠炎或抗菌药物相关性结肠炎（头孢菌素类很少产生假膜性结肠炎）者和有肾功能减退者应慎用头孢菌素类
禁忌	对头孢菌素过敏者及有青霉素过敏性休克或即刻反应史者禁用本品
不良反应	应用头孢唑林的不良反应发生率低，静脉注射发生的血栓性静脉炎和肌内注射区域疼痛均较头孢噻吩少而轻。药疹发生率为1.1%，嗜酸性粒细胞增多的发生率为1.7%，单独以药物热为表现的过敏反应仅偶有报道。本品与氨基糖苷类抗菌药合用是否增加后者的肾毒性尚不能肯定。临床上本品无肝损害现象，但个别患者可出现暂时性血清氨基转移酶、碱性磷酸酶升高。肾功能减退患者应用高剂量（每日12g）的头孢唑林时可出现脑反应。白念珠菌二重感染偶见
特殊人群用药	肝功能、肾功能不全患者：因本品部分在肝脏代谢，因此肝功能损害患者应慎用；对肾功能减退患者应在减少剂量情况下谨慎使用；肾功能减退者的肌酐清除率>50ml/min时，仍可按正常剂量给药；与庆大霉素或其他肾毒性抗菌药合用有增加肾损害的危险性 儿童：早产儿及1个月以下的新生儿不推荐应用本品 老年人：本品在老年人中消除半衰期较年轻人明显延长，应按肾功能适当减量或延长给药间期 妊娠与哺乳期妇女：头孢菌素类可经乳汁排出，哺乳期妇女应用头孢菌素类虽尚无发生问题报道，但其应用仍须权衡利弊后决定
药典	Chin. P.
国家处方集	CNF
推荐依据	单爱莲，马序竹，童荣生，等.《抗菌药物超说明书专家共识》解读［J］. 中国临床药理学杂志，2015，24（31）：2489-2491.
■ 药品名称	头孢拉定 Cefradine
抗菌谱与适应证	第一代头孢菌素，适用于外科手术预防用药
制剂与规格	注射用头孢拉定：①0.5g；②1.0g
用法与用量	静脉给药，常规单次剂量：1~2g
注意事项	应用头孢拉定的患者以硫酸铜法测定尿糖时可出现假阳性反应
禁忌	对头孢菌素过敏者及有青霉素过敏性休克或即刻反应史者禁用
不良反应	恶心、呕吐、腹泻、上腹部不适等胃肠道反应较为常见
特殊人群用药	肝功能、肾功能不全患者：头孢拉定主要经肾排出，肾功能减退者需减少剂量或延长给药间期 儿童：慎用 老年人：肾功能减退的老年患者应适当减少剂量或延长给药时间 妊娠与授乳期妇女：孕妇及授乳期妇女慎用，妊娠安全性分级为B级，授乳期妇女应用时需权衡利弊
药典	USP、Eur. P.、Chin. P.
国家处方集	CNF
其他推荐依据	
■ 药品名称	头孢硫脒 Cefathiamidine
抗菌谱与适应证	第一代头孢菌素，适用于外科手术预防用药

续 表

制剂与规格	注射用头孢硫脒[保(乙)]：①0.5g；②1.0g；③2.0g
用法与用量	静脉滴注，一次2g，一日2~4次
注意事项	1. 有胃肠道疾病史者，特别是溃疡性结肠炎、局限性肠炎或抗生素相关性结肠炎者应慎用 2. 应用本品的患者抗球蛋白试验可出现阳性
禁忌	对头孢菌素类抗生素过敏者或对青霉素过敏性休克者禁用
不良反应	偶见荨麻疹、哮喘、瘙痒、寒战、高热、血管神经性水肿、非蛋白氮、ALT及AST升高
特殊人群用药	肝功能、肾功能不全患者：肾功能减退者须适当减量 老年人：老年患者肾功能减退，应用时须适当减量 妊娠与授乳期妇女：妊娠早期妇女慎用；授乳妇女使用需权衡利弊
药典	Chin. P.
国家处方集	CNF
其他推荐依据	

第三节 第二代头孢菌素类

■ 药品名称	头孢呋辛钠 Cefuroxime Sodium
抗菌谱与适应证	第二代头孢菌素，适用于颅脑手术，周围血管外科手术，胃十二指肠手术，阑尾手术，结、直肠手术，肝胆系统手术，胸外科手术、心脏大血管手术，泌尿外科手术，应用人工植入物的骨科手术，妇科手术的预防用药
制剂与规格	注射用头孢呋辛钠：①0.25g[基]；②0.5g[基]；③0.75g[基]；④1.0g；⑤1.5g[基]；⑥2.0g；⑦2.25g；⑧2.5g；⑨3.0g
用法与用量	静脉给药，常规单次剂量：1.5g
注意事项	1. 对青霉素类药物过敏者，慎用 2. 使用时应注意监测肾功能，特别是对接受高剂量的重症患者 3. 肾功能不全者应减少一日剂量 4. 头孢呋辛能引起抗生素相关性肠炎，应警惕。抗生素相关性肠炎诊断确立后，应给予适宜的治疗。轻度者停药即可，中、重度者应给予液体、电解质、蛋白质补充，并需选用对梭状芽胞杆菌有效的抗生素类药物治疗 5. 有报道少数患儿使用本品时出现轻、中度听力受损
禁忌	对头孢菌素过敏者及有青霉素过敏性休克史者禁用
不良反应	过敏反应（皮疹、瘙痒、荨麻疹等），局部反应（血栓性静脉炎），胃肠道反应（腹泻，恶心、抗生素相关性肠炎等）等

续 表

特殊人群用药	肝功能、肾功能不全患者：严重肝功能、肾功能不全者慎用 儿童：5 岁以下小儿禁用 老年人：老年患者口服本药，不必根据年龄调整剂量 妊娠与授乳期妇女：妊娠安全性分级为 B 级；授乳妇女用药应权衡利弊，如需使用，应暂停授乳
药典	USP、Eur. P.、Chin. P.
国家处方集	CNF
其他推荐依据	
■ 药品名称	头孢替安 Cefotiam
抗菌谱与适应证	第二代头孢菌素，适用于颅脑手术，周围血管外科手术，胃十二指肠手术，阑尾手术，结、直肠手术，肝胆系统手术，胸外科手术、心脏大血管手术，泌尿外科手术，应用人工植入物的骨科手术，妇科手术的预防用药
制剂与规格	注射用盐酸头孢替安[保(乙)]：①0.5g；②1g
用法与用量	静脉给药，常规单次剂量：1~2g
注意事项	1. 有胃肠道疾病史者，特别是溃疡性结肠炎、局限性肠炎或抗生素相关性结肠炎者慎用 2. 本品可引起血象改变，严重时应立即停药
禁忌	对头孢菌素过敏者及有青霉素过敏性休克史者禁用
不良反应	偶见过敏、胃肠道反应、血象改变及一过性 AST 及 ALT 升高；可致肠道菌群改变，造成维生素 B 和维生素 K 缺乏；偶可致继发感染；大量静脉注射可致血管和血栓性静脉炎
特殊人群用药	肝功能、肾功能不全患者：肾功能不全者应减量并慎用 儿童：早产儿和新生儿使用本药的安全性尚未确定 老年人：老年患者用药剂量应按其肾功能减退情况酌情减量 妊娠与授乳期妇女：孕妇或可能已妊娠的妇女、授乳妇女应权衡利弊后用药
药典	USP、Eur. P.、Chin. P.
国家处方集	CNF
其他推荐依据	
■ 药品名称	头孢美唑 Cefmetazole
抗菌谱与适应证	第二代头孢菌素，适用于颅脑手术，周围血管外科手术，胃十二指肠手术，阑尾手术，结、直肠手术，肝胆系统手术，胸外科手术、心脏大血管手术，泌尿外科手术，应用人工植入物的骨科手术，妇科手术的预防用药
制剂与规格	注射用头孢美唑钠[保(乙)]：①1g；②2g
用法与用量	静脉给药，常规单次剂量：1~2g
注意事项	1. 下述患者慎用：对青霉素类抗生素有过敏史者，或双亲、兄弟姐妹等亲属属于过敏体质者，严重肾损害者（有可能出现血药浓度升高、半衰期延长），经口摄食不足患者或非经口维持营养者、全身状态不良者（通过摄食，可能出现维生素 K 缺乏）等 2. 给药期间及给药后至少 1 周内避免饮酒

续 表

禁忌	对本品有过敏性休克史者禁用
不良反应	过敏反应（如皮疹、瘙痒、荨麻疹、红斑、发热），罕见休克、肝功能异常等
特殊人群用药	肝功能、肾功能不全患者：严重肝功能、肾功能障碍者慎用 儿童：早产儿、新生儿慎用 老年人：慎用 妊娠与授乳期妇女：慎用
药典	USP、Eur. P.、Chin. P.
国家处方集	CNF
其他推荐依据	

第四节　第三代头孢菌素类

■ 药品名称	头孢曲松　Ceftriaxone
抗菌谱与适应证	第三代头孢菌素，适用于颅脑手术，结、直肠手术，有反复感染史患者的肝胆系统手术，胸外科手术，应用人工植入物的骨科手术，妇科手术的预防用药
制剂与规格	注射用头孢曲松钠[保(甲)]：①0.25g；②0.5g；③0.75g；④1.0g；⑤1.5g；⑥2.0g；⑦3.0g；⑧4.0g
用法与用量	静脉给药，成人：每24小时1~2g或每12小时0.5~1g，最高剂量一日4g。小儿常用量，按体重一日20~80mg/kg
注意事项	1. 对青霉素过敏患者应用本品时应根据患者情况充分权衡利弊后决定。有青霉素过敏性休克或即刻反应者，不宜再选用头孢菌素类 2. 有胃肠道疾病史者，特别是溃疡性结肠炎、局限性肠炎或抗生素相关性结肠炎（头孢菌素类很少产生抗生素相关性肠炎）者应慎用
禁忌	1. 禁用于对本品及其他头孢菌素抗生素过敏的患者。有青霉素过敏性休克史的患者避免应用本品 2. 头孢曲松不得用于高胆红素血症的新生儿和早产儿的治疗。体外研究显示头孢曲松可从血清蛋白结合部位取代胆红素，从而引起这些患者的胆红素脑病 3. 在新生儿中，不得与补钙治疗同时进行，否则可能导致头孢曲松的钙盐沉降的危险
不良反应	胃肠道反应、过敏反应等
特殊人群用药	儿童：出生体重<2kg的新生儿使用本药的安全性尚未确定。本药可将胆红素从血清白蛋白上置换下来，患有高胆红素血症的新生儿（尤其是早产儿），应避免使用本药 老年人：除非患者虚弱、营养不良或有重度肾功能损害时，老年人应用头孢曲松一般不需调整剂量 妊娠与授乳期妇女：妊娠安全性分级为B级；授乳期妇女权衡利弊后应用
药典	USP、Eur. P.、Chin. P.
国家处方集	CNF

续 表

其他推荐依据	
■ 药品名称	头孢噻肟 Cefotaxime
抗菌谱与适应证	第三代头孢菌素，适用于颅脑手术，结、直肠手术，有反复感染史患者的肝胆系统手术，胸外科手术，应用人工植入物的骨科手术，妇科手术的预防用药
制剂与规格	注射用头孢噻肟钠[保(甲)]：①0.5g；②1g；③2g
用法与用量	1. 成人静脉给药一日 2~6g，分 2~3 次给药 2. 儿童：静脉给药：新生儿一次 50mg/kg；7 日内新生儿每 12 小时 1 次；7~28 日新生儿每 8 小时 1 次
注意事项	1. 有胃肠道疾病者慎用 2. 用药前须确定是否需进行过敏试验 3. 本品与氨基糖苷类抗生素不可同瓶滴注
禁忌	对头孢菌素类药物过敏者及有青霉素过敏性休克史者禁用
不良反应	不良反应发生率低（3%~5%），包括皮疹和药物热、静脉炎、腹泻、恶心、呕吐、食欲缺乏等
特殊人群用药	肝功能、肾功能不全患者：严重肾功能减退患者应用本药时须根据肌酐清除率调整剂量 儿童：婴幼儿不宜做肌内注射 老年人：老年患者应根据肾功能适当减量 妊娠与授乳期妇女：妊娠安全性分级为 B 级；授乳期妇女用药时宜暂停授乳
药典	USP、Eur. P.、Chin. P.
国家处方集	CNF
其他推荐依据	
■ 药品名称	头孢哌酮 Cefoperazone
抗菌谱与适应证	第三代头孢菌素，适用于有反复感染史患者的肝胆系统手术的预防用药
制剂与规格	注射用头孢哌酮钠：①0.5g；②1.0g；③1.5g；④2.0g
用法与用量	1. 成人：一次 1~2g，每 12 小时 1 次 2. 儿童：一日 50~200mg/kg，分 2~3 次给药
注意事项	1. 肝病、胆道梗阻严重或同时有肾功能减退者，用药剂量应予以适当调整 2. 部分患者可引起维生素 K 缺乏和低凝血酶原血症，用药期间应进行出血时间、凝血酶原时间监测
禁忌	对头孢菌素类药物过敏者及有青霉素过敏性休克史者禁用
不良反应	皮疹较为多见；少数患者尚可发生腹泻、腹痛；嗜酸性粒细胞增多，轻度中性粒细胞减少；暂时导性 AST 及 ALT、碱性磷酸酶、尿素氮或血肌酐升高等
特殊人群用药	儿童：新生儿和早产儿用药须权衡利弊 妊娠与授乳期妇女：妊娠安全性分级为 B 级；授乳期妇女用药时宜暂停授乳
药典	USP、Eur. P.、Chin. P.
国家处方集	CNF

续 表

其他推荐依据	
■ 药品名称	头孢哌酮舒巴坦
抗菌谱与适应证	第三代头孢菌与含 β-内酰胺酶抑制剂适用于有反复感染史患者的肝胆系统手术的预防用药
制剂与规格	注射用头孢哌酮钠舒巴坦钠（1∶1）[保(乙)]：①1.0g；②2.0g
用法与用量	成人：一次 2~4g，每 12 小时 1 次
注意事项	接受 β-内酰胺类或头孢菌素类抗生素治疗的患者可发生严重的及偶可发生的致死性过敏反应。一旦发生过敏反应，应立即停药并给予适当的治疗
禁忌	对头孢菌素过敏者及有青霉素过敏性休克史者禁用
不良反应	皮疹较为多见；少数患者尚可发生腹泻、腹痛；嗜酸性粒细胞增多，轻度中性粒细胞减少；暂时性 AST 及 ALT、碱性磷酸酶、尿素氮或血肌酐升高等
特殊人群用药	肝功能、肾功能不全患者：根据患者情况调整用药剂量 儿童：新生儿和早产儿用药须权衡利弊 老年人：老年人呈生理性的肝功能、肾功能减退，因此应慎用本药并需调整剂量 妊娠与授乳期妇女：妊娠安全性分级为 B 级；授乳期妇女用药时宜暂停授乳
药典	USP、Eur. P.、Chin. P.
国家处方集	CNF
其他推荐依据	

第五节　其他类别抗菌药

■ 药品名称	环丙沙星　Ciprofloxacin
抗菌谱与适应证	适用于泌尿外科手术预防用药
制剂与规格	环丙沙星注射液[保(甲)]：100ml∶0.2g 环丙沙星葡萄糖注射液[保(乙)]：100ml∶0.2g 乳酸环丙沙星注射液：①100ml∶0.1g；②100ml∶0.2g；③250ml∶0.25g 乳酸环丙沙星 0.9%氯化钠注射液：①100ml∶0.2g；②200ml∶0.4g 注射用乳酸环丙沙星：①0.2g；②0.4g
用法与用量	一次 0.1~0.2g，每 12 小时 1 次
注意事项	1. 宜空腹服用 2. 患中枢神经系统疾病者（如癫痫、脑动脉硬化患者）慎用
禁忌	对环丙沙星及任何一种氟喹诺酮类药过敏的患者禁用；孕妇、授乳期妇女及 18 岁以下者禁用
不良反应	胃肠道反应较为常见，可表现为腹部不适或疼痛、腹泻、恶心或呕吐；中枢神经系统反应可有头晕、头痛、嗜睡或失眠；过敏反应有皮疹、皮肤瘙痒、面部潮红、胸闷等

续　表

特殊人群用药	肝功能、肾功能不全患者：慎用 儿童：18 岁以下患者禁用 老年人：应减量给药 妊娠与授乳期妇女：禁用
药典	USP、Eur. P.、Chin. P.
国家处方集	CNF
其他推荐依据	
■ 药品名称	甲硝唑　Metronidazole
抗菌谱与适应证	适用于经口咽部黏膜切口的大手术，阑尾手术，结、直肠手术，涉及阴道的妇科手术
制剂与规格	甲硝唑注射液[保(甲)]：①20ml∶100mg；②100ml∶0.2g；③100ml∶0.5g；④250ml∶0.5g；⑤250ml∶1.25g 甲硝唑葡萄糖注射液[保(乙)]：250ml，内含甲硝唑 0.5g、葡萄糖 12.5g 注射用甲硝唑磷酸二钠：0.915g
用法与用量	静脉给药，常规单次剂量：0.5g
注意事项	1. 出现运动失调或其他中枢神经系统症状时应停药 2. 用药期间应戒酒，饮酒后出现腹痛、呕吐、头痛等症状
禁忌	对本药或其他硝基咪唑类药物过敏或有过敏史者、活动性中枢神经系统疾病者、血液病者、孕妇及授乳期妇女禁用
不良反应	1. 消化系统：恶心、呕吐、食欲缺乏、腹部绞痛，一般不影响治疗 2. 神经系统：头痛、眩晕，偶有感觉异常、肢体麻木、共济失调、多发性神经炎等，大剂量可致抽搐 3. 少数病例发生荨麻疹、面部潮红、瘙痒、膀胱炎、排尿困难、口中金属味及白细胞减少等，均属可逆性，停药后自行恢复
特殊人群用药	肝功能、肾功能不全患者：肝功能不全患者慎用 老年人：老年患者应注意监测血药浓度并调整剂量 妊娠与授乳期妇女：孕妇及授乳期妇女禁用，妊娠安全性分级为 B 级
药典	USP、Eur. P.、Chin. P.
国家处方集	CNF
其他推荐依据	
■ 药品名称	克林霉素　Clindamycin
抗菌谱与适应证	适用于对 β-内酰胺类抗菌药物过敏者，预防葡萄球菌、链球菌感染的外科手术
制剂与规格	盐酸克林霉素注射液[保(甲)]：①4ml∶0.3g；②8ml∶0.6g；③2ml∶0.3g 注射用盐酸克林霉素[保(甲)]：0.5g 克林霉素磷酸酯注射液[保(甲)]：①2ml∶0.3g；②4ml∶0.6g 注射用克林霉素磷酸酯[保(甲)]：①0.3g；②0.6g；③1.2g
用法与用量	静脉给药，常规单次剂量：0.6~0.9g

续 表

注意事项	1. 有胃肠疾病或病史者，特别是溃疡性结肠炎、克罗恩病或假膜性肠炎患者、有哮喘或其他过敏史者慎用 2. 本品不能通过血-脑脊液屏障，故不能用于脑膜炎 3. 不同细菌对本品的敏感性可有相当大的差异，故药敏试验有重要意义
禁忌	本品与林可霉素有交叉耐药性，对克林霉素或林可霉素有过敏史者禁用
不良反应	1. 消化系统：恶心、呕吐、食欲缺乏、腹部绞痛，一般不影响治疗 2. 血液系统：偶可发生白细胞计数减少、中性粒细胞计数减少、嗜酸性粒细胞增多和血小板减少等 3. 少数病例发生荨麻疹、潮红、瘙痒、膀胱炎、排尿困难、口中金属味及白细胞减少等，均属可逆性，停药后自行恢复
特殊人群用药	肝功能、肾功能不全患者：肝功能不全者、严重肾功能障碍者慎用 儿童：新生儿禁用，4 岁以内儿童慎用，16 岁以内儿童应用应注意重要器官功能监测 老年人：老年患者用药时需密切观察 妊娠与授乳期妇女：孕妇应用需充分权衡利弊，FDA 妊娠安全性分级为 B 级；授乳期妇女慎用，用药时宜暂停授乳
药典	USP、Eur. P.、Chin. P.
国家处方集	CNF
其他推荐依据	
■ 药品名称	氨曲南 Aztreonam
抗菌谱与适应证	适用于对 β-内酰胺类抗菌药物过敏者，预防革兰阴性杆菌感染的外科手术
制剂与规格	注射用氨曲南[保(乙)]：①0.5g；②1.0g；③2.0g
用法与用量	静脉给药，常规单次剂量：1～2g
注意事项	1. 氨曲南与青霉素之间无交叉过敏反应，但对青霉素、头孢菌素过敏及过敏体质者仍需慎用 2. 有不同程度的抗生素相关性肠炎
禁忌	对氨曲南有过敏史者禁用
不良反应	常见为恶心、呕吐、腹泻及皮肤过敏反应等
特殊人群用药	老年人：老年人用药剂量应按其肾功能减退情况酌情减量 妊娠与授乳期妇女：妊娠安全性分级为 B 级，授乳期妇女使用时应暂停授乳
药典	USP、Eur. P.、Chin. P.
国家处方集	CNF
其他推荐依据	
■ 药品名称	万古霉素 Vancomycin
抗菌谱与适应证	适用于耐甲氧西林葡萄球菌检出率高的医疗机构进行工人材料植入手术（如人工心脏瓣膜置换、永久性心脏起搏器置入、人工关节置换等）预防感染
制剂与规格	注射用盐酸万古霉素[保(乙)]：①0.5g（50 万 U）；②1.0g（100 万 U）
用法与用量	静脉给药，一次 1g，每 12 小时给药 1 次

续 表

注意事项	1. 听力减退或有耳聋病史者慎用 2. 不宜肌内注射，静脉滴注时尽量避免药液外漏，且应经常更换注射部位，滴速不宜过快 3. 在治疗过程中应监测血药浓度
禁忌	对万古霉素过敏者，严重肝功能、肾功能不全者，孕妇及授乳期妇女禁用
不良反应	休克、过敏样症状、急性肾功能不全等
特殊人群用药	肝功能、肾功能不全患者：严重肝功能、肾功能不全者禁用 儿童：儿童（尤其是低体重出生儿、新生儿）应监测血药浓度，慎重给药 老年人：老年患者确有指征使用时必须调整剂量或调整用药间隔 妊娠与授乳期妇女：禁用
药典	USP、Eur. P.、Chin. P.
国家处方集	CNF
其他推荐依据	
■ 药品名称	去甲万古霉素 Norvancomycin
抗菌谱与适应证	适用于耐甲氧西林葡萄球菌检出率高的医疗机构进行工人材料植入手术（如人工心脏瓣膜置换、永久性心脏起搏器置入、人工关节置换等）预防感染
制剂与规格	注射用盐酸去甲万古霉素[保(乙)]：①0.4g（40 万 U）；②0.8g（80 万 U）
用法与用量	静脉给药，一次 400~800mg，每 12 小时给药 1 次
注意事项	1. 听力减退或有耳聋病史者慎用 2. 不可肌内注射或静脉注射 3. 治疗期间应定期检查听力，检查尿液中蛋白、管型、细胞数及测定尿相对密度等
禁忌	对本药或万古霉素类抗生素过敏者禁用
不良反应	可出现皮疹、恶心、静脉炎等；可引致耳鸣、听力减退、肾功能损害等
特殊人群用药	肝功能、肾功能不全患者：肾功能不全患者慎用，如有应用指征时需在治疗药物浓度监测下，根据肾功能减退程度减量应用 儿童：新生儿、婴幼儿用药必须充分权衡利弊 老年人：用于老年患者有引起耳毒性与肾毒性的危险（听力减退或丧失）。老年患者即使肾功能测定在正常范围内，使用时应采用较小治疗剂量 妊娠与授乳期妇女：妊娠期患者避免应用；授乳期妇女慎用
药典	Chin. P.
国家处方集	CNF
其他推荐依据	

注：1. Ⅰ类切口手术常用预防抗菌药物为第一代头孢菌素：头孢唑林或头孢拉定等

2. Ⅰ类切口手术常用预防抗菌药物单次使用剂量：头孢唑林 1~2g；头孢拉定 1~2g；头孢呋辛 1.5g；头孢曲松 1~2g；甲硝唑 0.5g；其他详见具体药品表单。头孢菌素应在 30 分钟内滴完

3. 对β-内酰胺类抗菌药物过敏者，可选用克林霉素预防葡萄球菌、链球菌感染，可选用氨曲南预防革兰阴性杆菌感染。必要时可联合使用

4. 耐甲氧西林葡萄球菌检出率高的医疗机构，如进行人工材料植入手术（如人工心脏瓣膜置换、永久性心脏起搏器置入、人工关节置换等），也可选用万古霉素或去甲万古霉素预防感染

第十九章

治疗用抗感染药物

第一节　青霉素类

■ 药品名称	青霉素　Benzylpenicillin
抗菌谱与适应证	适用于溶血性链球菌、肺炎链球菌、不产青霉素酶葡萄球菌的感染；炭疽、破伤风、气性坏疽等梭状芽胞杆菌感染及梅毒、钩端螺旋体病、回归热、白喉。与氨基糖苷类药物联合用于治疗草绿色链球菌心内膜炎。亦可用于流行性脑脊髓膜炎、放线菌病、淋病、樊尚咽峡炎、莱姆病、鼠咬热、李斯特菌病、除脆弱拟杆菌以外的厌氧菌感染。风湿性心脏病或先天性心脏病患者手术前预防用药
制剂与规格	注射用青霉素钠[保(甲)]：①0.12g（2 万 U）；②0.24g（40 万 U）[基]；③0.48g（80 万 U）[基]；④0.6g（100 万 U）；⑤0.96g（160 万 U）[基]；⑥2.4g（400 万 U） 注射用青霉素钾[保(甲)]：①0.125g（20 万 U）；②0.25g（40 万 U）[基]；③0.5g（80 万 U）[基]；④0.625g（100 万 U）
用法与用量	1. 肌内注射：成人：一日（80~200）万 U，分 3~4 次给药；小儿：按体重 2.5 万 U/kg，每 12 小时给药 1 次 2. 静脉滴注：成人：一日（200~2000）万 U，分 2~4 次给药；小儿每日按体重（5~20）万 U/kg，分 2~4 次给药
注意事项	1. 应用前询问药物过敏史并进行青霉素皮肤试验 2. 对一种青霉素过敏者可能对其他青霉素类药物、青霉胺过敏，有哮喘、湿疹、花粉症、荨麻疹等过敏性疾病患者应慎用 3. 大剂量使用时应定期检测电解质
禁忌	有青霉素类药物过敏史或青霉素皮肤试验阳性患者禁用
不良反应	青霉素过敏反应较常见，包括荨麻疹等各类皮疹、白细胞计数减少、间质性肾炎、哮喘发作等和血清病样反应
特殊人群用药	肝功能、肾功能不全患者：轻、中度肾功能损害者使用常规剂量不需减量，严重肾功能损害者应延长给药间隔或调整剂量 妊娠与授乳期妇女：妊娠期妇女给药属 FDA 妊娠风险 B 级；授乳期妇女用药时宜暂停授乳
药典	USP、Eur. P.、Chin. P.
国家处方集	CNF
其他推荐依据	

续　表

■ 药品名称	青霉素 V　Phenoxymethylpenicillin
抗菌谱与适应证	1. 青霉素敏感菌株所致的轻、中度感染，包括链球菌所致的扁桃体炎、咽喉炎、猩红热、丹毒等 2. 肺炎球菌所致的支气管炎、肺炎、中耳炎、鼻窦炎及敏感葡萄球菌所致的皮肤软组织感染等 3. 螺旋体感染和作为风湿热复发和感染性心内膜炎的预防用药
制剂与规格	青霉素 V 钾片[保(甲)]：①100 万 U；②60 万 U；③0.25g（40 万 U）；④0.5g（80 万 U）
用法与用量	口服：①成人：链球菌感染：一次 125~250mg，每 6~8 小时 1 次，疗程 10 日。肺炎球菌感染：一次 250~500mg，每 6 小时 1 次，疗程至退热后至少 2 日。葡萄球菌感染、螺旋体感染：一次250~500mg，每6~8 小时 1 次。预防风湿热复发：一次 250mg，一日 2 次。预防心内膜炎：在拔牙或上呼吸道手术前 1 小时口服 2g，6 小时后再加服 1g（27kg 以下小儿剂量减半）。②小儿：按体重，一次 2.5~9.3mg/kg，每 4 小时 1 次；或一次 3.75~14mg/kg，每 6 小时 1 次；或一次 5~18.7mg/kg，每 8 小时 1 次
注意事项	1. 对头孢菌素类药物过敏者及有哮喘、湿疹、花粉症、荨麻疹等过敏性疾病患者应慎用 2. 患者一次开始服用前，必须先进行青霉素皮试 3. 长期或大剂量服用者，应定期检查肝功能、肾功能、造血系统功能和检测血清钾或钠
禁忌	青霉素皮试阳性反应者、对青霉素类药物过敏者及传染性单核细胞增多症患者禁用
不良反应	常见恶心、呕吐、上腹部不适、腹泻等胃肠道反应及黑毛舌；皮疹、荨麻疹等过敏反应
特殊人群用药	肝功能、肾功能不全患者：肾功能减退者应根据血浆肌酐清除率调整剂量或给药间期 老年人：老年患者应根据肾功能情况调整用药剂量或用药间期 妊娠与授乳期妇女：妊娠期妇女给药属 FDA 妊娠风险 B 级；授乳期妇女慎用或用药时暂停授乳
药典	USP、Eur. P.
国家处方集	CNF
其他推荐依据	
■ 药品名称	普鲁卡因青霉素　Procaine Benzylpenicillin
抗菌谱与适应证	1. 与青霉素相仿，但由于血药浓度较低，故仅限于青霉素高度敏感病原体所致的轻、中度感染，如 A 组链球菌所致的扁桃体炎、猩红热、肺炎链球菌肺炎、青霉素敏感金黄色葡萄球菌所致皮肤软组织感染、樊尚咽峡炎等 2. 可用于治疗钩端螺旋体病、回归热和早期梅毒等
制剂与规格	注射用普鲁卡因青霉素[保(乙)]：①40 万 U［普鲁卡因青霉素 30 万 U，青霉素钠（钾）10 万 U］；②80 万 U［普鲁卡因青霉素 60 万 U，青霉素钠（钾）20 万 U］
用法与用量	肌内注射，每次（40~80）万 U，每日 1~2 次
注意事项	1. 哮喘、湿疹、花粉症、荨麻疹等过敏性疾病患者应慎用本品 2. 应用前需详细询问药物过敏史并进行青霉素、普鲁卡因皮肤试验
禁忌	有青霉素类药物或普鲁卡因过敏史者禁用；青霉素或普鲁卡因皮肤试验阳性患者禁用
不良反应	过敏反应（如荨麻疹、间质性肾炎、白细胞计数减少等）；赫氏反应和治疗矛盾；二重感染等

续 表

特殊人群用药	妊娠与授乳期妇女：妊娠期妇女给药属 FDA 妊娠风险 B 级；授乳期妇女用药时宜暂停授乳
药典	USP、Eur. P.、Chin. P.
国家处方集	CNF
其他推荐依据	
■ 药品名称	苄星青霉素 Benzathine Benzylpenicillin
抗菌谱与适应证	用于预防风湿热、治疗各期梅毒也可用于控制链球菌感染的流行
制剂与规格	注射用苄星青霉素[基,保(甲)]：①30 万 U；②60 万 U；③120 万 U
用法与用量	肌内注射：成人，一次（60~120）万 U，2~4 周 1 次；小儿一次（30~60）万 U，2~4 周 1 次
注意事项	同青霉素
禁忌	有青霉素类药物过敏史者或青霉素皮肤试验阳性患者禁用
不良反应	过敏反应（同青霉素）；二重感染等
特殊人群用药	妊娠与授乳期妇女：妊娠期妇女给药属 FDA 妊娠风险 B 级；授乳期妇女用药时宜暂停授乳
药典	USP、Eur. P.、Chin. P.
国家处方集	CNF
其他推荐依据	
■ 药品名称	阿莫西林 Amoxicillin
抗菌谱与适应证	适用于治疗敏感菌所致的下列感染：①中耳炎、鼻窦炎、咽炎、扁桃体炎等上呼吸道感染；②急性支气管炎、肺炎等下呼吸道感染；③泌尿、生殖道感染；④皮肤、软组织感染；⑤适用于治疗急性单纯性淋病；⑥尚可用于治疗伤寒、伤寒带菌者及钩端螺旋体病；⑦亦可与克拉霉素、兰索拉唑联合治疗幽门螺杆菌感染
制剂与规格	片剂[基,保(甲)]：①0.125g；②0.25g 胶囊[基,保(甲)]：①0.125g；②0.25g 干混悬剂[基,保(甲)]：袋装，①0.125g；②0.25g。瓶装，①1.25g；②2.5g 颗粒剂[保(甲)]：125mg 注射用阿莫西林钠：①0.5g；②2g
用法与用量	口服：成人一次 0.5g，每 6~8 小时 1 次，日剂量不超过 4g；小儿每日按体重 20~40mg/kg，每 8 小时 1 次；3 个月以下婴儿：一日 30mg/kg，每 12 小时 1 次 肌内注射或稀释后静脉滴注：成人一次 0.5~1g，每 6~8 小时 1 次；小儿一日 50~100mg/kg，分3~4 次给药 肾功能不全时剂量：肌酐清除率为 10~30ml/min 者，一次 0.25~0.5g，每 12 小时 1 次；肌酐清除率< 10ml/min 者，一次 0.25~0.5g，每 24 小时 1 次 透析时剂量：每次血液透析后应补充给予 1g 剂量
注意事项	1. 巨细胞病毒感染、淋巴细胞白血病、淋巴瘤等患者不宜使用 2. 传染性单核细胞增多症患者应避免使用 3. 哮喘、湿疹、花粉症、荨麻疹等过敏性疾病史者慎用

续　表

禁忌	有青霉素类药物过敏史者或青霉素皮肤试验阳性患者禁用
不良反应	恶心、呕吐、腹泻及抗生素相关性肠炎等胃肠道反应；皮疹、药物热和哮喘等过敏反应；贫血、血小板减少、嗜酸性粒细胞增多等
特殊人群用药	肝功能、肾功能不全患者：肾功能严重损害者慎用 老年人：老年人用药时可能需要调整剂量 妊娠与授乳期妇女：妊娠期妇女应仅在确有必要时应用本品；由于乳汁中可分泌少量阿莫西林，授乳期妇女服用后可能导致婴儿过敏
药典	Eur. P、Chin. P.
国家处方集	CNF
其他推荐依据	
■ 药品名称	磺苄西林　Sulbenicillin
抗菌谱与适应证	适用于敏感的铜绿假单胞菌、某些变形杆菌属以及其他敏感革兰阴性菌所致肺炎、尿路感染、复杂性皮肤软组织感染和败血症等。对本品敏感菌所致腹腔感染、盆腔感染宜与抗厌氧菌药物联合应用
制剂与规格	注射用磺苄西林钠：1.0g：100 万 U
用法与用量	静脉滴注或静脉注射；中度感染成人一日剂量 8g，重症感染或铜绿假单胞菌感染时剂量需增至一日 20g，分 4 次静脉给药；儿童根据病情每日剂量按体重 80~300mg/kg，分 4 次给药
注意事项	1. 使用本品前需详细询问药物过敏史并进行青霉素皮肤试验，呈阳性反应者禁用 2. 对一种青霉素过敏者可能对其他青霉素类药物、青霉胺过敏
禁忌	有青霉素类药物过敏史者或青霉素皮肤试验阳性患者禁用
不良反应	过敏反应较常见，包括皮疹、发热等，偶见过敏性休克，一旦发生必须就地抢救，保持气道畅通、吸氧并给予肾上腺素、糖皮质激素等治疗措施；恶心、呕吐等胃肠道反应；实验室检查异常包括白细胞或中性粒细胞减少，ALT 及 AST 一过性增高等
特殊人群用药	肝功能、肾功能不全患者：严重肝功能、肾功能不全者慎用 妊娠与授乳期妇女：妊娠期妇女应仅在确有必要时应用本品
药典	Chin. P.
国家处方集	CNF
其他推荐依据	
■ 药品名称	替卡西林　Ticarcillin
抗菌谱与适应证	对大肠埃希菌、奇异变形杆菌、普通变形杆菌等肠杆菌属、流感嗜血杆菌、沙门菌属、铜绿假单胞菌等具有良好的抗菌活性。①适用于治疗敏感菌所致的下呼吸道感染、骨和骨关节感染、皮肤及软组织感染、尿路感染及败血症等；②与氨基糖苷类、喹诺酮类等抗菌药联用，可用于治疗铜绿假单胞菌所致感染
制剂与规格	注射用替卡西林钠：①0.5g；②1g；③3g；④6g

续 表

用法与用量	成人：肌内注射：泌尿系统感染，一次 1g，一日 4 次；静脉给药：一日 200～300mg/kg，分次给药 儿童：①静脉给药：一日 200～300mg/kg，分次给药；②婴儿：一日 225mg/kg，分次给药；③对 7 日龄以下新生儿：一日 150mg/kg，分次给药
注意事项	对头孢菌素类药物过敏者、凝血功能异常者慎用
禁忌	对本品或其他青霉素类过敏者禁用
不良反应	低钾血症及出血时间延长；皮疹、瘙痒、药物热等过敏反应较多见
特殊人群用药	肝功能、肾功能不全患者：严重肝功能、肾功能不全者慎用 妊娠与授乳期妇女：妊娠期妇女慎用，妊娠安全性分级为 B 级；授乳期妇女慎用
药典	USP、Eur. P.
国家处方集	CNF
其他推荐依据	
■ 药品名称	注射用哌拉西林　Piperacillin for Injection
抗菌谱与适应证	1. 治疗铜绿假单胞菌和敏感革兰阴性杆菌所致的各种感染，如败血症、尿路感染、呼吸道感染、胆道感染、腹腔感染、盆腔感染以及皮肤、软组织感染等 2. 与氨基糖苷类药联用治疗粒细胞减少症免疫缺陷患者的感染
制剂与规格	注射用哌拉西林钠（按哌拉西林计）[基,保(甲)]：①0. 5g；②1g；③2g
用法与用量	成人：中度感染一日 8g，分 2 次给药；严重感染一次 3～4g，每 6 小时 1 次。一日最大剂量不可超过 24g 儿童：①婴幼儿和 12 岁以下儿童：一日 100～200mg/kg；②新生儿：体重＜2kg 者：出生后第 1 周内，一次 50mg/kg，每 12 小时 1 次；1 周以上，一次 50mg/kg，每 8 小时 1 次；体重 2kg 以上者：出生后第 1 周内，一次 50mg/kg，每 8 小时 1 次；1 周以上，一次 50mg/kg，每 6 小时 1 次
注意事项	1. 有出血史者，溃疡性结肠炎、克罗恩病或假膜性肠炎者，体弱者慎用 2. 哌拉西林不可加入碳酸氢钠溶液中静脉滴注
禁忌	对青霉素、头孢菌素或其他 β-内酰胺类抗生素过敏或有过敏史者禁用
不良反应	青霉素类药物过敏反应较常见；局部注射部位疼痛、血栓性静脉炎等；腹泻、稀便、恶心、呕吐等
特殊人群用药	肝功能、肾功能不全患者：慎用 儿童：12 岁以下儿童的用药安全性剂量尚未正式确定，应慎用 老年人：慎用 妊娠与授乳期妇女：妊娠期妇女应仅在确有必要时才能使用本药，妊娠安全性分级为 B 级；授乳期妇女用药应权衡利弊或暂停授乳
药典	USP、Eur. P.、Chin. P.
国家处方集	CNF
其他推荐依据	

续　表

■ 药品名称	注射用阿洛西林　Azlocillin for Injection
抗菌谱与适应证	敏感的革兰阳性及革兰阴性菌（包括铜绿假单胞菌）所致的呼吸道、泌尿道、生殖器官、胆道、胃肠道、败血症、脑膜炎、心内膜炎等严重感染，手术、烧伤后感染，骨、皮肤及软组织感染
制剂与规格	注射用阿洛西林钠[保(乙)]：①0.5g；②1g；③2g；④3g
用法与用量	成人：一日 6~10g，严重病例可增至 10~16g，分 2~4 次滴注。儿童：一次 75mg/kg，一日 2~4 次 婴儿及新生儿：一次 100mg/kg，一日 2~4 次
注意事项	参照药品说明书
禁忌	对青霉素类抗生素过敏者禁用
不良反应	恶心、呕吐、腹泻及抗生素相关性肠炎等胃肠道反应；皮疹，药物热和哮喘等过敏反应
特殊人群用药	肝功能、肾功能不全患者：肾功能减退患者应适当降低用量 老年人：老年患者肾功能减退，须调整剂量 妊娠与授乳期妇女：妊娠安全性分级为 B 级；授乳期妇女应权衡利弊用药
药典	Pol. P.
国家处方集	CNF
其他推荐依据	

第二节　头孢菌素类

一、第一代头孢菌素类

■ 药品名称	头孢唑林　Cefazolin
□ 其他名称	新泰林
抗菌谱与适应证	第一代头孢菌素类。除肠球菌属、耐甲氧西林葡萄球菌属外，对其他革兰阳性球菌均有良好抗菌活性，肺炎链球菌和溶血性链球菌对其高度敏感，对部分大肠埃希菌、奇异变形杆菌和肺炎克雷伯菌有良好抗菌活性。临床用于敏感菌所致的呼吸道感染、尿路感染、皮肤软组织感染、骨和关节感染、肝胆系统感染、感染性心内膜炎、败血症及眼、耳、鼻、咽喉部感染；外科手术预防用药
制剂与规格	注射用头孢唑林钠[保(甲)]：①0.5g[基]；②1g[基]；③1.5g；④2g 注射用五水头孢唑林钠[保(甲)]：①0.5g[基]；②1g[基]；③1.5g；④2g
用法与用量	成人常用剂量：一次 0.5~1.0g，一日 2~4 次，严重感染可增至一日 6g，分 2~4 次静脉给予，或遵医嘱 用于预防外科手术后感染时，一般为术前 0.5~1 小时肌内注射或静脉给药 1g，手术时间超过 6 小时者术中加用 0.5~1.0g，术后每 6~8 小时给药 0.5~1.0g，至手术后 24 小时止 儿童：一日 50~100mg/kg，分 2~3 次静脉缓慢推注，静脉滴注或肌内注射

续 表

注意事项	1. 交叉过敏反应：对青霉素过敏患者应用本品时应根据患者情况充分权衡利弊后决定 2. 对诊断的干扰：应用本品和其他头孢菌素的患者抗球蛋白（Coombs）试验可出现阳性；孕妇产前应用这类药物，此阳性反应也可出现于新生儿。当应用本品的患者尿中头孢类含量超过 10mg/ml 时，以磺基水杨酸进行尿蛋白测定可出现假阳性反应。以硫酸铜法测定尿糖可呈假阳性反应。血清丙氨酸氨基转移酶、门冬氨酸氨基转移酶、碱性磷酸酶和血尿素氮在应用本品过程中皆可升高。如采用 Jaffe 反应进行血清和尿肌酐值测定时可有假性增高 3. 有胃肠道疾病史者，特别是溃疡性结肠炎、局限性肠炎或抗菌药物相关性结肠炎（头孢菌素类很少产生假膜性结肠炎）者和有肾功能减退者应慎用头孢菌素类
禁忌	对头孢菌素类药物过敏者及有青霉素过敏性休克或即刻反应史者禁用本品
不良反应	应用头孢唑林的不良反应发生率低，静脉注射发生的血栓性静脉炎和肌内注射区域疼痛均较头孢噻吩少而轻。药疹发生率为 1.1%，嗜酸性粒细胞增多的发生率为 1.7%，单独以药物热为表现的过敏反应仅偶有报道。本品与氨基糖苷类抗菌药合用是否增加后者的肾毒性尚不能肯定。临床上本品无肝损害现象，但个别患者可出现暂时性血清氨基转移酶、碱性磷酸酶升高。肾功能减退患者应用高剂量（每日 12g）的头孢唑林时可出现脑反应。白念珠菌二重感染偶见
特殊人群用药	肝功能、肾功能不全患者：因本品部分在肝脏代谢，因此肝功能损害患者应慎用；对肾功能减退患者应在减少剂量情况下谨慎使用；肾功能减退者的肌酐清除率>50ml/min 时，仍可按正常剂量给药；与庆大霉素或其他肾毒性抗菌药合用有增加肾损害的危险性 儿童：早产儿及 1 个月以下的新生儿不推荐应用本品 老年人：本品在老年人中消除半衰期较年轻人明显延长，应按肾功能适当减量或延长给药间期 妊娠与哺乳期妇女：头孢菌素类可经乳汁排出，哺乳期妇女应用头孢菌素类虽尚无发生问题报道，但其应用仍须权衡利弊后决定
药典	Chin. P.
国家处方集	CNF
医保目录	部分省份【保（乙）】 【保（甲）】
基本药物目录	【基】
推荐依据	单爱莲，马序竹，童荣生，等.《抗菌药物超说明书专家共识》解读［J］. 中国临床药理学杂志，2015，24（31）：2489-2491.
■ 药品名称	头孢拉定 Cefradine
抗菌谱与适应证	第一代头孢菌素。适用于治疗敏感菌所致的轻、中度感染，如急性咽炎、扁桃体炎、中耳炎、支气管炎急性发作、肺炎等呼吸道感染、泌尿生殖道感染及皮肤软组织感染等
制剂与规格	头孢拉定胶囊[基,保(甲)]：①0.25g；②0.5g 头孢拉定片[基,保(甲)]：①0.25g；②0.5g 头孢拉定颗粒[保(乙)]：①0.125g；②0.25g 头孢拉定干混悬剂：①0.125g；②0.25g；③1.5g；④3g 注射用头孢拉定[保(乙)]：①0.5g；②1g
用法与用量	1. 成人：口服给药，一次 0.25~0.5g，每 6 小时 1 次；严重感染时可增至一次 1g，一日最高剂量为 4g。肌内注射及静脉给药，一次0.5~1g，每 6 小时 1 次。一日最高剂量为 8g 2. 儿童：口服给药，一次 6.25~12.5mg/kg，每 6 小时 1 次。肌内注射及静脉给药，1 周岁以上小儿，一次 12.5~25mg/kg，每 6 小时 1 次

续　表

	3. 肌酐清除率> 20ml/min 时，其推荐剂量为每 6 小时 0.5g；肌酐清除率为 5~20ml/min 时，其剂量为每 6 小时 0.25g；肌酐清除率< 5ml/min 时，其剂量为每 12 小时 0.25g
注意事项	应用头孢拉定的患者以硫酸铜法测定尿糖时可出现假阳性反应
禁忌	对头孢菌素过敏者及有青霉素过敏性休克或即刻反应史者禁用
不良反应	恶心、呕吐、腹泻、上腹部不适等胃肠道反应较为常见
特殊人群用药	肝功能、肾功能不全患者：头孢拉定主要经肾排出，肾功能减退者需减少剂量或延长给药间期 儿童：慎用 老年人：肾功能减退的老年患者应适当减少剂量或延长给药时间 妊娠与授乳期妇女：慎用。妊娠安全性分级为 B 级，授乳期妇女应用时需权衡利弊
药典	USP、Eur. P.、Chin. P.
国家处方集	CNF
其他推荐依据	
■ 药品名称	注射用头孢硫脒　Cefathiamidine for Injection
抗菌谱与适应证	第一代头孢菌素。用于敏感菌所引起呼吸系统、肝胆系统、五官、尿路感染及心内膜炎、败血症
制剂与规格	注射用头孢硫脒[保(乙)]：①0.5g；②1g；③2g
用法与用量	1. 成人：肌内注射，一次 1.5~1g，一日 4 次；静脉滴注，一次 2g，一日 2~4 次 2. 儿童：肌内注射，一日 50~150mg/kg，分 3~4 次给药；静脉滴注，一日 50~100mg/kg，分 2~4 次给药
注意事项	1. 有胃肠道疾病史者，特别是溃疡性结肠炎、局限性肠炎或抗生素相关性结肠炎者应慎用 2. 应用本品的患者抗球蛋白试验可出现阳性
禁忌	对头孢菌素类抗生素过敏者或对青霉素过敏性休克者禁用
不良反应	偶见荨麻疹、哮喘、瘙痒、寒战、高热、血管神经性水肿、非蛋白氮、ALT 及 AST 升高
特殊人群用药	肝功能、肾功能不全患者：肾功能减退者须适当减量 老年人：老年患者肾功能减退，应用时须适当减量 妊娠与授乳期妇女：妊娠早期妇女慎用；授乳期妇女慎用，用药需权衡利弊
药典	
国家处方集	CNF
其他推荐依据	
■ 药品名称	头孢氨苄　Cefalexin
抗菌谱与适应证	第一代口服头孢菌素。用于金黄色葡萄球菌、大肠埃希菌、肺炎杆菌、流感杆菌等敏感菌所致的下列感染： 1. 扁桃体炎、扁桃体周炎、咽喉炎、支气管炎、肺炎、支气管扩张感染以及手术后胸腔感染 2. 急性及慢性肾盂肾炎、膀胱炎、前列腺炎及泌尿生殖系感染 3. 中耳炎、外耳炎、鼻窦炎

续 表

	4. 上颌骨周炎、上颌骨骨膜炎、上颌骨骨髓炎、急性腭炎、牙槽脓肿、根尖性牙周炎、智齿周围炎、拔牙后感染 5. 睑腺炎、睑炎、急性泪囊炎 6. 毛囊炎、疖、丹毒、蜂窝织炎、脓疱、痈、痤疮感染、皮下脓肿、创伤感染、乳腺炎、淋巴管炎等
制剂与规格	头孢氨苄胶囊[基,保(甲)]：①125mg；②250mg 头孢氨苄片[基,保(甲)]：①125mg；②250mg 头孢氨苄颗粒[基,保(甲)]：①50mg；②125mg 头孢氨苄干混悬剂：1.5g 头孢氨苄泡腾片：125mg
用法与用量	1. 成人：口服，一般剂量一次250~500mg，每6小时1次。一日最高剂量为4g。单纯性膀胱炎、单纯皮肤软组织感染以及链球菌咽峡炎一次500mg，每12小时1次 2. 儿童：口服，一日25~50mg/kg，一日4次。皮肤软组织感染及链球菌咽峡炎一次12.5~50mg/kg，每12小时1次
注意事项	有胃肠道疾病史者，特别是溃疡性结肠炎、局限性肠炎或抗生素相关性结肠炎者应慎用
禁忌	对头孢菌素过敏者及有青霉素过敏性休克或即刻反应史者禁用
不良反应	恶心、呕吐、腹泻和腹部不适较为多见；皮疹、药物热等过敏反应
特殊人群用药	肝功能、肾功能不全患者：慎用 儿童：6岁以下小儿慎用 老年人：老年患者应根据肾功能情况调整用药剂量或用药间期 妊娠与授乳期妇女：妊娠早期妇女慎用；授乳妇女慎用，用药需权衡利弊
药典	USP、Eur. P.、Chin. P.
国家处方集	CNF
其他推荐依据	
■ **药品名称**	**头孢羟氨苄 Cefadroxil**
抗菌谱与适应证	第一代口服头孢菌素。主要用于敏感菌所致的尿路感染，呼吸道感染，皮肤软组织感染，骨关节感染
制剂与规格	头孢羟氨苄胶囊[保(乙)]：①0.125g；②0.25g；③0.5g 头孢羟氨苄片[保(乙)]：①0.125g；②0.25g 头孢羟氨苄颗粒[保(乙)]：①0.125g；②0.25g
用法与用量	1. 成人：口服，一次0.5~1.0g，一日2次。肾功能不全者首次给予1g负荷剂量，然后根据肌酐清除率（Ccr）调整剂量。Ccr为25~50ml/min者，一次0.5g，每12小时1次；Ccr为10~25ml/min者，一次0.5g，每24小时1次；Ccr为0~10ml/min者，一次0.5g，每36小时1次 2. 儿童：口服，一次15~20mg/kg，一日2次。A组溶血性链球菌咽炎或扁桃体炎：一次15mg/kg，每12小时1次，共10日
注意事项	有胃肠道疾病史者，特别是溃疡性结肠炎、局限性肠炎或抗生素相关性结肠炎者应慎用
禁忌	对头孢菌素过敏者及有青霉素过敏性休克或即刻反应史者禁用

续　表

不良反应	以恶心、上腹部不适等胃肠道反应为主；少数患者尚可发生皮疹等过敏反应
特殊人群用药	肝功能、肾功能不全患者：慎用 老年人：老年患者肾功能减退，用药时需调整剂量 妊娠与授乳期妇女：妊娠安全性分级为 B 级；授乳期妇女须权衡利弊后应用
药典	USP
国家处方集	CNF
其他推荐依据	

二、第二代头孢菌素类

■ 药品名称	头孢呋辛　Cefuroxim
抗菌谱与适应证	第二代注射用头孢菌素。对革兰阳性球菌的活性与第一代头孢菌素相似或略差，但对葡萄球菌和革兰阴性杆菌产生的β-内酰胺酶显得相当稳定。适用于治疗敏感菌或敏感病原体所致的下列感染：①呼吸系统感染；②泌尿生殖系统感染；③骨和关节感染；④皮肤软组织感染；⑤预防手术感染；⑥其他，如败血症、脑膜炎等严重感染
制剂与规格	注射用头孢呋辛钠：①0. 25g[基]；②0. 5g[基]；③0. 75g[基]；④1. 0g；⑤1. 5g[基]；⑥2. 0g；⑦2. 25g；⑧2. 5g；⑨3. 0g
用法与用量	深部肌内注射，静脉注射或滴注 1. 成人为每 8 小时 0. 75~1. 5g，疗程 5~10 日。对于生命受到威胁的感染或罕见敏感菌所引起的感染，每 6 小时 1. 5g 2. 预防手术感染：术前 0. 5~1 小时静脉注射 1. 5g，若手术时间过长，则每隔 8 小时静脉或肌内注射 0. 75g 3. 儿童：3 个月以上患儿，按体重一日 50~100mg/kg，分 3~4 次给药。重症感染，按体重一日用量不低于 0. 1g/kg，但不能超过成人使用的最高剂量 4. 肾功能不全患者应根据肌酐清除率调整
注意事项	1. 对青霉素药物过敏者慎用 2. 使用时应注意监测肾功能，特别是对接受高剂量的重症患者
禁忌	对头孢菌素过敏者及有青霉素过敏性休克史者禁用
不良反应	过敏反应（皮疹、瘙痒、荨麻疹等），局部反应（血栓性静脉炎），胃肠道反应（腹泻、恶心、抗生素相关性肠炎等）等
特殊人群用药	肝功能、肾功能不全患者：严重肝功能、肾功能不全者慎用 儿童：5 岁以下小儿禁用 老年人：老年患者口服本药，不必根据年龄调整剂量 妊娠与授乳期妇女：妊娠安全性分级为 B 级；授乳妇女用药应权衡利弊，如需使用，应暂停授乳
药典	USP、Eur. P.、Chin. P.
国家处方集	CNF
其他推荐依据	

续 表

■ 药品名称	注射用头孢替安 Cefotiam for Injection
抗菌谱与适应证	第二代注射用头孢菌素。用于敏感菌所致的肺炎、支气管炎、胆道感染、腹膜炎、尿路感染以及手术和外伤所致的感染和败血症
制剂与规格	注射用盐酸头孢替安[保(乙)]：①0.5g；②1g
用法与用量	肌内注射或静脉给药。成人：一日1~2g，分2~4次给予；败血症时可增至一日4g。儿童：一日40~80mg/kg，分3~4次给予，重症感染时可增至一日160mg/kg。肌酐清除率≥16.6ml/min者，不需调整剂量；肌酐清除率<16.6ml/min者，每6~8小时用量应减为常用剂量的75%
注意事项	1. 有胃肠道疾病史者，特别是溃疡性结肠炎、局限性肠炎或抗生素相关性结肠炎者慎用 2. 本品可引起血象改变，严重时应立即停药
禁忌	对头孢菌素过敏者及有青霉素过敏性休克史者禁用
不良反应	偶见过敏、胃肠道反应、血象改变及一过性AST及ALT升高；可致肠道菌群改变，造成维生素B和维生素K缺乏；偶可致继发感染；大量静脉注射可致血管和血栓性静脉炎
特殊人群用药	肝功能、肾功能不全患者：肾功能不全者应减量并慎用 儿童：早产儿和新生儿使用本药的安全性尚未确定 老年人：老年患者用药剂量应按其肾功能减退情况酌情减量 妊娠与授乳期妇女：孕妇或可能妊娠的妇女、授乳妇女应权衡利弊后用药
药典	USP、Jpn. P.
国家处方集	CNF
其他推荐依据	
■ 药品名称	注射用头孢尼西 Cefonicid for Injection
抗菌谱与适应证	适用于敏感菌引起的下列感染：下呼吸道感染、尿路感染、败血症、皮肤软组织感染、骨和关节感染，也可用于手术预防感染。在外科手术前单剂量注射1g头孢尼西可以减少由于手术过程中污染或潜在污染而导致的术后感染发生率。在剖宫产手术中使用头孢尼西（剪断脐带后）可以减少某些术后感染发生率
制剂与规格	注射用头孢尼西钠：①0.5g；②1.0g
用法与用量	肾功能正常患者： 1. 一般轻度至中度感染：成人每日剂量为1g，每24小时1次；在严重感染或危及生命的感染中，可每日2g，每24小时给药1次 2. 无并发症的尿路感染：每日0.5g，每24小时1次 3. 手术预防感染：手术前1小时单剂量给药1g，术中和术后没有必要再用。必要时如关节成形手术或开胸手术可重复给药2天；剖宫产手术中，应脐带结扎后才给予本品。疗程依病情而定 肾功能不全患者：对于肾功能损害患者使用本品必须严格依据患者的肾功能损害程度调整剂量。初始剂量为7.5mg/kg，维持剂量应根据肌酐清除率进行调整，患者在进行透析之后，无须再追加剂量
注意事项	1. 有青霉素过敏史或其他药物过敏病史者应慎用。对麻醉药过敏患者禁止使用利多卡因作为溶剂 2. 本品治疗开始和治疗中可引起肠道紊乱，严重的导致假膜性肠炎，出现腹泻时应引起警惕。一旦出现，轻度停药即可，中、重度患者应给予补充电解质、蛋白质以及适当的抗生素（如万古霉素）治疗 3. 重症患者在大剂量给药或合用氨基糖苷类抗生素治疗时，必须经常注意肾功能情况

续　表

禁忌	对头孢菌素类抗生素过敏者禁用
不良反应	1. 对青霉素过敏患者也可能对本品过敏 2. 长期使用任何广谱抗生素都可能导致其他非敏感菌过度生长，可诱发二重感染
特殊人群用药	肝功能、肾功能不全患者：肾脏或肝脏损害患者在使用该药物时，应加倍小心
药典	USP、Eur. P.、Chin. P.
国家处方集	
其他推荐依据	
■ 药品名称	头孢呋辛酯　Cefuroxime Axetil
抗菌谱与适应证	第二代口服头孢菌素。适用于溶血性链球菌、金黄色葡萄球菌（耐甲氧西林株除外）及流感嗜血杆菌、大肠埃希菌、肺炎克雷伯菌、奇异变形杆菌等肠杆菌科细菌敏感菌株所致成人急性咽炎或扁桃体炎、急性中耳炎、上颌窦炎、慢性支气管炎急性发作、急性支气管炎、单纯性尿路感染、皮肤软组织感染及无并发症淋病奈瑟菌性尿道炎和宫颈炎。儿童咽炎或扁桃体炎、急性中耳炎及脓疱病等
制剂与规格	头孢呋辛酯片[基,保(甲)]：①0. 125g；②0. 25g
用法与用量	口服。①成人：一般一日 0. 5g；下呼吸道感染患者一日 1g；单纯性下尿路感染患者一日 0. 25g。均分 2 次服用。单纯性淋球菌尿道炎单剂疗法剂量为 1g；②5～12 岁小儿：急性咽炎或急性扁桃体炎，按体重一日 20mg/kg，分 2 次服用，一日不超过 0. 5g；急性中耳炎、脓疱病，按体重一日 30mg/kg，分 2 次服用，一日不超过 1g
注意事项	1. 有胃肠道疾病史者，特别是溃疡性结肠炎、局限性肠炎或抗生素相关性结肠炎者慎用 2. 应于餐后服用，以增加吸收，提高血药浓度，并减少胃肠道反应
禁忌	对本品及其他头孢菌素类过敏者、有青霉素过敏性休克或即刻反应史者及胃肠道吸收障碍者禁用
不良反应	常见腹泻、恶心和呕吐等胃肠反应；少见皮疹、药物热等过敏反应
特殊人群用药	肝功能、肾功能不全患者：肾功能减退及肝功能损害者慎用 儿童：5 岁以下小儿禁用胶囊剂、片剂，宜服用头孢呋辛酯干混悬液 老年人：85 岁以上的老年患者的血浆消除半衰期可延至约 3. 5 小时，因此应在医师指导下根据肾功能情况调整用药剂量或用药间期 妊娠与授乳期妇女：仅在有明确指征时，孕妇方可慎用；授乳期妇女应慎用或暂停授乳
药典	USP、Eur. P.、Chin. P.、Jpn. P.
国家处方集	CNF
其他推荐依据	

三、第三代头孢菌素类

■ 药品名称	注射用头孢唑肟　Ceftizoxime for Injection
抗菌谱与适应证	第三代注射用头孢菌素。用于治疗由敏感菌引起的下呼吸道感染、胆道感染、腹腔感染、盆腔感染。尿路感染、脑膜炎、皮肤软组织感染、骨和关节感染、败血症、感染性心内膜炎及创伤、烧伤、烫伤后的严重感染

续　表

制剂与规格	注射用头孢唑肟钠[保(乙)]：①0.5g；②1g；③2g
用法与用量	静脉滴注。成人：一次1~2g，每8~12小时1次；严重感染，剂量可增至一次3~4g，每8小时1次。治疗非复杂性尿路感染，一次0.5g，每12小时1次。儿童：6个月及6个月以上的婴儿和儿童常用量，按体重一次50mg/kg，每6~8小时1次。肾功能损害的患者在给予0.5~1g的首次负荷剂量后，需根据其损害程度调整剂量
注意事项	1. 青霉素类过敏史患者，有指征应用本品时，必须充分权衡利弊后在严密观察下慎用 2. 有胃肠道疾病病史者，特别是结肠炎患者慎用
禁忌	对本品及其他头孢菌素过敏者禁用
不良反应	皮疹、瘙痒和药物热等变态反应、腹泻、恶心、呕吐、食欲缺乏等
特殊人群用药	儿童：6个月以下小儿使用本药的安全性和有效性尚未确定 老年人：老年患者常伴有肾功能减退，应适当减少剂量或延长给药时间 妊娠与授乳期妇女：妊娠期妇女仅在有明确指征时应用，妊娠安全性分级为B级；授乳期妇女应用本药时应暂停授乳
药典	USP
国家处方集	CNF
其他推荐依据	
■ 药品名称	**注射用头孢噻肟　Cefotaxime for Injection**
抗菌谱与适应证	第三代注射用头孢菌素。用于敏感细菌所致的肺炎及其他下呼吸道感染、尿路感染、脑膜炎、败血症、腹腔感染、盆腔感染、皮肤软组织感染、生殖道感染、骨和关节感染等。头孢噻肟可以作为小儿脑膜炎的选用药物
制剂与规格	注射用头孢噻肟钠[保(甲)]：①0.5g；②1g；③2g
用法与用量	肌内注射或静脉给药。成人：肌内注射0.5~2g，每8~12小时1次。静脉给药一日2~6g，分2~3次给药；严重感染者，每6~8小时2~3g，一日最高剂量为12g。无并发症的肺炎链球菌肺炎或急性尿路感染：每12小时1g。儿童：静脉给药，新生儿一次50mg/kg，7日内新生儿每12小时1次，7~28日新生儿每8小时1次
注意事项	1. 有胃肠道疾病者慎用 2. 用药前须确定是否需进行过敏试验 3. 本品与氨基糖苷类抗生素不可同瓶滴注
禁忌	对头孢菌素类药物过敏者及有青霉素过敏性休克或即刻反应史者禁用
不良反应	不良反应发生率低，3%~5%。有皮疹和药物热、静脉炎、腹泻、恶心、呕吐、食欲缺乏等
特殊人群用药	肝功能、肾功能不全患者：严重肾功能减退患者应用本药时须根据肌酐清除率调整减量 儿童：婴幼儿不宜做肌内注射 老年人：老年患者应根据肾功能适当减量 妊娠与授乳期妇女：妊娠安全性分级为B级；授乳期妇女用药时宜暂停授乳
药典	USP、Eur. P.、Chin. P.
国家处方集	CNF
其他推荐依据	

续　表

■ 药品名称	注射用头孢曲松　Ceftriaxone for Injection
抗菌谱与适应证	第三代注射用头孢菌素。用于敏感致病菌所致的下呼吸道感染、尿路、胆道感染，以及腹腔感染、盆腔感染、皮肤软组织感染、骨和关节感染、败血症、脑膜炎等及手术期感染预防。本品单剂可治疗单纯性淋病
制剂与规格	注射用头孢曲松钠：①0.25g；②0.5g；③0.75g；④1g；⑤1.5g；⑥2g；⑦3g；⑧4g
用法与用量	成人：肌内注射或静脉给药，每 24 小时 1～2g 或每 12 小时 0.5～1g。最高剂量一日 4g。小儿：常用量静脉给药，按体重一日 20～80mg/kg
注意事项	1. 对青霉素过敏患者应用本品时应根据患者情况充分权衡利弊后决定。有青霉素过敏性休克或即刻反应者，不宜再选用头孢菌素类 2. 有胃肠道疾病史者，特别是溃疡性结肠炎、局限性肠炎或抗生素相关性结肠炎（头孢菌素类很少产生抗生素相关性肠炎）者应慎用
禁忌	1. 禁用于对本品及其他头孢菌素抗生素过敏的患者。有青霉素过敏性休克史的患者避免应用本品 2. 头孢曲松不得用于高胆红素血症的新生儿和早产儿的治疗。体外研究显示头孢曲松可从血清蛋白结合部位取代胆红素，从而引起这些患者的胆红素脑病 3. 在新生儿中，不得与补钙治疗同时进行，否则可能导致头孢曲松的钙盐沉淀的危险
不良反应	胃肠道反应、过敏反应等
特殊人群用药	儿童：出生体重<2kg 的新生儿使用本药的安全性尚未确定。本药可将胆红素从血清白蛋白上置换下来，患有高胆红素血症的新生儿（尤其是早产儿），应避免使用本药
	老年人：除非患者虚弱、营养不良或有重度肾功能损害时，老年人应用头孢曲松一般不需调整剂量 妊娠与授乳期妇女：妊娠安全性分级为 B 级；授乳期妇女应权衡利弊后应用
药典	USP、Eur. P.、Chin. P.
国家处方集	CNF
其他推荐依据	
■ 药品名称	注射用头孢哌酮　Cefoperazone for Injection
抗菌谱与适应证	第三代注射用头孢菌素。用于治疗敏感菌所致的呼吸道感染、泌尿道感染、胆道感染、皮肤软组织感染、败血症、脑膜炎、创伤及手术后感染。与抗厌氧菌药联用，用于治疗敏感菌所致的腹膜炎、盆腔感染
制剂与规格	注射用头孢哌酮钠：①0.5g；②1g；③1.5g；④2g
用法与用量	肌内注射或静脉给药。成人：一般感染：一次 1～2g，每 12 小时 1 次；严重感染：一次 2～3g，每 8 小时 1 次。一日剂量不宜超过 9g，但免疫缺陷患者伴严重感染时剂量可增至一日 12g。儿童：一日 50～200mg/kg，分 2～3 次给药
注意事项	1. 肝病、胆道梗阻严重或同时有肾功能减退者，用药剂量应予以适当调整 2. 部分患者可引起维生素 K 缺乏和低凝血酶原血症，用药期间应进行出血时间、凝血酶原时间监测
禁忌	对头孢菌素类药物过敏者及有青霉素过敏性休克史者禁用

续 表

不良反应	皮疹较为多见；少数患者尚可发生腹泻、腹痛；嗜酸性粒细胞计数增多，轻度中性粒细胞计数减少；暂时性 AST 及 ALT、碱性磷酸酶、尿素氮或血肌酐升高等
特殊人群用药	儿童：新生儿和早产儿用药须权衡利弊 妊娠与授乳期妇女：妊娠安全性分级为 B 级；授乳期妇女用药时宜暂停授乳
药典	USP、Eur. P.、Chin. P.
国家处方集	CNF
其他推荐依据	
■ 药品名称	注射用头孢他啶 Ceftazidime for Injection
抗菌谱与适应证	第三代注射用头孢菌素。用于敏感革兰阴性杆菌所致的败血症、下呼吸道感染、腹腔和胆道感染、复杂性尿路感染和严重皮肤软组织感染等。对于由多种耐药革兰阴性杆菌引起的免疫缺陷者感染、医院内感染以及革兰阴性杆菌或铜绿假单胞菌所致中枢神经系统感染尤为适用
制剂与规格	注射用头孢他啶[保(乙)]：①0. 25g；②0. 5g[基]；③1g[基]；④2g
用法与用量	静脉注射或静脉滴注。①败血症、下呼吸道感染、胆道感染等，一日 4~6g，分 2~3 次静脉滴注或静脉注射；②泌尿系统感染和重度皮肤软组织感染等，一日 2~4g，分 2 次静脉滴注或静脉注射；③对于某些危及生命的感染、严重铜绿假单胞菌感染和中枢神经系统感染，可酌情增量至一日 0. 15~0. 2g/kg，分 3 次静脉滴注或静脉注射；④婴幼儿常用剂量为一日 30~100mg/kg，分 2~3 次静脉滴注
注意事项	在应用头孢他啶治疗前应仔细询问对头孢菌素类、青霉素类或其他药物的过敏反应史
禁忌	禁用于对本品及其他头孢菌素过敏的患者
不良反应	感染和侵袭性疾病，血液和淋巴系统紊乱，免疫系统紊乱等
特殊人群用药	肝功能、肾功能不全患者：肾功能不全患者用药时，剂量需根据肾功能的降低程度而相应减少 儿童：早产儿及 2 个月以内新生儿慎用 妊娠与授乳期妇女：妊娠初期和妊娠早期 3 个月妇女应慎用，妊娠安全性分级为 B 级；授乳期妇女须权衡利弊后用药
药典	USP、Eur. P.、Chin. P.
国家处方集	CNF
其他推荐依据	
■ 药品名称	头孢克肟 Cefixime
抗菌谱与适应证	第三代口服头孢菌素。用于敏感菌所致的咽炎、扁桃体炎、急性支气管炎和慢性支气管炎急性发作、中耳炎、尿路感染、单纯性淋病等
制剂与规格	头孢克肟片[保(乙)]：①0. 05g；②0. 1g 头孢克肟分散片[保(乙)]：0. 1g 头孢克肟咀嚼片[保(乙)]：①0. 05g；②0. 1g 头孢克肟胶囊[保(乙)]：①0. 05g；②0. 1g 头孢克肟颗粒[保(乙)]：0. 05g

续　表

用法与用量	口服。成人：一次 50～100mg，一日 2 次；严重感染时，可增加至一次 200mg，一日 2 次。儿童：体重 30kg 以下一次 1.5～3mg/kg，一日 2 次；严重感染时，一次 6mg/kg，一日 2 次
注意事项	1. 因有出现休克等过敏反应的可能，应详细询问过敏史 2. 下列患者应慎重使用：对青霉素类抗生素有过敏史者；本人或血缘亲属中有易发生支气管哮喘、皮疹、荨麻疹等过敏症状体质者；经口给药困难或非经口摄取营养者、恶病质等患者
禁忌	对头孢克肟及其成分或其他头孢菌素类药物过敏者禁用
不良反应	主要不良反应有腹泻等消化道反应、皮疹等皮肤症状、临床检查值异常，包括肝功能指标升高、嗜酸性粒细胞计数增多等
特殊人群用药	肝功能、肾功能不全患者：严重的肾功能障碍者应根据肾功能状况适当减量，给药间隔应适当增大 儿童：6 个月以下儿童使用本药的安全性和有效性尚未确定 老年人：老年人使用本药的血药浓度峰值和 AUC 可较年轻人分别高 26%和 20%，老年患者可以使用本品 妊娠与授乳期妇女：妊娠安全性分级为 B 级；授乳期妇女使用时应暂停授乳
药典	USP、Eur. P.
国家处方集	CNF
其他推荐依据	
■ 药品名称	头孢泊肟酯　Cefpodoxime Proxetil
抗菌谱与适应证	第三代口服头孢菌素。适用于敏感菌引起的下列轻至中度感染：①呼吸系统感染；②泌尿、生殖系统感染；③皮肤及皮肤附件感染：如毛囊炎、疖、痈、丹毒、蜂窝织炎、淋巴管（结）炎、化脓性甲沟（周）炎、皮下脓肿、汗腺炎、感染性粉瘤、肛周脓肿等；④耳鼻喉感染：中耳炎、鼻窦炎等；⑤其他：乳腺炎等
制剂与规格	头孢泊肟酯片：①100mg；②200mg 头孢泊肟酯分散片：100mg 头孢泊肟酯胶囊：100mg 头孢泊肟酯颗粒：40mg 头孢泊肟酯干混悬剂：①50mg；②100mg
用法与用量	餐后口服。成人：上呼吸道感染；一次 0.1g，一日 2 次，疗程 5～10 天；下呼吸道感染：慢性支气管炎急性发作：一次 0.2g，一日 2 次，疗程 10 天；急性社区获得性肺炎：一次 0.2g，一日 2 次，疗程 14 天；单纯性泌尿道感染：一次 0.1g，一日 2 次，疗程 7 天；急性单纯性淋病：单剂 0.2g；皮肤和皮肤软组织感染：一次 0.4g，一日 2 次，疗程 7～14 天。儿童：急性中耳炎：每日剂量 10mg/kg，一次 5mg/kg，每 12 小时 1 次，疗程 10 天。每日最大剂量不超过 0.4g。扁桃体炎、鼻窦炎：每日剂量 10mg/kg，一次 5mg/kg，每 12 小时 1 次，疗程 5～10 天。每日最大剂量不超过 0.2g
注意事项	1. 避免与抗酸药、H_2受体阻断药、质子泵抑制药同时服用 2. 下列患者应慎重使用：易引起支气管哮喘、荨麻疹、湿疹等过敏症状体质的患者，全身营养状态不佳者
禁忌	对头孢菌素类药物过敏者及有青霉素过敏性休克或即刻反应史者禁用

续 表

不良反应	严重不良反应包括休克、严重肠炎等，其他不良反应包括腹泻等消化道反应、皮疹等过敏反应等
特殊人群用药	肝功能、肾功能不全患者：严重的肾功能损害者应慎用，如必须使用时，应调节给药剂量和给药间隔 老年人：老年患者多见生理功能降低，易出现不良反应及维生素 K 缺乏引起的出血倾向，应慎用 妊娠与授乳期妇女：妊娠安全性分级为 B 级；授乳期妇女使用时应停止授乳或换用其他药物
药典	USP、Jpn. P.
国家处方集	CNF
其他推荐依据	

四、第四代头孢菌素类

■ 药品名称	注射用头孢吡肟 Cefepime for Injection
抗菌谱与适应证	第四代头孢菌素。用于治疗敏感菌所致的下列中、重度感染： 1. 下呼吸道感染，如肺炎、支气管炎等 2. 泌尿系统感染 3. 非复杂性皮肤或皮肤软组织感染 4. 复杂性腹腔内感染 5. 妇产科感染 6. 其他，如败血症、儿童脑脊髓膜炎及中性粒细胞减少性发热患者的经验治疗
制剂与规格	注射用盐酸头孢吡肟[保(乙)]：①0.5g；②1g
用法与用量	肌内注射或静脉滴注。成人：一次 1~2g，每 12 小时 1 次；轻、中度感染：一次 0.5~1g，每 12 小时 1 次；重度泌尿道感染：一次 2g，每 12 小时 1 次；严重感染、中性粒细胞减少性发热的经验治疗：一次 2g，每 8 小时 1 次。儿童：对 2 月龄至 12 岁儿童或体重＜40kg 的患儿：最大剂量不可超过成人剂量，按体重一次 40mg/kg，每 12 小时 1 次，疗程 7~14 日
注意事项	1. 可诱发抗生素相关性肠炎 2. 有胃肠道疾患，尤其是肠炎患者慎用
禁忌	禁用于对头孢吡肟或 *L*-精氨酸，头孢菌素类药物，青霉素或其他 β-内酰胺类抗生素有过敏反应的患者
不良反应	常见腹泻，皮疹和注射局部反应，如静脉炎，注射部位疼痛和炎症；其他可见呕吐、恶心、过敏、瘙痒等
特殊人群用药	肝功能、肾功能不全患者：肝功能、肾功能不全患者应监测凝血酶原时间；对肾功能不全的患者，用量应根据肾功能调整 儿童：对 13 岁以下儿童的疗效尚不明确，须慎用 老年人：老年患者使用本药的半衰期延长，且 65 岁及以上老年患者的药物总清除率下降 妊娠与授乳期妇女：妊娠安全性分级为 B 级；授乳期妇女应慎用或用药时暂停授乳
药典	USP、Jpn. P.

续　表

国家处方集	CNF
其他推荐依据	

第三节　其他β-内酰胺类

■ 药品名称	注射用头孢美唑　Cefmetazole for Injection
抗菌谱与适应证	第二代注射用头霉素类，抗菌活性与第二代头孢菌素相近。适用于葡萄球菌、大肠埃希菌、克雷伯菌、变形杆菌、脆弱拟杆菌、消化球菌等所致的下列感染：①呼吸道感染；②尿路感染；③胆管炎、胆囊炎；④腹膜炎；⑤女性生殖系统感染；⑥败血症；⑦颌骨周围蜂窝织炎、颌炎
制剂与规格	注射用头孢美唑钠[保(乙)]：①1g；②2g
用法与用量	静脉给药。成人：一日1~2g，分2次给药；重度感染剂量可至一日4g，分2~4次静脉滴注。儿童：一日25~100mg/kg，分2~4次给药；重度感染一日150mg/kg，分2~4次静脉滴注。肾功能不全者本药血药浓度升高，半衰期延长，应调整用量
注意事项	1. 下述患者慎用：对青霉素类抗生素有过敏史者，或双亲、兄弟姐妹等血缘亲属属于过敏体质者，严重肾损害者（有可能出现血药浓度升高、半衰期延长），经口摄食不足患者或非经口维持营养者、全身状态不良者（通过摄食，可能出现维生素K缺乏）等 2. 给药期间及给药后至少1周内避免饮酒
禁忌	对本品有过敏性休克史者禁用
不良反应	过敏反应（如皮疹、瘙痒、荨麻疹、红斑、发热），罕见休克，肝功能异常等
特殊人群用药	儿童：早产儿、新生儿慎用 老年人：慎用 妊娠与授乳期妇女：妊娠安全性分级为B级。授乳期妇女慎用
药典	USP
国家处方集	CNF
其他推荐依据	
■ 药品名称	注射用头孢西丁　Cefoxitin for Injection
抗菌谱与适应证	第二代注射用头霉素类。适用于治疗敏感菌所致的下呼吸道、泌尿生殖系统、骨、关节、皮肤软组织、心内膜感染以及败血症。尤适用于需氧菌和厌氧菌混合感染导致的吸入性肺炎、糖尿病患者下肢感染及腹腔或盆腔感染
制剂与规格	注射用头孢西丁钠[保(乙)]：①1g；②2g
用法与用量	肌内注射或静脉给药。成人，一次1~2g，每6~8小时1次。①单纯感染：每6~8小时1g，一日总量3~4g；②中、重度感染：每4小时1g或每6~8小时2g，一日总量6~8g；③严重感染：每4小时2g或每6小时3g，一日总量12g；④肾功能不全者首次剂量为1~2g，此后按其肌酐清除率制订给药方案

续 表

注意事项	1. 青霉素过敏者慎用 2. 有胃肠疾病史（特别是结肠炎）者慎用 3. 本品与氨基糖苷类抗生素配伍时，会增加肾毒性
禁忌	对本品及头孢菌素类抗生素过敏者禁用
不良反应	最常见的为局部反应，静脉注射后可出现血栓性静脉炎，肌内注射后可有局部硬结压痛；偶见变态反应、低血压、腹泻等
特殊人群用药	肝功能、肾功能不全患者：肾功能损害者慎用 儿童：3 个月以内婴儿不宜使用本药 妊娠与授乳期妇女：妊娠安全性分级为 B 级；授乳妇女应权衡利弊后用药
药典	USP、Eur. P.
国家处方集	CNF
其他推荐依据	
■ 药品名称	注射用头孢米诺 Cefminox for Injection
抗菌谱与适应证	第三代头霉素类，抗菌活性与第三代头孢菌素相近。用于治疗敏感菌所致的下列感染：①呼吸系统感染；②腹腔感染；③泌尿生殖系统感染：肾盂肾炎、膀胱炎、盆腔腹膜炎、子宫附件炎、子宫内感染、子宫旁组织炎；④其他：败血症等
制剂与规格	注射用头孢米诺钠[保(乙)]：①0. 5g；②1g；③1. 5g；④2g
用法与用量	静脉给药。成人：一次 1g，一日 2 次。败血症和重症感染，一日 6g，分 3~4 次给药。儿童：一次 20mg/kg，一日 3~4 次
注意事项	1. 对 β-内酰胺类抗生素有过敏史的患者慎用 2. 本人或双亲、兄弟为支气管哮喘、皮疹、荨麻疹等过敏体质者慎用 3. 用药期间及用药后至少 1 周避免饮酒
禁忌	对头孢米诺或头孢烯类抗生素过敏的患者禁用
不良反应	严重不良反应包括休克、全血细胞减少症、假膜性肠炎、史-约综合征、中毒性表皮坏死症、急性肾衰竭、溶血性贫血、间质性肺炎、肺嗜酸性粒细胞浸润症、变态反应（如皮疹、发红、瘙痒、发热）等
特殊人群用药	肝功能、肾功能不全患者：肾功能不全者可调整剂量使用，严重肾功能损害患者慎用 儿童：新生儿、早产儿的用药安全尚未确定，满月后的小儿可参照体重用药 老年人：老年患者有可能出现维生素 K 缺乏引起的出血倾向 妊娠与授乳期妇女：孕妇、授乳期妇女用药应权衡利弊
药典	Jpn. P.
国家处方集	CNF
其他推荐依据	
■ 药品名称	注射用拉氧头孢 Latamoxef for Injection
抗菌谱与适应证	第三代注射用头霉素类，抗菌性能与第三代头孢菌素相近。适用于治疗敏感菌所致的下列感染：

续 表

	1. 呼吸系统感染，如肺炎、支气管炎、支气管扩张症继发感染、肺脓肿、脓胸等 2. 消化系统感染，如胆囊炎、胆管炎等 3. 腹腔内感染，如肝脓肿、腹膜炎等 4. 泌尿生殖系统感染 5. 骨、关节、皮肤和软组织感染等 6. 其他严重感染，如败血症、脑膜炎等
制剂与规格	注射用拉氧头孢钠[保(乙)]：①1g；②2g
用法与用量	静脉给药。成人：一次 0.5~1g，一日 2 次。重度感染，一日剂量可增加至 4g。儿童：一日 60~80mg/kg，分 3~4 次给药。危重病例剂量可递增至一日 150mg/kg
注意事项	1. 对青霉素有过敏史者、胆道阻塞患者慎用 2. 大量静脉注射应选择合适部位，缓慢注射，以减轻对管壁的刺激及减少静脉炎的发生
禁忌	对本品过敏者禁用
不良反应	常见皮疹、荨麻疹、瘙痒、恶心、呕吐、腹泻、腹痛等；少见过敏性休克，偶见 AST 及 ALT 升高，停药后均可自行消失
特殊人群用药	肝功能、肾功能不全患者：严重肾功能不全者慎用 儿童：新生儿、早产儿慎用 妊娠与授乳期妇女：妊娠安全性分级为 C 级；授乳期妇女慎用
药典	Jpn. P.
国家处方集	CNF
其他推荐依据	
■ 药品名称	**注射用舒巴坦 Sulbactam for Injection**
抗菌谱与适应证	β-内酰胺酶抑制剂，与青霉素类或头孢菌素类药合用，治疗敏感菌所致的尿路感染、肺部感染、支气管感染、胆道感染、腹腔和盆腔感染、耳鼻喉科感染、皮肤软组织感染、骨和关节感染、周围感染、败血症等
制剂与规格	注射用舒巴坦[保(乙)]：①0.25g；②0.5g；③1.0g
用法与用量	舒巴坦与氨苄青霉素以 1：2 剂量比应用。一般感染，成人剂量为舒巴坦每日 1~2g，氨苄西林每日 2~4g，一日量分 2~3 次，静脉滴注或肌注；轻度感染可舒巴坦每日 0.5g，氨苄青霉素 1g，分 2 次，静脉滴注或肌注；重度感染可增大剂量至每日舒巴坦 3~4g，氨苄青霉素 6~8g，一日量分 3~4 次，静脉滴注
注意事项	1. 本品必须和 β-内酰胺类抗生素联合使用，单独使用无效 2. 本品配成溶液后必须及时使用，不宜久置 3. 当与青霉素类药物合用时，用药前须做青霉素皮肤试验，阳性者禁用
禁忌	对青霉素类药物过敏者禁用
不良反应	注射部位疼痛、皮疹，静脉炎、腹泻、恶心等反应偶有发生。偶见一过性嗜酸性粒细胞增多，血清 ALT、AST 升高等。极个别患者发生剥脱性皮炎、过敏性休克
特殊人群用药	肝功能、肾功能不全患者：肾功能减退者，根据血浆肌酐清除率调整用药 老年人：老年患者肾功能减退，须调整剂量

续 表

	妊娠与授乳期妇女：妊娠及授乳期妇女应用仍须权衡利弊
药典	USP、Eur. P.、Chin. P.、Jpn. P.
国家处方集	CNF
其他推荐依据	
■ 药品名称	注射用氨曲南 Aztreonam for Injection
抗菌谱与适应证	单环β-内酰胺类，适用于治疗敏感需氧革兰阴性菌所致的多种感染，如败血症、下呼吸道感染、尿路感染、腹腔内感染、子宫内膜炎、盆腔炎、术后伤口及烧伤、溃疡等皮肤软组织感染等
制剂与规格	注射用氨曲南[保(乙)]：①0.5g；②1.0g；③2.0g
用法与用量	肌内注射或静脉给药。成人：泌尿道感染，一次0.5~1g，每8~12小时1次；中度感染，一次1~2g，每8~12小时1次；危重患者或由铜绿假单胞菌所致的严重感染，一次2g，每6~8小时1次，一日最大剂量不宜超过8g。肾功能不全时剂量：应根据肌酐清除率调整剂量；每次血液透析后，除维持量外，应另给予起始量的1/8
注意事项	1. 氨曲南与青霉素之间无交叉过敏反应，但对青霉素、头孢菌素过敏及过敏体质者仍需慎用 2. 有不同程度的抗生素相关性肠炎
禁忌	对氨曲南有过敏史者禁用
不良反应	常见为恶心、呕吐、腹泻及皮肤过敏反应等
特殊人群用药	儿童：婴幼儿的安全性尚未确立应慎用 老年人：老年人用药剂量应按其肾功能减退情况酌情减量 妊娠与授乳期妇女：妊娠安全性分级为B级，授乳期妇女使用时应暂停授乳
药典	USP、Jpn. P.
国家处方集	CNF
其他推荐依据	

第四节 碳青霉烯类

■ 药品名称	注射用亚胺培南西司他丁 Imipenem and Cilastatin for Injection
抗菌谱与适应证	对大多数革兰阳性、革兰阴性的需氧菌和厌氧菌有抗菌作用。适用于治疗敏感革兰阳性菌及革兰阴性杆菌所致的严重感染（如败血症、感染性心内膜炎、下呼吸道感染、腹腔感染、盆腔感染、皮肤软组织感染、骨和关节感染、尿路感染）以及多种细菌引起的混合感染
制剂与规格	注射用亚胺培南西司他丁钠（1∶1）[保(乙)]：①0.5g；②1g；③2g
用法与用量	静脉滴注。成人：轻度感染，每6小时0.25g；中度感染，一次1g，一日2次；严重感染，每8小时1g。日最高剂量不超过4g。儿童：体重<40kg，一次15mg/kg，每6小时1次。一日总剂量不超过2g。肾功能不全时剂量：肌酐清除率为30~70ml/min者，每6~8小时用

续 表

	0.5g；肌酐清除率为20~30ml/min者，每8~12小时用0.25~0.5g；肌酐清除率<20ml/min者，每12小时用0.25g。透析时建议血液透析后补充1次用量
注意事项	1. 患过胃肠道疾病尤其是结肠炎的患者，需慎用 2. 有癫痫史或中枢神经系统功能障碍者发生痉挛、意识障碍等不良反应增加
禁忌	本品禁用于对本品任何成分过敏的患者
不良反应	局部反应（红斑、局部疼痛和硬结、血栓性静脉炎）；过敏反应/皮肤（皮疹、瘙痒、荨麻疹、多形性红斑、史-约综合征等）；胃肠道反应（恶心、呕吐、腹泻）等
特殊人群用药	肝功能、肾功能不全患者：严重肾功能不全患者应根据肌酐清除率调节用量 儿童：婴儿及肾功能不全的儿童使用本药须权衡利弊 妊娠与授乳期妇女：妊娠安全性分级为C级，授乳期妇女使用时应暂停授乳
药典	USP、Eur. P.、Jpn. P.
国家处方集	CNF
其他推荐依据	
■ 药品名称	注射用帕尼培南倍他米隆 Panipenem Betamipron for Injection
抗菌谱与适应证	用于敏感的金黄色葡萄球菌、表皮葡萄球菌、大肠埃希菌、肺炎杆菌、流感杆菌、阴沟杆菌、变形杆菌、枸橼酸杆菌、类杆菌属、铜绿假单胞菌等所致的下列感染：①呼吸系统感染；②腹腔感染；③泌尿、生殖系统感染；④眼科感染、皮肤、软组织感染；⑤耳、鼻、喉感染；⑥骨、关节感染；⑦其他严重感染，如败血症、感染性心内膜炎等
制剂与规格	注射用帕尼培南倍他米隆（1:1）：①250mg（以帕尼培南计）；②500mg（以帕尼培南计）
用法与用量	静脉滴注：成人，一日1g，分2次给药；重症或顽固性感染疾病，剂量可增至一日2g，分2次静滴，儿童，一日30~60mg/kg，分3次静滴；重症或顽固性感染疾病，剂量可增至一日100mg/kg，分3~4次静滴。一日总量不超过2g
注意事项	1. 既往对碳青霉烯类、青霉素类及头孢菌素类等抗生素有过敏体质者，经口摄食物不足患者或非经口维持营养患者，全身状态不良者需慎用 2. 推荐使用前需进行皮试 3. 本品禁止与丙戊酸钠合并使用
禁忌	既往对本品的成分发生过休克反应或正在使用丙戊酸钠的患者
不良反应	腹泻、恶心、呕吐，肝功能损害，皮疹，抽搐等；临床检验值异常，如ALT及AST上升，嗜酸性粒细胞计数增多等
特殊人群用药	肝功能、肾功能不全患者：严重肾功能损害患者慎用 儿童：用药的安全性尚未确定，早产儿、新生儿不宜使用 老年人：慎用 妊娠与授乳期妇女：孕妇用药的安全性尚未确定，用药应权衡利弊；对授乳的影响尚不明确
药典	Jpn. P.
国家处方集	CNF

续 表

其他推荐依据	
■ 药品名称	注射用厄他培南 Ertapenem for Injection
抗菌谱与适应证	用于敏感菌引起的下列感染： 1. 社区获得性肺炎 2. 复杂性皮肤和/或皮下组织感染 3. 复杂性腹部感染 4. 复杂性泌尿道感染 5. 急性盆腔感染
制剂与规格	注射用厄他培南[保(乙)]：1g
用法与用量	13岁及以上患者中的常用剂量为1g，每日1次。3个月至12岁患者中的剂量是15mg/kg，每日2次（每天不超过1g）。静脉输注给药，最长可使用14天；肌内注射给药，最长可使用7天
注意事项	1. 治疗以前必须向患者仔细询问有关对青霉素、头孢菌素、其他β-内酰胺类抗生素及其他过敏原的过敏情况 2. 肌内注射本品时应避免误将药物注入血管 3. 已知或怀疑中枢神经系统障碍（包括）癫痫病史者慎用
禁忌	1. 对本品中任何成分或对同类的其他药物过敏者 2. 由于使用盐酸利多卡因作为稀释剂，所以对酰胺类局麻药过敏的患者、伴有严重休克或心脏传导阻滞的患者禁止肌内注射本品
不良反应	最常见的有腹泻、输药静脉的并发症、恶心和头痛；常见的有头痛、静脉炎、血栓性静脉炎、腹泻、恶心、呕吐、皮疹、阴道炎；偶见的有头晕、嗜睡、失眠、癫痫发作等
特殊人群用药	儿童：不推荐用于儿童脑膜炎患者 妊娠与授乳期妇女：妊娠安全性分级为B级；授乳期妇女使用时应权衡利弊
药典	USP、Eur. P.、Jpn. P.
国家处方集	CNF
其他推荐依据	
■ 药品名称	法罗培南 Faropenem
抗菌谱与适应证	用于由葡萄球菌、链球菌、肺炎球菌、肠球菌、柠檬酸杆菌、肠杆菌、消化链球菌、拟杆菌等所致的下列感染：①泌尿系统感染；②呼吸系统感染；③子宫附件炎、子宫内感染、前庭大腺炎；④浅表性皮肤感染症、深层皮肤感染症、痤疮；⑤淋巴管炎、淋巴结炎、乳腺炎、肛周脓肿、外伤、烫伤和手术创伤等继发性感染
制剂与规格	法罗培南钠片[保(乙)]：①0.15g；②0.2g 法罗培南钠胶囊[保(乙)]：0.1g
用法与用量	口服。成人：①浅表性皮肤感染症、深层皮肤感染症等轻度感染：一次150~200mg，一日3次。②肺炎、肺脓肿、肾盂肾炎、膀胱炎、前列腺炎、睾丸炎、中耳炎、鼻窦炎：一次200~300mg，一日3次。老年人剂量：老年患者应从一次150mg开始用药
注意事项	1. 对青霉素类、头孢菌素类或碳青霉烯类药有过敏史者慎用

续　表

	2. 本人或亲属为易于发生支气管哮喘、皮疹、荨麻疹等过敏反应体质者慎用 3. 经口摄取不良的患者或正接受非口服营养疗法患者、全身状态不良患者（有时会出现维生素 K 缺乏症）慎用
禁忌	对本品过敏者禁用
不良反应	常见腹泻、腹痛、稀便、皮疹、恶心、ALT 及 AST 升高、嗜酸性粒细胞增多；偶见休克、过敏样症状、急性肾功能不全、假膜性肠炎、史-约综合征、中毒性表皮坏死症、间质性肺炎、肝功能不全、黄疸、粒细胞缺乏症、横纹肌溶解症
特殊人群用药	儿童：儿童的安全性尚未确立 老年人：老年患者用药可能因维生素 K 缺乏而发生出血倾向，应慎用 妊娠与授乳期妇女：孕妇用药应权衡利弊；授乳期用药应避免授乳
药典	Jpn. P.
国家处方集	CNF
其他推荐依据	

第五节　β-内酰胺类复方制剂

■ 药品名称	阿莫西林克拉维酸钾　Amoxicillin and Clavulanate Potassium
抗菌谱与适应证	1. 上呼吸道感染：鼻窦炎、扁桃体炎、咽炎等 2. 下呼吸道感染：急性支气管炎、慢性支气管炎急性发作、肺炎、肺脓肿和支气管合并感染等 3. 泌尿系统感染：膀胱炎、尿道炎、肾盂肾炎、前列腺炎、盆腔炎、淋病奈瑟菌尿路感染 4. 皮肤和软组织感染：疖、脓肿、蜂窝织炎、伤口感染、腹内脓毒症等 5. 其他感染：中耳炎、骨髓炎、败血症、腹膜炎和手术后感染等
制剂与规格	阿莫西林克拉维酸钾片[保(甲)]：①375mg；②1g 阿莫西林克拉维酸钾分散片[保(甲)]：①156. 25 mg；②228. 5mg 阿莫西林克拉维酸钾咀嚼片[保(甲)]：228. 5mg 阿莫西林克拉维酸钾颗粒[保(甲)]：①156. 25 mg；②187. 5mg；③228. 5 mg 阿莫西林克拉维酸钾干混悬剂[保(甲)]：①1g∶156. 25mg；②1. 5g∶228. 5mg；③2g∶156. 25mg 阿莫西林克拉维酸钾混悬液[保(甲)]：①5ml∶228mg；②5ml∶312. 5mg 注射用阿莫西林钠克拉维酸钾[保(乙)]：①0. 6g；②1. 2g
用法与用量	1. 口服。成人：轻至中度感染，一次 375mg，每 8 小时 1 次，疗程 7~10 日；肺炎及其他中度严重感染，一次 625mg，每 8 小时 1 次，疗程 7~10 日。3 个月以下婴儿：每 12 小时 15mg/kg。儿童（40kg 以下）：一般感染，每 12 小时 25mg/kg，或每 8 小时 20mg/kg；严重感染，每 12 小时 45mg/kg，或每 8 小时 40mg/kg，疗程 7~10 日。儿童（40kg 以上）：可按成人剂量给药 2. 静脉滴注。成人及 12 岁以上儿童：一次 1. 2g，一日2~3 次，疗程 7~14 日；严重感染者可增加至一日 4 次。3 个月以下婴儿：一次 30mg/kg，每 12 小时 1 次，随后加至每 8 小时 1 次。3 个月至 12 岁儿童：一次 30mg/kg，一日 2~3 次，疗程 7~14 日

续　表

注意事项	1. 对头孢菌素类药物过敏者及有哮喘、湿疹、花粉症、荨麻疹等过敏性疾病史者慎用 2. 长期使用本品，应定期检查肝功能、肾功能、造血系统功能和检测血清钾或钠
禁忌	青霉素皮试阳性反应者、对本品及其他青霉素类药物过敏者及传染性单核细胞增多症患者禁用；孕妇禁用
不良反应	少数患者可见恶心、呕吐、腹泻等胃肠道反应；偶见荨麻疹、皮疹；可见过敏性休克、药物热和哮喘等
特殊人群用药	肝功能、肾功能不全患者：严重肝功能障碍者、中度或中度肾功能障碍者慎用，肾功能减退者应根据肌酐清除率调整剂量 老年人：老年患者应根据肾功能情况调整剂量 妊娠与授乳期妇女：孕妇禁用；授乳期妇女慎用或用药期间暂停授乳
药典	USP、Eur. P.、Chin. P.、Jpn. P.
国家处方集	CNF
其他推荐依据	
■ 药品名称	注射用氨苄西林钠舒巴坦钠　Ampicillin Sodium and Sulbactam Sodium for Injection
抗菌谱与适应证	1. 用于治疗敏感菌（包括产 β-内酰胺酶菌株）所致的呼吸道感染、肝胆系统感染、泌尿系统感染、皮肤软组织感染 2. 用于治疗需氧菌与厌氧菌混合感染（特别是腹腔感染和盆腔感染）
制剂与规格	注射用氨苄西林钠舒巴坦钠[保(乙)]：①0.75g（氨苄西林钠 0.5g、舒巴坦钠 0.25g）；②1.5g（氨苄西林钠 1g、舒巴坦钠 0.5g）；③2.25g（氨苄西林 1.5g、舒巴坦 0.75g）；④3g（氨苄西林钠 2g、舒巴坦钠 1g）
用法与用量	深部肌内注射、静脉注射或静脉滴注。成人一次 1.5~3g，每 6 小时 1 次。肌内注射一日剂量不超过 6g，静脉用药一日剂量不超过 12g（舒巴坦一日剂量最高不超过 4g）。儿童按体重一日 100~200mg/kg，分次给药
注意事项	1. 传染性单核细胞增多症、巨细胞病毒感染、淋巴细胞白血病、淋巴瘤等患者不宜应用 2. 下列患者应慎用：有哮喘、湿疹、花粉症、荨麻疹等过敏性疾病史者
禁忌	禁用于对任何青霉素类抗生素有过敏反应史的患者
不良反应	注射部位疼痛，过敏性反应和过敏性休克，胃肠道反应（恶心、呕吐、腹泻等），皮肤反应（瘙痒、皮疹）等
特殊人群用药	肝功能、肾功能不全患者：肾功能减退者应根据血浆肌酐清除率调整剂量 老年人：老年患者肾功能减退，需调整剂量 妊娠与授乳期妇女：孕妇及授乳期妇女应用仍须权衡利弊
药典	USP、Eur. P.、Chin. P.、Jpn. P.
国家处方集	CNF
其他推荐依据	

续　表

■ 药品名称	注射用替卡西林钠克拉维酸钾　Ticarcillin Disodium and Clavulanate Potassium for Injection
抗菌谱与适应证	适用于治疗敏感菌所致的败血症、腹膜炎、呼吸道感染、胆道感染、泌尿系统感染、骨和关节感染、术后感染、皮肤和软组织感染、耳鼻喉感染等
制剂与规格	注射用替卡西林钠克拉维酸钾[保(乙)]：①1.6g（替卡西林钠 1.5g、克拉维酸钾 0.1g）；②3.2g（替卡西林钠 3g、克拉维酸钾 0.2g）
用法与用量	1. 成人：静脉滴注，一次 1.6~3.2g，每 6~8 小时 1 次；最大剂量，一次 3.2g，每 4 小时 1 次 2. 肾功能不全时剂量：肌酐清除率> 30ml/min 者，每 8 小时 3.2g；肌酐清除率为 10~30ml/min 者，每 8 小时 1.6g；肌酐清除率< 10ml/min 者，每 16 小时 1.6g 3. 儿童：小儿用量，一次 80mg/kg，每 6~8 小时 1 次 4. 早产儿及足月新生儿：一次 80mg/kg，每 12 小时 1 次
注意事项	1. 对头孢菌素过敏者、凝血功能异常者慎用 2. 注射用溶液应随用随配，配制好的注射液应立即使用 3. 与氨基糖苷类抗生素合用治疗，两种药物应分别给药
禁忌	对 β-内酰胺类抗生素过敏者禁用
不良反应	低钾血症及出血时间延长；皮疹、瘙痒、药物热等过敏反应较多见；可发生胃肠道反应
特殊人群用药	肝功能、肾功能不全患者：严重肝功能、肾功能不全患者慎用 老年人：老年患者肾功能减退，须调整剂量 妊娠与授乳期妇女：孕妇用药应权衡利弊；可用于授乳期妇女
药典	USP、Eur. P.、Jpn. P.
国家处方集	CNF
其他推荐依据	
■ 药品名称	注射用哌拉西林舒巴坦　Piperacillinand Sulbactam for Injection
抗菌谱与适应证	用于对哌拉西林耐药对本品敏感的产 β-内酰胺酶致病菌引起的感染： 1. 呼吸系统感染（如急性支气管炎、肺炎、慢性支气管炎急性发作、支气管扩张伴感染等） 2. 泌尿生殖系统感染（如单纯型泌尿系感染、复杂型泌尿系感染等）
制剂与规格	注射用哌拉西林钠舒巴坦钠[保(乙)]：①1.25g；②2.5g
用法与用量	1. 成人：静脉滴注一次 2.5~5g，每 12 小时 1 次；严重或难治性感染时，每 8 小时 1 次。一日最大用量不得超过 20g（舒巴坦最大剂量为一日 4g）。疗程通常为 7~14 日 2. 肾功能不全时应酌情调整剂量 3. 老年患者剂量酌减
注意事项	1. 用前需做青霉素皮肤试验 2. 哌拉西林可能引起出血，有出血倾向的患者应检查凝血时间、血小板聚集时间和凝血酶原时间 3. 哌拉西林钠与溶栓药合用时可能发生严重出血，不宜同时使用
禁忌	对青霉素类、头孢菌素类或 β-内酰胺酶抑制药过敏或对上述药物有过敏史者禁用

续 表

不良反应	仅少数患者可能发生，包括胃肠道反应、皮肤反应、变态反应等
特殊人群用药	肝功能、肾功能不全患者：肾功能不全者慎用 老年人：老年患者（>65岁）由于肾功能减退，用药剂量宜酌减 妊娠与授乳期妇女：用药应权衡利弊
药典	USP、Eur. P.、Chin. P.
国家处方集	CNF
其他推荐依据	
■ 药品名称	注射用哌拉西林钠他唑巴坦钠 Piperacillin Sodium and Tazobactam Sodium for Injection
抗菌谱与适应证	用于对哌拉西林耐药，但对哌拉西林他唑巴坦敏感的产β-内酰胺酶的细菌引起的中、重度感染： 1. 大肠埃希菌和拟杆菌属所致的阑尾炎、腹膜炎 2. 金黄色葡萄球菌所致的中、重度医院获得性肺炎、非复杂性和复杂性皮肤软组织感染 3. 大肠埃希菌所致的产后子宫内膜炎或盆腔炎性疾病 4. 流感嗜血杆菌所致的社区获得性肺炎
制剂与规格	注射用哌拉西林钠他唑巴坦钠：①1. 125g（哌拉西林钠1g、他唑巴坦钠0. 125g）；②2. 25g（哌拉西林钠2g、他唑巴坦钠0. 25g）[基]；③3. 375g（哌拉西林钠3g、他唑巴坦钠0. 375g）；④4. 5g（哌拉西林钠4g、他唑巴坦钠0. 5g）[基]
用法与用量	1. 成人：静脉滴注。一般感染，一次3. 375g，每6小时1次，或4. 5g，每8小时1次，疗程7~10日。医院获得性肺炎，起始量3. 375g，每4小时1次，疗程7~14日，也可根据病情及细菌学检查结果进行调整 2. 肾功能不全者应根据肌酐清除率调整剂量 3. 血液透析者一次最大剂量为2. 25g，每8小时1次，并在每次血液透析后可追加0. 75g
注意事项	1. 有出血史，溃疡性结肠炎、克罗恩病或假膜性肠炎慎用 2. 用药期间应定期检查血清电解质水平、造血功能等
禁忌	对青霉素类、头孢菌素类抗生素或β-内酰胺酶抑制药过敏者禁用
不良反应	皮肤反应（皮疹、瘙痒等）；消化道反应（腹泻、恶心、呕吐等）；过敏反应；局部反应（注射局部刺激反应、疼痛等）
特殊人群用药	肝功能、肾功能不全患者：严重肝功能、肾功能障碍者慎用 妊娠与授乳期妇女：妊娠安全性分级为B级；授乳期妇女慎用
药典	USP、Eur. P.、Chin. P.
国家处方集	CNF
其他推荐依据	
■ 药品名称	注射用头孢哌酮舒巴坦 Cefoperazone and Sulbactam for Injection
抗菌谱与适应证	用于治疗敏感细菌所致的下列感染： 1. 呼吸系统感染 2. 腹内感染，如腹膜炎、胆囊炎、胆管炎 3. 泌尿、生殖系统感染，如尿路感染、盆腔炎、子宫内膜炎、淋病等

续　表

	4. 皮肤、软组织感染 5. 骨、关节感染 6. 其他严重感染，如败血症、脑膜炎等
制剂与规格	注射用头孢哌酮钠舒巴坦钠（1∶1）[保(乙)]：①1g（头孢哌酮钠 0.5g、舒巴坦钠 0.5g）；②2g（头孢哌酮钠 1g、舒巴坦钠 1g） 注射用头孢哌酮钠舒巴坦钠（2∶1）[保(乙)]：①1.5g（头孢哌酮钠 1g、舒巴坦钠 0.5g）；②3g（头孢哌酮钠 2g、舒巴坦钠 1g）
用法与用量	静脉滴注： 1. 成人：一日2~4g，严重或难治性感染可增至一日 8g。分等量每 12 小时静脉滴注 1 次。舒巴坦每日最高剂量不超过 4g 2. 儿童：常用量一日 40~80mg/kg，等分 2~4 次滴注。严重或难治性感染可增至一日 160mg/kg。等分 2~4 次滴注。新生儿出生第一周内，应每隔 12 小时给药 1 次。舒巴坦每日最高剂量不超过 80mg/kg
注意事项	接受 β-内酰胺类或头孢菌素类抗生素治疗的患者可发生严重的及偶可发生的致死性过敏反应。一旦发生过敏反应，应立即停药并给予适当的治疗
禁忌	已知对青霉素类，舒巴坦、头孢哌酮及其他头孢菌素类抗生素过敏者禁用
不良反应	皮疹较为多见；少数患者尚可发生腹泻、腹痛；一过性嗜酸性粒细胞计数增多，轻度中性粒细胞计数减少；暂时性 AST 及 ALT、碱性磷酸酶、尿素氮或血肌酐升高等
特殊人群用药	肝功能、肾功能不全患者：根据患者情况调整用药剂量 儿童：新生儿和早产儿用药须权衡利弊 老年人：老年人呈生理性的肝功能、肾功能减退，因此应慎用本药并需调整剂量 妊娠与授乳期妇女：妊娠安全性分级为 B 级；授乳期妇女用药时宜暂停授乳
药典	USP、Eur. P.、Chin. P.
国家处方集	CNF
其他推荐依据	

第六节　氨基糖苷类

■ 药品名称	注射用链霉素　Streptomycin for Injection
抗菌谱与适应证	1. 与其他抗结核药联合用于治疗结核分枝杆菌所致的各种结核病或其他分枝杆菌感染 2. 用于治疗土拉菌病，或与其他抗菌药联合用于治疗鼠疫、腹股沟肉芽肿、布鲁菌病、鼠咬热 3. 与青霉素联合用于预防或治疗草绿色链球菌或肠球菌所致的心内膜炎
制剂与规格	注射用硫酸链霉素[保(甲)]：①0.75g（75 万 U）[基]；②1g（100 万 U）[基]；③2g（200 万 U）；④5g（500 万 U）
用法与用量	肌内注射。成人：①结核病：一次 0.5g，每 12 小时 1 次；或一次 0.75g，一日 1 次；②草绿色链球菌心内膜炎：一次 1g，每 12 小时 1 次，连续用药 1 周；然后一次 0.5g，每 12 小时 1

续 表

	次，连续用药1周；③肠球菌心内膜炎：一次1g，每12小时1次，连续用药2周；然后一次0.5g，每12小时1次，连续用药4周；④土拉菌病、鼠疫：一次0.5~1g，每12小时1次；⑤布鲁菌病：一日1~2g，分2次给药
注意事项	下列情况应慎用链霉素：①脱水，可使血药浓度增高，易产生毒性反应；②第Ⅷ对脑神经损害，因本品可导致前庭神经和听神经损害；③重症肌无力或帕金森病，因本品可引起神经肌肉阻滞作用，导致骨骼肌软弱；④肾功能损害，因本品具有肾毒性
禁忌	对链霉素或其他氨基糖苷类过敏的患者禁用
不良反应	血尿、排尿次数减少或尿量减少、食欲减退、口渴等肾毒性症状，少数可产生血液中尿素氮及肌酐值增高。影响前庭功能时可有步履不稳、眩晕等症状；影响听神经出现听力减退、耳鸣、耳部饱满感
特殊人群用药	肝功能、肾功能不全患者：肾功能不全患者慎用 儿童：慎用 老年人：老年患者应采用较小治疗量，并且尽可能在疗程中监测血药浓度 妊娠与授乳期妇女：妊娠安全性分级为D级；授乳期妇女用药期间暂停授乳
药典	USP、Eur. P.、Chin. P.、Jpn. P.
国家处方集	CNF
其他推荐依据	
■ 药品名称	**庆大霉素 Gentamicin**
抗菌谱与适应证	1. 适用于治疗敏感革兰阴性杆菌，如大肠埃希菌、克雷伯菌属、肠杆菌属、铜绿假单胞菌以及甲氧西林敏感的葡萄球菌所致的严重感染，如败血症、下呼吸道感染、肠道感染、盆腔感染、腹腔感染、皮肤软组织感染、复杂性尿路感染等。治疗腹腔感染及盆腔感染应与抗厌氧菌药物合用。与青霉素（或氨苄西林）合用治疗肠球菌属感染 2. 用于敏感细菌所致中枢神经系统感染，可鞘内注射作为辅助治疗
制剂与规格	硫酸庆大霉素片（每10mg相当于1万U）[保(乙)]：①20mg；②40mg 硫酸庆大霉素注射液[保(甲)]：①1ml：20mg；②1ml：40mg[基]；③2ml：80mg[基] 硫酸庆大霉素颗粒：10mg
用法与用量	1. 肌内注射、静脉滴注：①成人，一次80mg，或按体重一次1~1.7mg/kg，每8小时1次；体重<60kg者，一日1次给药3mg/kg；体重>60kg者，总量不超过160mg，每24小时1次。疗程为7~10日。②小儿，一次2.5mg/kg，每12小时1次；或一次1.7mg/kg，每8小时1次。疗程为7~10日 2. 鞘内及脑室内给药：成人一次4~8mg，小儿（3个月以上）一次1~2mg，每2~3日1次 3. 肾功能减退患者根据肌酐清除率调整剂量
注意事项	1. 下列情况应慎用：①脱水，可使血药浓度增高，易产生毒性反应；②第Ⅷ对脑神经损害，因本品可导致前庭神经和听神经损害；③重症肌无力或帕金森病，因本品可引起神经肌肉阻滞作用，导致骨骼肌软弱；④肾功能损害，因本品具有肾毒性 2. 长期应用可能导致耐药菌过度生长 3. 不宜用于皮下注射；本品有抑制呼吸作用，不得静脉注射
禁忌	对本品或其他氨基糖苷类过敏者禁用

续　表

不良反应	用药过程中可能引起听力减退、耳鸣或耳部饱满感等耳毒性反应，影响前庭功能时可发生步态不稳、眩晕。也可能发生血尿、排尿次数显著减少或尿量减少、食欲减退、极度口渴等肾毒性反应。发生率较低者有因神经肌肉阻滞或肾毒性引起的呼吸困难、嗜睡、软弱无力等。偶有皮疹、恶心、呕吐、肝功能减退、白细胞计数减少、粒细胞计数减少、贫血、低血压等
特殊人群用药	肝功能、肾功能不全患者：肾功能不全患者慎用 儿童：慎用 老年人：应采用较小治疗量且尽可能在疗程中监测血药浓度 妊娠与授乳期妇女：妊娠安全性分级为 D 级；授乳期妇女用药期间暂停授乳
药典	USP、Eur. P.
国家处方集	CNF
其他推荐依据	
■ 药品名称	妥布霉素　Tobramycin
抗菌谱与适应证	1. 适用于铜绿假单胞菌、大肠埃希菌、克雷伯属、沙雷菌属所致的新生儿脓毒血症、败血症、中枢神经系统感染、泌尿生殖系统感染、肺部感染、胆道感染、腹腔感染及腹膜炎、骨骼感染、烧伤感染、皮肤软组织感染、急性及慢性中耳炎、鼻窦炎等 2. 与其他抗菌药物联合用于治疗葡萄球菌所致感染（耐甲氧西林菌株感染除外）
制剂与规格	硫酸妥布霉素注射液（每 10mg 相当于 1 万 U）[保(乙)]：2ml：80mg
用法与用量	肌内注射或静脉滴注。成人：一次 1~1.7mg/kg，每 8 小时 1 次，疗程 7~14 日。儿童：早产儿或 0~7 日小儿，一次 2mg/kg，每 12~24 小时 1 次；大于 7 日小儿，一次 2mg/kg，每 8 小时 1 次
注意事项	1. 前庭功能或听力减退者、脱水、重症肌无力或帕金森病慎用 2. 本品不宜皮下注射；不能静脉注射
禁忌	对本品或其他氨基糖苷类过敏者、本人或家族中有人因使用链霉素引起耳聋或其他耳聋者禁用；肾衰竭者禁用；孕妇禁用
不良反应	发生率较多者有听力减退、耳鸣或耳部饱满感（耳毒性）、血尿、排尿次数显著减少或尿量减少、食欲减退、极度口渴（肾毒性）、步态不稳、眩晕（耳毒性、影响前庭、肾毒性）。发生率较低者有呼吸困难、嗜睡、极度软弱无力（神经肌肉阻滞或肾毒性）。本品引起肾功能减退的发生率较庆大霉素低
特殊人群用药	肝功能、肾功能不全患者：肾功能不全、肝功能异常患者慎用 儿童：儿童慎用 老年人：慎用，老年患者应采用较小治疗量且尽可能在疗程中监测血药浓度 妊娠与授乳期妇女：孕妇禁用；授乳期妇女慎用或用药期间暂停授乳
药典	USP
国家处方集	CNF
其他推荐依据	
■ 药品名称	阿米卡星　Amikacin
抗菌谱与适应证	1. 对大肠埃希菌、铜绿假单胞菌及其他假单胞菌、变形杆菌、克雷伯菌、不动杆菌、沙雷杆菌和肠杆菌等敏感革兰阴性杆菌与葡萄球菌属所致严重感染，如下呼吸道感染，腹

续 表

	腔感染，胆道感染，骨、关节、皮肤及软组织感染，泌尿系统感染，细菌性心内膜炎，菌血症或败血症等 2. 对庆大霉素、妥布霉素和卡那霉素耐药菌株所致的严重感染
制剂与规格	硫酸阿米卡星注射液[基,保(甲)]：①1ml：100mg（10万U）；②2ml：200mg（20万U） 注射用硫酸阿米卡星[保(甲)]：200mg
用法与用量	肌内注射或静脉滴注。①成人：单纯性尿路感染：每12小时200mg；其他全身感染：每8小时5mg/kg，或每12小时7.5mg/kg，一日不超过1.5g；烧伤合并感染：一次5~7.5mg/kg，每6小时1次。②肾功能不全者根据肌酐清除率调整剂量。③儿童：首剂10mg/kg，然后每12小时7.5mg/kg
注意事项	脱水患者、重症肌无力或帕金森患者慎用。其他见链霉素
禁忌	对阿米卡星或其他氨基糖苷类过敏的患者禁用
不良反应	患者可发生听力减退、耳鸣或耳部饱满感，少数患者亦可发生眩晕、步态不稳等症状。听力减退一般于停药后症状不再加重，但个别在停药后可能继续发展至耳聋
特殊人群用药	肝功能、肾功能不全患者：肾功能损害患者慎用 儿童：慎用 老年人：老年患者应用本药后较易产生各种毒性反应 妊娠与授乳期妇女：孕妇使用前应充分权衡利弊，妊娠安全性分级为D级；授乳期妇女在用药期间暂停授乳
药典	USP、Eur. P.、Chin. P.
国家处方集	CNF
其他推荐依据	
■ 药品名称	**注射用奈替米星 Netilmicin for Injection**
抗菌谱与适应证	1. 主要适用于治疗敏感革兰阴性杆菌所致的严重感染。如大肠埃希菌、肠杆菌属、变形杆菌、铜绿假单胞菌等所致的下呼吸道感染、复杂性尿路感染、腹腔感染、胃肠感染、骨及关节感染、皮肤软组织感染、烧伤或创伤感染、手术感染、败血症等 2. 与其他抗菌药物联合用于治疗葡萄球菌感染（耐甲氧西林葡萄球菌除外） 3. 某些耐庆大霉素菌株所致严重感染
制剂与规格	注射用硫酸奈替米星[保(乙)]：①1ml（5万U）；②2ml（10万U）
用法与用量	肌内注射或静脉滴注。成人1.3~2.2mg/(kg·8h)或2~3.25mg/(kg·12h)，疗程7~14日。一日最高剂量不超过7.5mg/kg；复杂性尿路感染：一次1.5~2mg/kg，每12小时1次，疗程7~14日。一日最高剂量不超过7.5mg/kg；肾功能不全者：按照血药浓度进行调整，或根据肌酐清除率计算调整剂量
注意事项	脱水、第Ⅷ对脑神经损害、重症肌无力或帕金森病患者慎用
禁忌	对奈替米星或任何一种氨基糖苷类抗生素过敏或有严重毒性反应者禁用；孕妇和新生儿禁用
不良反应	1. 肾毒性轻微并较少见。常发生于原有肾功能损害者，或应用剂量超过一般常用剂量的感染患者 2. 神经系统毒性：可发生第Ⅷ对脑神经的毒性反应，但本品的毒性发生率较低，程度亦较轻，易发生在原有肾功能损害者，或治疗剂量过高、疗程过长的感染患者，表现为前庭及听力受损的症状，如出现头晕、眩晕、听觉异常等

续　表

	3. 其他：偶可出现头痛、全身不适、视觉障碍、心悸、皮疹、发热、呕吐及腹泻等
特殊人群用药	肝功能、肾功能不全患者：肝功能、肾功能损害者慎用 儿童：儿童（尤其是早产儿及新生儿）慎用。新生儿禁用 老年人：老年患者使用时按轻度肾功能减退者减量用药，且尽可能在疗程中监测血药浓度 妊娠与授乳期妇女：妊娠安全性分级为 D 级，孕妇禁用；授乳期妇女在用药期间暂停授乳
药典	USP、Eur. P.、Chin. P.
国家处方集	CNF
其他推荐依据	
■ 药品名称	**注射用依替米星　Etimicin for Injection**
抗菌谱与适应证	用于敏感菌所致的感染： 1. 呼吸系统感染：如急性支气管炎、慢性支气管炎急性发作、社区肺部感染、支气管扩张并发肺部感染等 2. 泌尿生殖系统感染：如急性肾盂肾炎、膀胱炎、前列腺炎、慢性肾盂肾炎或慢性膀胱炎急性发作等 3. 皮肤软组织感染 4. 创伤和手术后感染
制剂与规格	注射用硫酸依替米星[保(乙)]：①50mg（5 万 U）；②100mg（10 万 U）
用法与用量	静脉滴注：一次 100~150mg，每 12 小时 1 次，疗程为 5~10 日；肾功能不全者：应调整剂量，并应监测本药血药浓度
注意事项	1. 在用本品治疗过程中应密切观察肾功能和第Ⅷ对脑神经功能的变化，并尽可能进行血药浓度检测 2. 本品可能发生神经肌肉阻滞现象 3. 大面积烧伤患者、脱水患者慎用
禁忌	对本品及其他氨基糖苷类抗生素过敏者禁用
不良反应	不良反应为耳、肾的毒性，发生率和严重程度与奈替米星相似
特殊人群用药	肝功能、肾功能不全患者：肾功能不全患者慎用 儿童：用药须权衡利弊 老年人：老人需调整给药剂量与用药间期 妊娠与授乳期妇女：孕妇用药须权衡利弊；授乳期妇女在用药期间暂停授乳
药典	
国家处方集	CNF
其他推荐依据	
■ 药品名称	**新霉素　Neomycin**
抗菌谱与适应证	1. 敏感菌所致肠道感染 2. 用于肠道感染和结肠手术前准备
制剂与规格	硫酸新霉素片（以新霉素计）[保(乙)]：①100mg（10 万 U）；②250mg（25 万 U）

续 表

用法与用量	口服给药。①成人：常用剂量一次 250～500mg，一日 4 次；感染性腹泻，一次 8.75mg/kg，每 6 小时 1 次，疗程 2～3 日；结肠手术前准备，每小时 700mg，用药 4 小时；继以每 4 小时 700mg，共 24 小时；肝性脑病的辅助治疗，一次 500～1000mg，每 6 小时 1 次，疗程 5～6 日；②儿童：一日 25～50mg/kg，分 4 次服用
注意事项	下列情况应慎用：脱水、第Ⅷ对脑神经损害、重症肌无力、帕金森病、溃疡性结肠炎及有口腔牙病患者（新霉素可引起口腔刺激或疼痛）
禁忌	对本品及其他氨基糖苷类抗生素过敏者、肠梗阻者禁用
不良反应	1. 可引起食欲减退、恶心、腹泻等 2. 较少发现听力缺乏、耳鸣或耳部饱满感；头晕或步态不稳；尿量或排尿次数显著减少或极度口渴 3. 偶可引起肠黏膜萎缩而导致吸收不良综合征及脂肪性腹泻，甚至抗生素相关性肠炎
特殊人群用药	肝功能、肾功能不全患者：肾功能损害患者慎用 儿童：慎用 老年人：应采用较小治疗量且尽可能在疗程中监测血药浓度 妊娠与授乳期妇女：妊娠安全性分级为 D 级；授乳期妇女用药期间暂停授乳
药典	USP、Eur. P.、Chin. P.、Jpn. P.
国家处方集	CNF
其他推荐依据	
■ 药品名称	异帕米星 Isepamicin
抗菌谱与适应证	用于治疗敏感菌所致肺炎、支气管炎、肾盂肾炎、膀胱炎、腹膜炎、败血症、外伤或烧伤创口感染
制剂与规格	硫酸异帕米星注射液[保(乙)]：①2ml：200mg（20 万 U）；②2ml：400mg（40 万 U）
用法与用量	肌内注射或静脉滴注。成人：一日 400mg，分 1～2 次注射。静脉滴注时一日 400mg，分 1～2 次滴注
注意事项	1. 前庭功能或听力减退者、脱水、依靠静脉高营养维持生命的体质衰弱者、重症肌无力或帕金森病患者慎用 2. 本品不能静脉注射
禁忌	对本品或其他氨基糖苷类及杆菌肽过敏者、本人或家族中有人因使用其他氨基糖苷类抗生素引起耳聋者禁用；肾衰竭者及妊娠期妇女禁用；早产儿、新生儿和婴幼儿禁用
不良反应	常见听力减退、耳鸣或耳部饱满感（耳毒性）、血尿、排尿次数显著减少或尿量减少、食欲减退、极度口渴（肾毒性）、步态不稳、眩晕（耳毒性，影响前庭）、恶心或呕吐（耳毒性，影响前庭；肾毒性）
特殊人群用药	肝功能、肾功能不全患者：严重肝功能、肾功能不全者慎用，肾衰竭者禁用 儿童：儿童慎用。早产儿、新生儿和婴幼儿禁用 老年人：年老体弱者慎用 妊娠与授乳期妇女：孕妇禁用；授乳期妇女应慎用或暂停授乳
药典	Jpn. P.

续 表

国家处方集	CNF
其他推荐依据	

第七节 四环素类

■ 药品名称	四环素 Tetracycline
抗菌谱与适应证	1. 立克次体病，包括流行性斑疹伤寒、地方性斑疹伤寒、落基山斑疹热、恙虫病和Q热 2. 支原体属感染 3. 回归热 4. 布鲁菌病（与氨基糖苷类联合应用） 5. 霍乱 6. 鼠疫（与氨基糖苷类联合应用） 7. 兔热病
制剂与规格	盐酸四环素片：①0.125g；② 0.25g 盐酸四环素胶囊：0.25g 注射用盐酸四环素：①0.125g；② 0.25g；③0.5g
用法与用量	1. 口服给药：成人一次0.25~0.5g，每6小时1次；8岁以上小儿一日25~50mg/kg，分4次服用，疗程一般为7~14日 2. 静脉滴注：成人一日1~1.5g，分2~3次给药；8岁以上小儿一日10~20mg/kg，分2次给药，一日剂量不超过1g 3. 支原体肺炎、布鲁菌病需3周左右
注意事项	长期用药期间应定期随访检查血常规及肾功能
禁忌	有四环素类药物过敏史者禁用
不良反应	胃肠道症状如恶心、呕吐、上腹不适、腹胀、腹泻等，偶可发生胰腺炎等；可致肝毒性；变态反应，多为斑丘疹和红斑等
特殊人群用药	肝功能、肾功能不全患者：肝功能、肾功能不全者慎用 儿童：8岁以下儿童不宜使用 老年人：慎用 妊娠与授乳期妇女：孕妇应避免使用本药，如确有指征应用时每日静滴剂量以1g为宜，不应超过1.5g，其血药浓度应保持在15μg/ml以下；妊娠安全性分级为D级。授乳期妇女用药须权衡利弊或暂停授乳
药典	USP、Eur. P.
国家处方集	CNF
其他推荐依据	

续 表

■ 药品名称	土霉素 Oxytetracycline
抗菌谱与适应证	1. 立克次体病，包括流行性斑疹伤寒、地方性斑疹伤寒、落基山斑疹热、恙虫病和Q热 2. 支原体属感染 3. 衣原体属感染，包括鹦鹉热、性病淋巴肉芽肿、非特异性尿道炎、输卵管炎、宫颈炎及沙眼 4. 回归热 5. 布鲁菌病（与氨基糖苷类药联用） 6. 霍乱 7. 鼠疫（与氨基糖苷类药联用） 8. 兔热病 9. 软下疳
制剂与规格	土霉素片：0.25g
用法与用量	口服给药：①成人：一次250~500mg，每6小时1次；②儿童：8岁以上患儿，一次6.25~12.5mg/kg，每6小时1次
注意事项	1. 长期用药期间应定期随访检查血常规及肝肾功能
	2. 口服本品时，宜饮用足量水（约240ml） 3. 本品宜空腹口服，即餐前1小时或餐后2小时服用
禁忌	有四环素类药物过敏史者禁用；本品可导致恒牙黄染，牙釉质发育不良和骨生长抑制，8岁以下小儿禁用；妊娠及授乳期妇女禁用
不良反应	胃肠道症状如恶心、呕吐、上腹不适、腹胀、腹泻等，偶可发生胰腺炎等；可致肝毒性；变态反应，多为斑丘疹和红斑等；偶可引起溶血性贫血、血小板减少等
特殊人群用药	肝功能、肾功能不全患者：慎用 儿童：8岁以下小儿禁用 老年人：慎用 妊娠与授乳期妇女：孕妇应避免使用本药，妊娠安全性分级为D级；授乳期妇女禁用
药典	USP、Eur. P.
国家处方集	CNF
其他推荐依据	
■ 药品名称	多西环素 Doxycycline
抗菌谱与适应证	1. 首选药用于：立克次体病、支原体属感染、衣原体属感染、回归热、布鲁菌病（与氨基糖苷类药联用）、霍乱、鼠疫（与氨基糖苷类药联用）、兔热病、软下疳 2. 可用于治疗对青霉素类过敏患者的破伤风、气性坏疽、梅毒、淋病和钩端螺旋体病 3. 中、重度痤疮患者的辅助治疗
制剂与规格	盐酸多西环素片[基,保(甲)]：①50mg；②100mg 盐酸多西环素胶囊[保(甲)]：①250mg；②100mg

续　表

用法与用量	口服给药，成人：一般感染，首次 200mg，以后一次 100mg，一日 1~2 次，疗程为 3~7 日；抗寄生虫感染，第 1 日，一次 100mg，每 12 小时 1 次；以后一次 100~200mg，一日 1 次（或一次 50~100mg，每 12 小时 1 次）；淋病奈瑟菌性尿道炎和宫颈炎、沙眼衣原体所致的单纯性尿道炎、宫颈炎或直肠感染，一次 100mg，一日 2 次，疗程至少 7 日；梅毒，一次 150mg，每 12 小时 1 次，疗程至少 10 日
注意事项	1. 应用本品时可能发生耐药菌的过度繁殖。一旦发生二重感染，即停用本品并予以相应治疗 2. 长期用药时应定期随访检查血常规及肝功能
禁忌	有四环素类药物过敏史者禁用
不良反应	胃肠道症状如恶心、呕吐、上腹不适、腹胀、腹泻等，偶可发生胰腺炎等；可致肝毒性；变态反应，多为斑丘疹和红斑等；偶可引起溶血性贫血、血小板减少等
特殊人群用药	肝功能、肾功能不全患者：原有肝病患者慎用；肾功能减退患者可以应用，不必调整剂量，应用时通常亦不引起血尿素氮的升高 儿童：8 岁以下小儿禁用 妊娠与授乳期妇女：孕妇不宜使用本药，妊娠安全性分级为 D 级；本药可分泌入乳汁，授乳期妇女应用时应暂停授乳
药典	USP、Eur. P.
国家处方集	CNF
其他推荐依据	
■ 药品名称	米诺环素　Minocycline
抗菌谱与适应证	用于对本品敏感的葡萄球菌、链球菌、肺炎球菌、淋病奈瑟菌、大肠埃希菌、克雷伯菌、变形杆菌、衣原体、梅毒螺旋体等引起的感染： 1. 浅表性化脓性感染 2. 深部化脓性疾病：乳腺炎、淋巴管（结）炎、骨髓炎、骨炎等 3. 呼吸道感染 4. 痢疾、肠炎、感染性食物中毒、胆管炎、胆囊炎等 5. 泌尿生殖道感染等 6. 败血症、菌血症
制剂与规格	盐酸米诺环素片[保(乙)]：①50mg（5 万 U）[基]；②100mg（10 万 U） 盐酸米诺环素胶囊[基,保(乙)]：①50mg（5 万 U）；②100mg（10 万 U）
用法与用量	口服给药： 1. 成人：每 12 小时 100mg；或每 6 小时 50mg 2. 儿童：8 岁以上儿童，每日 2~4mg/kg，分 1~2 次口服，首剂量 4mg/kg
注意事项	1. 食管通过障碍者、口服吸收不良或不能进食者及全身状态恶化患者（因易引发维生素 K 缺乏症）慎用 2. 用药期间应定期检查肝功能、肾功能
禁忌	对本品及其他四环素类药物过敏者禁用
不良反应	米诺环素引起菌群失调较为多见；消化道反应如食欲减退、恶心、呕吐、腹痛、腹泻、口腔炎、舌炎、肛门周围炎等；影响牙齿和骨发育等

续 表

特殊人群用药	肝功能、肾功能不全患者：肝功能、肾功能不全者慎用 儿童：8岁以下小儿禁用 老年人：老年患者慎用本药，对有肾功能障碍者，推荐减少给药剂量 妊娠与授乳期妇女：妊娠安全性分级为D级；授乳期妇女须权衡利弊后用药或暂停授乳
药典	USP、Eur. P.、Jpn. P.
国家处方集	CNF
其他推荐依据	

第八节　大环内酯类

■ 药品名称	**红霉素　Erythromycin**
抗菌谱与适应证	1. 作为青霉素过敏患者治疗下列感染的替代用药：溶血性链球菌、肺炎链球菌所致的急性扁桃体炎、急性咽炎、鼻窦炎；溶血性链球菌所致的猩红热、蜂窝织炎；白喉及白喉带菌者；气性坏疽、炭疽、破伤风；放线菌病；梅毒；李斯特菌病等 2. 肺炎支原体肺炎、肺炎衣原体肺炎 3. 军团菌病 4. 百日咳 5. 泌尿生殖系统感染 6. 沙眼衣原体结膜炎 7. 空肠弯曲菌肠炎 8. 厌氧菌所致口腔感染
制剂与规格	红霉素片[基,保(甲)]：①0.125g；②0.25g 红霉素软膏[保(甲)]：①1%[基]；②0.5% 红霉素栓剂：①0.1g；②0.2g 红霉素硬脂酸红霉素片[保(甲)]：①0.05g；②0.125g；③0.25g 红霉素硬脂酸红霉素胶囊[保(甲)]：①0.1g；②0.125g 红霉素硬脂酸红霉素颗粒：50mg 注射用乳糖酸红霉素：①0.25g；②0.3g
用法与用量	口服给药： 1. 成人：一日0.75~2g，分3~4次；军团菌病，一日1~4g，分3次服用；风湿热复发的预防，一次250mg，一日2次；感染性心内膜炎的预防，术前1小时口服1g，术后6小时再服用500mg 2. 儿童：一日20~40mg/kg，分3~4次服用 静脉滴注： 1. 成人：一次0.5~1.0g，一日2~3次。军团菌病，一日3~4g，分4次 2. 儿童：一日20~30mg/kg，分2~3次 栓剂直肠给药：成人一次0.1g，一日2次；儿童一日20~30mg/kg
注意事项	用药期间定期随访肝功能

续　表

禁忌	对红霉素类药物过敏者禁用
不良反应	胃肠道反应多见，有腹泻、恶心、呕吐、中上腹痛、口舌疼痛等；肝毒性少见，偶见黄疸；过敏性反应表现为药物热、皮疹等
特殊人群用药	肝功能、肾功能不全患者：慎用 妊娠与授乳期妇女：孕妇用药应权衡利弊，妊娠安全性分级为 B 级；授乳期妇女应慎用
药典	USP、Eur. P.、Chin. P.、Jpn. P.
国家处方集	CNF
其他推荐依据	
■ 药品名称	阿奇霉素　Azithromycin
抗菌谱与适应证	1. 用于化脓性链球菌引起的急性咽炎、急性扁桃体炎以及敏感细菌引起的鼻窦炎、急性中耳炎、急性支气管炎、慢性支气管炎急性发作 2. 用于肺炎链球菌、流感杆菌以及肺炎支原体所致的肺炎 3. 用于衣原体及非多种耐药淋病奈瑟菌所致的尿道炎、宫颈炎及盆腔炎 4. 用于敏感菌所致的皮肤软组织感染
制剂与规格	阿奇霉素片（每 100mg 相当于 10 万 U）[保(甲)]：①250mg[基]；②500mg 阿奇霉素分散片[保(甲)]：①125mg；②250mg[基] 阿奇霉素胶囊[保(甲)]：①125mg；②250mg[基] 阿奇霉素颗粒[保(甲)]：①100mg[基]；②250mg；③500mg 阿奇霉素干混悬剂：2g：0.1g 阿奇霉素混悬剂：①0.125g；②0.25g 阿奇霉素糖浆[保(乙)]：25ml：500mg 注射用乳糖酸阿奇霉素（以阿奇霉素计）[保(乙)]：①125mg；②250mg；③500mg 阿奇霉素注射液[保(乙)]：①2ml：125mg；②2ml：250mg；③5ml：500mg 阿奇霉素葡萄糖注射液[保(乙)]：①100ml（阿奇霉素 125mg、葡萄糖 5g）；②100ml（阿奇霉素 200mg、葡萄糖 5g）
用法与用量	口服：饭前 1 小时或餐后 2 小时服用。成人：沙眼衣原体、杜克嗜血杆菌或敏感淋球菌所致的性传播疾病，仅需单次口服 1g；其他感染的治疗，第一日，0.5g 顿服，第 2~5 日，一日 0.25g 顿服；或一日 0.5g 顿服，连服 3 日；儿童：中耳炎、肺炎，第 1 日 10mg/kg 顿服，一日最大量不超过 500mg；第 2~5 日，一日 5mg/kg 顿服，一日最大量不超过 250mg；咽炎、扁桃体炎，一日 12mg/kg 顿服（一日最大量不超过 0.5g），连用 5 日 静脉滴注：成人社区获得性肺炎，静脉滴注至少 2 日后转为口服给药，一次 500mg，一日 1 次，7~10 日为一疗程；盆腔炎，静脉滴注 1~2 日后转为口服给药，一次 250mg，一日 1 次，7 日为一疗程
注意事项	1. 用药期间如果发生过敏反应（如血管神经性水肿、皮肤反应、Stevens-Johnson 综合征及中毒性表皮坏死松解症等），应立即停药，并采取适当措施 2. 进食可影响阿奇霉素的吸收，口服用药需在饭前 1 小时或餐后 2 小时服用
禁忌	对阿奇霉素、红霉素或其他任何一种大环内酯类药物过敏者禁用
不良反应	常见反应为胃肠道反应如腹泻、腹痛、稀便、恶心、呕吐等；局部反应如注射部位疼痛、局部炎症等；皮肤反应如皮疹、瘙痒；其他反应如畏食、头晕或呼吸困难等

续　表

特殊人群用药	肝功能、肾功能不全患者：严重肝功能不全者、严重肾功能不全者不应使用 儿童：用于6个月以下幼儿中耳炎或社区获得性肺炎及2岁以下小儿咽炎或扁桃体炎的疗效与安全性尚未确定 妊娠与授乳期妇女：孕妇须充分权衡利弊后用药，妊娠安全性分级为B级；授乳期妇女须充分权衡利弊后用药
药典	USP、Eur. P.、Chin. P.
国家处方集	CNF
其他推荐依据	
■ 药品名称	琥乙红霉素　Erythromycin Ethylsuccinate
抗菌谱与适应证	适用于治疗敏感菌或敏感病原体引起的下列感染性疾病： 1. 呼吸系统感染：轻、中度呼吸道感染；肺炎支原体及肺炎衣原体所致的肺炎；白喉（辅助抗毒素作用）；军团菌病；李斯特菌病；百日咳 2. 泌尿生殖系统感染：淋球菌引起的急性盆腔炎；梅毒；沙眼衣原体、衣原体引起的孕期泌尿生殖器感染及成人无并发症的尿道、宫颈或直肠感染等 3. 轻、中度皮肤和软组织感染
	4. 其他：肠阿米巴病；空肠弯曲菌肠炎；厌氧菌所致口腔感染；沙眼衣原体结膜炎；放线菌病；猩红热；气性坏疽、炭疽；破伤风。预防风湿热初发或复发；细菌性心内膜炎
制剂与规格	琥乙红霉素片[保(乙)]：①200mg；②400mg
用法与用量	口服给药： 1. 成人：一般用量，每6小时400mg；预防链球菌感染，一次400mg，一日2次；军团菌，一次400～1000mg，一日4次；沙眼衣原体和解脲脲原体引起的尿道炎，一次800mg，一日3次，连服7日 2. 儿童：一般感染，一日30～50mg/kg，分4次服用，每6小时服1次；可每12小时服药1次，一次服日剂量的一半；也可每8小时服药1次，一次服日剂量的1/3；对于更严重的感染，剂量可加倍；百日咳，一次10～12.5mg/kg，一日4次，疗程14日；肠阿米巴，一日40～50mg/kg，分4次服，连服5～14日
注意事项	用药期间定期检查肝功能
禁忌	对本品或其他红霉素制剂过敏者、慢性肝病患者、肝功能损害者及孕妇禁用
不良反应	服药数日或1～2周后患者可出现乏力、恶心、呕吐、腹痛、皮疹、发热等，有时出现黄疸，停药后常可恢复；胃肠道反应有腹泻、恶心、呕吐、中上腹痛、口舌疼痛、胃纳减退等
特殊人群用药	肝功能、肾功能不全患者：轻度肝功能不全者慎用，严重肝功能不全者禁用 妊娠与授乳期妇女：孕妇用药应权衡利弊，妊娠安全性分级为B级；授乳期妇女慎用或暂停授乳
药典	USP、Eur. P.、Chin. P.、Jpn. P.
国家处方集	CNF
其他推荐依据	

续 表

■ 药品名称	乙酰螺旋霉素 Acetylspiramycin
抗菌谱与适应证	1. 适用于治疗敏感菌所致的呼吸系统感染和皮肤软组织感染，包括：咽炎、扁桃体炎、急性支气管炎、慢性支气管炎急性发作、肺炎、脓皮病、丹毒和猩红热等 2. 适用于治疗敏感菌所致的口腔及耳鼻咽喉科感染，如中耳炎、牙周炎、急性鼻窦炎等 3. 可作为治疗隐孢子虫病以及弓形虫病的选用药物
制剂与规格	乙酰螺旋霉素片：100mg（10 万 U）
用法与用量	口服给药。成人：一日 800~1200mg，分 3~4 次服；重症一日可用至 1600~2000mg；儿童：一日量为 20~30mg/kg，分 2~4 次给药
注意事项	如有变态反应，立即停药
禁忌	对本品、红霉素及其他大环内酯类药物过敏的患者禁用
不良反应	腹痛、恶心、呕吐等胃肠道反应，常发生于大剂量用药时，程度大多轻微，停药后可自行消失。变态反应极少，主要为药疹
特殊人群用药	肝功能、肾功能不全患者：严重肝功能、肾功能不全者慎用 妊娠与授乳期妇女：本品可透过胎盘屏障，故孕妇慎用，妊娠安全性分级为 C 级；授乳期妇女应用时应暂停授乳
药典	Eur. P.、Jpn. P.
国家处方集	CNF
其他推荐依据	
■ 药品名称	克拉霉素 Clarithromycin
抗菌谱与适应证	适用于敏感菌所致下列感染：①耳鼻咽喉感染：急性中耳炎、扁桃体炎、咽炎、鼻窦炎；②下呼吸道感染：急性支气管炎、慢性支气管炎急性发作、肺炎；③皮肤软组织感染：脓疱病、丹毒、蜂窝织炎、毛囊炎、疖及伤口感染；④沙眼衣原体感染的尿道炎及宫颈炎；⑤与其他药物联用，可根除幽门螺杆菌，减低十二指肠溃疡复发率
制剂与规格	克拉霉素片[基,保(乙)]：①125mg；②250mg 克拉霉素分散片[保(乙)]：①50mg；②125mg；③250mg[基] 克拉霉素缓释片：500mg 克拉霉素胶囊[保(乙)]：①125mg；②250mg[基] 克拉霉素颗粒[保(乙)]：①2g∶125mg；②2g∶100mg 克拉霉素干混悬剂：①1g∶125mg；②2g∶125mg；③2g∶250mg
用法与用量	口服给药。①成人：轻症一次 250mg，一日 2 次；重症，一次 500mg，一日 2 次。疗程 5~14 日；②儿童：6 个月以上的小儿，一般感染可一次 7.5mg/kg，一日 2 次。根据感染的严重程度应连续服用 5~10 日
注意事项	1. 与红霉素及其他大环内酯类药物之间有交叉过敏和交叉耐药性 2. 可能出现真菌或耐药细菌导致的严重感染 3. 可空腹口服，也可与食物或牛奶同服，与食物同服不影响其吸收
禁忌	对克拉霉素或大环内酯类药物过敏者禁用；孕妇、授乳期妇女禁用；严重肝功能损害者、水电解质紊乱患者、服用特非那丁者禁用；某些心脏病（包括心律失常、心动过缓、QT 间期延长、缺血性心脏病、充血性心力衰竭等）患者禁用

续 表

不良反应	主要有口腔异味，腹痛、腹泻、恶心、呕吐等胃肠道反应，头痛，AST 及 ALT 短暂升高
特殊人群用药	肝功能、肾功能不全患者：肝功能不全者、中度至重度肾功能不全者慎用 儿童：6 个月以下小儿中的疗效和安全性尚未确定 妊娠与授乳期妇女：妊娠安全性分级为 C 级，孕妇禁用；可分泌入乳汁，授乳期妇女使用应暂停授乳
药典	USP、Eur. P.、Chin. P.、Jpn. P.
国家处方集	CNF
其他推荐依据	

第九节 酰胺醇类

■ 药品名称	氯霉素 Chloramphenicol
抗菌谱与适应证	1. 用于敏感菌所致伤寒、副伤寒 2. 用于沙门菌属感染的胃肠炎合并败血症 3. 用于耐氨苄西林的 B 型流感杆菌脑膜炎、青霉素过敏者的肺炎链球菌脑膜炎、脑膜炎球菌脑膜炎及敏感的革兰阴性杆菌脑膜炎 4. 用于需氧菌和厌氧菌混合感染的耳源性脑脓肿 5. 可与氨基糖苷类药联用治疗腹腔感染、盆腔感染以及敏感菌所致的其他严重感染，如败血症及肺部感染 6. 用于 Q 热、落基山斑疹热、地方性斑疹伤寒和立克次体病
制剂与规格	氯霉素片：0.25g 棕榈氯霉素片：0.05g 氯霉素胶囊：0.25g 棕榈氯霉素颗粒：0.1g 棕榈氯霉素混悬液：1ml：25mg 氯霉素注射液[保(甲)]：①1ml：0.125g；②2ml：0.25g 注射用琥珀氯霉素：①0.125g；② 0.25g；③ 0.5g 氯霉素甘油滴耳液：10ml：0.25g
用法与用量	1. 成人：口服给药一日 1.5~3.0g，分 3~4 次给药；静脉静滴一次0.5~1g，一日 2 次 2. 儿童：口服给药一日 25~50mg/kg，分 3~4 次给药；新生儿必需用药时，一日不能超过 25mg/kg，分 4 次给药；静脉静滴一日 25~50mg/kg，分次给药
注意事项	1. 可能发生不可逆性骨髓抑制，应避免重复疗程使用 2. 体弱患者慎用
禁忌	对本品过敏者禁用；精神病患者禁用；孕妇和授乳期妇女禁用
不良反应	血液系统反应如贫血、淤点、淤斑、鼻出血等；灰婴综合征；周围神经炎和视神经炎；过敏反应较少见；消化道反应如腹泻、恶心及呕吐等
特殊人群用药	肝功能、肾功能不全患者：肝功能、肾功能损害者慎用

续　表

	儿童：新生儿（尤其早产儿）不宜应用本药，确有指征必须用药时应在监测血药浓度条件下使用 老年人：慎用 妊娠与授乳期妇女：妊娠期尤其是妊娠末期或分娩期禁用，妊娠安全性分级为 C 级；禁用于授乳期妇女，必须应用时应暂停授乳
药典	USP、Eur. P.、Chin. P.、Jpn. P.
国家处方集	CNF
其他推荐依据	

第十节　林可霉素类

■ 药品名称	林可霉素　Lincomycin
抗菌谱与适应证	1. 适用于治疗敏感葡萄球菌属、链球菌属、肺炎球菌及厌氧菌所致的呼吸道感染、腹腔感染、女性生殖道感染、盆腔感染、皮肤软组织感染等 2. 用于对青霉素过敏的或不适于用青霉素类药物的感染性疾病的治疗
制剂与规格	盐酸林可霉素片：①0. 25g；②0. 5g 盐酸林可霉素胶囊：①0. 25g；②0. 5g 盐酸林可霉素口服溶液：①10ml：0. 5g；②100ml：5g 盐酸林可霉素注射液：[保(甲)]①1ml：0. 2g；②2ml：0. 6g
用法与用量	1. 成人：口服给药，一日 1. 5~2g，分 3~4 次给药；肌内注射，一日 0. 6~1. 2g，分次注射；静脉滴注，严重感染时一次 0. 6~1g，每 8~12 小时 1 次 2. 儿童：口服给药，一日 30~60mg/kg，分 3~4 次给药；肌内注射，一日 10~20mg/kg，分次注射；静脉滴注，剂量同肌内注射，分 2~3 次给药
注意事项	肠道疾病或有既往史者（特别如溃疡性结肠炎、局限性肠炎或抗生素相关肠炎）、既往有哮喘或其他过敏史者慎用，白色念珠菌阴道炎和鹅口疮患者慎用。用药期间需密切注意抗生素相关性肠炎的可能
禁忌	对林可霉素和克林霉素有过敏史的患者禁用；新生儿、深部真菌感染者禁用
不良反应	消化系统反应如恶心、呕吐、腹痛、腹泻等症状，严重者有腹绞痛、腹部压痛、严重腹泻等；偶可发生白细胞计数减少、中性粒细胞计数减低等；过敏反应可见皮疹、瘙痒等；静脉给药可引起血栓性静脉炎，快速滴注可能发生低血压、心电图变化甚至心搏、呼吸停止
特殊人群用药	肝功能、肾功能不全患者：肝功能减退和肾功能严重减退者慎用 儿童：新生儿禁用 老年人：患有严重基础疾病的老年人用药时需密切观察 妊娠与授乳期妇女：妊娠安全性分级为 C 级；授乳期妇女用药时应暂停授乳
药典	USP、Eur. P.、Chin. P.、Jpn. P.
国家处方集	CNF

续 表

其他推荐依据	
■ 药品名称	克林霉素 Clindamycin
抗菌谱与适应证	用于革兰阳性菌和厌氧菌引起的感染： 1. 呼吸系统感染 2. 泌尿系统感染 3. 厌氧菌所致的妇产科感染如子宫内膜炎、非淋病奈瑟球菌性卵巢-输卵管脓肿、盆腔炎等 4. 皮肤软组织感染 5. 骨、关节感染，如骨髓炎（是金黄色葡萄球菌性骨髓炎的首选治疗药物）、化脓性关节炎 6. 腹腔内感染 7. 其他如心内膜炎、败血症、扁桃体炎和口腔感染等
制剂与规格	盐酸克林霉素胶囊[基,保(甲)]：①75mg；②150mg 注射用盐酸克林霉素[保(甲)]：0.5g 盐酸克林霉素注射液[保(甲)]：①2ml：0.3g；②4ml：0.3g；③8ml：0.6g 注射用克林霉素磷酸酯[保(甲)]：①0.3g；②0.6g；③1.2g 克林霉素磷酸酯注射液[保(甲)]：①2ml：0.3g；②4ml：0.6g；③1ml：0.15g 盐酸克林霉素棕榈酸酯颗粒[保(乙)]：①1g：37.5mg；②2g：75mg；③24g：0.9g 盐酸克林霉素棕榈酸酯分散片[基,保(甲)]：75mg
用法与用量	1. 成人：肌内注射或静脉滴注，一次量不宜超过600mg；中度感染或革兰阳性需氧菌感染，一日0.6~1.2g，分2~4次给药，每12或8或6小时1次；严重感染或厌氧菌感染，一日1.2~2.4g，分2~4次给药，每12或8或6小时1次 2. 轻中度肾功能损害的患者不需调整剂量，无尿及重度肾功能损害患者的剂量应减至正常剂量的一半 3. 中度以上肝功能损害患者应避免使用本药，如确有指征使用时应减量 4. 儿童：用于4周及4周以上患儿。静脉滴注，一日15~25mg/kg，分3~4次给药，每8或6小时1次；重度感染，一日25~40mg/kg，分3~4次给药，每8或6小时1次
注意事项	有胃肠疾病或病史者，特别是溃疡性结肠炎、克罗恩病或假膜性肠炎患者，有哮喘或其他过敏史者慎用
禁忌	本品与林可霉素、克林霉素有交叉耐药性，对克林霉素或林可霉素有过敏史者禁用
不良反应	消化系统反应如恶心、呕吐、腹痛、腹泻等症状，严重者有腹绞痛、腹部压痛、严重腹泻等；偶可发生白细胞计数减少、中性粒细胞计数减低等；过敏反应可见皮疹、瘙痒等；肝肾功能异常；静脉滴注可能引起静脉炎，肌内注射局部可能出现疼痛、硬结和无菌性脓肿；其他如耳鸣、眩晕、念珠菌感染等
特殊人群用药	肝功能、肾功能不全患者：肝功能不全者、严重肾功能障碍者慎用 儿童：新生儿禁用，4岁以内儿童慎用，16岁以内儿童应用时应注意重要器官功能监测 老年人：用药时需密切观察 妊娠与授乳期妇女：孕妇用药须充分权衡利弊，妊娠安全性分级为B级；授乳妇女慎用，用药时宜暂停授乳
药典	USP、Eur. P.、Chin. P.、Jpn. P.
国家处方集	CNF
其他推荐依据	

第十一节 多肽类抗生素

■ 药品名称	万古霉素 Vancomycin
抗菌谱与适应证	1. 用于耐甲氧西林金黄色葡萄球菌、肠球菌所致严重感染（如心内膜炎、脑膜炎、骨髓炎、肺炎、败血症或软组织感染等）；亦用于对β-内酰胺类抗生素过敏者的上述严重感染 2. 用于血液透析患者发生葡萄球菌属所致的动静脉分流感染 3. 口服适用于对甲硝唑无效的难辨梭状芽胞杆菌相关性肠炎或葡萄球菌性肠炎
制剂与规格	注射用盐酸万古霉素[保(乙)]：①500mg（50万U）；②1000mg（100万U） 盐酸万古霉素胶囊：①125mg（12.5万U）；②250mg（25万U）
用法与用量	1. 成人：口服给药，难辨梭状芽胞杆菌引起的假膜性结肠炎，经甲硝唑治疗无效者一次125～500mg，每6小时1次，治疗5～10日，每日剂量不宜超过4g；静脉滴注，通常用盐酸万古霉素每天2g（效价），可分为每6小时500mg或每12小时1g，每次静滴在60分钟以上，可根据年龄、体重、症状适量增减。老年人每12小时500mg或每24小时1g，每次静滴在60分钟以上 2. 儿童：口服给药，肠道感染一次10mg/kg，每6小时1次，治疗5～10日。静脉滴注，一次10mg/kg，每6小时1次；或一次20mg/kg，每12小时1次
注意事项	1. 听力减退或有耳聋病史者慎用 2. 不宜肌内注射，静脉滴注时尽量避免药液外漏，且应经常更换注射部位，滴速不宜过快 3. 在治疗过程中应监测血药浓度 4. 治疗葡萄球菌性心内膜炎，疗程应不少于4周
禁忌	对万古霉素过敏者，严重肝功能、肾功能不全者，孕妇及授乳期妇女禁用
不良反应	休克、过敏样症状、急性肾功能不全等
特殊人群用药	肝功能、肾功能不全患者：严重肝功能、肾功能不全者禁用 儿童：儿童（尤其是低体重出生儿、新生儿）应监测血药浓度，慎重给药 老年人：老年患者确有指征使用时必须调整剂量或调整用药间隔 妊娠与授乳期妇女：应充分权衡利弊
药典	USP、Eur. P.、Jpn. P.
国家处方集	CNF
其他推荐依据	
■ 药品名称	去甲万古霉素 Norvancomycin
抗菌谱与适应证	1. 可用于对青霉素过敏的肠球菌、棒状杆菌属心内膜炎患者的治疗 2. 可用于对青霉素类或头孢菌素类药过敏，或经上述抗生素治疗无效的严重葡萄球菌所致心内膜炎、骨髓炎、肺炎、败血症或软组织感染患者的治疗 3. 可用于治疗血液透析患者发生葡萄球菌属所致动静脉分流感染
制剂与规格	注射用盐酸去甲万古霉素[保(乙)]：①400mg（40万U）；②800mg（80万U）

续 表

用法与用量	1. 成人：静脉滴注一日 800~1600mg，分 2~3 次给药 2. 肾功能减退者需减少维持剂量。可延长给药间期，每次剂量不变，或减少每次剂量，给药间期不变 3. 儿童：静脉滴注一日 16~24mg/kg，一次或分次给药
注意事项	1. 听力减退或有耳聋病史者慎用 2. 不可肌内注射或静脉注射 3. 治疗期间应定期检查听力、尿液中蛋白、管型、细胞数及测定尿相对密度等
禁忌	对万古霉素类抗生素过敏者禁用
不良反应	可出现皮疹、恶心、静脉炎等；可引致耳鸣、听力减退，肾功能损害等
特殊人群用药	肝功能、肾功能不全患者：肾功能不全患者慎用，如有应用指征时需在治疗药物浓度监测下，根据肾功能减退程度减量应用 儿童：新生儿、婴幼儿用药必须充分权衡利弊 老年人：用于老年患者有引起耳毒性与肾毒性的危险（听力减退或丧失）。老年患者即使肾功能测定在正常范围内，使用时应采用较小治疗剂量 妊娠与授乳期妇女：妊娠期患者避免应用；授乳期妇女慎用
药典	Chin. P.
国家处方集	CNF
其他推荐依据	
■ 药品名称	**黏菌素 Colistin**
抗菌谱与适应证	用于肠道手术前准备，用于大肠埃希菌性肠炎和对其他药物耐药的菌痢
制剂与规格	硫酸黏菌素片[保(乙)]：①50 万 U；②100 万 U；③300 万 U 硫酸黏菌素颗粒：1g：100 万 U 注射用黏菌素：50mg
用法与用量	1. 成人：口服一日（100~150）万 U，分 2~3 次服用；肌内注射或静脉滴注，一日（100~150）万 U 2. 儿童：口服一日（2~3）万 U/kg，分 2~3 次服用。肌内注射或静脉滴注一日（2~3）万 U/kg
注意事项	不宜与其他肾毒性药物合用
禁忌	对黏菌素过敏者禁用
不良反应	食欲减退、恶心和呕吐等胃肠道反应和皮疹、瘙痒等过敏反应
特殊人群用药	肝功能、肾功能不全患者：肾功能不全患者慎用 妊娠与授乳期妇女：孕妇用药应权衡利弊，妊娠安全性分级为 B 级
药典	USP、Eur. P.、Chin. P.、Jpn. P.
国家处方集	CNF
其他推荐依据	

第十二节　其他抗菌药

■ 药品名称	呋喃妥因　Nitrofurantoin
抗菌谱与适应证	1. 用于治疗敏感菌如大肠埃希菌、肠球菌属以及克雷伯菌属、肠杆菌属所致的急性单纯性下尿路感染 2. 也可用于尿路感染的预防
制剂与规格	呋喃妥因片[保(甲)]：50mg 呋喃妥因肠溶胶囊[保(甲)]：50mg
	呋喃妥因栓：①50mg；②100mg
用法与用量	口服给药。①成人：尿路感染，一次 50~100mg，一日 3~4 次；单纯性下尿路感染用低剂量，疗程不低于 1 周，或用至尿培养阴性后至少 3 日，不宜超过 14 日；预防尿路感染，对尿路感染反复发作者，可一日 50~100mg 作预防应用，临睡前服用。②儿童：尿路感染，1 个月以上儿童，一日 5~7mg/kg，分 4 次服；疗程不低于 1 周，或用至尿培养阴性后至少 3 日；预防尿路感染，一日 1mg/kg，临睡前服用
注意事项	1. 宜与食物同服，以减少对胃肠道的刺激 2. 疗程至少 7 日，或继续用药至尿液中细菌清除 3 日以上 3. 葡萄糖-6-磷酸脱氢酶缺乏症患者、周围神经病变者、肺部疾病患者慎用
禁忌	新生儿、孕妇、授乳期妇女、肾功能减退及对硝基呋喃类药过敏者禁用
不良反应	常见恶心、呕吐、食欲减退和腹泻；少见药物热、皮疹、粒细胞减少等变态反应；偶见头痛、头晕、嗜睡、肌痛等
特殊人群用药	肝功能、肾功能不全患者：肾功能减退者禁用 儿童：新生儿禁用 老年人：慎用，必须使用时宜根据肾功能调整给药剂量。老年患者的前列腺感染不宜使用本药 妊娠与授乳期妇女：孕妇不宜应用，妊娠晚期妇女禁用，妊娠安全性分级为 B 级；授乳期妇女用药期间应暂停授乳
药典	Eur. P.、Chin. P.
国家处方集	CNF
其他推荐依据	
■ 药品名称	呋喃唑酮　Furazolidone
抗菌谱与适应证	主要用于治疗细菌性痢疾、肠炎、霍乱。也可用于治疗伤寒、副伤寒、梨形鞭毛虫病和阴道滴虫病。还可与制酸剂等药物合用于治疗幽门螺杆菌所致的胃窦炎
制剂与规格	呋喃唑酮片[保(甲)]：①10mg；②30mg；③100mg
用法与用量	口服给药：肠道感染疗程为 5~7 日，梨形鞭毛虫病疗程为 7~10 日。成人一次 100mg，一日 3~4 次；儿童一日 5~10mg/kg，分 4 次服用

续 表

注意事项	1. 不宜用于溃疡病或支气管哮喘患者 2. 用药期间和停药后5日内禁止饮酒 3. 葡萄糖-6-磷酸脱氢酶缺乏症患者、溃疡病患者、支气管哮喘患者慎用
禁忌	对本药或其他硝基呋喃类药过敏者、新生儿、授乳妇女禁用
不良反应	主要有恶心、呕吐、腹泻、头痛、头晕、药物热、皮疹、肛门瘙痒、哮喘、直立性低血压、低血糖、肺浸润等，偶可出现溶血性贫血、黄疸及多发性神经炎
特殊人群用药	肝功能、肾功能不全患者：肾功能不全者慎用 儿童：新生儿禁用 妊娠与授乳期妇女：妊娠安全性分级为C级；授乳期妇女禁用
药典	USP、BP、Fr. P.
国家处方集	CNF
其他推荐依据	
■ 药品名称	**甲硝唑 Metronidazole**
抗菌谱与适应证	1. 用于治疗阴道滴虫病 2. 可用于治疗肠道及组织内阿米巴病 3. 可用于治疗小袋虫病和皮肤利什曼病、麦地那龙线虫感染、贾第虫病等 4. 适用于治疗各种厌氧菌感染
制剂与规格	甲硝唑注射液[保(甲)]：①20ml：100mg；②100ml：200mg；③100ml：500mg[基]；④250ml：500mg；⑤250ml：1250mg 甲硝唑葡萄糖注射液[保(乙)]：250ml（甲硝唑0.5g、葡萄糖12.5g） 甲硝唑片[基,保(甲)]：0.2g 甲硝唑胶囊[基,保(甲)]：0.2g 甲硝唑阴道泡腾片[保(甲)]：0.5g 甲硝唑栓[保(甲)]：①0.5g[基]；②1g 甲硝唑口含片[保(甲)]：①2.5mg；②3mg
用法与用量	1. 成人口服给药：滴虫病，一次0.2g，一日4次，疗程7日，可同时使用栓剂。厌氧菌感染，一次0.5g，一日3次，疗程不低于7日。一日最大剂量不宜超过4g 2. 成人静脉滴注：厌氧菌感染，首次剂量为15mg/kg，继以7.5mg/kg维持，一次最大剂量不超过1g，每6~8小时1次，疗程不低于7日 3. 成人阴道栓剂：用于滴虫病，每晚0.5g置入阴道内，连用7~10日 4. 儿童口服给药：滴虫病，一日15~25mg/kg，分3次给药，服用7~10日。厌氧菌感染，一日20~50mg/kg 5. 儿童静脉滴注剂量同成人
注意事项	1. 出现运动失调或其他中枢神经系统症状时应停药 2. 用药期间应戒酒，饮酒后出现腹痛、呕吐、头痛等症状
禁忌	对本药或其他硝基咪唑类药物过敏或有过敏史者、活动性中枢神经系统疾病者、血液病者、孕妇及授乳期妇女禁用
不良反应	1. 消化系统：恶心、呕吐、食欲缺乏、腹部绞痛，一般不影响治疗 2. 神经系统：头痛、眩晕，偶有感觉异常、肢体麻木、共济失调、多发性神经炎等，大剂量可致抽搐

续　表

	3. 少数病例发生荨麻疹、潮红、瘙痒、膀胱炎、排尿困难、口中金属味及白细胞计数减少等，均属可逆性，停药后自行恢复
特殊人群用药	肝功能、肾功能不全患者：肝功能不全患者慎用 老年人：应注意监测血药浓度并调整剂量 妊娠与授乳期妇女：禁用，妊娠安全性分级为 B 级
药典	USP、Eur. P.、Chin. P.
国家处方集	CNF
其他推荐依据	
■ 药品名称	**替硝唑　Tinidazole**
抗菌谱与适应证	1. 用于治疗多种厌氧菌感染，如败血症、骨髓炎、腹腔感染、盆腔感染、鼻窦炎、支气管感染、肺炎、皮肤蜂窝织炎、口腔感染及术后伤口感染 2. 用于结肠或直肠手术、妇产科手术及口腔手术的术前预防用药 3. 也可用于肠道及肠道外阿米巴病、阴道滴虫病、贾第虫病的治疗 4. 还可作为甲硝唑的替代药，用于治疗幽门螺杆菌所致的胃窦炎及消化性溃疡
制剂与规格	替硝唑片[基,保(甲)]：0.5g 替硝唑注射液[保(乙)]：①100ml：0.4g；②200ml：0.8g 替硝唑葡萄糖注射液[保(乙)]：①100ml：0.2g；②100ml：0.4g；③200ml：0.4g 替硝唑栓[保(乙)]：0.2g
用法与用量	成人：口服给药：厌氧菌感染，常用量为一次 1g，一日 1 次，首剂加倍，疗程多为 5~6 日，口腔感染时疗程 3 日；外科预防用药，一次 2g，术前 12 小时单次服用。阴道滴虫病、贾第虫病，一次 2g，单次服用。必要时 3~5 日可重复 1 次。滴虫感染时也可一次 1g，一日 1 次，首剂加倍，连服 3 日。静脉滴注：厌氧菌感染，一次 0.8g，一日 1 次。疗程为 5~6 日。外科预防用药，总量为 1.6g，分 1~2 次给药，第一次于术前 2 小时，第二次于术中或术后 12~24 小时内给药。阴道给药：一次 0.2g，一日 2 次
注意事项	1. 如疗程中发生中枢神经系统不良反应，应及时停药 2. 用药期间不应饮用含乙醇的饮料，因可引起体内乙醇蓄积，干扰乙醇的氧化过程，导致双硫仑样反应，患者可出现腹部痉挛、恶心、呕吐、头痛、面部潮红等 3. 念珠菌感染者应用本品，其症状会加重，需同时抗真菌治疗 4. 治疗阴道滴虫病时，需同时治疗其性伴侣
禁忌	1. 对替硝唑或吡咯类药物过敏患者 2. 有活动性中枢神经疾病和血液病者
不良反应	1. 不良反应少见而轻微，主要为恶心、呕吐、上腹痛、食欲下降及口腔金属味，可有头痛、眩晕、皮肤瘙痒、皮疹、便秘及全身不适 2. 高剂量时也可引起癫痫发作和周围神经病变
特殊人群用药	肝功能、肾功能不全患者：肝功能不全者慎用 儿童：12 岁以下禁用 老年人：用药时应注意监测血药浓度并调整剂量 妊娠与授乳期妇女：妊娠早期禁用本药，妊娠中、晚期应充分权衡利弊后谨慎使用。FDA 妊娠安全性分级为 C 级。授乳妇女暂停授乳，治疗结束 3 日后方可重新授乳

续　表

药典	USP、Eur. P.、Chin. P.
国家处方集	CNF
其他推荐依据	
■ 药品名称	奥硝唑　Ornidazole
抗菌谱与适应证	1. 用于由厌氧菌感染引起的多种疾病 2. 用于男女泌尿生殖道毛滴虫、贾第鞭毛虫感染引起的疾病（如阴道滴虫病） 3. 用于肠、肝阿米巴病（如阿米巴痢疾、阿米巴肝脓肿） 4. 用于手术前预防感染和手术后厌氧菌感染的治疗 5. 阴道栓用于细菌性阴道病、滴虫性阴道炎
制剂与规格	奥硝唑注射液[保(乙)]：5ml：500mg 注射用奥硝唑[保(乙)]：250mg 奥硝唑氯化钠注射液[保(乙)]：100ml（奥硝唑 250mg、氯化钠 825mg） 奥硝唑葡萄糖注射液[保(乙)]：100ml（奥硝唑 500mg、葡萄糖 5g）
用法与用量	成人：静脉滴注：①厌氧菌感染：手术前后预防感染，术前 1~2 小时滴注 1000mg，术后 12 小时滴注 500mg，术后 24 小时滴注 500mg。治疗厌氧菌引起的感染，初始剂量为 500~1000mg。然后每 12 小时滴注 500mg，连用 3~6 日。②治疗严重阿米巴病：初始剂量为500~1000mg，以后每 12 小时滴注 500mg，连用 3~6 日。阴道给药：一次 500mg，每晚 1 次，连续 5~7 日。儿童：静脉滴注，一日 20~30mg/kg，每 12 小时滴注 1 次，时间为 30 分钟
注意事项	中枢神经系统疾病患者、肝脏疾病患者、多毛性硬化症患者、酗酒者慎用
禁忌	对本药或其他硝基咪唑类药物过敏者、各种器官硬化症、造血功能低下、慢性酒精中毒患者、有脑和脊髓病变的患者禁用
不良反应	1. 消化系统：胃部不适、胃痛、口腔异味 2. 神经系统：头痛及困倦、眩晕、颤抖、运动失调、周围神经病、癫痫发作、痉挛等 3. 过敏反应：皮疹、瘙痒等 4. 局部反应：刺感、疼痛等
特殊人群用药	儿童：慎用，建议 3 岁以下儿童不用 妊娠与授乳期妇女：建议孕妇（特别是妊娠早期）、授乳期妇女慎用本药
药典	USP、Eur. P.、Chin. P.
国家处方集	CNF
其他推荐依据	
■ 药品名称	磷霉素　Fosfomycin
抗菌谱与适应证	1. 口服制剂适用于治疗敏感菌所致的单纯性下尿路感染、肠道感染（包括细菌性痢疾）、呼吸道感染、皮肤软组织感染、眼科感染及妇科感染等 2. 注射制剂适用于治疗敏感菌所致的呼吸道感染、尿路感染、皮肤软组织感染等。也可与其他抗菌药联合用于治疗敏感菌所致的严重感染（如败血症、腹膜炎、骨髓炎等）
制剂与规格	磷霉素钙片[保(乙)]：①0.1g；②0.2g；③0.5g 磷霉素钙胶囊[保(乙)]：0.1g

续　表

	磷霉素钙颗粒：0.5g 注射用磷霉素钠[保(乙)]：①1.0g；②2.0g；③4.0g
用法与用量	成人：口服给药，治疗尿路感染等轻症感染，一日 2~4g，分 3~4 次服用。静脉给药，治疗中度或重度系统感染，一日 4~12g，严重感染可增至 16g，分 2~3 次静脉滴注或缓慢静脉推注。肌内注射，一日2~8g，分 3~4 次肌内注射。儿童：口服给药，一日 0.05~0.1g/kg，分 3~4 次服用。静脉滴注，一日 0.1~0.3g/kg，分 2~3 次静脉滴注。肌内注射，一日 0.05~0.2g/kg，分3~4 次肌内注射
注意事项	1. 静脉滴注速度宜缓慢，静脉滴注时间 1~2 小时 2. 应用较大剂量时应监测肝功能
禁忌	对磷霉素过敏者、妊娠及授乳期妇女、5 岁以下儿童
不良反应	主要有恶心、食欲减退、腹部不适、稀便或轻度腹泻；偶见皮疹，嗜酸性粒细胞计数增多，红细胞、血小板、白细胞计数降低，头晕、头痛等反应；注射部位静脉炎等
特殊人群用药	肝功能、肾功能不全者：肝功能、肾功能减退者慎用 儿童：5 岁以上儿童应减量及慎用 老年人：应酌减剂量并慎用 妊娠与授乳期妇女：可通过胎盘屏障，迅速进入胎儿循环，但对胎儿的影响尚无足够和严密的对照观察，妊娠安全性分级为 B 级；授乳期妇女应避免使用，必须用药时应暂停授乳
药典	Eur. P.、Chin. P.、Jpn. P.
国家处方集	CNF
其他推荐依据	
■ 药品名称	夫西地酸　Fusidic Acid
抗菌谱与适应证	1. 用于敏感菌所致的骨髓炎或皮肤、软组织感染 2. 用于其他抗菌药治疗失败的深部感染，如败血症、肺炎、心内膜炎等
制剂与规格	夫西地酸片：250mg 注射用夫西地酸[保(乙)]：①0.125g；②0.5g 夫西地酸混悬液：5ml∶250mg 夫西地酸乳膏[保(乙)]：15g∶0.3g
用法与用量	口服给药：成人：一次 500mg，一日 3 次；重症加倍。对 1 岁以下患儿：一日 50mg/kg，分 3 次给药。对 1~5 岁患儿：一次 250mg，一日 3 次。对 5~12 岁患儿：用法与用量同成人 局部给药：一日 2~3 次，涂于患处，疗程为 7 日。治疗疥疮时可根据病情需要延长疗程 静脉注射：成人一次 500mg，一日 3 次；儿童及婴儿一日按体重 20mg/kg，分 3 次给药
注意事项	1. 早产儿、黄疸、酸中毒及严重病弱的新生儿使用时需留意有无胆红素脑病症状 2. 静脉注射时不能与卡那霉素、庆大霉素、万古霉素、头孢噻啶或阿莫西林混合；亦不可与全血、氨基酸溶液或含钙溶液混合
禁忌	对夫西地酸过敏者禁用；妊娠初始 3 个月内禁用
不良反应	静脉滴注可能导致血栓性静脉炎和静脉痉挛等
特殊人群用药	肝功能、肾功能不全者：肝功能不全者慎用 儿童：早产儿、严重病弱的新生儿使用时需留意有无胆红素脑病症状

续 表

	妊娠与授乳期妇女：在动物实验中有致胎仔畸形的报道，但目前尚无临床对照研究；可经皮肤吸收，授乳期妇女禁止局部用于乳房部位的皮肤感染
药典	Eur. P.
国家处方集	CNF
其他推荐依据	
■ 药品名称	**利奈唑胺 Linezolid**
抗菌谱与适应证	1. 用于由肺炎链球菌（包括多重耐药株）或金黄色葡萄球菌（甲氧西林敏感株）引起的社区获得性肺炎 2. 用于由肺炎链球菌（包括多重耐药株）或金黄色葡萄球菌（甲氧西林敏感和耐药株）引起的医院内获得性肺炎 3. 用于由金黄色葡萄球菌、化脓性链球菌或无乳链球菌引起的复杂性皮肤和皮肤组织感染 4. 用于由金黄色葡萄球菌或化脓性链球菌引起的非复杂性皮肤和皮肤组织感染 5. 用于耐万古霉素的粪肠球菌感染
制剂与规格	利奈唑胺注射液：①100ml：200mg；②300ml：600mg 利奈唑胺片[保(乙)]：①200mg；②600mg 利奈唑胺口服混悬液：5ml：100mg
用法与用量	口服或静脉滴注。①复杂性皮肤或皮肤软组织感染、社区获得性肺炎，包括伴发的菌血症、院内获得性肺炎、甲氧西林耐药金葡菌感染：成人和青少年（12岁及以上）每12小时，600mg。儿童患者（出生至11岁）每8小时，10mg/kg。②万古霉素耐药的屎肠球菌感染，包括伴发的菌血症，成人和青少年（12岁及以上）每8小时，10mg/kg。儿童患者（出生至11岁）每8小时，10mg/kg。③非复杂性皮肤和皮肤软组织感染，成人每12小时口服400mg，青少年每12小时口服600mg；<5岁，每8小时，10mg/kg口服；5~11岁，每12小时，10mg/kg口服
注意事项	有骨髓抑制病史者、苯丙酮尿症患者、类癌综合征患者、未控制的高血压患者、嗜铬细胞瘤患者、未治疗的甲状腺功能亢进患者慎用
禁忌	对本药过敏者禁用
不良反应	常见失眠、头晕、头痛、腹泻、恶心、呕吐、便秘、皮疹、瘙痒、发热、口腔念珠菌病、阴道念珠菌病、真菌感染等
特殊人群用药	肝功能、肾功能不全者：肾功能不全者慎用 儿童：不推荐本品经验性用于儿童患者的中枢神经系统感染 妊娠与授乳期妇女：孕妇慎用，妊娠安全性分级为C级；授乳期妇女慎用
药典	
国家处方集	CNF
其他推荐依据	
■ 药品名称	**小檗碱 Berberine**
抗菌谱与适应证	主要用于治疗敏感病原菌所致的胃肠炎、细菌性痢疾等胃肠道感染
制剂与规格	盐酸小檗碱片[保(甲)]：①50mg；②100mg

续　表

用法与用量	成人：口服，胃肠道感染，一次0.1~0.3g，一日3次
注意事项	本品静脉注射后可发生严重溶血性贫血和循环障碍，严格禁止静脉给药
禁忌	对本药过敏者禁用；溶血性贫血患者禁用；对葡萄糖-6-磷酸脱氢酶缺乏儿童禁用
不良反应	口服给药时有令人不快的鱼腥味，也偶见皮疹等过敏反应症状，但停药后可自行消退；静脉给药时有出现呼吸困难、过敏性休克的报道
特殊人群用药	妊娠与授乳期妇女：慎用
药典	Chin. P.、Jpn. P.
国家处方集	CNF
其他推荐依据	

■ 药品名称	利福昔明　Rifaximin
抗菌谱与适应证	治疗由敏感菌所致的肠道感染，包括急慢性肠道感染、腹泻综合征、夏季腹泻、旅行者腹泻和小肠结肠炎等
制剂与规格	利福昔明胶囊[保(乙)]：100mg
用法与用量	口服给药。①成人：一次200mg，一日3~4次；②儿童：6~12岁，一次100~200mg，一日4次；12岁以上儿童，剂量同成人。一般连续用药不宜超过7日
注意事项	长期大剂量用药或肠黏膜受损时，会有极少量（<1%）被吸收，导致尿液呈粉红色
禁忌	对本药或其他利福霉素类药过敏者、肠梗阻者、严重的肠道溃疡性病变者禁用
不良反应	常见恶心、呕吐、腹胀、腹痛；少见荨麻疹、足部水肿等
特殊人群用药	儿童：连续服用本药不能超过7日；6岁以下儿童不要服用本药 妊娠与授乳期妇女：妊娠期妇女需权衡利弊后用药；授乳期妇女可在有适当医疗监测的情况下服用本药
药典	USP、Eur. P.、Chin. P.、Jpn. P.
国家处方集	CNF
其他推荐依据	

第十三节　磺胺类与甲氧苄啶

■ 药品名称	磺胺甲噁唑　Sulfamethoxazole
抗菌谱与适应证	1. 治疗敏感菌所致的急性单纯性尿路感染 2. 与甲氧苄啶联用，治疗对其敏感的流感杆菌、肺炎链球菌和其他链球菌所致的中耳炎 3. 与乙胺嘧啶联用，治疗鼠弓形虫引起的弓形虫病 4. 治疗星形奴卡菌病

续 表

	5. 作为治疗沙眼衣原体所致宫颈炎、尿道炎、新生儿包含体结膜炎的次选药物 6. 作为治疗杜克雷嗜血杆菌所致软下疳的可选药物 7. 预防敏感脑膜炎球菌所致的流行性脑脊髓膜炎 8. 作为对氯喹耐药的恶性疟疾治疗的辅助用药
制剂与规格	磺胺甲噁唑片：0.5g 复方磺胺甲噁唑片[基,保(甲)]：磺胺甲噁唑0.4g和甲氧苄啶80mg
用法与用量	口服给药： 1. 成人：一般感染，首次剂量为2g，以后一日2g，分2次服用。治疗尿路感染时疗程至少为7~10日 2. 肾功能不全患者用量应调整为常用量的1/2 3. 儿童：2个月以上患儿的一般感染，首次剂量为50~60mg/kg（总量不超过2g），以后一日50~60mg/kg，分2次服用
注意事项	1. 葡萄糖-6-磷酸脱氢酶缺乏者、血卟啉病患者、艾滋病患者、休克患者慎用 2. 治疗中需注意检查：全血象，尿液，肝功能、肾功能
禁忌	对磺胺类药过敏者、巨幼红细胞性贫血患者、孕妇、授乳期妇女、小于2个月的婴儿和重度肝肾功能损害者禁用
不良反应	过敏反应较为常见，可表现为药疹、剥脱性皮炎等；中性粒细胞计数减少或缺乏症、血小板减少症及再生障碍性贫血等
特殊人群用药	肝功能、肾功能不全患者：肝功能、肾功能损害者慎用 儿童：2个月以下婴儿禁用 老年人：慎用 妊娠与授乳期妇女：妊娠安全性分级为C级，孕妇、授乳妇女禁用
药典	USP、Eur. P.、Chin. P.、Jpn. P.
国家处方集	CNF
其他推荐依据	
■ 药品名称	**磺胺嘧啶 Sulfadiazine**
抗菌谱与适应证	1. 用于预防、治疗敏感脑膜炎球菌所致的流行性脑膜炎 2. 用于治疗敏感菌所致的急性支气管炎、轻症肺炎、中耳炎及皮肤软组织等感染 3. 用于治疗星形诺卡菌病 4. 作为治疗沙眼衣原体所致宫颈炎和尿道炎的次选药物 5. 作为治疗由沙眼衣原体所致的新生儿包含体结膜炎的次选药物 6. 可作为对氯喹耐药的恶性疟疾治疗的辅助用药 7. 与乙胺嘧啶联合用药治疗鼠弓形虫引起的弓形虫病
制剂与规格	磺胺嘧啶片[基,保(甲)]：0.5g 注射用磺胺嘧啶钠[保(甲)]：①0.4g；②1g 磺胺嘧啶混悬液：10%（g/ml）
用法与用量	成人：①口服给药：一般感染，首剂量为2g，以后一次1g，一日2次。治疗流行性脑膜炎，首次量为2g，维持量一次1g，一日4次。②静脉给药：一般感染，一次1~1.5g，一日3次。治疗流行性脑膜炎，首剂量为50mg/kg，维持量一日100mg/kg，分3~4次静脉滴注或缓慢静

续 表

	脉注射。儿童：①口服给药：2 个月以上婴儿及儿童的一般感染，首次剂量为 50～60mg/kg（总量不超过 2g），以后一次 25～30mg/kg，一日 2 次。②静脉给药：一般感染，一日 50～75mg/kg，分 2 次静脉滴注或缓慢静脉注射。流行性脑膜炎，一日 100～150mg/kg，分 3～4 次静脉滴注或缓慢静脉注射
注意事项	葡萄糖-6-磷酸脱氢酶缺乏者、血卟啉病患者、艾滋病患者、休克患者慎用
禁忌	对本药或其他磺胺类药过敏者、严重肝肾功能不全者、孕妇、授乳期妇女、小于 2 个月的婴儿禁用
不良反应	过敏反应较为常见，可表现为药疹、剥脱性皮炎等；中性粒细胞计数减少或缺乏症、血小板减少症及再生障碍性贫血等；溶血性贫血及血红蛋白尿；高胆红素血症和新生儿胆红素脑病
特殊人群用药	肝功能、肾功能不全患者：轻、中度肝肾功能损害者慎用 儿童：2 个月以下婴儿禁用 老年人：慎用 妊娠与授乳期妇女：孕妇、授乳妇女禁用，妊娠安全性分级为 B 级（妊娠早、中期）、D 级（妊娠晚期）
药典	USP、Eur. P.、Chin. P.
国家处方集	CNF
其他推荐依据	
■ 药品名称	**甲氧苄啶 Trimethoprim**
抗菌谱与适应证	1. 可单独用于治疗敏感菌所致的急性单纯性尿路感染和细菌性前列腺炎 2. 与磺胺甲噁唑或磺胺嘧啶联用，可用于治疗敏感菌所致的败血症、脑膜炎、中耳炎、肺部感染、急慢性支气管炎、菌痢、尿路感染、肾盂肾炎、肠炎、伤寒等 3. 与磺胺-2,6-二甲氧嘧啶联用，还可用于治疗对氯喹耐药的疟疾
制剂与规格	甲氧苄啶片[保(乙)]：100mg 甲氧苄啶颗粒：1g：50mg
用法与用量	口服给药。①成人：治疗急性单纯性尿路感染，一次 0.1g，每 12 小时 1 次；或一次 0.2g，每 12 小时 1 次。疗程为 7～10 日。预防尿路感染，一次 0.1g，一日 1 次。②肾功能不全者根据肌酐清除率调整剂量。肌酐清除率< 15ml/min，不宜使用。③儿童：对 6 个月至 5 岁患儿，甲氧苄啶颗粒一次 1g（含甲氧苄啶 50mg）；一日 2 次；对 6～12 岁患儿，甲氧苄啶颗粒一次 2g（含甲氧苄啶 100mg）；一日 2 次
注意事项	1. 由于叶酸缺乏的巨幼细胞贫血或其他血液系统疾病患者慎用 2. 用药期间应定期进行周围血象检查
禁忌	对本药过敏者、早产儿、新生儿、严重肝肾疾病患者、严重血液病患者禁用
不良反应	可出现白细胞减少，血小板减少或高铁血红蛋白性贫血等；过敏反应：可发生瘙痒、皮疹，偶可呈严重的渗出性多形红斑；恶心、呕吐、腹泻等胃肠道反应等
特殊人群用药	肝功能、肾功能不全患者：轻、中度肝肾功能损害者慎用 儿童：早产儿、新生儿、2 个月以下婴儿禁用 老年人：老年患者应减少用量 妊娠与授乳期妇女：妊娠期间应权衡利弊后用药，妊娠安全性分级为 C 级；授乳期妇女用药应权衡利弊
药典	USP、Eur. P.、Chin. P.

续　表

国家处方集	CNF
其他推荐依据	

第十四节　氟喹诺酮类

■ 药品名称	吡哌酸　PipemidicAcid
抗菌谱与适应证	用于治疗敏感菌所致的尿路感染及肠道感染
制剂与规格	吡哌酸片[保(甲)]：①0. 25g；②0. 5g 吡哌酸胶囊[保(甲)]：0. 25g
用法与用量	口服给药：成人一次 0. 5g，一日总量 1~2g，疗程不宜超过 10 日
注意事项	1. 本品可与饮食同服，以减少胃肠道反应 2. 长期应用，宜定期监测血常规和肝功能、肾功能 3. 有中枢神经系统疾病患者慎用
禁忌	禁用于对本品和萘啶酸过敏的患者；孕妇、授乳期妇女禁用；18 岁以下小儿及青少年禁用
不良反应	主要为恶心、嗳气、上腹不适、食欲减退、稀便或便秘等胃肠道反应；皮疹或全身瘙痒少见，偶见眩晕、头痛等。停药后可自行恢复
特殊人群用药	肝功能、肾功能不全患者：严重肝功能、肾功能损害者慎用 儿童：婴幼儿及 18 岁以下青少年不宜使用 老年人：应减少用量 妊娠与授乳期妇女：禁用
药典	USP、Chin. P.、Jpn. P.
国家处方集	CNF
其他推荐依据	
■ 药品名称	诺氟沙星　Norfloxacin
抗菌谱与适应证	主要用于敏感菌所致的下列感染：泌尿生殖道感染，消化系统感染，呼吸道感染如急性支气管炎、慢性支气管炎急性发作、肺炎，急慢性肾盂肾炎，膀胱炎，伤寒等
制剂与规格	诺氟沙星片[基,保(甲)]：100mg 诺氟沙星胶囊[基,保(甲)]：100mg 诺氟沙星注射液：100ml：200mg 诺氟沙星葡萄糖注射液：100ml（诺氟沙星 200mg、葡萄糖 5g） 诺氟沙星栓：200mg 诺氟沙星药膜：20mg
用法与用量	成人口服给药：①一般用法：一次 100~200mg，一日 3~4 次；②下尿路感染：一次 400mg，一日 2 次；③复杂性尿路感染：剂量同上，疗程 10~21 日；④单纯性淋菌性尿道炎：单次

续 表

	800~1200mg；⑤急、慢性前列腺炎：一次 400mg，一日 2 次，疗程 28 日；⑥一般肠道感染：一次300~400mg，一日 2 次，疗程 5~7 日。成人静脉滴注：一日 200mg，分 2 次，急性感染 7~14 日为一疗程，慢性感染 14~21 日为一疗程
注意事项	1. 不宜静脉注射，静脉滴注速度不宜过快 2. 本类药物可引起中、重度光敏反应，应避免过度暴露于阳光，发生后需停药 3. 有癫痫病史者、有胃溃疡史者、重症肌无力患者慎用
禁忌	对本药及其他喹诺酮类药过敏者、糖尿病患者、孕妇、授乳期妇女、18 岁以下儿童禁用
不良反应	胃肠道反应较为常见，可表现为腹部不适或疼痛、腹泻、恶心或呕吐；中枢神经系统反应可有头晕、头痛、嗜睡或失眠；过敏反应有皮疹、皮肤瘙痒、面部潮红、胸闷等
特殊人群用药	肝功能、肾功能不全患者：肝功能、肾功能减退者慎用 儿童：不宜用于 18 岁以下患者。如感染由多重耐药菌引起者，细菌仅对喹诺酮类药呈敏感时，可在充分权衡利弊后应用 老年人：老年患者常有肾功能减退，因本品部分经肾排出，需减量应用 妊娠与授乳期妇女：妊娠安全性分级为 C 级；授乳期妇女应用时应停止授乳
药典	USP、Eur. P.、Chin. P.、Jpn. P.
国家处方集	CNF
其他推荐依据	
■ 药品名称	**氧氟沙星 Ofloxacin**
抗菌谱与适应证	用于敏感菌所致的下列感染： 1. 泌尿生殖系统感染，包括单纯性及复杂性尿路感染、细菌性前列腺炎、淋球菌尿道炎、宫颈炎（包括产酶株所致者）等 2. 呼吸系统感染，包括急性支气管炎、慢性支气管炎急性发作、肺炎及其他肺部感染等 3. 消化系统感染，包括胃肠道、胆道、腹腔的沙门菌属感染等 4. 骨、关节、皮肤软组织感染及败血症 5. 结核病，作为抗结核病的二线药物，多与异烟肼、利福平等合用
制剂与规格	氧氟沙星片：0.1g 氧氟沙星颗粒：0.1g 氧氟沙星注射液：100ml：200mg 氧氟沙星氯化钠注射液：100ml（氧氟沙星 200mg、氯化钠 900mg）
用法与用量	口服或静脉给药。成人： 1. 下呼吸道感染：一次 300mg，一日 2 次，疗程 7~14 日 2. 急性单纯性下尿路感染：一次 200mg，一日 2 次，疗程 5~7 日 3. 复杂性尿路感染：一次 200mg，一日 2 次，疗程 10~14 日。缓释片，一次 400mg，一日 1 次，疗程 10 日 4. 细菌性前列腺炎：一次 300mg，一日 2 次，疗程 6 周 5. 衣原体宫颈炎或尿道炎：一次 300mg，一日 2 次，疗程 7~14 日 6. 单纯性淋病：单次口服 400mg 7. 铜绿假单胞菌感染或重度感染：一次 400mg，一日 2 次 8. 抗结核：一日 300mg，一日 1 次
注意事项	患有中枢神经系统疾病者（如癫痫、脑动脉硬化者）慎用

续 表

禁忌	对本药及其他喹诺酮类药过敏者、妊娠期及授乳期妇女、18 岁以下儿童禁用
不良反应	胃肠道反应较为常见，可表现为腹部不适或疼痛、腹泻、恶心或呕吐；中枢神经系统反应可有头晕、头痛、嗜睡或失眠；过敏反应有皮疹、皮肤瘙痒、面部潮红、胸闷等
特殊人群用药	肝功能、肾功能不全患者：严重肝功能减退者、严重肾功能不全者慎用 儿童：18 岁以下患者用药的安全性尚未确立，不宜使用 老年人：老年患者多有肾功能减退，应减量给药 妊娠与授乳期妇女：妊娠安全性分级为 C 级；授乳期妇女全身用药时应暂停授乳
药典	USP、Eur. P.、Chin. P.、Jpn. P.
国家处方集	CNF
其他推荐依据	
■ 药品名称	环丙沙星　Ciprofloxacin
抗菌谱与适应证	可用于敏感菌所致的下列感染： 1. 泌尿生殖系统感染：包括单纯性或复杂性尿路感染、细菌性前列腺炎、淋球菌尿道炎、肾盂肾炎、宫颈炎（包括产酶株所致者）等 2. 呼吸系统感染：包括扁桃体炎、咽炎、急性支气管炎及肺部感染等 3. 消化系统感染：包括胃肠道感染、胆囊炎、肛周脓肿等 4. 其他：还可用于骨关节感染、皮肤软组织感染及败血症等
制剂与规格	盐酸环丙沙星片[基,保(甲)]：0. 25g 盐酸环丙沙星胶囊[基,保(甲)]：0. 25g 乳酸环丙沙星注射液[保(乙)]：①100ml：0. 1g；②100ml：0. 2g；③250ml：0. 25g 注射用乳酸环丙沙星[保(乙)]：0. 2g 盐酸环丙沙星栓：0. 2g 乳酸环丙沙星阴道泡腾片：0. 1g
用法与用量	成人：口服，①常用量：一日 0. 5~1. 5g，分 2~3 次口服；②骨、关节感染：一日 1~1. 5g，分 2~3 次服，疗程不低于 4~6 周；③肺炎、皮肤软组织感染：一日 1~1. 5g，分 2~3 次服，疗程 7~14 日；④肠道感染：一日 1g，分 2 次服，疗程 5~7 日；⑤伤寒：一日 1. 5g，分 2~3 次服，疗程 10~14 日；⑥急性单纯性下尿路感染：一日 0. 5g，分 2 次服，疗程 5~7 日；⑦复杂性尿路感染：一日 1g，分 2 次服，疗程 7~14 日。静脉滴注，常用量：一次 0. 1~0. 2g，每 12 小时 1 次。严重感染或铜绿假单胞菌感染可加大剂量至一次 0. 4g，一日 2~3 次
注意事项	1. 宜空腹服用 2. 患中枢神经系统疾病者（如癫痫、脑动脉硬化患者）慎用
禁忌	对环丙沙星及任何一种氟喹诺酮类药过敏的患者禁用；孕妇、授乳期妇女及 18 岁以下者禁用
不良反应	胃肠道反应较为常见，可表现为腹部不适或疼痛、腹泻、恶心或呕吐；中枢神经系统反应可有头晕、头痛、嗜睡或失眠；过敏反应有皮疹、皮肤瘙痒、面部潮红、胸闷等
特殊人群用药	肝功能、肾功能不全患者：肝功能、肾功能不全患者慎用 儿童：18 岁以下患者禁用 老年人：应减量给药 妊娠与授乳期妇女：禁用
药典	USP、Eur. P.、Chin. P.
国家处方集	CNF

续 表

其他推荐依据	
■ 药品名称	氟罗沙星 Fleroxacin
抗菌谱与适应证	用于敏感菌所致的下列感染： 1. 呼吸系统感染：急性支气管炎，慢性支气管炎急性发作及肺炎等 2. 泌尿生殖系统感染：膀胱炎、肾盂肾炎、前列腺炎、附睾炎、淋病奈瑟菌性尿道炎等 3. 消化系统感染：伤寒沙门菌感染、细菌性痢疾等 4. 其他：皮肤软组织、骨、关节、耳鼻喉、腹腔及盆腔感染
制剂与规格	氟罗沙星片：①100mg；②150mg；③200mg
用法与用量	口服。成人，一次 200mg，一日 1~2 次，一般疗程为 7~14 日。重症患者一次 300~400mg，3~5 日后剂量减至常用量
注意事项	有中枢神经系统疾病（包括脑动脉硬化或抽搐及癫痫史）者慎用
禁忌	对本品或喹诺酮类药物过敏者禁用；妊娠、授乳期妇女及 18 岁以下儿童禁用
不良反应	胃肠道反应较为常见，可表现为腹部不适或疼痛、腹泻、恶心呕吐、食欲缺乏等；中枢神经系统反应可有头晕、头痛、兴奋、嗜睡或失眠；变态反应有皮疹、皮肤瘙痒等
特殊人群用药	肝功能、肾功能不全患者：肝功能、肾功能损害者慎用 儿童：18 岁以下儿童禁用 老年人：高龄患者慎用 妊娠与授乳期妇女：禁用
药典	Chin. P.
国家处方集	CNF
其他推荐依据	
■ 药品名称	吉米沙星 Gemifloxacin
抗菌谱与适应证	1. 慢性支气管炎急性发作 2. 社区获得性肺炎 3. 急性鼻窦炎
制剂与规格	甲磺酸吉米沙星片[保(乙)]：320mg
用法与用量	口服。成人：一次 320mg，一日 1 次，慢性支气管炎急性发作、社区获得性肺炎和急性鼻窦炎的疗程分别为 5 日、7 日和 5 日。不应超过推荐的剂量和疗程
注意事项	1. 以下情况慎用：QT 间期延长、心动过缓、急性心肌缺血等心脏疾病患者，葡萄糖-6-磷酸脱氢酶缺乏症患者，患中枢神经系统疾病者，未治疗的电解质紊乱（低血钾或低血镁）者 2. 用药前后及用药时应当检查或监测：全血细胞计数及白细胞分类、细菌培养及药敏试验、血药浓度监测、尿液分析
禁忌	对本品或其他氟喹诺酮类抗生素过敏者，妊娠及授乳期妇女，18 岁以下患者禁用
不良反应	可引起头痛、眩晕等中枢神经系统反应；腹泻、恶心、腹痛、呕吐等胃肠道症状；ALT、AST 升高，皮疹等
特殊人群用药	儿童：18 岁以下患者用药的安全性及有效性未确定 妊娠与授乳期妇女：妊娠安全性分级为 C 级；授乳期妇女用药应权衡利弊

续 表

药典	USP
国家处方集	CNF
其他推荐依据	
■ 药品名称	洛美沙星 Lomefloxacin
抗菌谱与适应证	用于敏感菌所致的下列感染： 1. 泌尿生殖系统感染 2. 呼吸系统感染 3. 消化系统感染，包括肠炎、胆囊炎、肛周脓肿等 4. 如结膜炎、角膜炎、角膜溃疡、泪囊炎等 5. 中耳炎、外耳道炎、鼓膜炎 6. 其他：伤寒、骨和关节、皮肤软组织感染以及败血症等全身感染
制剂与规格	盐酸洛美沙星片：①0.1g；②0.2g；③0.3g；④0.4g 盐酸洛美沙星胶囊：①0.1g；②0.2g 盐酸洛美沙星注射液：①2ml∶100mg；②10ml∶100mg；③10ml∶200mg；④100ml∶200mg；⑤250ml∶200mg
用法与用量	口服：成人一次400mg，一日1次；或一次300mg，一日2次；急性单纯性尿路感染：一次400mg，一日1次；单纯性淋病：一次300mg，一日2次。静脉滴注：一次200mg，一日2次；尿路感染：一次100mg，每12小时1次
注意事项	1. 中枢神经系统疾病患者（包括脑动脉硬化或癫痫病史者）慎用 2. 本品每次滴注时间不少于60分钟 3. 本品可引起光敏反应 4. 当出现皮肤灼热、发红、肿胀、水疱、皮疹、瘙痒及皮炎时应停药
禁忌	对本品或其他氟喹诺酮类抗生素过敏者，妊娠及授乳期妇女，18岁以下患者
不良反应	口服时个别患者可出现中上腹部不适、食欲缺乏、恶心、口干、轻微头痛、头晕等症状，偶可出现皮疹、皮肤瘙痒等过敏反应和心悸、胸闷等，偶有ALT、AST或尿素氮（BUN）值升高
特殊人群用药	肝功能、肾功能不全患者：肝功能不全者、肾功能减退者慎用 儿童：18岁以下患者禁用 妊娠与授乳期妇女：禁用。妊娠安全性分级为C级
药典	USP、Eur. P.、Chin. P.
国家处方集	CNF
其他推荐依据	
■ 药品名称	莫西沙星 Moxifloxacin
抗菌谱与适应证	用于敏感菌所致的呼吸道感染，如慢性支气管炎急性发作、社区获得性肺炎（包括青霉素耐药的社区获得性肺炎）、急性鼻窦炎等。也可用于皮肤及软组织感染
制剂与规格	盐酸莫西沙星片[基,保(乙)]：0.4g 盐酸莫西沙星氯化钠注射液[保(乙)]：250ml（莫西沙星0.4g、氯化钠2.25g）

续 表

用法与用量	成人：口服给药：一次0.4g，一日1次。慢性支气管炎急性发作疗程为5日；急性鼻窦炎、皮肤及软组织感染的疗程为7日；社区获得性肺炎的疗程为10日。静脉滴注：推荐剂量为一次0.4g，一日1次，滴注时间为90分钟。慢性支气管炎急性发作疗程为5日；急性鼻窦炎、皮肤及软组织感染的疗程为7日；社区获得性肺炎采用序贯治疗，疗程为7~14日
注意事项	1. 避免用于QT间期延长的患者、患有低钾血症及接受Ⅰa类（如奎尼丁、普鲁卡因胺）或Ⅲ类（如胺碘酮、索托洛尔）抗心律失常药物治疗的患者 2. 转氨酶高于正常值上限5倍以上者禁用 3. 在致心律失常的条件（如严重的心动过缓或急性心肌缺血）存在时慎用 4. 有或怀疑有可导致癫痫发作或降低癫痫发作阈值的中枢神经系统疾病的患者慎用
禁忌	对莫西沙星任何成分或其他喹诺酮类或任何辅料过敏者；妊娠和授乳期妇女；18岁以下儿童禁用
不良反应	常见腹痛、头痛、恶心、腹泻、呕吐、消化不良、肝功能实验室检查异常、眩晕等；少见乏力、口干、胃肠失调、便秘等
特殊人群用药	肝功能、肾功能不全患者：严重肝功能损害者禁用 儿童：18岁以下儿童禁用 妊娠与授乳期妇女：禁用。妊娠安全性分级为C级
药典	USP、Eur. P.、Chin. P.
国家处方集	CNF
其他推荐依据	

第十五节 抗结核药

■ 药品名称	利福平 Rifampicin
抗菌谱与适应证	1. 与其他抗结核药联用于结核病初治与复治，包括结核性脑膜炎的治疗 2. 可与其他药物联合用于麻风、非结核分枝杆菌感染的治疗 3. 与万古霉素可联合用于耐甲氧西林金黄色葡萄球菌（MRSA）所致的感染 4. 可与红霉素合用治疗军团菌感染 5. 可用于无症状脑膜炎球菌带菌者，以消除鼻咽部奈瑟脑膜炎球菌
制剂与规格	利福平片[基,保(甲)]：150mg 利福平胶囊[基,保(甲)]：①150mg；②300mg 利福平注射液[保(甲)]：5ml∶0.3g 注射用利福平[保(甲)]：①0.15g；②0.45g；③0.6g
用法与用量	1. 成人口服给药：抗结核，与其他抗结核药合用，一日450~600mg，早餐前顿服；脑膜炎球菌带菌者（无症状），成人5mg/kg，每12小时1次，连续2日；其他感染，一日600~1000mg，分2~3次，餐前1小时服用 2. 肝功能不全：一日不超过8mg/kg。严重肝功能不全者禁用 3. 老年人一日口服10mg/kg，顿服

续 表

	4. 儿童口服给药：抗结核，1个月以上患儿，一日10~20mg/kg，顿服；新生儿，一次5mg/kg，一日2次；脑膜炎球菌带菌者（无症状），1个月以上患儿一日10mg/kg，每12小时1次，连服4次
注意事项	1. 酒精中毒者慎用 2. 可能引起白细胞和血小板减少，并导致齿龈出血和感染、伤口愈合延迟等。用药期间应避免拔牙等手术，并注意口腔卫生、刷牙及剔牙。用药期间应定期检查周围血象 3. 应于餐前1小时或餐后2小时服用，最好清晨空腹一次服用，因进食影响吸收
禁忌	对本药及其他利福霉素类药物过敏者、严重肝功能不全者、胆道阻塞者、3个月以内孕妇禁用
不良反应	1. 多见消化道反应，如厌食、恶心、呕吐、上腹部不适、腹泻等胃肠道反应，但均能耐受 2. 肝毒性为主要不良反应 3. 变态反应
特殊人群用药	肝功能、肾功能不全患者：肝功能不全者慎用，肾功能减退者不需减量 儿童：婴儿慎用，5岁以下小儿慎用 老年人：老年患者肝功能有所减退用药应酌减 妊娠与授乳期妇女：妊娠早期妇女禁用，妊娠中、晚期妇女应慎用，妊娠安全性分级为C级；授乳期妇女慎用
药典	USP、Eur. P.、Chin. P.、Jpn. P.
国家处方集	CNF
其他推荐依据	
■ 药品名称	**异烟肼 Isoniazid**
抗菌谱与适应证	1. 与其他抗结核药联合用于治疗重症或不能口服给药的多型结核病，包括结核性脑膜炎以及部分非结核分枝杆菌感染 2. 单用或与其他抗结核药联合用于预防结核病
制剂与规格	异烟肼片[基,保(甲)]：①50mg；②100mg；③300mg 异烟肼注射液[基,保(甲)]：①2ml：50mg；②2ml：100mg 异福片（胶囊）0.25g 异福酰胺片（胶囊）0.45g 异烟肼/利福平片[保(甲)]：用于结核病的治疗。①利福平150mg，异烟肼75mg；体重<50kg，一日3片。②利福平300mg，异烟肼150mg
用法与用量	成人：口服治疗，结核病：①预防：一日300mg，顿服。②治疗：与其他抗结核药合用时，一日5mg/kg，最高日剂量为300mg。或一次15mg/kg，最高900mg，一周2~3次。③急性粟粒型肺结核、结核性脑膜炎：适当增加剂量，一日400~600mg。④间歇疗法：一日最高剂量为900mg或10~15mg/kg，一周2~3次，用前亦可先用正规剂量1~3个月。肌内注射，结核病：一日5mg/kg，最高日剂量为300mg；或一日15mg/kg，最高900mg，一周2~3次。静脉滴注：一日300~400mg，或5~10mg/kg。儿童：口服给药，一日10~20mg/kg，最高日剂量为300mg，顿服。肌内注射和静脉滴注，治疗剂量为一日10~20mg/kg，最高日剂量为300mg；某些严重结核病患儿，一日剂量可增加至30mg/kg，但最高日剂量为500mg
注意事项	1. 有精神病史者、癫痫病史者、嗜酒者慎用本品或剂量酌减

续 表

	2. 如疗程中出现视神经炎症状，需立即进行眼部检查，并定期复查 3. 慢乙酰化患者较易产生不良反应，故宜用较低剂量
禁忌	对本药及乙硫异烟胺、吡嗪酰胺、烟酸及其他化学结构相关的药物过敏者，精神病患者，癫痫患者，有本药引起肝炎病史者禁用
不良反应	常用剂量的不良反应发生率低。剂量加大至6mg/kg时，不良反应发生率显著增加，主要为周围神经炎及肝脏毒性，加用维生素 B_6 虽可减少毒性反应，但也可影响疗效
特殊人群用药	肝功能、肾功能不全患者：有严重肾功能损害者慎用 儿童：新生儿用药时应密切观察不良反应 老年人：50岁以上患者使用本药肝炎的发生率较高 妊娠与授乳期妇女：本品可透过胎盘，导致胎儿血药浓度高于母体血药浓度；孕妇应用时须权衡利弊，妊娠安全性分级为C级。在乳汁中浓度可达12μg/ml，与血药浓度相近，授乳期妇女用药须权衡利弊，如需使用应暂停授乳
药典	USP、Eur. P.、Chin. P.、Jpn. P.
国家处方集	CNF
其他推荐依据	
■ 药品名称	利福霉素 Rifamycin
抗菌谱与适应证	1. 用于治疗结核杆菌感染 2. 用于治疗耐甲氧西林的金黄色葡萄球菌、表皮葡萄球菌的重症感染 3. 用于难治性军团菌感染的联合治疗
制剂与规格	利福霉素钠注射液[保(乙)]：5ml：0.25g（25万U，以利福霉素计）
用法与用量	1. 成人：静脉滴注：轻度感染，一次500mg，用5%葡萄糖注射液250ml溶解，一日2次；中、重度感染，一次1000mg，一日2次。静脉注射：一次500mg，一日2~3次 2. 儿童：静脉滴注：一日10~30mg/kg，一日2次
注意事项	1. 胆道阻塞者、慢性酒精中毒者慎用 2. 用药期间应监测肝功能 3. 本品不宜与其他药物混合使用，以免药物析出 4. 用药后患者尿液呈红色，属于正常现象
禁忌	对本药过敏者、肝病或严重肝损害者禁用
不良反应	滴注过快时可出现暂时性巩膜或皮肤黄染；少数患者可出现一过性肝脏损害、黄疸及肾损害；其他不良反应有恶心、食欲缺乏及眩晕，偶见耳鸣及听力下降、过敏性皮炎等
特殊人群用药	肝功能、肾功能不全患者：肝功能不全者慎用，肝病或严重肝损害者禁用 妊娠与授乳期妇女：用药应权衡利弊
药典	Eur. P.
国家处方集	CNF
其他推荐依据	

续 表

■ 药品名称	乙胺丁醇 Ethambutol
抗菌谱与适应证	1. 与其他抗结核药联合治疗结核分枝杆菌所致的肺结核和肺外结核，也适用于不能耐受链霉素注射的患者 2. 可用于治疗结核性脑膜炎及非典型结核分枝杆菌感染
制剂与规格	盐酸乙胺丁醇片[基,保(甲)]：0.25g 盐酸乙胺丁醇胶囊[基,保(甲)]：0.25g
用法与用量	成人：口服给药 1. 结核初治：①一次 0.015g/kg，一日 1 次，顿服；②一次 0.025~0.030g/kg，最高 2.5g，一周 3 次；③一次 0.05g/kg，最高 2.5g，一周 2 次 2. 结核复治：一次 0.025g/kg，一日 1 次，连续 60 日，继以一次 0.015g/kg，一日 1 次，顿服 3. 非结核分枝杆菌感染：一日 0.015~0.025g/kg，顿服 儿童：口服，13 岁以上用量与成人相同，13 岁以下不宜应用本药
注意事项	1. 痛风患者、视神经炎患者、糖尿病已发生眼底病变者慎用 2. 治疗期间应检查眼部，如视野、视力、红绿鉴别力等，以及血清尿酸浓度 3. 单用时可迅速产生耐药性，必须与其他抗结核药联合应用
禁忌	对本药过敏者、已知视神经炎患者、酒精中毒者禁用
不良反应	常见视物模糊、眼痛、红绿色盲或视力减退、视野缩小等；少见畏寒、关节肿痛等
特殊人群用药	肝功能、肾功能不全患者：肝功能、肾功能减退患者慎用 儿童：13 岁以下儿童禁用 老年人：老年患者因生理性肾功能减退，应按肾功能调整用量 妊娠与授乳期妇女：妊娠安全性分级为 B 级；授乳期妇女用药时须权衡利弊
药典	USP、Eur. P.、Chin. P.、Jpn. P.
国家处方集	CNF
其他推荐依据	
■ 药品名称	吡嗪酰胺 Pyrazinamide
抗菌谱与适应证	本药对人型结核杆菌有较好的抗菌作用，而对其他非结核分枝杆菌不敏感。与其他抗结核药（如链霉素、异烟肼、利福平及乙胺丁醇）联合用于治疗结核病，也可用于结核性脑膜炎
制剂与规格	吡嗪酰胺片[保(甲)]：①0.25g[基]；②0.5g 吡嗪酰胺胶囊[基,保(甲)]：0.25g
用法与用量	成人：口服，与其他抗结核药联合，一日 15~30mg/kg，顿服，或者一次 50~70mg/kg，每周 2~3 次。每日服用者最大剂量为一日 3g，每周服 2 次者最大剂量为一次 4g。亦可采用间歇给药法，一周用药 2 次，一次 50mg/kg
注意事项	糖尿病患者、痛风患者、血卟啉病患者、慢性肝病患者慎用
禁忌	对本药及乙硫异烟胺、异烟肼、烟酸或其他与本药化学机构相似的药物过敏者不宜使用，急性痛风患者、高尿酸血症患者、儿童禁用
不良反应	常见肝损害、关节痛，偶见过敏反应

续　表

特殊人群用药	肝功能、肾功能不全患者：慢性肝病及严重肝功能减退者、肾功能不全患者慎用 儿童：禁用 妊娠与授乳期妇女：妊娠安全性分级为 C 级
药典	USP、Eur. P.、Chin. P.、Jpn. P.
国家处方集	CNF
其他推荐依据	
■ 药品名称	利福喷汀　Rifapentine
抗菌谱与适应证	1. 与其他抗结核药联合用于治疗各类型、各系统初治与复治的结核病；对骨关节结核疗效较好，但不宜用于治疗结核性脑膜炎 2. 可用于治疗非结核性分枝杆菌感染 3. 可与其他抗麻风药联合治疗麻风病 4. 也可用于对其他抗金黄色葡萄球菌抗生素耐药的重症金黄色葡萄球菌感染
制剂与规格	利福喷汀胶囊[保(甲)]：①100mg；②150mg；③200mg；④300mg
用法与用量	成人口服给药，抗结核：一次 600mg，一日 1 次，空腹时用水送服（体重< 55kg 者应酌减）；一周服药1~2 次。需与其他抗结核药物联合应用，疗程 6~9 个月
注意事项	1. 嗜酒者及酒精中毒者慎用 2. 应用过程中，应经常检查血象和肝功能的变化情况 3. 应在空腹时（餐前 1 小时）用水送服；服利福平出现胃肠道刺激症状时患者可改服利福喷汀 4. 单独用于治疗结核病可能迅速产生细菌耐药性，必须与其他抗结核药合用
禁忌	对本药或其他利福霉素类抗菌药过敏者、胆道阻塞者、肝病及肝功能异常者（尤其是黄疸患者）、血细胞显著减少者、孕妇禁用
不良反应	少数病例可出现白细胞、血小板减少；AST 及 ALT 升高；皮疹、头晕、失眠等。少见胃肠道反应
特殊人群用药	儿童：5 岁以下小儿应用的安全性尚未确定 老年人：老年患者肝功能有所减退，用药量应酌减 妊娠与授乳期妇女：孕妇禁用，妊娠安全性分级为 C 级；授乳期妇女使用时须权衡利弊后决定，用药应暂停授乳
药典	
国家处方集	CNF
其他推荐依据	
■ 药品名称	利福布汀　Rifabutin
抗菌谱与适应证	1. 用于耐药、复发性结核病治疗 2. 用于鸟复合型分枝杆菌（MAC）感染 3. 用于预防及治疗早期 HIV 感染患者中的 MAC 复合体疾病
制剂与规格	利福布汀胶囊[保(乙)]：150mg

续 表

用法与用量	成人：口服给药，抗结核：一日150~300mg，一日1次。抗鸟复合型分枝杆菌：一日300mg，一日1次
注意事项	1. 中性粒细胞计数减少或血小板减少患者，肌炎或眼葡萄膜炎患者慎用 2. 胆管梗阻、慢性酒精中毒患者应适当减量
禁忌	对本药或其他利福霉素类药物过敏者、用药后出现过血小板减少性紫癜的患者禁用
不良反应	常见皮疹、胃肠道反应、中性粒细胞减少症等
特殊人群用药	肝功能、肾功能不全患者：肝功能不全患者慎用 妊娠与授乳期妇女：慎用。妊娠初始3个月内应避免使用
药典	USP、Eur. P.
国家处方集	CNF
其他推荐依据	
■ 药品名称	对氨基水杨酸钠 Sodium Aminosalicylate
抗菌谱与适应证	适用于结核分枝杆菌所致的肺及肺外结核病。静脉滴注可用于治疗结核性脑膜炎及急性血行播散型结核病
制剂与规格	对氨水杨酸钠片[保(甲)]：0.5g 对氨水杨酸钠肠溶片[基,保(甲)]：0.5g 注射用对氨水杨酸钠[保(甲)]：①2g[基]；②4g
用法与用量	成人：口服给药，结核病一日8~12g，分4次服。静脉滴注，结核性脑膜炎及急性血行播散型结核病一日4~12g。儿童：口服给药，一日0.2~0.3g/kg，分3~4次服，一日剂量不超过12g。静脉滴注，一日0.2~0.3g/kg
注意事项	充血性心力衰竭患者、消化性溃疡患者、葡萄糖-6-磷酸脱氢酶缺乏者慎用
禁忌	对本药及其他水杨酸类药过敏者禁用
不良反应	常见食欲缺乏、恶心、呕吐、腹痛、腹泻；过敏反应有瘙痒、皮疹、药物热、哮喘、嗜酸性粒细胞增多
特殊人群用药	肝功能、肾功能不全患者：严重肝功能、肾功能损害者慎用 妊娠与授乳期妇女：妊娠安全性分级为C级；授乳期妇女使用时需权衡利弊
药典	USP
国家处方集	CNF
其他推荐依据	
■ 药品名称	帕司烟肼 Pasiniazid
抗菌谱与适应证	1. 常与其他抗结核药合用于治疗结核病 2. 可作为与结核相关手术的预防用药
制剂与规格	帕司烟肼片[保(乙)]：①100mg；②140mg 帕司烟肼胶囊[保(乙)]：100mg

续　表

用法与用量	成人：与其他抗结核药合用，一日 10～20mg/kg，顿服。儿童：一日20～40mg/kg，顿服。预防：一日按体重 10～15mg/kg，顿服
注意事项	1. 精神病及癫痫患者、充血性心力衰竭患者、消化性溃疡患者、葡萄糖-6-磷酸脱氢酶缺乏者慎用 2. 用药期间应定期进行肝功能检查 3. 如疗程中出现视神经炎症状，需立即进行眼部检查，并定期复查
禁忌	对本药过敏者、曾因使用异烟肼而致肝炎的患者禁用
不良反应	偶见头晕、头痛、失眠、发热、皮疹、恶心、乏力、黄疸、周围神经炎、视神经炎及血细胞减少等不良反应发生
特殊人群用药	肝功能、肾功能不全患者：慢性肝病及肾功能不全患者慎用 儿童：12 岁以下儿童慎用 妊娠与授乳期妇女：孕妇使用应权衡利弊；授乳期妇女应暂停授乳
药典	
国家处方集	CNF
其他推荐依据	
■ 药品名称	卷曲霉素　Capreomycin
抗菌谱与适应证	主要用于经一线抗结核药（如链霉素、异烟肼、利福平和乙胺丁醇等）治疗失败者，或用于因药物毒性或细菌产生耐药性而不适用上述一线抗结核药者
制剂与规格	注射用硫酸卷曲霉素[保(乙)]：①0.5g（50 万 U）；②0.75g（75 万 U）
用法与用量	成人：肌内注射，一日 1g，连用60～120 日，然后改为一次 1g，每周 2～3 次。现多推荐一次 0.75g，一日 1 次
注意事项	1. 脱水患者、听力减退者、重症肌无力患者、帕金森病患者慎用 2. 用药期间应注意检查：听力、前庭功能、肝肾功能、血钾浓度 3. 卷曲霉素单用时细菌可迅速产生耐药，故只能与其他抗菌药物联合用于结核病的治疗 4. 注射时需作深部肌内注射，注射过浅可加重疼痛并发生无菌性脓肿
禁忌	对本药过敏者、孕妇、授乳期妇女禁用
不良反应	具有肾毒性、对第Ⅷ对脑神经有损害、有一定神经肌肉阻滞作用等
特殊人群用药	肝功能、肾功能不全患者：肾功能不全患者慎用 儿童：不推荐在儿童患者中使用 老年人：需根据肾功能调整剂量 妊娠与授乳期妇女：禁用
药典	USP、Chin. P.
国家处方集	CNF
其他推荐依据	

续 表

■ 药品名称	丙硫异烟胺 Protionamide
抗菌谱与适应证	与其他抗结核药联合用于结核病经一线药物（如链霉素、异烟肼、利福平和乙胺丁醇）治疗无效者。本药仅对分枝杆菌有效
制剂与规格	丙硫异烟胺肠溶片[保(乙)]：100mg
用法与用量	成人：口服给药，与其他抗结核药合用，一次250mg，每8~12小时1次；儿童：口服给药，与其他抗结核药合用，一次4~5mg/kg，每8小时1次
注意事项	1. 糖尿病患者、营养不良者、酗酒者、卟啉病患者慎用 2. 治疗期间须进行丙氨酸氨基转移酶、天冬氨酸氨基转移酶及眼部检查
禁忌	对本药及异烟肼、吡嗪酰胺、烟酸或其他与本化学结构相近的药物过敏者禁用
不良反应	精神忧郁、步态不稳或麻木、针刺感、烧灼感等
特殊人群用药	肝功能、肾功能不全患者：严重肝功能减退者慎用 儿童：12岁以下儿童不宜服用 妊娠与授乳期妇女：本药可致畸胎，孕妇禁用
药典	Jpn. P.、Chin. P.
国家处方集	CNF
其他推荐依据	

第十六节 抗病毒药

■ 药品名称	阿德福韦酯 Adefovir Dipivoxil
适应证	用于治疗乙型肝炎病毒活动复制并伴有ALT或AST持续升高的肝功能代偿的成年慢性乙型肝炎患者
制剂与规格	阿德福韦酯片[保(乙)]：10mg
用法与用量	用法：口服，饭前或饭后均可。用量：成人（18~65岁）推荐剂量为每日1粒，每粒10mg
注意事项	1. 患者停止治疗会发生急性加重，停止治疗的患者应密切监测肝功能，必要时应重新进行抗乙肝治疗 2. 使用前应进行人类免疫缺陷病毒（HIV）抗体检查。使用药物不当，可能出现HIV耐药 3. 单用核苷类似物或合用其他抗逆转录病毒药物会导致乳酸性酸中毒和严重的伴有脂肪变性的肝大，包括致命事件 4. 建议用阿德福韦酯治疗的育龄妇女要采取有效的避孕措施
禁忌	对阿德福韦酯过敏者禁用
不良反应	常见虚弱、头痛、恶心、腹痛、腹胀、腹泻和消化不良

续　表

特殊人群用药	肝功能、肾功能不全患者：肾功能不全者慎用 儿童：不宜使用本药 老年人：65 岁以上患者用药的安全及有效性尚未确定
	妊娠与授乳期妇女：妊娠安全性分级为 C 级；授乳妇女用药期间应暂停授乳
药典	
国家处方集	CNF
其他推荐依据	
■ 药品名称	拉米夫定　Lamivudine
适应证	1. 用于乙型肝炎病毒（HBV）感染：治疗伴有 HBV 复制的慢性乙型肝炎；用于慢性肝硬化活动期 2. 与其他抗逆转录病毒药联用于治疗人类免疫缺陷病毒（HIV）感染
制剂与规格	拉米夫定片[保(乙)]：100mg
用法与用量	用于治疗 HBV：每日口服 1 次，每次 100mg。儿童剂量每日 3mg/kg。艾滋病患者合并慢性乙型肝炎时剂量需加大至每日口服 2 次，每次 150mg；并需与其他抗 HIV 药联合应用。拉米夫定-齐多夫定片：齐多夫定 300mg，拉米夫定 150mg。用于治疗 HIV 感染。口服：12 岁以上患者，一次 1 片，一日 2 次
注意事项	1. 治疗期间应对患者的临床情况及病毒学指标进行定期检查 2. 少数患者停止使用后，肝炎病情可能加重。因此如果停用，需对患者进行严密观察，若肝炎恶化，应考虑重新使用拉米夫定治疗 3. 肌酐清除率< 30ml/min 者，不建议使用。肝脏损害者不影响拉米夫定的药物代谢过程 4. 拉米夫定治疗期间不能防止患者感染他人，故应采取适当保护措施
禁忌	对拉米夫定或制剂中任何成分过敏者及怀孕 3 个月内的患者禁用
不良反应	常见上呼吸道感染样症状、头痛、恶心、身体不适、腹痛和腹泻，症状一般较轻并可自行缓解
特殊人群用药	肝功能、肾功能不全患者：严重肝大和肝脏脂肪变性者慎用 妊娠与授乳期妇女：怀孕 3 个月内禁用；授乳期妇女用药期间应暂停授乳；妊娠安全性分级为 C 级
药典	USP、Eur. P.
国家处方集	CNF
其他推荐依据	
■ 药品名称	恩夫韦地　Enfuvirtide
适应证	本药为 HIV 融合抑制药，为 HIV-1 跨膜融合蛋白 gp41 内高度保守序列衍生而来的一种合成肽类物质，可防止病毒融合及进入细胞内。用于 HIV 感染，常与其他抗逆转录病毒药联用
制剂与规格	注射用恩夫韦地：每瓶内含恩夫韦肽 108mg
用法与用量	成人：恩夫韦地的推荐剂量为每次 90mg，每日 2 次。注射于上臂、前股部或腹部皮下。每次注射的部位应与前次不同，并且此部位当时没有局部注射反应。儿童：对 6～16 岁儿童患者推荐剂量为一次 2mg/kg，最大剂量为一次 90mg，一日 2 次

续 表

注意事项	1. 与其他抗逆转录病毒药物一样，本品必须做为联合方案中的一部分使用 2. 对非 HIV-1 感染个体（如用于暴露后预防）使用可能会诱导产生抗恩夫韦肽抗体，可能导致抗 HIV ELISA 测试出现假阳性结果
禁忌	已知对本品或所含成分过敏的患者禁用
不良反应	注射部位轻至中度疼痛或不适，不影响日常活动。少量引起的过敏反应，包括皮疹、发热、恶心呕吐、颤抖、僵直、低血压和血清 ALT 及 AST 升高等
特殊人群用药	肝功能、肾功能不全患者：慎用 儿童：6 岁以下儿童用药的安全性及有效性尚未确定 妊娠与授乳期妇女：妊娠安全性分级为 B 级。正在使用本品者停止母乳喂养
药典	
国家处方集	CNF
其他推荐依据	
■ 药品名称	恩曲他滨 Emtricitabine
适应证	1. 用于成人人类免疫缺陷病毒 1 型（HIV-1）感染，常与其他抗逆转录病毒药联用 2. 用于慢性乙型肝炎
制剂与规格	恩曲他滨胶囊[保(乙)]：200mg
用法与用量	成人：口服给药，一次 200mg，一日 1 次或 2 次，空腹或餐后服用
注意事项	心功能不全者慎用
禁忌	对本品过敏者禁用
不良反应	常见有恶心、呕吐、腹泻、嗜睡、咽炎、疲乏、无力、感染、咳嗽、鼻炎等反应
特殊人群用药	肝功能、肾功能不全患者：肾功能不全者慎用 儿童：不推荐使用 老年人：慎用 妊娠与授乳期妇女：妊娠安全性分级为 B 级；授乳期妇女用药期间应避免授乳
药典	
国家处方集	CNF
其他推荐依据	
■ 药品名称	恩替卡韦 Entecavir
适应证	用于治疗病毒复制活跃、血清丙氨酸氨基转移酶（ALT）持续升高或肝脏组织学显示有活动性病变的慢性成人乙型肝炎
制剂与规格	恩替卡韦片[基,保(乙)]：0.5mg
用法与用量	口服给药，一次 0.5mg，一日 1 次，餐前或餐后至少 2 小时空腹服用。拉米夫定治疗时发生病毒血症或出现耐药突变者，一次 1mg，一日 1 次

续 表

注意事项	1. 有慢性乙型肝炎患者停止治疗后，出现重度急性肝炎发作的报道。应在医师的指导下改变治疗方法 2. 核苷类药物在单独或与其他抗逆转录病毒药物联合使用时，已经有乳酸型酸中毒和重度的脂肪性肝大，包括死亡病例的报道 3. 使用恩替卡韦治疗并不能降低经性接触或污染血源传播 HBV 的危险性。因此，需要采取适当的防护措施
禁忌	对恩替卡韦或制剂中任何成分过敏者禁用
不良反应	常见 ALT 升高、疲乏、眩晕、恶心、腹痛、腹部不适、肝区不适、肌痛、失眠和皮疹
特殊人群用药	肝功能、肾功能不全患者：接受肝移植者，脂肪性肝大者，肾功能损害者慎用 儿童：16 岁以下患儿用药的安全性和有效性尚未建立 妊娠与授乳期妇女：妊娠安全性分级为 C 级；不推荐授乳期妇女使用
药典	
国家处方集	CNF
其他推荐依据	
■ 药品名称	替比夫定 Telbivudine
适应证	本药用于有病毒复制证据以及有血清氨基转移酶（ALT 或 AST）持续升高或肝组织活动性病变证据的慢性乙型肝炎成人患者
制剂与规格	替比夫定片[保(乙)]：600mg
用法与用量	口服给药：推荐剂量为一次 600mg，一日 1 次。本品可用于有肾功能受损的慢性乙型肝炎患者。对于肌酐清除率≥50ml/min 的患者，无须调整推荐剂量。对于肌酐清除率< 50ml/min 的患者及正接受血透治疗的终末期肾病（ESRD）患者需要调整给药间隔。对于终末期肾病患者，应在血透后服用本品 替比夫定在肾功能不全患者中的给药间隔调整：肌酐清除率≥50 ml/min，600 mg，每天 1 次；肌酐清除率 30~49 ml/min，600 mg，每 48 小时 1 次；肌酐清除率< 30 ml/min（无需透析），600 mg，每 72 小时 1 次；终末期肾疾病患者，600 mg，每 96 小时 1 次
注意事项	1. 停止治疗可能发生肝炎急性加重，停止治疗时应密切监测肝功能，若必要，应重新进行抗乙肝治疗 2. 单用核苷类药物或合用其他抗逆转录病毒药物会导致乳酸性酸中毒和严重的伴有脂肪变性的肝大，包括致命事件 3. 在治疗过程中可出现肌无力、触痛或疼痛，应及时报告医师 4. 使用替比夫定治疗并不能降低经性接触或污染血源传播 HBV 的危险性，需要采取适当的防护措施 5. 服用本品期间，应当定期监测乙型肝炎生化指标、病毒学指标和血清标志物，至少每 6 个月 1 次
禁忌	对替比夫定及本品的其他任何成分过敏的患者禁用
不良反应	常见恶心、腹泻、腹胀、消化不良、头晕、头痛、皮疹、血淀粉酶升高、脂肪酶升高、ALT 升高、CK 升高等

续 表

特殊人群用药	肝功能、肾功能不全患者：在肾功能障碍或潜在肾功能障碍风险的患者，使用时应调整给药间隔，并密切监测肾功能 儿童：不推荐儿童使用本药 老年人：慎用 妊娠与授乳期妇女：妊娠安全性分级为 B 级。对妊娠妇女只有在利益大于风险时，方可使用。建议用药时停止授乳
药典	
国家处方集	CNF
其他推荐依据	
■ 药品名称	奥司他韦　Oseltamivir
适应证	1. 用于治疗成人和 1 岁及以上儿童的甲型和乙型流行性感冒 2. 用于预防成人和 13 岁及以上青少年的甲型和乙型流行性感冒
制剂与规格	磷酸奥司他韦胶囊[基,保(乙)]：75mg
用法与用量	成人和青少年（13 岁以上）：口服给药，①预防：推荐用量为一次 75mg，一日 1 次。与感染者密切接触后，预防用药的时间不少于 7 日，流感流行期间则应为 6 周。②治疗：推荐用量为一次 75mg，一日 2 次，连用 5 日。儿童（1 岁以上）治疗用药：体重≤15kg，一次 30ml，一日 2 次，共 5 日。体重23~40kg，一次 60ml，一日 2 次，共 5 日。体重> 40kg，一次 75mg，一日 2 次，共 5 日
注意事项	1. 奥司他韦不能取代流感疫苗；其使用不应影响每年接种流感疫苗；只有在可靠的流行病学资料显示社区出现了流感病毒感染后才考虑用于治疗和预防 2. 对肌酐清除率 10~30ml/min 的患者，用于治疗和预防的推荐剂量应做调整。不推荐用于肌酐清除率< 10ml/min 的患者和严重肾衰竭需定期进行血液透析和持续腹膜透析的患者 3. 应对患者自我伤害和谵妄事件进行密切监测
禁忌	对奥司他韦及其制剂中任何成分过敏者禁用
不良反应	极少见皮肤发红、皮疹、皮炎和大疱疹、肝炎和 AST 及 ALT 升高、胰腺炎、血管性水肿、喉部水肿、支气管痉挛、面部水肿、嗜酸性粒细胞计数增多、白细胞计数减少和血尿
特殊人群用药	肝功能、肾功能不全患者：肌酐清除率（Ccr）< 10ml/min 或严重肾衰竭需定期血液透析或持续腹膜透析者不推荐使用，肾功能不全者（Ccr 为 10~30ml/min）慎用 儿童：慎用 妊娠与授乳期妇女：妊娠安全性分级为 C 级；授乳期妇女应权衡利弊后使用
药典	
国家处方集	CNF
其他推荐依据	
■ 药品名称	利巴韦林　Ribavirin
适应证	1. 主要用于呼吸道合胞病毒（RSV）引起的病毒性肺炎与支气管炎 2. 用于流感病毒感染 3. 用于皮肤疱疹病毒感染

续 表

	4. 局部用于单纯疱疹病毒性角膜炎 5. 与干扰素 α-2b 联用，用于治疗慢性丙型肝炎
制剂与规格	利巴韦林片[保(甲)]：①20mg；②50mg；③100mg[基] 利巴韦林含片[保(甲)]：①20mg；②100mg[基] 利巴韦林分散片[基,保(甲)]：100mg 利巴韦林胶囊[保(甲)]：①100mg[基]；②150mg 利巴韦林颗粒：①50mg；②100mg；③150mg 利巴韦林泡腾颗粒：①50mg；②150mg 利巴韦林口服液：5ml∶150mg 利巴韦林滴眼液[保(甲)]：0.1%（8ml∶8mg）
用法与用量	成人：口服，①体重< 65kg 者，一次 400mg，一日 2 次；②体重 65~85kg 者早 400mg，晚 600mg；③体重> 85kg 者一次 600mg，一日 2 次
注意事项	长期或大剂量服用对肝功能、血象有不良反应。有严重贫血、肝功能异常者慎用
禁忌	对本药过敏者，有心脏病史或心脏病患者，肌酐清除率< 50ml/min 的患者，有胰腺炎症状或胰腺炎患者，自身免疫性肝炎患者，活动性结核患者，地中海贫血和镰状细胞贫血患者，孕妇和可能妊娠的妇女，计划妊娠妇女的男性配偶禁用
不良反应	常见贫血、乏力等，停药后即消失。少见疲倦、头痛、失眠、食欲减退、恶心、呕吐、轻度腹泻、便秘等
特殊人群用药	肝功能、肾功能不全患者：肝功能、肾功能异常者慎用 老年人：不推荐使用 妊娠与授乳期妇女：妊娠安全性分级为 X 级。孕妇及可能妊娠的妇女禁用，不推荐授乳期妇女使用
药典	USP、Eur. P.、Chin. P.
国家处方集	CNF
其他推荐依据	
■ 药品名称	金刚烷胺 Amantadine
适应证	1. 用于原发性帕金森病，脑炎、一氧化碳中毒、老年人合并脑动脉硬化所致的帕金森叠加综合征及药物诱发的锥体外系反应 2. 也用于预防或治疗亚洲 A-Ⅱ型流感病毒引起的呼吸道感染
制剂与规格	盐酸金刚烷胺片[基,保(甲)]：100mg 盐酸金刚烷胺胶囊[保(甲)]：100mg
用法与用量	成人：口服给药，抗帕金森病：一次 100mg，一日 1~2 次。一日最大剂量为 400mg；抗病毒，一次 200mg，一日 1 次；或一次 100mg，每 12 小时 1 次。儿童：口服给药，①1~9 岁儿童，抗病毒，每 8 小时用 1.5~3mg/kg，或每 12 小时用 2.2~4.4mg/kg，也有推荐每 12 小时用 1.5mg/kg。一日最大量不宜超过 150mg。疗程 3~5 日，不宜超过 10 日。②9~12 岁儿童，抗病毒，每 12 小时口服 100mg。③12 岁或 12 岁以上儿童，抗病毒，同成人用量
注意事项	1. 有癫痫史、精神错乱、幻觉、充血性心力衰竭、肾功能不全、外周血管性水肿或直立性低血压的患者应在严密监护下使用

续　表

	2. 治疗帕金森病时不应突然停药 3. 用药期间不宜驾驶车辆、操纵机械或高空作业 4. 每日最后一次服药时间应在下午4时前，以避免失眠
禁忌	对金刚烷胺过敏、新生儿和1岁以下婴儿、授乳期妇女禁用
不良反应	常见眩晕、失眠和神经质，恶心、呕吐、畏食、口干、便秘
特殊人群用药	肝功能、肾功能不全患者：肾功能不全者，肝脏疾病患者慎用 老年人：慎用 妊娠与授乳期妇女：妊娠安全性分级为C级；孕妇慎用；授乳妇女禁用
药典	USP、Eur. P.、Chin. P.、Jpn. P.
国家处方集	CNF
其他推荐依据	
■ 药品名称	金刚乙胺　Rimantadine
适应证	1. 本药适用于预防成人A型（包括H1N1、H2N2、H3N2）流感病毒感染 2. 本药适用于预防儿童A型流感病毒感染
制剂与规格	盐酸金刚乙胺片[保(乙)]：0.1g 盐酸金刚乙胺口服颗粒[保(乙)]：2g∶50mg
用法与用量	成人及10岁以上儿童：口服给药，①预防：一次100mg，一日2次。②治疗：一次100mg，一日2次。从症状开始连续治疗约7日。肾功能不全时剂量：对于肾衰竭（Ccr≤10ml/min）患者，推荐剂量为一日100mg。肝功能不全时剂量：对于严重的肝功能不全患者，推荐剂量为一日100mg。老年人剂量：对于中老年家庭护理患者，推荐剂量为一日100mg。儿童（10岁以下）：口服给药用于预防：5mg/kg，一日1次，但总量不超过150mg
注意事项	癫痫患者慎用。金刚烷类药物可改变患者的注意力和反应性
禁忌	对金刚烷类药物过敏者及严重肝功能不全者禁用
不良反应	1. 胃肠道反应：恶心、呕吐、腹痛、食欲缺乏、腹泻 2. 神经系统障碍：神经过敏、失眠、集中力差、头晕、头痛、老年人步态失调 3. 其他：无力、口干
特殊人群用药	肝功能、肾功能不全者：慎用 儿童：本药用于1岁以下儿童的有效性和安全性尚不明确 老年人：慎用 妊娠与授乳期妇女：妊娠安全性分级为C级；授乳期妇女用药应权衡利弊
药典	USP
国家处方集	CNF
其他推荐依据	
■ 药品名称	伐昔洛韦　Valaciclovir
适应证	1. 主要用于带状疱疹 2. 用于治疗单纯疱疹病毒感染及预防复发，包括生殖器疱疹的初发和复发

续 表

制剂与规格	盐酸伐昔洛韦片[保(乙)]：①150mg；②300mg
用法与用量	口服给药：一次 0.3g，一日 2 次，饭前空腹服用。带状疱疹连续服药 10 日。单纯性疱疹连续服药 7 日
注意事项	1. 严重免疫功能缺陷者长期或多次应用本品治疗后可能引起单纯疱疹和带状疱疹病毒对本品耐药 2. 服药期间应给予患者充分的水，防止药物在肾小管内沉淀 3. 生殖器复发性疱疹感染以间歇短程疗法给药有效。生殖器复发性疱疹的长期疗法也不应超过 6 个月
禁忌	对本品及阿昔洛韦过敏者禁用
不良反应	偶有头晕、头痛、关节痛、恶心、呕吐、腹泻、胃部不适、食欲减退、口渴、白细胞计数减少、蛋白尿及尿素氮轻度升高、皮肤瘙痒等
特殊人群用药	肝功能、肾功能不全患者：慎用 儿童：2 岁以下儿童禁用，2 岁以上儿童慎用 老年人：老年患者由于生理性肾功能衰退，剂量与用药间期需调整 妊娠与授乳期妇女：孕妇禁用。妊娠安全性分级为 B 级；授乳妇女应慎用
药典	Chin. P.
国家处方集	CNF
其他推荐依据	
■ 药品名称	沙奎那韦 Saquinavir
适应证	与其他抗逆转录病毒药物联用，治疗 HIV-1 感染
制剂与规格	甲磺酸沙奎那韦片：600mg
用法与用量	口服给药：一次 600mg，一日 3 次，饭后服用
注意事项	糖尿病或高血糖症患者，A 型和 B 型血友病患者慎用
禁忌	对本药过敏者，严重肝功能受损者禁用
不良反应	腹泻、恶心和腹部不适
特殊人群用药	肝功能、肾功能不全患者：严重肝功能受损者禁用；中度肝功能受损者，严重肾功能不全者慎用 儿童：16 岁以下患者使用本药的安全性及有效性尚不明确 老年人：60 岁以上老年患者用药研究尚不充分 妊娠与授乳期妇女：妊娠安全性分级为 B 级；用药妇女应暂停授乳
药典	USP
国家处方集	CNF
其他推荐依据	

续 表

■ 药品名称	阿昔洛韦 Aciclovir
适应证	1. 单纯疱疹病毒（HSV）感染：①口服用于生殖器疱疹病毒感染初发和复发患者；对反复发作患者可用作预防。②静脉制剂用于免疫缺陷者初发和复发性皮肤黏膜 HSV 感染的治疗以及反复发作患者的预防；也用于单纯疱疹性脑炎的治疗。③外用可用于 HSV 引起的皮肤和黏膜感染 2. 带状疱疹病毒（HZV）感染：①口服用于免疫功能正常者带状疱疹和免疫缺陷轻症患者的治疗；②静脉制剂用于免疫缺陷者严重带状疱疹或免疫功能正常者弥散型带状疱疹的治疗；③外用可用于 HZV 引起的皮肤和黏膜感染 3. 免疫缺陷者水痘的治疗 4. 眼部疾病：①结膜下注射或全身用药（口服或静脉滴注）：用于急性视网膜坏死综合征（ARN）、视网膜脉络膜炎、HSV 性葡萄膜炎；②局部用药：滴眼液或眼膏，用于 HZV 性角膜炎、结膜炎、眼睑皮炎及 HSV 性角膜炎
制剂与规格	阿昔洛韦片[保(甲)]：①100mg；②200mg[基]；③400mg
	阿昔洛韦咀嚼片[保(甲)]：①400mg；②800mg 阿昔洛韦胶囊[保(甲)]：①100mg；②200mg[基] 注射用阿昔洛韦[保(乙)]：①250mg；②500mg 阿昔洛韦氯化钠注射液：①100ml（阿昔洛韦 100mg、氯化钠 900mg）；②250ml（阿昔洛韦 250mg、氯化钠 2.25g） 阿昔洛韦眼膏[保(甲)]：2g：60mg 阿昔洛韦滴眼液[基,保(甲)]：8ml：8mg
用法与用量	口服给药： 1. 急性带状疱疹：①片剂、分散片、咀嚼片：一次 200~800mg，每 4 小时 1 次，一日 5 次，连用 7~10 日；②缓释片：一次 1600mg，每 8 小时 1 次，连用 10 日 2. 生殖器疱疹： （1）初发：①片剂、分散片、咀嚼片：一次 200mg，每 4 小时 1 次，一日 5 次，连用 10 日；②缓释片、缓释胶囊：一次 400mg，每 8 小时 1 次，连用 10 日 （2）慢性复发：①片剂、分散片、咀嚼片：一次 200~400mg，一日 2 次，持续治疗 4~6 个月或 12 个月，然后进行再评价。根据再评价结果，选择一次 200mg，一日 3 次，或一次 200mg、一日 5 次的治疗方案。在症状初期，可及时给予间歇性治疗：一次 200mg，每 4 小时 1 次，一日 5 次，连用 5 日以上。②缓释片、缓释胶囊：一次 200~400mg，一日 3 次，持续治疗6~12 个月，然后进行再评价。根据再评价结果，选择适宜的治疗方案 3. 水痘：①片剂、分散片、咀嚼片：一次 800mg，一日 4 次，连用 5 日。②缓释片：一次 1600mg，一日 2 次，连用 5 日 静脉滴注：一日最大剂量为 30mg/kg 1. 重症生殖器疱疹初治：一次 5mg/kg，每 8 小时 1 次，共 5 日 2. 免疫缺陷者皮肤黏膜单纯疱疹或严重带状疱疹：一次 5~10mg/kg，每 8 小时 1 次，滴注 1 小时以上，共 7~10 日 3. 单纯疱疹性脑炎：一次 10mg/kg，每 8 小时 1 次，共 10 日 4. 急性视网膜坏死综合征：一次 5~10mg/kg，每 8 小时 1 次，滴注 1 小时以上，连用 7~10 日，然后改为口服给药，一次 800mg，一日 5 次，连续用药 6~14 周
注意事项	1. 对本品不能耐受者，精神异常或对细胞毒性药出现精神反应者（因静脉应用本药易产生精神症状），脱水者慎用

续 表

	2. 宜缓慢静脉滴注，以避免本品在肾小管内沉淀，导致肾功能损害，并应防止药液漏至血管外，以免引起疼痛及静脉炎
禁忌	对阿昔洛韦过敏者禁用
不良反应	常见注射部位的炎症或静脉炎、皮肤瘙痒或荨麻疹、皮疹、发热、轻度头痛、恶心、呕吐、腹泻、蛋白尿、血液尿素氮和血清肌酐值升高、肝功能异常如 AST、ALT、碱性磷酸酶、乳酸脱氢酶、总胆红素轻度升高等
特殊人群用药	肝功能、肾功能不全者：慎用 儿童：儿童用药尚未发现特殊不良反应，但仍应慎用 老年人：无充分的研究资料表明对 65 岁以上老人用药和年轻人用药有明显不同，但老年人用药仍应谨慎 妊娠与授乳期妇女：能透过胎盘，孕妇用药应权衡利弊，妊娠安全性分级为 B 级；授乳妇女用药应权衡利弊
药典	USP、Eur. P.、Chin. P.
国家处方集	CNF
其他推荐依据	
■ 药品名称	泛昔洛韦 Famciclovir
适应证	用于治疗带状疱疹和原发性生殖器疱疹
制剂与规格	泛昔洛韦片[保(乙)]：①125mg；②250mg 泛昔洛韦胶囊[保(乙)]：125mg
用法与用量	口服给药：一次 250mg，每 8 小时 1 次。治疗带状疱疹的疗程为 7 日，治疗急性原发性生殖器疱疹的疗程为 5 日
注意事项	乏昔洛韦不能治愈生殖器疱疹，是否能够防止疾病传播尚不清楚
禁忌	对泛昔洛韦及喷昔洛韦过敏者禁用
不良反应	常见头痛、恶心。此外尚可见头晕、失眠、嗜睡、感觉异常、腹泻、腹痛、消化不良、疲劳、发热、寒战、皮疹、皮肤瘙痒等
特殊人群用药	肝功能、肾功能不全患者：肾功能不全者慎用 儿童：不推荐使用 老年人：需注意调整剂量 妊娠与授乳期妇女：本药的妊娠安全性分级为 B 级；授乳期妇女用药时应暂停授乳
药典	Chin. P.
国家处方集	CNF
其他推荐依据	
■ 药品名称	喷昔洛韦 Penciclovir
适应证	用于口唇及面部单纯疱疹、生殖器疱疹等

续 表

制剂与规格	喷昔洛韦乳膏[保(乙)]：①2g∶20mg；②5g∶50mg；③10g∶100mg 注射用喷昔洛韦：250mg
用法与用量	局部给药：外涂患处，一日4~5次，应尽早（有先兆或损害出现时）开始治疗。静脉滴注：一次5mg/kg，每12小时1次
注意事项	1. 仅用静脉滴注给药，且应缓慢（1小时以上），防止局部浓度过高，引起疼痛及炎症 2. 溶液配制后应立即使用，不能冷藏，用剩溶液应废弃，稀释药液时出现白色浑浊或结晶则不能使用 3. 软膏不用于黏膜，因刺激作用，勿用于眼内及眼周
禁忌	对喷昔洛韦及泛昔洛韦过敏者禁用
不良反应	注射后可见头痛、头晕、肌酐清除率少量增加，血压轻度下降等。外用时偶见头痛、用药局部灼热感、疼痛、瘙痒等
特殊人群用药	儿童：12岁以下儿童用药的安全性和有效性尚未确立 妊娠与授乳期妇女：妊娠安全性分级为B级
药典	
国家处方集	CNF
其他推荐依据	
■ 药品名称	更昔洛韦 Ganciclovir
抗菌谱与适应证	1. 主要用于免疫缺陷患者（包括艾滋病患者）并发巨细胞病毒（CMV）视网膜炎的诱导期和维持期治疗 2. 也用于接受器官移植的患者预防CMV感染 3. 用于单纯疱疹病毒性角膜炎
制剂与规格	更昔洛韦胶囊[保(乙)]：250mg 更昔洛韦注射液[保(乙)]：①10ml∶500mg；②5ml∶250mg 注射用更昔洛韦[保(乙)]：①50mg[基]；②150mg[基]；③250mg[基]；④500mg 更昔洛韦滴眼液：8ml∶8mg 更昔洛韦眼膏：2g∶20mg 更昔洛韦眼用凝胶[保(乙)]：5g∶7.5mg
用法与用量	静脉滴注： 1. 治疗CMV视网膜炎：①初始剂量：5mg/kg，每12小时1次，连用14~21日；②维持剂量：5mg/kg，一日1次，一周5日；或6mg/kg，一日1次，一周5日 2. 预防器官移植受者的CMV感染：①初始剂量：5mg/kg，每12小时1次，连用7~14日；②维持剂量：5mg/kg，一日1次，一周7日；或6mg/kg，一日1次，一周5日 口服给药： 1. CMV视网膜炎的维持治疗：在诱导治疗后，推荐维持量为一次1000mg，一日3次。也可在非睡眠时一次服500mg，每3小时1次，一日6次。维持治疗时若CMV视网膜炎有发展，则应重新进行诱导治疗 2. 晚期HIV感染患者CMV感染的预防：预防剂量为一次1000mg，一日3次 3. 器官移植受者CMV感染的预防：预防剂量为一次1000mg，一日3次。用药疗程根据免疫抑制的时间和程度确定。经眼给药：一次1滴，一日4次，疗程3周

续 表

注意事项	1. 本品可引起中性粒细胞减少、血小板减少，并易引起出血和感染，用药期间应注意口腔卫生 2. 用药期间应每 2 周进行血清肌酐或肌酐清除率的测定
禁忌	对本药或阿昔洛韦过敏者，严重中性粒细胞计数减少（$<0.5\times10^9/L$）或严重血小板减少（$<25\times10^9/L$）的患者禁用
不良反应	1. 常见的为骨髓抑制 2. 可出现中枢神经系统症状，如精神异常、紧张、震颤等 3. 可出现皮疹、瘙痒、药物热、头痛、头晕、呼吸困难等
特殊人群用药	儿童：由于本药有致癌和影响生殖能力的远期毒性，在儿童中静脉或口服使用本药应充分权衡利弊后再决定是否用药 妊娠与授乳期妇女：孕妇应充分权衡利弊后再决定是否用药。妊娠安全性分级为 C 级；授乳妇女在用药期间应停止授乳
药典	USP、Chin. P.
国家处方集	CNF
其他推荐依据	
■ 药品名称	碘苷 Idoxuridine
适应证	用于治疗带状疱疹病毒感染、单纯疱疹性角膜炎和牛痘病毒性角膜炎
制剂与规格	碘苷滴眼液：①8ml：8mg；②10ml：10mg
用法与用量	经眼给药：滴于患侧结膜囊内，一次 1~2 滴，每 1~2 小时 1 次
注意事项	1. 碘苷对单纯疱疹病毒Ⅱ型感染无效 2. 可与睫状肌麻痹药、抗生素及肾上腺皮质激素合用。激素能促使病毒感染扩散，故禁用于浅层角膜炎，但可用于基质性角膜炎、角膜水肿或虹膜炎
禁忌	眼外科手术创伤愈合期，对本药及碘制剂过敏的患者禁用
不良反应	有畏光、局部充血、水肿、痒或疼痛等不良反应；也可发生过敏反应眼睑水肿。长期滴用，可引起接触性皮炎、点状角膜病变、滤泡性结膜炎、泪点闭塞等
特殊人群用药	儿童：儿童用药尚缺乏资料，一般不用于婴幼儿 妊娠与授乳期妇女：孕妇不宜使用；授乳期妇女不宜使用
药典	USP、Eur. P.、Chin. P.、Jpn. P.
国家处方集	CNF
其他推荐依据	
■ 药品名称	阿糖腺苷 Vidarabine
适应证	用于治疗疱疹病毒感染所致的口炎、皮疹、脑炎及巨细胞病毒感染
制剂与规格	注射用阿糖腺苷：200mg 注射用单磷酸阿糖腺苷：①100mg；②200mg

续 表

用法与用量	肌内注射或缓慢静脉注射：成人，按体重一次5~10mg/kg，一日1次
注意事项	如注射部位疼痛，必要时可加盐酸利多卡因注射液解除疼痛症状
禁忌	妊娠与授乳期妇女禁用
不良反应	可见注射部位疼痛
特殊人群用药	肝功能、肾功能不全患者：慎用 妊娠与授乳期妇女：孕妇禁用。妊娠安全性分级为C级；授乳妇女禁用
药典	USP
国家处方集	CNF
其他推荐依据	
■ 药品名称	**酞丁安　Ftibamzone**
适应证	1. 用于各型沙眼 2. 用于单纯疱疹、带状疱疹 3. 用于尖锐湿疣、扁平疣 4. 用于浅部真菌感染，如体癣、股癣、手足癣等
制剂与规格	酞丁安滴眼液：0.1%（8ml：8mg） 酞丁安搽剂：5ml：25mg 酞丁安软膏：①10g：100mg；②10g：300mg
用法与用量	经眼给药：摇匀后滴眼，一次1滴，一日2~4次。局部给药：①单纯疱疹、带状疱疹：涂于患处，一日3次；②尖锐湿疣、扁平疣：涂于患处，一日3次；③浅部真菌感染：涂于患处，早晚各1次，体癣、股癣连用3周，手足癣连用4周
注意事项	1. 软膏剂、搽剂使用时注意勿入口内和眼内 2. 涂布部位有灼烧感、瘙痒、红肿等，应停止用药，洗净
禁忌	对制剂药品中任何成分过敏者禁用
不良反应	少数病例有局部瘙痒刺激反应，如皮肤红斑、丘疹及刺痒感
特殊人群用药	儿童：儿童用药尚缺乏资料，一般不用于婴幼儿 妊娠与授乳期妇女：授乳期妇女不宜使用；孕妇禁用，育龄妇女慎用
药典	
国家处方集	CNF
其他推荐依据	
■ 药品名称	**膦甲酸钠　Foscarnet Sodium**
适应证	1. 主要用于免疫缺陷者（如艾滋病患者）的巨细胞病毒性视网膜炎 2. 免疫功能损害患者耐阿昔洛韦单纯疱疹病毒性皮肤黏膜感染
制剂与规格	膦甲酸钠注射液[保(乙)]：①100ml：2.4g；②250ml：3g；③250m：6g；④500ml：6g 膦甲酸钠氯化钠注射液[保(乙)]：①100ml：2.4g；②250ml：3g 膦甲酸钠乳膏：①5g：150mg；②10g：300mg

续 表

用法与用量	静脉滴注： 1. 艾滋病患者巨细胞病毒性视网膜炎：①诱导期，推荐初始剂量 60mg/kg，每 8 小时 1 次，连用 2~3 周，视治疗后的效果而定，也可每 12 小时 90mg/kg；②维持期，维持剂量一日 90~120mg/kg，滴注时间不得少于 2 小时。如患者在维持期视网膜炎症状加重时，应仍恢复诱导期剂量 2. 艾滋病患者巨细胞病毒性鼻炎：初始剂量 60mg/kg，每 8 小时 1 次，滴注时间至少 1 小时，连用 2~3 周。根据患者肾功能和耐受程度调整剂量和给药时间。维持量一日 90~120mg/kg，滴注 2 小时 3. 耐阿昔洛韦的皮肤黏膜单纯疱疹病毒感染和带状疱疹病毒感染：推荐剂量一次 40mg/kg，每 8 小时（或 12 小时）1 次，滴注时间不得少于 1 小时，连用 2~3 周或直至治愈。外用：耐阿昔洛韦的皮肤黏膜单纯疱疹病毒感染：乳膏，一日 3~4 次，连用 5 日为一疗程
注意事项	1. 用药期间必须密切监测肾功能，根据肾功能情况调整剂量 2. 不能与其他肾毒性药物同时使用，不能与喷他脒联合静脉滴注，以免发生低钙血症 3. 注射剂避免与皮肤、眼接触，若不慎接触，应立即用清水洗净 4. 乳膏剂严格限用于免疫功能损害患者耐阿昔洛韦的单纯疱疹病毒性皮肤、黏膜感染
禁忌	对膦甲酸钠过敏者禁用
不良反应	肾功能损害、电解质紊乱、惊厥、贫血或血红蛋白降低、注射部位静脉炎、生殖泌尿道刺激症状或溃疡等
特殊人群用药	肝功能、肾功能不全患者：肌酐清除率< 0. 4ml/min 者（以 kg 计）禁用。肝肾功能不全者慎用 儿童：用药应权衡利弊 老年人：老年患者的肾小球滤过率下降，故用药前及用药期间应检查肾功能 妊娠与授乳期妇女：妊娠安全性分级为 C 级；授乳期妇女用药期间应暂停授乳
药典	Eur. P.
国家处方集	CNF
其他推荐依据	

第十七节 抗真菌药

■ 药品名称	两性霉素 B　Amphotericin B
抗菌谱与适应证	1. 用于治疗隐球菌病、北美芽生菌病、播散性念珠菌病、球孢子菌病、组织胞质菌病 2. 用于治疗由毛霉菌、根霉属、犁头霉菌属、内胞霉属和蛙粪霉属等所致的毛霉病 3. 用于治疗由申克孢子丝菌引起的孢子丝菌病 4. 用于治疗由烟曲菌所致的曲菌病 5. 外用制剂适用于着色真菌病、烧伤后皮肤真菌感染、呼吸道念珠菌、曲菌或隐球菌感染、真菌性角膜溃疡
制剂与规格	注射用两性霉素 B[基,保(甲)]：①5mg（5000U）；②25mg（2. 5 万 U）；③50mg（5 万 U） 注射用两性霉素 B 脂质体[保(乙)]：①2mg（2000U）；②10mg（1 万 U）；③50mg（5 万 U）；④100mg（10 万 U）

续 表

用法与用量	静脉滴注：①起始剂量为1~5mg或按体重一次0.02~0.10mg/kg，以后根据患者耐受情况每日或隔日增加5mg，当增加至一次0.6~0.7mg/kg时即可暂停增加剂量。②最高单次剂量不超过1mg/kg，每日或隔1~2日给药1次，总累积量1.5~3.0g，疗程1~3个月，视患者病情也可延长至6个月。治疗鼻脑毛霉病时，累积治疗量至少3~4g，治疗白色念珠菌感染，疗程总量约为1g；治疗隐球菌脑膜炎，疗程总量约为3g。③对敏感真菌所致的感染宜采用较小剂量，即一次20~30mg，疗程也宜较长。鞘内注射对隐球菌脑膜炎，除静脉滴注外尚需鞘内给药。首次剂量为0.05~0.10mg，以后逐渐增至一次0.5mg，最大量一次不超过1mg，每周2~3次，总量15mg左右。雾化吸入：5~10mg，一日分2次喷雾，疗程1个月。两性霉素B脂质体：静脉注射，起始剂量一日0.1mg/kg，如无不良反应，第2日开始增加一日0.25~0.50mg/kg，剂量逐日递增至维持剂量一日1~3mg/kg。输液速度以不大于0.15mg/ml为宜
注意事项	1. 治疗期间定期严密随访血、尿常规，肝肾功能，血钾，心电图等，如血尿素氮或血肌酐明显升高时，则需减量或暂停治疗，直至肾功能回复 2. 为减少不良反应，给药前可给非类固醇抗炎药和抗组胺药 3. 本品宜缓慢避光滴注，每剂滴注时间至少6小时 4. 药液静脉滴注时应避免外漏，因其可致局部刺激
禁忌	对两性霉素B过敏及严重肝病患者禁用
不良反应	1. 静脉滴注过程中或静脉滴注后发生寒战、高热、严重头痛、食欲缺乏、恶心、呕吐，有时可出现血压下降、眩晕等 2. 几乎所有患者在疗程中均可出现不同程度的肾功能损害，尿中可出现红细胞、白细胞、蛋白和管型、血尿素氮和肌酐增高，肌酐清除率降低，也可引起肾小管性酸中毒 3. 低钾血症 4. 血液系统毒性反应有正常红细胞性贫血，偶有白细胞或血小板减少
特殊人群用药	肝功能、肾功能不全患者：肝病患者，肾功能损害者慎用。严重肝病患者禁用 老年人：减量慎用 妊娠与授乳期妇女：妊娠安全性分级为B级。授乳期妇女应避免应用本药或用药时暂停授乳
药典	USP、Eur. P.、Chin. P.、Jpn. P.
国家处方集	CNF
其他推荐依据	
■ 药品名称	**氟康唑 Fluconazol**
抗菌谱与适应证	1. 念珠菌病：①全身性念珠菌病：如念珠菌败血症、播散性念珠菌病及其他非浅表性念珠菌感染等，包括腹膜、心内膜、肺部、尿路的感染；②黏膜念珠菌病：包括口咽部及食管感染、非侵入性肺及支气管感染、念珠菌尿症等；③阴道念珠菌病 2. 隐球菌病：用于治疗脑膜以外的新型隐球菌病；也用于两性霉素B与氟胞嘧啶联用初治后的维持治疗 3. 皮肤真菌病：如体癣、手癣、足癣、头癣、指（趾）甲癣、花斑癣等，还可用于皮肤着色真菌病 4. 用于真菌感染所引起的睑缘炎、结膜炎、角膜炎等 5. 预防真菌感染的发生，常见于恶性肿瘤、免疫抑制、骨髓移植、接受细胞毒类药化疗或放疗等患者 6. 球孢子菌病、芽生菌病、组织胞质菌病等

续 表

制剂与规格	氟康唑片[保(甲)]：①50mg[基]；②100mg[基]；③150mg；④200mg 氟康唑胶囊[保(甲)]：①50mg[基]；②100mg[基]；③150mg 氟康唑注射液[保(乙)]：①50ml：100mg；②100ml：200mg[基]
用法与用量	静脉滴注： 1. 念珠菌败血症、播散性念珠菌病及其他非浅表性念珠菌感染：常用剂量为第1日400mg，以后一日200mg。根据临床症状，可将日剂量增至400mg 2. 口咽部念珠菌病：常用剂量为一次50mg，一日1次，连用7~14日 3. 食管感染、非侵入性肺及支气管感染、念珠菌尿症等：剂量为一次50mg，一日1次，连用14~30日。对异常难以治愈的黏膜念珠菌感染，剂量可增至一次100mg，一日1次 4. 阴道念珠菌病：单剂150mg 5. 隐球菌性脑膜炎及其他部位隐球菌感染：常用剂量为第1日400mg，以后一日200~400mg，疗程根据临床症状而定，但对隐球菌性脑膜炎，疗程至少为6~8周。为防止艾滋病患者的隐球菌性脑膜炎的复发，在完成基本疗程治疗后，可继续给予维持量，一日200mg 6. 预防真菌感染（如恶性肿瘤患者等）：患者在接受化疗或放疗时，一次50mg，一日1次
注意事项	1. 需定期监测肝肾功能，用于肝肾功能减退者需减量应用 2. 在免疫缺陷者中的长期预防用药，已导致念珠菌属等对氟康唑等吡咯类抗真菌药耐药性的增加，应避免无指征预防用药 3. 与肝毒性药物合用、需服用氟康唑2周以上或接受多倍于常用剂量的本品时，可使肝毒性的发生率增高，需严密观察
禁忌	对氟康唑或其他吡咯类药物有过敏史者禁用
不良反应	1. 常见恶心、呕吐、腹痛或腹泻等 2. 过敏反应，可表现为皮疹，偶可发生严重的剥脱性皮炎、渗出性多形红斑 3. 肝毒性，治疗过程中可发生轻度一过性AST及ALT升高 4. 可见头晕、头痛
特殊人群用药	肝功能、肾功能不全患者：肝功能、肾功能损害者慎用 儿童：本药对小儿的影响缺乏充足的研究资料，用药需谨慎 妊娠与授乳期妇女：孕妇用药须权衡利弊。妊娠安全性分级为C级；不推荐授乳期妇女使用
药典	USP、Chin. P.
国家处方集	CNF
其他推荐依据	
■ 药品名称	伊曲康唑 Itraconazole
抗菌谱与适应证	1. 注射液：用于全身性真菌感染，如曲霉病、念珠菌病、隐球菌病（包括隐球菌性脑膜炎）、组织胞质菌病、孢子丝菌病、巴西副球孢子菌病、芽生菌病和其他多种少见的全身性或热带真菌病。用于口腔、咽部、食管、阴道念珠菌感染以及真菌性结膜炎、真菌性角膜炎 2. 胶囊剂：适用于治疗肺部及肺外芽生菌病；组织胞质菌病，包括慢性空洞性肺部疾病和非脑膜组织胞质菌病，以及不能耐受两性霉素B或两性霉素B治疗无效的肺部或肺外曲霉病。浅部真菌感染，如手足癣、体癣、股癣、花斑癣等。口腔、咽部、食管、阴道念珠菌感染，以及真菌性结膜炎、真菌性角膜炎。用于皮肤癣菌和/或酵母菌所致甲真菌病

续 表

	3. 口服液：适用于粒细胞缺乏患者怀疑真菌感染的经验治疗，口咽部和食管念珠菌病的治疗 4. 静脉注射液：适用于粒细胞缺乏患者怀疑真菌感染的经验治疗，还适用于治疗肺部及肺外芽生菌病；组织胞质菌病，包括慢性空洞性肺部疾病和非脑膜组织胞质菌病；以及不能耐受两性霉素 B 或两性霉素 B 治疗无效的肺部或肺外曲霉病
制剂与规格	伊曲康唑胶囊[基,保(乙)]：100mg 伊曲康唑口服液[基,保(乙)]：150ml：1.5g 伊曲康唑注射液[基,保(乙)]：25ml：250mg
用法与用量	口服给药： 1. 体癣、股癣：一日 100mg，疗程 15 日；手足癣：一次 200mg，一日 2 次，疗程 7 日，或一日 100mg，疗程 30 日 2. 花斑癣：一次 200mg，一日 1 次，疗程 7 日 3. 甲真菌病：①冲击疗法：一次 200mg，一日 2 次，连服 1 周。指（趾）甲感染分别需要 2 个和 3 个冲击疗程，每个疗程间隔 3 周。②连续治疗：一次 200mg，一日 1 次，连用 3 个月 4. 真菌性角膜炎：一次 200mg，一日 1 次，疗程 21 日 5. 曲霉病：一次 200mg，一日 1 次，疗程 2~5 个月；对侵袭性或播散性感染者，可增加剂量至一次 200mg，一日 2 次 6. 念珠菌病：①常用量一次 100~200mg，一日 1 次，疗程 3 周至 7 个月；②口腔念珠菌病：一次 100mg，一日 1 次，疗程 15 日；③念珠菌性阴道炎：一次 200mg，一日 1 次，疗程 3 日 7. 非隐球菌性脑膜炎：一次 200mg，一日 1 次，疗程 2 个月至 1 年 8. 隐球菌性脑膜炎：一次 200mg，一日 2 次，疗程 2 个月至 1 年。维持量一日 1 次
注意事项	1. 对持续用药超过 1 个月者，及治疗过程中出现畏食、恶心、呕吐、疲劳、腹痛或尿色加深的患者，建议检查肝功能。如出现异常，应停止用药 2. 发生神经系统症状时应终止治疗 3. 对有充血性心力衰竭危险因素的患者，应谨慎用药，并严密监测
禁忌	1. 禁用于已知对伊曲康唑及辅料过敏的患者 2. 注射液禁用于不能注射 0.9%氯化钠注射液的患者 3. 注射液禁用于肾功能损伤患者肌酐清除率< 30ml/min 者 4. 禁止与特非那定、阿司咪唑、咪唑斯汀、西沙比利、多非利特、奎尼丁等合作
不良反应	1. 常见畏食、恶心、腹痛和便秘 2. 已有潜在病理改变并同时接受多种药物治疗的大多数患者，长疗程治疗时可见低钾血症、水肿、肝炎和脱发等症状
特殊人群用药	肝功能、肾功能不全患者：肝功能、肾功能不全者，肝酶升高、活动性肝病或有其他药物所致肝毒性史者不宜使用本药 儿童：用药应权衡利弊 老年人：慎用 妊娠与授乳期妇女：孕妇用药应权衡利弊。本药的妊娠安全性分级为 C 级；授乳期妇女用药应权衡利弊
药典	Eur. P.
国家处方集	CNF
其他推荐依据	

续　表

■ 药品名称	伏立康唑　Voriconazole
抗菌谱与适应证	1. 侵袭性曲霉病 2. 对氟康唑耐药的念珠菌（包括克柔念珠菌）引起的严重侵袭性感染 3. 由足放线病菌属和镰刀菌属引起的严重感染 4. 非中性粒细胞减少患者的念珠菌血症 5. 应主要用于治疗免疫功能减退患者的进展性、可能威胁生命的感染
制剂与规格	伏立康唑薄膜衣片[保(乙)]：①50mg；②200mg 伏立康唑干混悬剂：40mg/ml 注射用伏立康唑[保(乙)]：200mg
用法与用量	口服给药： 1. 患者体重≥40kg：①用药第 1 日给予负荷剂量：一次 400mg，每 12 小时 1 次；②开始用药 24 小时后给予维持剂量：一次 200mg，一日 2 次 2. 患者体重< 40kg：①用药第 1 日给予负荷剂量：一次 200mg，每 12 小时 1 次；②开始用药 24 小时后给予维持剂量：一次 100mg，一日 2 次 静脉给药： 1. 用药第 1 日给予负荷剂量：一次 6mg/kg，每 12 小时 1 次 2. 开始用药 24 小时后给予维持剂量：一次 4mg/kg，一日 2 次 3. 如果患者不能耐受维持剂量，可减为一次 3mg/kg，一日 2 次
注意事项	1. 治疗前或治疗期间应监测血电解质，如有电解质紊乱应及时纠正 2. 连续治疗超过 28 日者，需监测视觉功能 3. 片剂应在餐后或餐前至少 1 小时服用，其中含有乳糖成分，先天性的半乳糖不能耐受者、Lapp 乳糖酶缺乏或葡萄糖-半乳糖吸收障碍者不宜应用片剂 4. 在治疗中患者出现皮疹需严密观察，如皮损进一步加重则需停药。用药期间应避免强烈的、直接的阳光照射
禁忌	已知对伏立康唑或任何一种赋形剂有过敏史者、孕妇禁用
不良反应	常见视觉障碍、发热、皮疹、恶心、呕吐、腹泻、头痛、败血症、周围性水肿、腹痛及呼吸功能紊乱、肝功能试验值增高
特殊人群用药	肝功能、肾功能不全患者：严重肝功能减退患者慎用 儿童：12 岁以下儿童的用药安全性和有效性尚未建立 妊娠与授乳期妇女：孕妇用药应权衡利弊。妊娠安全性分级为 D 级。授乳期妇女用药应权衡利弊
药典	
国家处方集	CNF
其他推荐依据	
■ 药品名称	卡泊芬净　Caspofungin
抗菌谱与适应证	1. 用于对其他药物治疗无效或不能耐受的侵袭性曲霉菌病 2. 用于念珠菌所致的食管炎、菌血症、腹腔内脓肿、腹膜炎及胸膜腔感染 3. 用于考虑系真菌感染引起的发热、中性粒细胞减少患者的经验治疗

续 表

制剂与规格	注射用醋酸卡泊芬净[基,保(乙)]：①50mg；②70mg
用法与用量	静脉滴注：首日给予单次70mg的负荷剂量；之后给予一日50mg的维持剂量。对疗效欠佳且对本药耐受较好的患者，可将维持剂量加至一日70mg
注意事项	与环孢素同时使用，需权衡利弊
禁忌	对本品任何成分过敏者、授乳期及妊娠期妇女禁用
不良反应	常见发热、头痛、腹痛、疼痛、恶心、腹泻、呕吐、AST升高、ALT升高、贫血、静脉炎/血栓性静脉炎。静脉输注并发症、皮肤皮疹、瘙痒等
特殊人群用药	肝功能、肾功能不全患者：肝功能不全或肝脏疾病患者，肾功能不全患者慎用 儿童：不推荐18岁以下的患者使用本药 妊娠与授乳期妇女：除非必要，孕妇不得使用本药。妊娠安全性分级为C级；用药期间不宜授乳
药典	
国家处方集	CNF
其他推荐依据	
■ 药品名称	**米卡芬净 Micafungin**
抗菌谱与适应证	由曲霉菌和念珠菌引起的下列感染：真菌血症、呼吸道真菌病、胃肠道真菌病
制剂与规格	注射用米卡芬净钠[保(乙)]：50mg
用法与用量	静脉给药：成人一次50~150mg，一日1次，严重或难治性患者，可增加至一日300mg。切勿使用注射用水溶解本品。剂量增加至一日300mg用以治疗严重或难治性感染的安全性尚未完全确立。体重为50kg或以下的患者，一日剂量不应超过6mg/kg
注意事项	1. 可能出现肝功能异常或黄疸，应严密监测患者的肝功能 2. 溶解本品时勿用力摇晃输液袋，因易起泡，且泡沫不易消失 3. 本品在光线下可慢慢分解，给药时应避免阳光直射
禁忌	禁用于对本品任何成分有过敏史的患者
不良反应	1. 血液学异常：中性粒细胞减少症、血小板减少或溶血性贫血 2. 可能发生休克、过敏样反应 3. 可能出现肝功能异常或黄疸 4. 可能发生严重的肾功能不全如急性肾衰竭
特殊人群用药	儿童：儿童静脉使用本药的安全性和有效性尚未建立 妊娠与授乳期妇女：妊娠安全性分级为C级；授乳妇女用药需权衡利弊
药典	
国家处方集	CNF
其他推荐依据	
■ 药品名称	**特比萘芬 Terbinafine**
抗菌谱与适应证	1. 口服给药：①由毛癣菌、小孢子菌和絮状表皮癣菌等所致皮肤、头发和指（趾）甲的感

续　表

	染；由念珠菌所致皮肤酵母菌感染。②多种癣病，如体癣、股癣、手癣、足癣和头癣等。③由丝状真菌引起的甲癣 2. 局部给药：由皮肤真菌、酵母菌及其他真菌所致体癣、股癣、手癣、足癣、头癣、花斑癣
制剂与规格	盐酸特比萘芬片[保(乙)]：①125mg；②250mg 特比萘芬乳膏：①1g：10mg（1%）；②10g：100mg（1%） 盐酸特比萘芬软膏[保(乙)]：①10g：100mg；②15g：150mg 特比萘芬溶液剂：30ml：300mg（1%） 盐酸特比萘芬搽剂：15ml：150mg 盐酸特比萘芬喷雾剂：15ml：150mg 盐酸特比萘芬散：10g：100mg
用法与用量	口服给药：一次 125mg~250mg，一日 1 次。疗程视感染程度及不同的临床应用而定：体、股癣2~4 周；手、足癣 2~6 周；皮肤念珠菌病 2~4 周；头癣 4 周；甲癣 6~12 周。局部给药：涂（或喷）于患处及其周围。①乳膏、搽剂、散剂：一日 1~2 次。一般疗程：体癣、股癣1~2 周；花斑癣 2 周；足癣 2~4 周。②溶液剂：用于体癣、股癣，一日 2 次，连用 1~2 周；用于手癣、足癣、花斑癣，一日 2 次，连用 2~4 周。③喷雾剂：一日 2~3 次，1~2 周为一疗程，喷于患处
注意事项	1. 口服对花斑癣无效 2. 使用过程中如出现不良反应症状，应停止用药 3. 软膏、凝胶及擦剂仅供局部皮肤使用皮肤涂敷后，可不必包扎。不宜用于开放性伤口，不能用于眼内，避免接触鼻、口腔及其他黏膜
禁忌	对特比萘芬或萘替芬及本药制剂中其他成分过敏者禁用
不良反应	1. 最常见胃肠道症状（腹满感、食欲减退、恶心、轻度腹痛及腹泻）或轻型的皮肤反应（皮疹、荨麻疹等） 2. 个别严重的有皮肤反应病例，如 Stevens-Johnson 综合征、中毒性表皮坏死松解症
特殊人群用药	肝功能、肾功能不全患者：肝功能、肾功能不全者慎用；严重肝功能、肾功能不全者禁用 儿童：不推荐用于 2 岁以下的儿童 老年人：适当调整给药剂量 妊娠与授乳期妇女：孕妇用药应权衡利弊。本药的妊娠安全性分级为 B 级；授乳期妇女用药期间应暂停授乳
药典	Eur. P.
国家处方集	CNF
其他推荐依据	
■ 药品名称	**氟胞嘧啶　Flucytosine**
抗菌谱与适应证	用于治疗念珠菌属心内膜炎、隐球菌属脑膜炎、念珠菌属或隐球菌属真菌败血症、肺部感染和尿路感染
制剂与规格	氟胞嘧啶片[保(乙)]：①250mg；②500mg 氟胞嘧啶注射液[保(乙)]：250ml：2. 5g
用法与用量	口服给药：一次 1000~1500mg，一日 4 次，用药疗程为数周至数月。为避免或减少恶心、呕吐，一次服药时间持续 15 分钟

续 表

	静脉注射：一日50~150mg/kg，分2~3次给药 静脉滴注：一日100~150mg/kg，分2~3次给药，静脉滴注速度为4~10ml/min
注意事项	1. 单用氟胞嘧啶在短期内可产生真菌对本品的耐药菌株。治疗播散性真菌病时通常与两性霉素B联合应用 2. 骨髓抑制、血液系统疾病或同时接受骨髓移植药物者慎用 3. 用药期间应检查周围血象、肝肾功能，肾功能减退者需监测血药浓度
禁忌	对本品过敏者禁用
不良反应	1. 可致恶心、呕吐、畏食、腹痛、腹泻等胃肠道反应 2. 皮疹、嗜酸性粒细胞增多等变态反应 3. 可发生肝毒性反应，一般表现为ALT及AST一过性升高，偶见血清胆红素升高 4. 可致白细胞或血小板减少，偶可发生全血细胞减少，骨髓抑制和再生障碍性贫血
特殊人群用药	肝功能、肾功能不全患者：肝功能、肾功能损害者，尤其是同时应用两性霉素B或其他肾毒性药物时慎用；严重肝功能、肾功能不全者禁用 儿童：不宜使用 老年人：需减量 妊娠与授乳期妇女：孕妇用药应权衡利弊。妊娠安全性分级为C级；授乳期妇女用药应暂停授乳
药典	USP、Eur. P.、Chin. P.、Jpn. P.
国家处方集	CNF
其他推荐依据	

药品名称索引（汉英对照）

C

D

E

F

L

M

N

O

P

Q

R

S

T

W

X

Y

Z

名词缩略语

ADA	腺苷脱氨酶
ADE	药品不良事件
ADR	药品不良反应
ALT	丙氨酸转氨酶
AST	天冬氨酸转氨酶
ATA	结核抗体
BALF	支气管肺泡灌洗液
BNF	英国国家处方集
BNFC	英国国家儿童处方集
BNP	脑钠肽
BP	英国药典（未特殊标明系指 2010 版）
BPC	英国药方集
CAP	社区获得性肺炎
CEA	癌胚抗原
Chin. P.	中国药典
CNF	中国国家处方集（2020 版）
COPD	慢性阻塞性肺疾病
CRP	C 反应蛋白
CT	电子计算机 X 射线断层扫描技术
CTPA	CT 肺动脉造影
DVT	深静脉血栓形成
Eur. P.	欧洲药典（2008 版及补充本 6.1 ~ 6.8）
Fr. P.	法国药典（1982 版及 2003 现版）
Ger. P.	德国药典（2007 版）
IIP	特发性间质性肺炎
ILD	间质性肺疾病
Int. P.	国际药典（第 4 版及 2008 补充本 1）
IPF	特发性肺纤维化
It. P.	意大利药典（2002 版）
Jpn. P.	日本药典（2006 版及补充本 1）
LTOT	长期家庭氧疗
MDR-TB	耐多药结核病
MRPA	磁共振肺动脉造影
MTB	结核分枝杆菌
NT-proBNP	N 末端脑钠肽前体
PCI	预防性头部照射
PE	肺栓塞
PI	肺梗死
Pol. P.	波兰药典（2002 版及补充本 2005）
PSB	防污染毛刷样本
PTE	肺血栓栓塞症
SMRP	血清间皮素相关蛋白
USNF	美国国家处方集（2010 及补充本 1）
USP	美国药典（2006 版及补充本 1）
Viet. P.	越南药典（2002 版）
VTE	静脉血栓栓塞症
XDR-TB	泛耐药结核病

参考文献

[1] 葛均波，徐永健，王辰. 内科学. 9 版. 北京：人民卫生出版社，2018.

[2] 林果为，王吉耀，葛均波. 实用内科学. 15 版. 北京：人民卫生出版社，2017.

[3] 中华医学会呼吸病学分会慢性阻塞性肺疾病学组. 慢性阻塞性肺疾病诊治指南（2013 年修订版）. 中华结核和呼吸杂志，2013，36（4）：255-264.

[4] 慢性阻塞性肺疾病急性加重（AECOPD）诊治专家组. 慢性阻塞性肺疾病急性加重（AECOPD）诊治中国专家共识（2017 年更新版）. 国际呼吸杂志，2017，37（14）：1041-1057.

[5] 中华医学会呼吸病学分会哮喘学组. 支气管哮喘防治指南（2020 年版）. 中华结核和呼吸杂志，2020，43（12）：1023-1048.

[6] Global INitiative for Asthma. Global Strategy for Asthma Management and Prevention（2020 update）. https：//guide. medlive. cn/guideline/20794.

[7] 钟南山. 临床诊疗指南：呼吸病学分册. 北京：人民卫生出版社，2009.

[8] Polverino E，Goeminne PC，McDonnell MJ，et al. European Respiratory Society guidelines for the management of adult bronchiectasis. Eur Respir J，2017，50（3）：1700629.

[9] 中华医学会呼吸病学分会. 中国成人社区获得性肺炎诊断和治疗指南（2016 年版）. 中华结核和呼吸杂志，2016，39（4）：253-279.

[10] 中国医师协会急诊医师分会，中国急性感染联盟. 2015 年中国急诊社区获得性肺炎临床实践指南. 中华急诊医学杂志，2015，24（12）：1324-1344.

[11] 中华医学会呼吸病学分会感染学组. 中国成人医院获得性肺炎与呼吸机相关性肺炎诊断和治疗指南（2018 年版）. 中华结核和呼吸杂志，2018，41（4）：255-280.

[12] 中华医学会呼吸病学分会. 医院获得性肺炎诊断和治疗指南（草案）. 中华结核和呼吸杂志，1999，14（4）：160-161.

[13] Kuhajda I，Zarogoulidis K，Tsirgogianni K，et al. Lung abscess-etiology，diagnostic and treatment options. Ann Transl Med，2015，3（13）：183.

[14] Takayanagi N，Kagiyama N，Ishiguro T，et al. Etiology and outcome of community-acquired lung abscess. Respiration，2010，80（2）：98-105.

[15] Takaki M，Tsuyama N，Ikeda E，et al. The Transbronchial Drainage of a Lung Abscess Using Endobronchial Ultrasonography with a Modified Guide Sheath. Intern Med，2019，58（1）：97-100.

[16] McDill H，Hassan M，Dack G，et al. To drain or not to drain? Abscess or empyema? . Thorax，2021，76（3）：313-315.

[17] Sun Y，Hou L，Xie H，et al. Wedge resection for localized infectious lesions：high margin/lesion ratio guaranteed operational safety. J Thorac Dis，6（9）：1173-1179.

[18] Travis WD，Costabel U，Hansell DM，et al. An official American Thoracic Society/European Respiratory Society statement：Update of the international multidisciplinary classification of the idiopathic interstitial pneumonias. Am J Respir Crit Care Med，2013，188（6）：733-748.

[19] Raghu G，Remy-Jardin M，Myers JL，et al. Diagnosis of Idiopathic Pulmonary Fibrosis. An Official ATS/ERS/JRS/ALAT Clinical Practice Guideline. Am J Respir Crit Care Med，2018，198（5）：e44-e68.

[20] 中华医学会呼吸病分会. 间质病学组特发性肺纤维化诊断和治疗中国专家共识. 中华结核和呼吸杂志，2016，39（6）：427-432.

[21] Raghu G, Rochwerg B, Zhang Y, et al. An Official ATS/ERS/JRS/ALAT Clinical Practice Guideline: Treatment of Idiopathic Pulmonary Fibrosis. An Update of the 2011 Clinical Practice Guideline. Am J Respir Crit Care Med, 2015 , 192 (2): e3-e19

[22] Bradley B, Branley HM, Egan JJ, et al. Interstitial lung disease guideline: the British Thoracic Society in collaboration with the Thoracic Society of Australia and New Zealand and the Irish Thoracic Society. Thorax, 2008 , 63 (Suppl 5): v1-v58.

[23] Distler O, Highland KB, Gahlemann M, et al. Nintedanib for Systemic Sclerosis-Associated Interstitial Lung Disease. N Engl J Med. 2019 , 380 (26): 2518-2528.

[24] Wells AU, Flaherty KR, Brown KK, et al. Nintedanib in patients with progressive fibrosing interstitial lung diseases-subgroup analyses by interstitial lung disease diagnosis in the INBUILD trial: a randomised, double-blind, placebo-controlled, parallel-group trial. Lancet Respir Med, 2020 , 8 (5): 453-460.

[25] Ryu JH, Daniels GE, Hartman TE, Yi ES. Diagnosis of interstitial lung diseases. Mayo Clin Proc, 2007, 82 (8): 976 - 986.

[26] 中华医学会呼吸病学分会间质性肺疾病学组. 特发性肺纤维化诊断和治疗中国专家共识. 中华结核和呼吸杂志, 2016, 39 (6): 427-423.

[27] King TE Jr, Bradford WZ, Castro-Bernardini S, et al. A phase 3 trial of pirfenidone in patients with idiopathic pulmonary fibrosis. N Engl J Med, 2014 , 370 (22): 2083-2092.

[28] Nathan SD, Albera C, Bradford WZ, et al. Effect of pirfenidone on mortality: pooled analyses and meta-analyses of clinical trials in idiopathic pulmonary fibrosis. Lancet Respir Med, 2017 , 5 (1): 33-41.

[29] Richeldi L, Costabel U, Selman M, et al. Efficacy of a tyrosine kinase inhibitor in idiopathic pulmonary fibrosis. N Engl J Med, 2011, 365 (12): 1079-1087.

[30] Richeldi L, du Bois RM, Raghu G, et al. Efficacy and safety of nintedanib in idiopathic pulmonary fibrosis. N Engl J Med, 2014, 370: 2071-2082.

[31] 中华医学会呼吸病学分会肺癌学组, 中国肺癌防治联盟专家组. 肺结节诊治中国专家共识(2018 版). 中华结核和呼吸杂志, 2018, 41 (10): 763-771.

[32] Guyatt GH, Akl EA, Crowther M, Schunemann HJ, et al. Introduction to the ninth edition: Antithrombotic Therapy and Prevention of Thrombosis, 9th ed: American College of Chest Physicians Evidence-Based Clinical Practice Guidelines. Chest, 2012, 141 (2): 48S.

[33] 中华医学会呼吸病学分会肺栓塞与肺血管病学组, 中国医师协会呼吸医师分会肺栓塞与肺血管病工作委员会, 全国肺栓塞与肺血管病防治协作组. 肺血栓栓塞症诊治与预防指南. 中华医学杂志, 2018, 98 (14): 1060-1087.

[34] Konstantinides SV, Meyer G, Becattini C, et al. 2019 ESC Guidelines for the diagnosis and management of acute pulmonary embolism developed in collaboration with the European Respiratory Society (ERS). Eur Heart J, 2019, 25 (8): 3848.

[35] 中华医学会呼吸病学分会肺栓塞与肺血管病学组, 中国医师协会呼吸医师分会肺栓塞与肺血管病工作委员会, 全国肺栓塞与肺血管病防治协作组, 全国肺动脉高压标准化体系建设项目专家组. 中国肺动脉高压诊断与治疗指南 (2021 版). 中华医学杂志, 2021, 101 (1): 11-51.

[36] Simonneau G, Montani D, Celermajer DS, et al. Haemodynamic definitions and updated clinical classification of pulmonary hypertension. Eur Respir J, 2019, 53 (1): 1801913.

[37] Frost A, Badesch D, Gibbs JSR, et al. Diagnosis of pulmonary hypertension. Eur Respir J, 2019, 53 (1): 1801904.

[38] Kim NH, Delcroix M, Jenkins DP, et al. Chronic Thromboembolic Pulmonary Hypertension. J Am Coll Cardiol, 2013, 62 (25s): 100-108, 92-99.

[39] Galiè N, Corris PA, Frost A, et al. Updated treatment algorithm of pulmonary arterial hypertension. J

Am Coll Cardiol，2013，62（25 Suppl）：D60-D72.
[40] 王辰. 肺循环病学. 北京：人民卫生出版社，2007.
[41] Klinger JR，Elliott CG，Levine DJ，et al. Therapy for Pulmonary Arterial Hypertension in Adults：Update of the CHEST Guideline and Expert Panel Report. Chest，2019，155（3）：565-586.
[42] 杨媛华，谢万木. 慢性肺源性心脏病基层诊疗指南（2018 年）. 中华全科医师杂志，2018. 17（12）：959-965.
[43] 中华医学会，中华医学会临床药学分会，中华医学会杂志社，等. 慢性肺源性心脏病基层合理用药指南. 中华全科医师杂志，2020，19（9）：792-798.
[44] 王辰，杨媛华，张洪玉，等. 甲氰吡酮的血流动力学效应及药效学分析. 中华结核和呼吸杂志，1995，18（2）：87.
[45] 王辰，杜敏捷，曹大德，等. 慢性肺原性心脏病急性发作期肺细小动脉血栓形成的病理观察. 中华医学杂志，1997，77（2）：44-46，82.
[46] Petty T L，Branscomb B V，Farrington J F，et al. Community Resources for Rehabilitation of Patients with Chronic Obstructive Pulmonary Diseases and Cor Pulmonale. Circulation，1974，49（5Suppl）：1-20.
[47] 康健. 慢性肺原性心脏病的诊治进展. 临床内科杂志，2000，17（5）：266-268.
[48] 尤黎明，吴英. 内科护理学. 6 版. 北京：人民卫生出版社，2019.
[49] 中华人民共和国国家卫生和计划生育委员会. 结核病分类 WS 196—2017. 中国感染控制杂志，2018（4）：367-368.
[50] 中华人民共和国国家卫生和计划生育委员会. 肺结核诊断标准（WS 288—2017）. 新发传染病电子杂志，2018，3（1）：59-61.
[51] 中华医学会，中华医学会杂志社，中华医学会全科医学分会，等. 肺结核基层诊疗指南（2018 年）. 中华全科医师杂志，2019，18（8）：709-717.
[52] 中华医学会结核病学分会，《中华结核和呼吸杂志》编辑委员会. γ-干扰素释放试验在中国应用的建议. 中华结核和呼吸杂志，2014，37（10）：744-747.
[53] 中华医学会结核病学分会重症专业委员会. 结核病营养治疗专家共识. 中华结核和呼吸杂志，2020，43（1）：17-26.
[54] 中华医学会. 临床技术操作规范·呼吸病学分册. 北京：人民军医出版社，2008.
[55] Schnell J，Beer M，Eggeling S，et al. Management of Spontaneous Pneumothorax and Post-Interventional Pneumothorax：German S3 Guideline. Respiration，2019，97（4）：370-402.
[56] 中华医学会呼吸病学分会睡眠呼吸障碍学组. 阻塞性睡眠呼吸暂停低通气综合征诊治指南（2011 年修订版）. 中华结核和呼吸杂志，2012，35（1）：9-12.
[57] Kapur VK，Auckley DH，Chowdhuri S，et al. Clinical practice guideline for diagnostic testing for adult obstructive sleep apnea：an American Academy of Sleep Medicine clinical practice guideline. J Clin Sleep Med，2017，13（3）：479-504.
[58] 阻塞性睡眠呼吸暂停低通气综合征诊治指南（基层版）写作组. 阻塞性睡眠呼吸暂停低通气综合征诊治指南（基层版）. 中华全科医师杂志，2015，14（7）：509-515.
[59] 中华医学会，中华医学会杂志社，中华医学会全科医学分会，等. 成人阻塞性睡眠呼吸暂停基层诊疗指南（2018 年）. 中华全科医师杂志，2019，18（1）：21-29.
[60] 中华医学会重症医学分会. 急性肺损伤/急性呼吸窘迫综合征诊断和治疗指南（2006）. 中华急诊医学杂志，2007，16（4）：343-349.
[61] ARDS Definition Task Force，Ranieri VM，Rubenfeld GD，et al. Acute respiratory distress syndrome：the Berlin Definition. JAMA，2012，307（23）：2526-2533.
[62] 中华医学会呼吸病学分会呼吸危重症医学学组. 急性呼吸窘迫综合征患者机械通气指南（试行）. 中华医学杂志，2016，96（6）：404-424.
[63] 国家药典委员会. 中国药典［M］. 北京：中国医药科技出版社，2015.

[64] 日本抗生物质医药品基准 [M]. 厚生省，1990.

[65] 日本抗生物质学术协议会. 日本抗生物质医药品基准解说 [S]. 东京：药业时报社，1998.

[66] 日本药局方编辑委员会. 日本药典 [M]. 16 版. 厚生省，2011.

[67] 美国药典委员会. 美国药典/国家处方集 [M]. 37 版. 罗克维尔：美国药典委员会，2013.

[68] 欧洲药典委员会. 欧洲药典 [M]. 8 版. 欧洲药品质量管理局，2010.

[69] 世界卫生组织专家委员会. 国际药典 [M]. 世界卫生组织，2011.

[70] 中国国家处方集编委会. 中国国家处方集·化学药品与生物制品卷 [M]. 北京：科学出版社，2020.

[71] 陈新谦，金有豫，汤光，等. 新编药物学 [M]. 15 版. 北京：人民卫生出版社，2003.

致读者

本系列图书中介绍的药物剂量和用法是编委专家根据当前医疗观点和临床经验并参考本书附录中的相关文献资料慎重制定的，并与通用标准保持一致，编校人员也尽了最大努力来保证书中所推荐药物剂量的准确性。但是，必须强调的是，临床医师开出的每一个医嘱都必须以自己的理论知识、临床实践为基础，以高度的责任心对患者负责。本书列举的药物用法和用量主要供临床医师作参考，并且主要是针对诊断明确的疾病的典型患者。读者在选用药物时，还应该认真研读药品说明书中所列出的该药品的适应证、禁忌证、用法、用量、不良反应等，并参考《中华人民共和国药典》《中国国家处方集》等权威著作为据。此书仅为参考，我社不对使用此书所造成的医疗后果负责。

中国协和医科大学出版社

《临床路径治疗药物释义》专家组